U0243500

影像读片从入门到精通系列

CT 读片指南

王书轩　范国光　主编

第二版

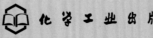
化学工业出版社

·北京·

图书在版编目（CIP）数据

CT 读片指南/王书轩，范国光主编. —2 版 . —北京：
化学工业出版社，2013.1（2024.2重印）
（影像读片从入门到精通系列）
ISBN 978-7-122-16134-5

Ⅰ．①C… Ⅱ．①王…②范… Ⅲ．①计算机 X 线
扫描体层摄影-诊断学-指南 Ⅳ.①R814.42-62

中国版本图书馆 CIP 数据核字（2012）第 304338 号

责任编辑：赵玉欣 装帧设计：关　飞
责任校对：陶燕华

出版发行：化学工业出版社（北京市东城区青年湖南街 13 号　邮政编码 100011）
印　　装：中煤（北京）印务有限公司
787mm×1092mm　1/16　印张 25½　字数 715 千字　2024 年 2 月北京第 2 版第 20 次印刷

购书咨询：010-64518888　　　售后服务：010-64518899
网　　址：http://www.cip.com.cn
凡购买本书，如有缺损质量问题，本社销售中心负责调换。

定　　价：69.90 元

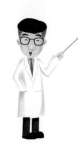

主　编　王书轩　范国光

副主编　丁长伟　林爱军

编　者　（按姓氏汉语拼音排序）

丁长伟（中国医科大学附属盛京医院放射科）

范国光（中国医科大学附属第一医院放射科）

侯　阳（中国医科大学附属盛京医院放射科）

胡　奕（中国医科大学附属盛京医院放射科）

李松柏（中国医科大学附属第一医院放射科）

李　响（中国医科大学附属第一医院放射科）

林爱军（中国医科大学附属盛京医院放射科）

林　楠（中国医科大学附属盛京医院放射科）

任　莹（中国医科大学附属盛京医院放射科）

石俊英（河南省郑州人民医院放射科）

王　辉（江苏省徐州市第一人民医院放射科）

王书轩（中国医科大学附属盛京医院放射科）

王　玉（中国医科大学附属盛京医院放射科）

邢晓菲（中国医科大学附属盛京医院放射科）

叶　振（辽宁省抚顺矿务局总医院放射科）

本书编者名单

丛书第二版前言

随着医学影像学日新月异的发展，医学影像学已由一种临床辅助检查手段发展为临床诊断疾病的主要方法。X线、CT检查早已普及到县级基层医院，近几年基层医院也纷纷引进了MRI诊断设备，为基层医院提高疾病的诊断水平、普及放射科相关治疗技术提供了可能。但另一方面，基层医师很多没有机会接受更深入的专业教育，加之多年在基层，所见病例量少，病种局限，影像读片诊断存在困难。针对这种现状，本着"贴近基层实际，提高基层影像诊断水平"的原则，我们编写了《影像读片从入门到精通系列》。

《影像读片从入门到精通系列》第一版自2009年出版以来，得到广大医学影像学同仁及临床医生的广泛认可，特别是满足了在基层工作的医生的实际需要。许多热心读者来信或打电话表达了他们对本书的厚爱并提出许多宝贵建议，正是在广大读者的殷切鼓励下，在编者们的共同努力下我们的第二版才得以出版。

《影像读片从入门到精通系列》第二版（以下简称第二版）仍然按照影像学检查方法的不同分为三个分册，包括《X线读片指南》、《CT读片指南》、《MRI读片指南》。本套丛书从基本理论、基本征象入手，较系统地介绍了各系统的常见病、多发病及部分少见病、罕见病的X线平片、CT及MRI表现。在编写内容方面，以医学影像学基本知识、基本理论为基础，兼顾专业技术的进展与其他相关知识，做到重点突出、深度适宜、涵盖面广、实用性强。

第二版在第一版的基础上，更换了和增补了大量的典型病例图片，部分章节增加了一些新的疾病的影像学表现。各位编者在编写过程中联系临床实际，以实用为目的，紧扣影像科工作实践，以尽量简洁的语言写明各系统读片的共性技巧和报告书写内容和方法。在病例的选择上，贴近基层实际，全面覆盖基层常见病及多发病，同时也包括一些少见病便于拓展影像学诊断思路。在写作方法上遵循影像读片的正常思路，以典型的图片资料为主线，以最简明的语言给出读片分析和说明。同时对一些影像相关的最新治疗和诊断技术作以简要介绍。总体来看，丛书内容的设计上更注重理论与临床实践的紧密结合，内容丰富、实用，基本上涵盖了X线、CT及MRI诊断过程中所涉及的必备知识，既可作为基层医师的工具书，又能成为城市各大医院与医疗保健机构临床医生的参考书。

本书在编写过程中一直得到中国医科大学附属盛京医院、附属第一医院以及省内外多家医院放射科领导和专家们的支持与帮助。许多专家及同道为本书第二版出版提出宝贵建议并为本书无偿提供许多珍贵影像资料。在此一并表示诚挚谢意。虽几经审稿，仍难免存在疏漏、不当乃至错误之处，还请各位专家、同道不吝赐教，以期再版修订时完善。

王书轩　范国光
2013 年 1 月

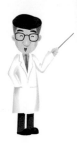

目 录

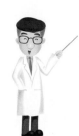

第一章
CT 诊断的物理基础和检查技术

■■■ 第一节　CT 成像的物理基础 ■■■

一、CT 成像基本原理

自从 1972 年英国的 Godfrey Hounsfield 发明第一台 CT 机以来，CT 已广泛应用于临床各个领域，已经成为常规医学影像检查技术。

CT 利用 X 线产生二维断层影像，图像由 X 线球管围绕患者做 360°快速旋转获取，即利用 X 线束从多个方向对人体检查部位具有一定厚度的层面进行扫描，由探测器接收透过该层面的 X 线，转变为可见光后，由光电转换器转变为电信号，再经模拟/数字转换器转为数字信号，输入计算机处理。图像处理时将选定层面分成若干个体积相同的立方体，称之为体素，扫描所得数据经计算获得每个体素的 X 线衰减系数或称吸收系数，再排列成矩阵，即构成数字矩阵，数字矩阵中的每个数字经数字/模拟转换器转为由黑到白不等灰度的小方块，称为像素，并按原有矩阵顺序排列，即构成 CT 图像。所以，CT 图像是由一定数目像素组成的灰阶图像，是数字图像，是重建的断层图像。

二、CT 的种类

目前临床所应用的 CT 大致可分为 3 种：普通 CT、螺旋 CT、电子束 CT。

1. 普通 CT

扫描方式不同，有旋转式和固定式，X 线管采用 CT 专用 X 线管，热容量较大。探测器为高转换率的探测器，其数目少则几百个，多则上千个，目的是获得更多的信息量。计算机是 CT 机的"心脏"，左右着 CT 机的性能。采用多台微处理机，使 CT 机可同时行多种功能运转（例如同时行图像重建、存储与照相等）。普通 CT 将逐步由螺旋 CT（SCT）或多层螺旋 CT（MSCT）所取代。

2. 螺旋 CT（SCT）

螺旋 CT 是在旋转式扫描基础上，通过滑环技术与扫描床连续平直移动实现的。滑环技术使得 X 线管连续旋转并进行连续扫描。在扫描期间，床沿纵轴连续平直移动。球管旋转和连续动床同时进行，使 X 线扫描的轨迹呈螺旋状，故得名螺旋 CT。螺旋 CT 的突出优点是快速容积扫描，在短时间内，对身体的较长范围进行不间断的数据采集，为提高 CT 的成像功能（如图像后处理）创造了良好的条件。

近年开发的多层螺旋 CT，进一步提高了螺旋 CT 的性能。多层螺旋 CT 可以是 4 层、8 层、16 层，使用锥形 X 线束并采用多排宽探测器。目前应用的多层螺旋 CT 可采用 24 排、40 排、64 排或 256 排的宽探测器。世界上最新型多层螺旋 CT 采用 256 排探测器，已经投入临床使用中。多层螺旋 CT 与一般螺旋 CT 相比，扫描时间更短，扫描层厚更薄，连续扫描范围更大，连续扫描时间更长。检查时间缩短，增加了患者的流通量；容易完成难以合作或难以制动患者或运动器官的扫描；在图像显示方式上也有变化，连续层面数据，经计算机处理后可获得高分辨率的三维立体图像，可实行组织容积和切割显示技术、仿真内镜技术和 CT 血管造影等，还可行 CT 灌注成像。螺旋 CT，特别是多层螺旋 CT 拓宽了检查与应用范围，改变了图像显示的方式，提高了工作效率，也提高了诊断水平。

3. 电子束 CT（EBCT）

又称超速 CT（ultrafast CT，UFCT），其结构同普通 CT 或螺旋 CT 不同，不用 X 线管。EBCT 用由电子枪发射电子束轰击 4 个环靶所产生的 X 线进行扫描。轰击 1 个环靶可得 1 帧图像，即单层扫描，依次轰击 4 个环靶，并由 2 个探测器环接收信号，可得 8 帧图像，即多层扫描。EBCT 1 个层面的扫描时间可短到 50ms，可行 CT 电影观察。EBCT 与 SCT 一样可行容积扫描，不间断地采集扫描范围内的数据。EBCT 可行平扫或造影。单层扫描或多层扫描均可行容积扫描、血流检查和电影检查。多层扫描有其特殊的优越性。

EBCT 对心脏大血管的检查有独到之处。造影 CT 可显示心脏大血管的内部结构，对诊断先天性心脏病（先心病）与获得性心脏病有重要价值。EBCT 可了解心脏的血流灌注及血流动力学情况，以评价心脏功能。EBCT 扫描时间短，有利于小儿、老年人和急症患者的检查。但 EBCT 昂贵，检查费用较高，有 X 线辐射，心脏造影需注射对比剂，又有多层螺旋 CT 及 MRI 的可选择，因而它的广泛应用受到一定限制。

■■■■ 第二节　CT 检查技术 ■■■■

一、常用检查术语

1. 平扫

不需要注射造影剂而进行的普通扫描。一般检查需首先进行平扫，必要时再增强扫描。

2. 增强

用引入对比剂的方法，人工增强组织对 X 线的吸收差别，从而提高 CT 图像中组织间的对比度。这种方法叫造影增强法，简称增强，注入对比剂后的扫描称"增强扫描"。还有一种造影扫描，是先行器官或结构的造影，然后再行扫描的方法，临床应用不多。例如向脑池内注入碘苯六醇或注入空气行脑池造影后再行扫描，称为脑池造影 CT，可清楚地显示脑池及其中的小肿瘤。

3. 窗宽与窗位

窗宽即所显示图像的 CT 值范围，观察不同组织可选择最适窗宽，有利于不同密度的组织及病变的显示；窗位表示 CT 值的中心位置，可根据影像显示的需要而设定。已知图像能显示的 CT 值范围＝窗位±1/2 窗宽，如脑窗，窗宽 80Hu，窗位 40Hu，所能显示的 CT 值范围为 0～80Hu，即 CT 值位于 0～80Hu 之间的组织（脑白质和灰质）显示为不同灰阶，而小于 0Hu（气体）或大于 80Hu（钙化）的组织均显示为黑或白。

4. CT 值

是表示该部分 X 线衰减的数据，以 Hunsfield unit（Hu）为单位。物体密度越高，CT 值越大；密度越低，CT 值越小。如水为 0，肺组织为－1000，骨组织为＋1000 以上（见表 1-2-1，表 1-2-2），CT 值与吸收系数关系如下。

$$CT\,值(Hu) = \frac{U_{组织} - U_{水}}{U_{水}} \times 1000$$

式中，U 为衰减系数。

表 1-2-1　正常人体脏器的 CT 值范围

种　类	平扫/Hu	增强/Hu	种　类	平扫/Hu	增强/Hu
脑	25~45(平均 30)		主动脉	35~50	50~90
灰质	35~60		肌肉	35~50	50~70
白质	25~38		淋巴结	45	
基底节	30~45		脂肪	−120~−80	无增强
脑室	0~12		骨	150~1000	无增强
肺	−900~−500		椎间盘	50~110	
甲状腺	100±10		子宫	40~80	
肝	40~70	60~90	精囊	30~75	
脾	50~70	60~90	水	0	
胰	40~60	50~70	空气	−1000(−745±53)	
肾	40~60	60~120			

表 1-2-2　病变或异常组织的 CT 值

名　　称	平扫/Hu	名　　称	平扫/Hu
渗出液(蛋白>30g/L)	>18	脂肪肝	−10~+10(不应超过 30)
漏出液(蛋白<30g/L)	<18	肺棘球蚴(包虫)病	<20
新鲜脑出血	60~80	转移性肝癌	15~45
血液	25~65	肝脓肿	2~29
凝血块	30~85	肝棘球蚴(包虫)病	−14~30
慢性血肿	20~40	肝囊肿	0~20
脑脓肿	14(壁强化后 60)	肝血肿	70~80
脑囊尾蚴(囊虫)病	4~10	肾结石	300~600
脑水肿	14~25	肾囊肿	−15~15(出血 60~70)
肺气肿	−860	炎性包块	0~20
良性肿瘤	>164	腹水	0~25
恶性肿瘤	<147	支气管囊肿	0~100
心包积液	12~40	子宫肌瘤	40(增强后 80)
心包囊肿	−10~−8		

5. 部分容积效应

CT 图像上各个像素的数值代表相应单位体积各组织 CT 值的平均值,它不能真实反映该单位内各种组织本身的 CT 值,在扫描中,凡小于层厚的病变,如在高密度组织中的较小的低密度病灶,其 CT 值偏高,反之在低密度组织中的较小的高密度病灶,其 CT 值偏低,这种现象称之为部分容积效应。扫描层面的厚度越薄,部分容积效应的影响越小。

6. 周围间隙现象

指在同一扫描平面上,与层面垂直的两种相邻且密度不同的结构,测其边缘部分的 CT 值不准确,密度高者边缘 CT 值小,密度低者边缘 CT 值大,两者交界边缘也分辨不清,这是扫描线束在这两种结构的邻接处测量时互相重叠造成的物理现象。

7. 重建及多平面重建

扫描后所得各个体素的衰减 X 线值,经过模拟/数字转换,输入计算机计算、处理,再经数字/模拟转换,重建成图像,显示在监视器上。根据计算机的性能、软件的功能、扫描原始数据的信息量,也可重建除横断面以外的矢状面、冠状面或任意面(曲面)的断面像。特别是多层螺旋 CT 在短时间内薄层厚、薄层距的容积扫描技术,可以重建出高质量的多平面图像。

8. 层厚与层距

层厚是指 CT 断层每个层面的厚度,用毫米(mm)表示,有 1、2、3、5、10 等。可根据不同部位的需要进行选用。如颞骨多用2mm，而颅脑、肺多用10mm，但观察肺间质病变时可选用1mm。层距即每个扫描层面间的距离，也用毫米（mm）表示。根据机器不同，扫描部位不同可设定1mm、2mm、5mm、10mm、20mm等。

9. 空间分辨率与密度分辨率

空间分辨率是指在高对比的情况下，CT对物体空间大小（几何尺寸）的鉴别能力。用可分辨最小穴孔直径（mm），或可分辨每厘米的线对数（Lp/cm）表示。空间分辨率的大小与检测器孔径的宽度、检测器间距、图像重建软件及像素大小有关。密度分辨率表示CT设备对密度差别的分辨能力，以百分数表示，如CT密度分辨率为0.35％，即表示两个物质的密度差别大于0.35％时，CT即可将它们分辨出来。噪声和信噪比是影响密度分辨率的重要因素。

10. 伪影

图像上出现实际上并不存在的影像称为伪影，可呈放射状、环状、网格状及雾状等。产生原因与病人和CT性能有关，如呼吸运动、心脏跳动的运动伪影，骨的边缘、骨脑交界处的白色或黑色雾影，X线剂量与检测器不一致产生的伪影。

11. 高分辨率CT（high resolution CT，HRCT）

HRCT是指获得良好空间分辨率的CT图像的扫描技术。在螺旋CT上不难完成，在普通CT上要求用短的扫描时间、薄的层厚（如1~1.5mm）重建用高分辨率算法、矩阵不低于512×512。高分辨率CT可清楚显示微小的组织结构和小的器官，对显示小病灶和病变的细微变化优于普通CT。

12. CT血管造影（CTA）

CTA是静脉注入对比剂后行血管造影CT扫描的图像重组技术，可立体显示血管影像。目前CTA显示血管较为完美，主要用于脑血管、肾动脉、肺动脉和肢体血管等。对中小血管包括冠状动脉都可显示。CTA所得信息较多，无需插管，创伤小，只需静脉注入对比剂，因而已成为实用的检查方法。CTA应用容积再现技术可获得血管与邻近结构的同时立体显示。仿真血管内镜可清楚显示血管腔，可用于诊断主动脉夹层和肾动脉狭窄等。

二、CT图像的特点

CT图像是重建图像，由一定数目从黑到白不同灰度的像素按矩阵排列所构成。这些像素反映的是相应体素的X线吸收系数。不同CT装置所得图像的像素大小及数目不同。大小可以是1.0mm×1.0mm或0.5mm×0.5mm不等；数目可以是256×256或512×512不等。像素越小，数目越多，构成的图像越细致，即空间分辨率（spatial resolution）越高。CT图像的空间分辨率不如X线图像高。

CT图像用不同的灰度来表示，反映器官和组织对X线的吸收程度。CT图像与X线图像相比，具有高的密度分辨率。因此，人体软组织的密度差别虽小，吸收系数多接近于水，也能形成对比而成像。所以，CT可以更好地显示由软组织构成的器官，如脑、脊髓、纵隔、肺、肝、胆、胰以及盆部器官等，并可在良好的解剖图像背景上显示出病变的影像。

CT图像不仅以不同灰度显示其密度的高低，还可用组织对X线的吸收系数说明其密度高低的程度，具有量的概念。实际工作中，不用吸收系数，而换算成CT值，用CT值说明密度。单位为Hu（Hounsfield unit）。因此，在描述某一组织影像的密度高低时，不仅可用高密度或低密度来形容，且可用它们的CT值来说明。

CT图像是断层图像，常用的是横断面。为了显示整个器官，需要多帧连续的断层图像。通过CT设备上图像重组程序的使用，还可重组冠面和矢状面的断层图像。

三、CT成像对比剂

1. 对比剂的种类

凡经人体泌尿系统排泄的水溶性高渗含碘对比剂均可用以 CT 增强扫描。常用的有泛影葡胺、泛影酸钠、碘普胺（优维显）、碘海醇（欧乃派克）等。

目前，CT 增强扫描大量应用的造影剂总的分为离子型和非离子型。离子型造影剂（泛影葡胺）在其苯环上连有羟基，而羟基可以离解出 H^+，故称此类造影剂为离子型。离子型造影剂在水溶液中产生大量的离子，造成高渗性、高离子性和弱亲水性的特点，对人体的副作用较非离子型造影剂高。非离子型造影剂（碘普胺、碘海醇）在结构上去除了羟基，加入了亲水基团，提高了溶解性，降低了渗透压和毒性，副作用明显减少，加之其含碘量较高，增强效果好，具有更多的优越性。

2. 剂量和方法

常用对比剂为 60%～76%泛影葡胺或 300～370mg/ml 碘普胺、碘海醇。使用剂量根据扫描部位和注射方法而有所不同。如检查肾、肾上腺、头部，一次快速静脉注射，一般只需 40～50ml，而肝、胆、胰等需 60～100ml。

造影剂注射方法较多，最常用为团注法，以每秒约 5ml 的速度将 60%碘水对比剂 60～100ml 注入静脉。采用高压注射器，根据扫描部位和增强扫描的目的，确定对比剂的注入总量、流率、注药时间及开始扫描时间，可很好达到预期效果。此外还有点滴灌注法、滴注-大量快注法、大量快注-滴注法、多次大剂量急速注射法等。

3. 禁忌证

碘过敏者；严重肝肾功能损害者；急性出血和颅脑外伤者。

4. 常见过敏反应原因及处置

（1）过敏反应的原因　①给药方式。造影剂的浓度、剂量、速度和注入方式。②造影剂本身。渗透压、黏滞度、造影剂分子激活血清补体。③患者体质。年龄、性别、精神状态、身体状态、伴随疾病［如高血压病、心脏疾病、甲状腺功能亢进症（甲亢）、肝肾功能异常、水电解质紊乱等］。

（2）过敏反应时症状　①轻度。恶心、呕吐、皮肤瘙痒、出汗、荨麻疹等。②中度。出现支气管痉挛、喉头水肿、呼吸困难、血压降低。③重度。出现肺水肿、心律失常甚至心搏骤停。因此造影室应备有抢救药品及器械、氧气等。

（3）过敏反应的预防　①仔细询问病史。②离子型碘造影剂目前用药前常规做碘过敏试验。③严格掌握适应证和禁忌证。④密切观察反应。⑤做好急救准备工作。⑥为预防过敏反应可预先服用抗过敏药物。

（4）过敏反应的治疗原则　①A（airway）：保持气道通畅。②B（breathing）：保证呼吸。③C（circulation）：保证循环。④D（drug）：根据情况给予药物（地塞米松、多巴胺、氨茶碱、肾上腺素、去甲肾上腺素等）。

■■■ 第三节　CT 图像的阅读与报告书写 ■■■

一、书写前准备工作

① 确定 CT 片质量是否合乎诊断要求，包括窗宽、窗位选择，定位像，照片连续性，扫描范围及各种伪影。对于不符合质量要求的 CT 片，不予书写报告。

② 在 CT 片质量保证的前提下，核对病人的姓名、性别、年龄、检查号是否与 CT 片所示一致。并要核对 CT 片与病人申请单要求检查的部位、项目是否相符，是否与申请单所记录的 CT 片数目一致。申请单所填写的内容及附带的相关临床资料是否详细和充分，其中包括其他影像学检查结果。若为随诊复查病例，需有既往影像学检查摄片及诊断报告书。确定以上项目无误后，方可进行观察和书写。

二、CT 片观察

① 详细观察每一帧图像，这是作出合理而正确诊断的重要保证。要根据申请单的要求及所怀疑的病变，对 CT 片的某一部位或某一器官进行重点观察。

② 还应仔细观察"非重要部位和器官"的表现，而这些部位和器官常常是医师易于疏漏的地方，常有可能导致错诊和漏诊。

③ 当 CT 片上发现明显病变时，医师常常满足这一发现，而忽视了 CT 片内已显示却不明显的病变。例如，发现了肺内明显肿块影，常常忽视了同时显示出的肋骨骨质破坏表现。

④ 书写过程中应注意诊断报告书最好用打印机打印。对于不具备打印条件的单位，书写时要求字迹清楚、字体规范，不能涂改，禁用不标准简化字和自造字。书写时要使用术语，要求语句通畅、逻辑性强。

⑤ 要认真填写诊断报告书上的一般项目（包括病人姓名、性别、年龄、门诊号、住院号、检查号、检查部位、检查日期、报告日期、检查项目和检查方法等）。

三、描　述

① "描述"是对基本病变影像学表现的观察和叙述，是形成正确"印象"或"诊断"的基础，应注意全面和细致。要牢记影像诊断的基本原则——"全面观察具体分析"。

② 要重点叙述病变的部位、性质（如渗出、肿块、增生、破坏等）、数目、大小、形态、边缘、密度（CT 值）及与相邻结构的关系，如系造影或 CT 增强检查，尚应叙述病变的相应表现。

③ 要特别注意描述对诊断和鉴别诊断有重要意义的阳性与阴性征象。

④ 应简要描述 CT 片内已显示但临床未发现病变的其他组织和器官。注意观察 CT 片内显示的要求投照部位以外的部分，不要遗漏病变。

⑤ 还应注意，由于病人原因而不能行标准方法检查时，在"表现"叙述开始时应予以说明。

四、印　象

"印象"（或"诊断"）是诊断报告书的最终结论，须特别注意其准确性，要求如下。

① "印象"应与"表现"所述内容相符，绝不能相互矛盾和相互混淆。也不应有所遗漏，即"表现"已述，而无相应的"印象"，或反之。

② 如"表现"中未发现异常，则"印象"应诊为"正常"或"未见异常"。

③ 若"表现"中发现异常，应在"印象"中指明病变的部位、范围和病变的性质，如"肝右叶巨块型肝细胞癌伴周围多发病灶及门静脉右支内癌栓"。

④ 若"表现"中发现异常，但不能确定病变性质时，"印象"中应说明病变的部位、大小和病变性质待查或几种可能的性质，并依可能性大小进行排序。此外，还要提出进一步的检查手段。

⑤ 当"表现"中有几种病变异常所见时，"印象"中应依这些病变的临床意义大小进行排序，如"左肾癌伴腹主动脉旁淋巴结转移，胆囊结石，肝右叶肝囊肿"。

⑥ 在"印象"书写时，还应注意不要有错字、别字、漏字及左侧、右侧之误，否则可导致严重后果。"建议"是对"印象"的必要补充，通过"建议"向临床医师反馈重要的诊断提示信

息和/或有指导意义的进一步诊断和鉴别诊断的检查方法。许多时候恰当使用"建议"可以避免主观武断造成的误诊和漏诊。

五、建　议

① 详查××病或除外××病。根据影像学表现发现可能存在与临床诊断不一致的其他疾病时使用。

② 进一步采用××检查。提示临床医师使用对诊断的某些方面更有帮助的检查方法以完善诊断或鉴别诊断。无论阳性诊断或阴性诊断病例，都可以通过恰当地使用敏感性和特异性更高的检查方法使诊断进一步明确，避免错漏。

③ 进一步增强检查。提示临床医师使用对比增强的方法显示病变血流动力学方面的特点以利于完善诊断或鉴别诊断。

④ 结合临床。在临床病史不详细或临床医师具有更专业知识或病史资料的情况下，请临床医师综合分析临床资料和影像表现作出判断。

⑤ 对比旧片。如果复诊病人不能提供全面的旧片资料且临床医师可能掌握病人情况更多时，提示临床医师对比旧片作出更准确的对比分析。

⑥ 定期复查。在某些检查存在不明显病变（随时间推移可能变得明显）被遗漏的可能性或所怀疑疾病具有动态变化特点时，提示临床医师嘱患者定期复诊重新检查以确定或排除疾病诊断。应根据不同情况明确注明适当的复查时间。对于某些阴性诊断结果尤其有意义，如外伤、急腹症等。

六、报告书的核对工作

① 报告书写完毕后，书写医师要复审报告书各项内容，并需再次核对申请单、CT 片所示病人姓名、性别、年龄和检查项目的一致性。

② 负责医师需对诊断报告书进行复审，依次检查报告书的各项内容，确认无任何差错后，准发报告，签字盖章后，送交登记室。

③ 登记室工作人员在病人或家属领取 CT 片和诊断报告书时，还应再次复核申请单、CT 片所示病人姓名、性别、年龄、检查号、检查部位和检查项目的一致性，无误后方可发放。

（范国光　王书轩）

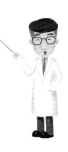

第二章
CT 的临床应用及正常影像解剖

■■■ 第一节　中枢神经系统 ■■■

一、CT 的应用价值与局限性

CT 检查对中枢神经系统疾病的诊断具有较高的价值，对颅内肿瘤、脓肿和肉芽肿、寄生虫病、颅脑外伤、血肿、出血、脑梗死、先天畸形或发育不良、椎管内肿瘤、椎管狭窄、椎间盘突出等疾病能做出定位和定性诊断；对血管畸形的诊断有一定限度。

二、头颅 CT 的解剖

头颅由脑、颅骨、头皮软组织构成。脑分为大脑、间脑、小脑、中脑、脑桥和延髓，后 3 者合称为脑干。

大脑由左右大脑半球构成，半球间有大脑纵裂，每侧半球由中央沟、外侧沟和顶枕沟分为额、顶、枕、颞 4 叶。

间脑位于大脑半球之间，下接中脑，在间脑中间有一矢状裂隙为第三脑室，向上借室间孔与侧脑室相通。

小脑位于颅后窝，在大脑半球枕叶的下方，下方为延髓和脑桥，其间以第四脑室间隔。

脑干由延髓、桥脑和中脑组成。上接间脑，下连脊髓，延髓、桥脑和小脑之间的空腔为第四脑室。

脑的外面有 3 层被膜包裹，自外向内依次为硬脑膜、蛛网膜和软脑膜。蛛网膜与软脑膜之间的间隙为蛛网膜下隙。腔内充满循环的脑脊液。软脑膜血管丰富，产生脑脊液。

脑室是脑内的腔隙，共有 4 个，分别为侧脑室（1 对）、第三脑室和第四脑室。侧脑室位于大脑半球内，左右各一，借室间孔与第三脑室相通，第三脑室位于间脑内，是两侧丘脑和下丘脑之间的一个正中矢状位裂隙。第四脑室位于脑桥、延髓和小脑之间。

脑池是大脑底面或巨大脑沟附近较宽的蛛网膜下隙。

脑脊液是充满于脑室系统、脊髓中心管和蛛网膜下隙内的无色透明液体，对中枢神经系统起到缓冲、保护、营养、运输代谢产物以维持正常颅内压的作用。

供应脑的动脉有两个来源，即颈内动脉和椎动脉。左、右椎动脉在脑桥下缘合成一条基底动脉。

三、头颅 CT 的扫描平面

（1）OML（orbitomeatal Line）　即听眦线，为外耳孔至眼外眦连线，用于检查幕上病变。

（2）RBL（Reid's base line）　即听眶线，为外耳孔上缘与眼眶下缘的连线，用于检查幕下病变。

（3）SML（superior orbitomeatal line） 眶上缘至外耳孔的连线，检查幕上、幕下病变均可。

四、头颅典型层面的正常影像解剖

图 2-1-1 所示为根据听眶线（RBL）扫描的颅脑 CT 各层面，扫描方向为从颅底向上，层厚 10mm，间隔 10mm。

① 第 1 层：第四脑室平面。

② 第 2 层：鞍上池平面。

③ 第 3 层：第三脑室平面。

④ 第 4 层：松果体平面。

⑤ 第 5 层：侧脑室体部平面。

⑥ 第 6 层：侧脑室体最上部平面。

⑦ 第 7～10 层：颅顶平面。

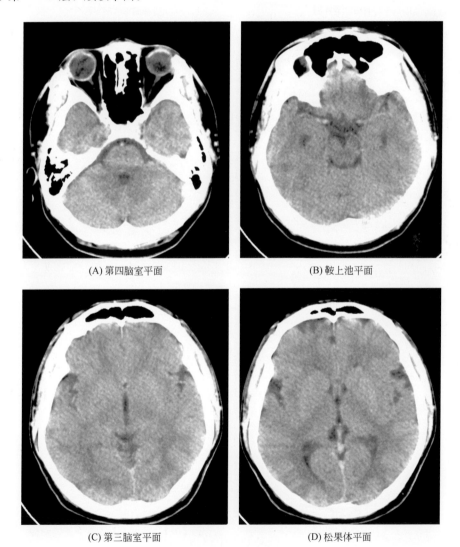

(A) 第四脑室平面　　　　　　　　　　(B) 鞍上池平面

(C) 第三脑室平面　　　　　　　　　　(D) 松果体平面

图 2-1-1

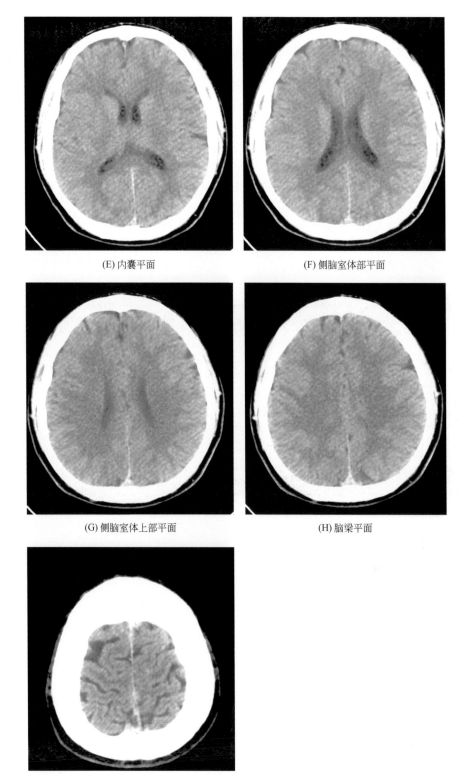

(E) 内囊平面   (F) 侧脑室体部平面

(G) 侧脑室体上部平面   (H) 脑梁平面

(I) 颅顶平面   图 2-1-1 头颅 CT 各层面正常影像

五、正常 CT 血管造影（CTA）影像

CTA 正常表现见图 2-1-2。

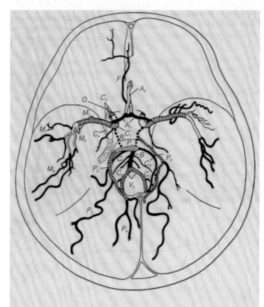

(A) CTA 线条示意图（横断面）

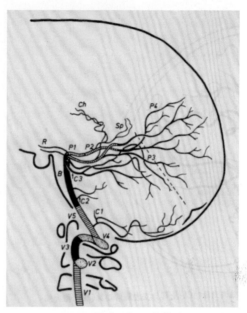

(B) CTA 线条示意图（矢状面）

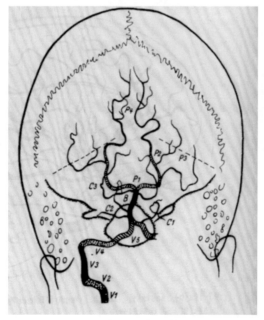

(C) CTA 线条示意图（冠状面）

图 2-1-2　CTA 正常表现

R＝脑膜动脉；A＝大脑前动脉；M＝大脑中
动脉；P＝大脑后动脉；V＝椎动脉；C＝交通
动脉；B＝基底动脉；O＝颈内动脉；
Sp＝胼周后动脉

脑动脉 CTA 见图 2-1-3。

六、正常脑增强 CT

脑增强 CT（图 2-1-4）显示血管腔、硬脑膜、脉络丛、脑池、蛛网膜下隙明显强化。脑底动脉环、下矢状窦、直静脉窦、基底静脉也均匀增强。

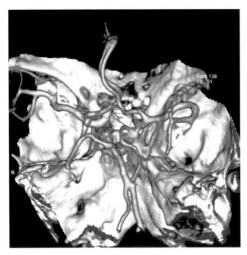
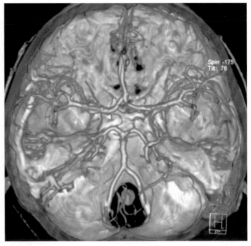

图 2-1-3　脑动脉 CTA

显示大脑前、中、后动脉及脑动脉环

正常脑组织轻度增强，以白质升高为多。

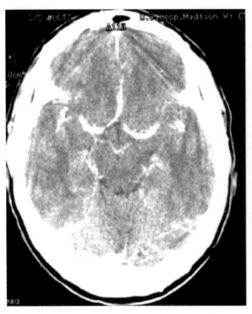
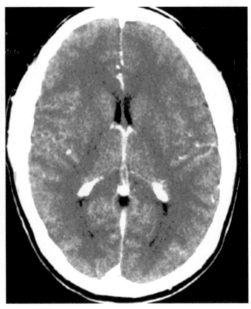

图 2-1-4　颅脑增强 CT 表现

■■■ 第二节　头　颈　部 ■■■

一、鼻和鼻窦

1. CT 的应用价值与局限性

HRCT 已经成为鼻腔、鼻窦病变的常规检查技术，能清晰地显示鼻腔、鼻窦正常形态及变异，具体病变的大小、密度、形态、位置及范围。冠状位扫描或三维重建技术对病变的显示更加直观。

2. 鼻和鼻窦正常解剖

鼻窦是颅骨不规则骨内的气腔，额窦、筛窦、蝶窦、上颌窦分别位于额骨、筛骨、蝶骨和上颌骨内，筛窦分前后两组。蝶窦被内板隔为左右两腔，多不对称，向前开口于蝶窦隐窝。上颌窦最大，为底朝鼻腔，尖朝外上方的四面锥体形腔，开口于内侧壁的外上方。

窦口鼻道复合体不是一个独立的解剖学结构，是广泛开展功能性鼻内镜手术之后提出的一个新的解剖立体构成与病理转化的概念，是指以筛漏斗为中心的附近区域，包括筛漏斗、钩突、中鼻甲及其基板、中鼻道、半月裂、前中组筛窦开口、额窦开口及额隐窝、上颌窦自然开口和鼻囟门等一系列结构，易受鼻-鼻窦炎性疾病的侵犯而阻塞，可引起单个或前组鼻窦炎。

3. 鼻和鼻窦 CT 解剖

正常鼻和鼻窦 CT 影像见图 2-2-1。

二、眼 与 眼 眶

1. CT 的应用价值与局限性

CT 能准确地显示眼球和眼眶病变的大小、位置、形态及密度，尤其是眼眶骨质的细微变化，如对眼眶各壁的细小骨折及眶内高密度异物的定位显示准确。

2. 眼与眼眶正常解剖

眼眶由额骨、颧骨、上颌骨、腭骨、泪骨、筛骨和蝶骨组成，呈四棱锥形，包括 4 个壁（上壁、下壁、内壁、外壁）、2 个裂（眶上裂、眶下裂）和视神经管。眶上裂由蝶骨小翼和蝶骨大翼组成，内有三叉神经眼支、动眼神经、滑车神经、展神经及眼上静脉。眶下裂由蝶骨大翼和上颌骨额突组成，内有三叉神经上颌支及眼下静脉分支通过。视神经管主要由蝶骨小翼组成，有视神经和眼动脉通过。视神经包括 3 部分：眶内部分、视神经孔部分及颅内部分。视神经眶内部分直径约 4mm。视神经鞘是脑膜的延续，与脑的被膜一样自外向内依次为硬脑膜、蛛网膜和软脑膜。软脑膜和蛛网膜之间为蛛网膜下隙，与颅内蛛网膜下隙延续，各种原因引起颅内压增高常引起视神经鞘的蛛网膜下腔扩大和视盘水肿。

眼球位于眼眶的前部，呈球形结构，成人眼球前后径约 24mm，眼球外层由不同层面组成（巩膜、脉络膜及视网膜），通常这几层在 CT 上不能区分。晶状体是人体内密度最高的软组织（CT 值约 120~140Hu），它将眼球分为两部分，前部充满房水，后部为玻璃体。

眼外肌包括上直肌、内直肌、下直肌、外直肌、上斜肌和下斜肌。内直肌最粗，直径约 4mm。除下斜肌起源于上颌骨眶面泪沟外侧外，其余均起源于眶尖的总腱环（Zinn 环）。

泪腺位于眼球外上方眼眶的泪腺窝内，呈杏仁状，分为上方的较大的眶叶和前下方较小的睑叶。

眶脂体为眼眶内各种组织间的填充物，由脂肪小叶构成。

3. 眼与眼眶 CT 解剖

见图 2-2-2。

三、咽 部

1. CT 的应用价值与局限性

CT 是咽部影像学检查的主要方法，可以清晰显示咽部深层正常解剖结构，可对咽部病变的部位、范围、骨性结构的改变、与周围结构的关系及颈部淋巴结有无转移提供准确信息。特别是多平面重建技术使病变显示更加直观、立体。CT 定性诊断不如 MRI。

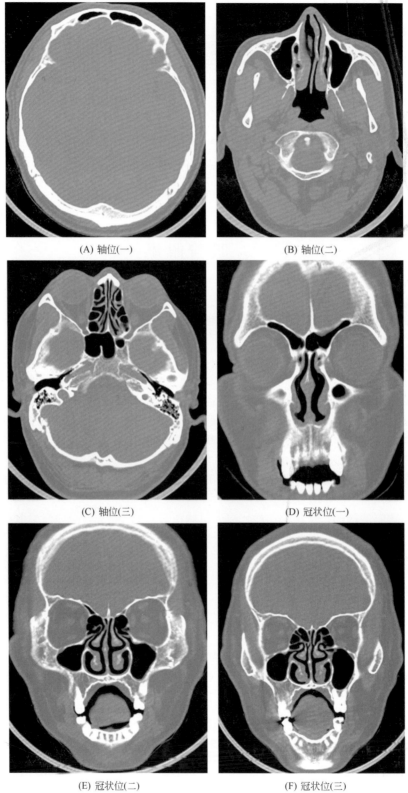

(A) 轴位(一)

(B) 轴位(二)

(C) 轴位(三)

(D) 冠状位(一)

(E) 冠状位(二)

(F) 冠状位(三)

图 2-2-1 正常鼻和鼻窦 CT 影像

显示上颌窦、筛窦、额窦及蝶窦

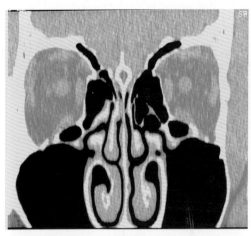

(A) 冠状位

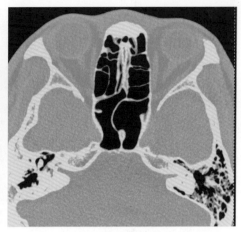

(B) 轴位

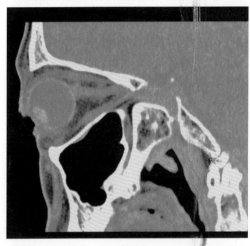

(C) 矢状位

图 2-2-2 眼与眼眶正常 CT 解剖
显示眼球、眼肌、视神经、眶骨等

2. 咽部正常解剖

上起颅底，下达第 6 颈椎平面，长约 12cm。

（1）鼻咽 颅底至软腭下缘的区域。顶壁由蝶骨体和枕骨底部构成；前壁通鼻后孔；后壁与第 1、2 颈椎相对。在顶壁与后壁交界处，有淋巴组织团块——腺样体。鼻咽两侧壁有咽鼓管开口，在下鼻甲后缘后方约 1cm 处，咽口后上方有钩状隆起——咽鼓管隆起或圆枕，圆枕后方隆起的黏膜皱襞称咽鼓管皱襞。在该皱襞与圆枕的后方有深陷的隐窝——咽隐窝。

（2）口咽 软腭至舌骨水平面，后壁以椎前软组织与第 2、3 颈椎相对，两侧壁前方皱襞为舌腭弓，后方皱襞为咽腭弓，两弓之间为扁桃体隐窝。

（3）喉咽 舌骨水平面至环状软骨下缘，前壁为喉后面，自上而下为会厌喉面、喉口，与喉室相通，会厌前方左右各有一个会厌谷。

3. 咽部 CT 典型层面解剖

典型层面见图 2-2-3。

四、喉   部

1. CT 的应用价值与局限性

CT 检查可以清楚显示喉部病变的范围、深部浸润情况、与周围结构的关系及有无颈部淋巴

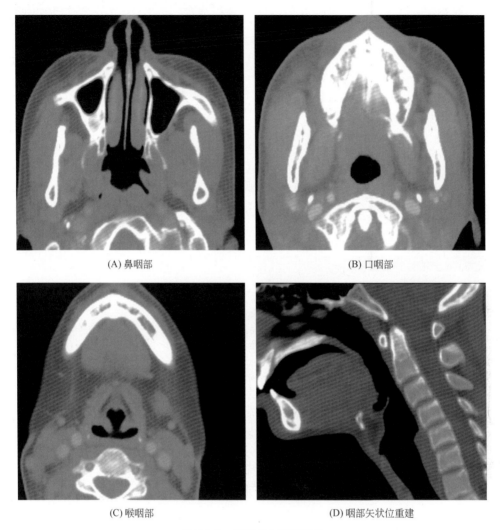

(A) 鼻咽部　　　　　　　　　　　　　　(B) 口咽部

(C) 喉咽部　　　　　　　　　　　　　　(D) 咽部矢状位重建

图 2-2-3　咽部 CT 典型层面

结转移，是目前喉部肿瘤影像学检查的重要方法，但显示表浅小病变及定性诊断尚有不足。

2. 正常解剖及 CT 图像

喉位于舌骨下颈前部，上通咽，下接气管，分为声门上区、声门区（喉室）、声门下区。喉部 CT 典型层面见图 2-2-4。

五、耳　部

1. CT 的应用价值与局限性

HRCT 是耳部最理想的检查方法，目前已经成为耳部病变的常规检查技术，横断面与冠状面结合能提供丰富的诊断信息，曲面重建、三维重建及仿真内镜技术可以直观显示内耳和听小骨结构及其与病变的关系。炎性病变、耳聋和肿瘤病变应首选 CT 检查。对可疑颅内侵犯或血管受侵、内耳道微小听神经瘤的显示不如 MRI。

2. 耳部正常解剖

耳部分为鳞部、鼓部、乳突部、岩部和茎突。

(1) 鳞部　分内外两面，构成颅中窝外侧壁，也构成外耳道骨部的上壁和后壁的小部分。内

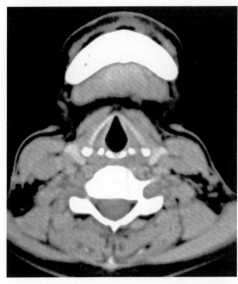

(A) 轴位片；显示喉室、声带、喉软骨

(B) 冠状位重建

图 2-2-4 喉部 CT 典型层面

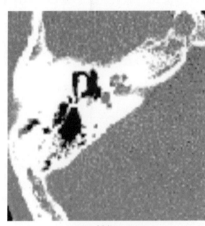

(A) 轴位(一)

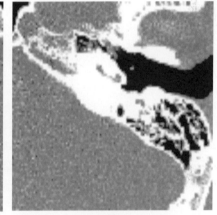

(B) 轴位(二)

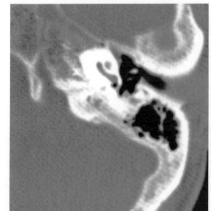

(C) 轴位(三)

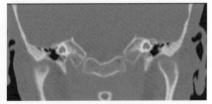

(D) 冠状位(一)

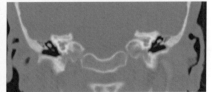

(E) 冠状位(二)

图 2-2-5 耳部 CT 典型层面

显示听小骨、乳突蜂房、外耳道、耳蜗等

面有脑回压迹（颞中）和脑膜中动脉。外面有颞突、颞下颌关节窝。

（2）鼓部　呈"U"字形，构成外耳道骨部的前壁、下壁和大部分后壁。

（3）乳突部　位于鳞部后下方，内面有乙状窦。

（4）岩部　位于枕骨与蝶骨之间，呈三角锥形。包括内耳、内耳道和岩尖。岩嵴与乙状沟前缘相交处的三角区称窦硬膜角。

（5）茎突　鼓部下方，细长的骨性结构。

耳部 CT 应重点观察的解剖部位包括：外耳道（EAC）；中耳-乳突（ME-M），包括听骨链。内耳，包括迷路、内听道。岩尖；面神经及面神经管；血管，包括颈内动脉管、颈静脉窝。

3. 耳部 CT 典型层面解剖（图 2-2-5）

■■■ 第三节　胸　　部 ■■■

一、CT 的应用价值与局限性

CT 是诊断呼吸系统疾病的重要手段，在发现病变、定位和定性诊断上是对常规 X 线检查的重要补充。主要体现在以下方面：鉴别肿块性质如实性、囊性，是否含有脂肪成分或血管结构；显示肿块的内部结构及边缘的微细变化，粟粒性病灶的分布与数目，肺大疱、局限性肺气肿等轻微变化；显示网状影、线状影、蜂窝状影；鉴别间质性病变，支气管病变，纵隔内外、胸膜内外、横膈上下病变；显示纵隔内及肺门区淋巴结有无增大；判断病变的血供情况等。但 CT 在一些疾病的定性诊断上还缺乏特异性。

二、影像解剖和观察内容

胸部的组织复杂，密度差异很大，其 CT 值的范围宽广，所以在进行胸部 CT 时，至少需采用两种不同的窗宽和窗位，分别观察肺野与纵隔，有时还需采用骨窗，以观察胸部骨骼的改变。

（1）胸壁　纵隔窗观察可分辨胸大肌、胸小肌。胸大肌前方为乳房。胸小肌较薄，位于胸大肌上方之后。后胸壁肌肉较复杂。腋窝的前壁为胸大肌和胸小肌，后壁是背阔肌、大圆肌及肩胛下肌。腋窝内充满大量脂肪，检查时如上肢不上举可见腋窝内走行的血管影，不要误认为是淋巴结。

胸骨柄呈前凸后凹的梯形，两侧后方的凹陷为锁骨切迹，与锁骨头形成胸锁关节。胸骨体呈

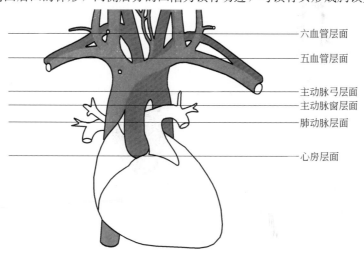

图 2-3-1　纵隔典型层面扫描示意图

长方形，成人剑突多呈小三角形高密度影。胸椎位于后胸廓中央。肋骨断面呈弧形，第 1 肋软骨钙化突向肺野内，不要误认为是肺内病灶。肩胛骨于胸廓背侧呈长形斜条状结构，前方可见喙突，后方可见肩峰及肩关节盂的一部分。螺旋 CT 三维重建可立体显示胸部骨骼。

（2）纵隔 前纵隔位于胸骨后方，心脏大血管之前。前纵隔内有胸腺组织、淋巴组织、脂肪组织和结缔组织。中纵隔结构包括气管与支气管、大血管及其分支、膈神经及喉返神经、迷走神经、淋巴结、心脏等。后纵隔内有食管、降主动脉、胸导管、奇静脉、半奇静脉及淋巴结。后纵隔淋巴结沿食管及降主动脉分布，与气管隆嵴下淋巴结交通。

正常纵隔 CT 代表性层面扫描示意图及影像解剖见图 2-3-1、图 2-3-2。

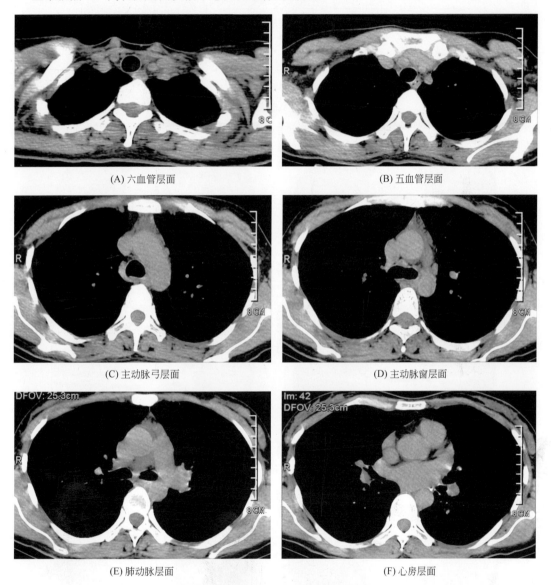

(A) 六血管层面　　　　　　　　　　　　　(B) 五血管层面

(C) 主动脉弓层面　　　　　　　　　　　　(D) 主动脉窗层面

(E) 肺动脉层面　　　　　　　　　　　　　(F) 心房层面

图 2-3-2　正常纵隔 CT 典型扫描层面

（3）肺 常规 CT 只能从某横断面上观察某一个断面的肺野或肺门。两肺野可见由中心向外围走行的肺血管分支，由粗渐细，上下走行或斜行的血管则表现为圆形或椭圆形的断面影。有时中老年人两肺下叶后部近胸膜下区血管纹理较粗，系仰卧位扫描时血的坠积效应所致，不要误认为是异常。

CT 肺窗支气管扫描典型层面示意图见图 2-3-3；CT 肺窗支气管典型层面影像解剖见图 2-3-4。

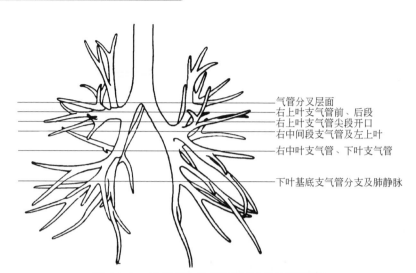

气管分叉层面
右上叶支气管前、后段
右上叶支气管尖段开口
右中间段支气管及左上叶
右中叶支气管、下叶支气管
下叶基底支气管分支及肺静脉

图 2-3-3　CT 肺窗支气管扫描典型层面示意图

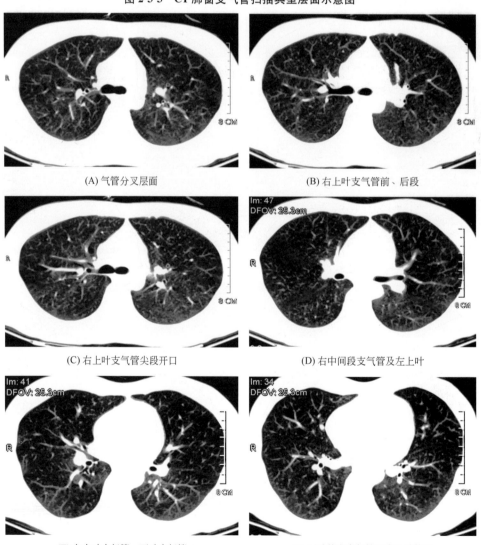

(A) 气管分叉层面　　　　　　　　　　　(B) 右上叶支气管前、后段

(C) 右上叶支气管尖段开口　　　　　　　(D) 右中间段支气管及左上叶

(E) 右中叶支气管、下叶支气管　　　　　(F) 下叶基底支气管分支及肺静脉

图 2-3-4　CT 肺窗支气管典型层面

① 叶间裂。是识别肺的标志，左侧以斜裂前方为上叶，后方为下叶。右侧在中间段支气管以上层面，斜裂前方为上叶，后方为下叶；在中间段支气管以下层面，斜裂前方为中叶，后方为下叶。

② 肺段。肺段的基本形态为尖端指向肺门的锥体状。CT 图像上不能显示肺段间的界限，只能根据肺段支气管及血管的走行定位。发生肺段范围的病变时，则可显示肺段的形态。

③ 肺小叶。普通 CT 难以显示肺小叶结构。高分辨率 CT 可显示肺小叶呈不规则的多边形或截头锥体形。肺小叶底朝向胸膜，尖指向肺门，其直径约 10～25mm。

（4）横膈　横膈为圆顶状的肌性结构，大部分紧贴于相邻脏器如心脏、肝脾等，且密度与相邻器官相似，CT 常难以显示这些部位的横膈影。膈肌前方附着于剑突与两侧肋软骨上，多呈光滑的或轻微波浪状的线形影，少数呈不规则或边缘不清的宽肌肉带影。横膈后下部形成两侧膈肌脚，为膈肌与脊柱前纵韧带相连续而形成的，简称膈脚。

■■■ 第四节　腹　　部 ■■■

一、胃、十二指肠、小肠、结肠、直肠

1. CT 的应用价值与局限性

CT 一般不作为首选的影像学检查方法，一般在 X 线检查的基础上再做 CT 检查，对胃肠道恶性肿瘤的临床分期、治疗方案的制定和预后有特殊的临床价值。

2. 应用解剖

（1）胃　胃底部常见液平面，胃底左后方是脾，右前方是肝左叶，内侧是左膈脚。胃体垂直部断面呈圆形，靠前方，与肝左叶、空肠、胰尾及脾的关系密切。结肠脾曲可在其左侧，腹腔动脉及肠系膜上动脉可出现于同一层面。胃体水平面自左向右与胃窦相连。胰体在其背侧，十二指肠位于胰头外侧。扩张适度的胃，其胃壁厚度正常在 2～5mm（图 2-4-1）。

（2）十二指肠　十二指肠上接胃窦，向下绕过胰头及钩突，水平段横过中线，走行于腹主动脉、下空静脉与肠系膜上动、静脉之间。其肠壁厚度与小肠相同。

（3）小肠　小肠肠曲之间有少量脂肪，小肠系膜内有大量脂肪。十二指肠空肠曲后移行为空肠，通常空肠位于左上腹部，回肠位于右下腹部。具体某一肠袢于 CT 图像上难以判断。如充盈对比剂的小肠其肠壁厚度正常时小于 5mm。

（4）结肠　结肠外脂肪层厚，CT 图像显示清晰。正常壁厚 3～5mm。升、降结肠在腹膜后、肾前筋膜前方，内含气体。它们的位置以及右曲（肝曲）、左曲（脾曲）位置比较固定。横结肠及乙状结肠位置、弯曲度及长度变异较大。横结肠多数位置偏前靠近腹壁。结肠内常有气体，外形显示结肠袋。

（5）直肠　直肠壶腹部位于盆腔出口的正中水平。肠壁周围脂肪层较厚，肠腔内含有气体及粪便。直肠脂肪层外为肛提肌及尾骨肌，盆腔两侧壁的肌肉和筋膜对称。

二、肝脏、胆囊、脾脏及胰腺

1. CT 的应用价值与局限性

CT 是肝脏疾病最主要的影像学检查方法，可清晰显示肝脏的大小、形态、边缘及密度；对肝脏占位性病变和弥漫性病变可作出定性诊断和评价；对先天性胆管囊肿、胆管梗阻、胆管肿瘤的诊断也非常有效；对腹部其他实质性器官如脾脏和胰腺占位病变定位，定性诊断也比较明确。

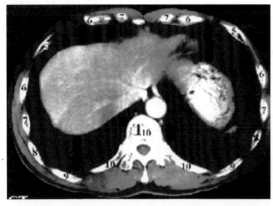

(A) CT 增强扫描（胃内对比剂）

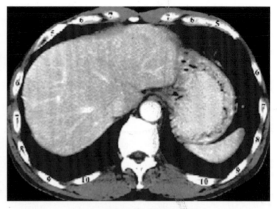

(B) CT 增强扫描（胃内对比剂）

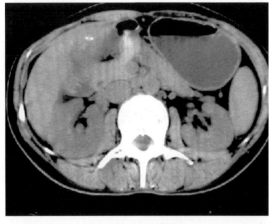

(C) CT 平扫（胃内充盈水）

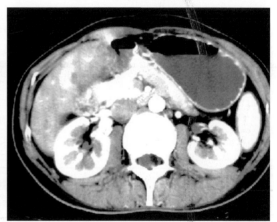

(D) CT 增强扫描（胃内充盈水）

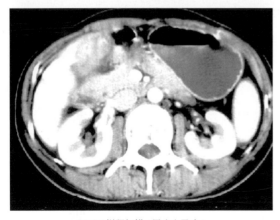

(E) CT 增强扫描（胃内充盈水）

图 2-4-1　胃的轴位 CT 影像

胃腔内要有足量的对比剂或水充盈，增强扫描时胃黏膜强化，显示正常的黏膜皱襞小突起

2. 应用解剖

① 1954 年法国的 Couinand 根据门静脉和肝静脉分布对肝脏进行分叶、分段。后经 Bismuth 修正得到认可。

Couinaud 的 8 段划分法如下。Ⅰ段，尾状叶；Ⅱ段，左外叶上部；Ⅲ段，左外叶下部；Ⅳa 段，左内叶上部；Ⅳb 段，左内叶下部；Ⅴ段，右前叶下部；Ⅵ段右后叶下部；Ⅶ段，右后叶上部；Ⅷ段，右前叶上部（图 2-4-2）。

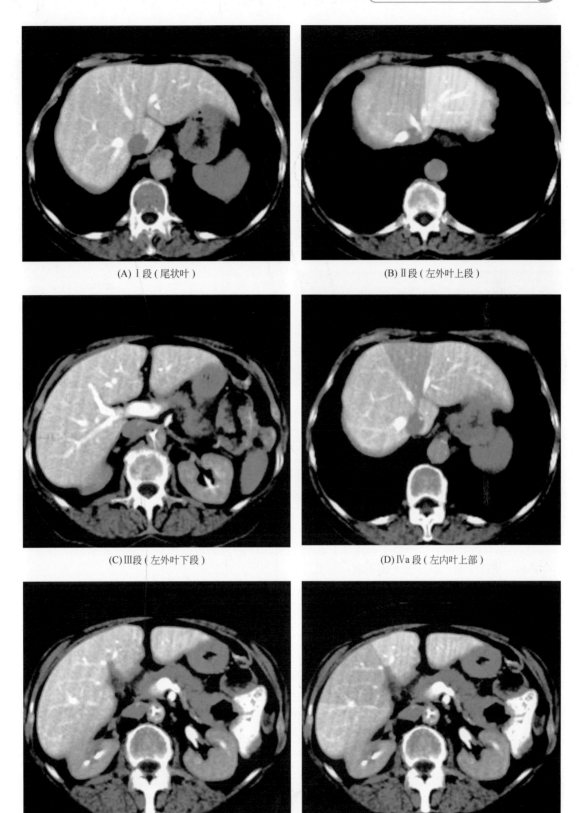

(A) Ⅰ段（尾状叶）

(B) Ⅱ段（左外叶上段）

(C) Ⅲ段（左外叶下段）

(D) Ⅳa段（左内叶上部）

(E) Ⅳb段（左内叶下部）

(F) Ⅴ段（右前叶下段）

图 2-4-2

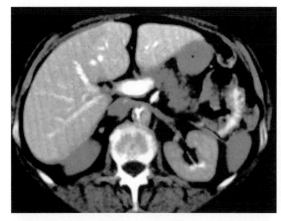

(G) Ⅵ段（右后叶下段）

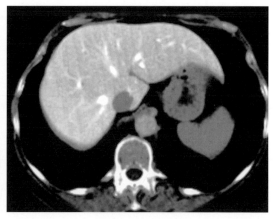

(H) Ⅶ段（右后叶上段）

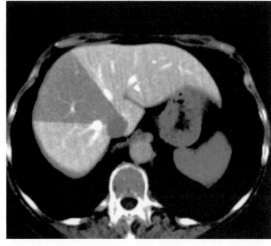

(I) Ⅷ段（右前叶上段）

图 2-4-2　肝脏分段 CT 像

②胆囊位置、大小和外形变异很大，正常胆囊位于胆囊窝内，边界清晰，壁菲薄，厚度约 1～2mm，光滑锐利。胆汁密度接近水（图 2-4-3）。

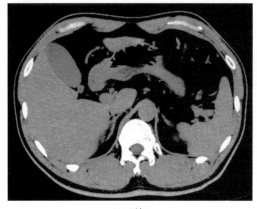

(A) 平扫

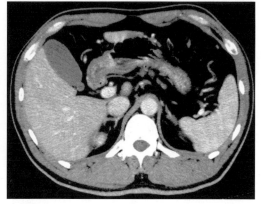

(B) 增强

图 2-4-3　胆囊 CT 影像解剖

③脾脏是人体最大的周围的淋巴器官，具有造血、破血、滤血、免疫等多种功能，位于左

上腹后方，相当于第 9～11 后肋部位，其长轴与第 10 后肋一致。边缘完整，呈新月形，密度均匀。

④ 胰腺呈凸向腹侧的袋状影，从胰头到胰尾逐渐变细，分胰头、胰体、胰尾和钩突部。胰腺大小、形态及位置均有一定变异，正常时胰头、胰体、胰尾与胰腺长轴的垂直径线在 CT 横断面上，分别为 3cm、2.5cm、2cm。胰腺实质密度均匀，略低于脾（脾静脉是识别胰腺的重要标志，沿胰腺后缘走行）。胰管位于胰腺前部，常不显示或显示 2～4mm 的低密度线影。增强扫描胰腺实质均匀明显强化（图 2-4-4）。

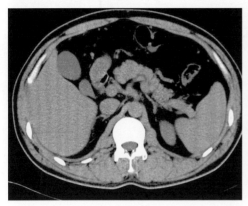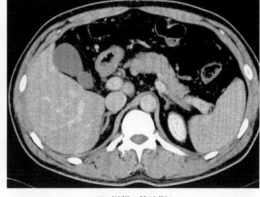

(A) 平扫   (B) 增强（静脉期）

图 2-4-4　胰腺 CT 影像解剖

三、肾脏、输尿管与肾上腺

双侧肾在周围低密度脂肪组织的对比下，CT 平扫时表现为圆形或卵圆形软组织密度影，边缘光滑锐利，肾实质密度均匀，皮髓质不能分辨；CT 值平均为 30Hu。肾窦内含有脂肪呈较低密度，肾盂为水样密度。肾的中部层面见肾门内凹，指向前内。肾动脉和肾静脉呈窄带状软组织影，自肾门向腹主动脉和下腔静脉走行。增强后即刻扫描，皮质强化呈环状高密度，并有条状高密度间隔伸入内部，髓质仍为低密度，1min 后扫描，髓质密度逐渐升高，皮髓质密度相等，分界消失，肾脏为均匀高密度，CT 值可高达 140Hu。5～10min 后，肾实质强化程度减低，肾盏、肾盂和输尿管内充盈对比剂，密度逐渐升高而显影 [图 2-4-5(A)]。

平扫时正常输尿管显示不佳，充盈对比剂后，横断面呈圆形高密度影，位于脊柱两旁，腰大肌前方。

正常肾上腺可呈三角形、条形、人字形。大多为条形和人字形。周围为肾筋膜囊内的脂肪组织。右侧肾上腺位于右肾上方，下腔静脉背侧。左肾上腺位于左肾上极前内侧。肾上腺轮廓清晰，表面光滑，无外突结节，边缘平直，也可轻度一致性外凸或内凹，正常侧支厚度小于 10mm。平扫时密度与邻近肾脏相近，大致均匀，增强时均匀强化 [图 2-4-5(B)、(C)]。

四、盆　　腔

CT 平扫时，膀胱大小、形状及膀胱壁的密度与充盈程度有关。适度充盈的膀胱呈圆形或卵圆形。膀胱内尿液呈均匀水样密度。膀胱壁在尿液和周围低密度脂肪的对比下显示为厚度均一的薄壁软组织密度，内外缘光滑，厚度一般不超过 3mm，增强早期膀胱壁强化，延时扫描膀胱内充满含对比剂的尿液，为均匀高密度。当对比剂与尿液混合不均，可出现下部密度高、上部密度低的液-液平面。正常膀胱 CT 轴位片见图 2-4-6。

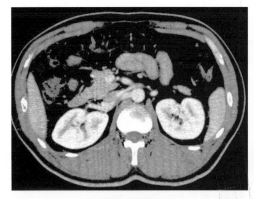

(A) 肾脏轴位增强 CT

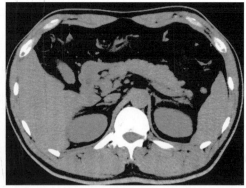

(B) 肾上腺平扫

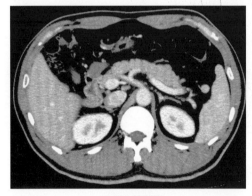

(C) 肾上腺增强

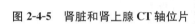

图 2-4-5　肾脏和肾上腺 CT 轴位片

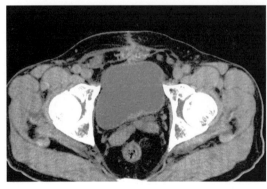

(A) 平扫

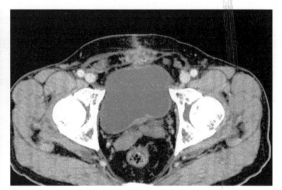

(B) 增强

图 2-4-6　正常膀胱 CT 轴位片

可见充盈的膀胱、精囊及两者形成的膀胱精囊角

前列腺紧邻膀胱下缘，前邻耻骨联合，后为直肠，中央有尿道通过。横断面显示为椭圆形软组织密度影，境界清楚（图 2-4-7）；大小随年龄增大而增大。年轻人前列腺平均上下径 3cm，前后径 2.3cm，横径 3.1cm。老年人分别为 5cm、4.3cm、4.8cm。一般认为正常前列腺不超过耻骨联合上缘 10mm，如超过耻骨联合以上 20mm 仍可见到前列腺，可诊为前列腺增生。

精囊与前列腺周围有低密度脂肪组织包绕，CT 平扫显示清晰。精囊位于膀胱底后方，呈八字形对称的软组织密度，边缘常呈小的分叶，两侧精囊在中线汇合。精囊前缘与膀胱后壁之间为三角形低密度脂肪间隙，称膀胱精囊角。仰卧位此角约为 30°，俯卧位精囊紧贴膀胱，此角消失。

子宫呈横置梭形或椭圆形软组织密度，边缘光滑锐利，CT 值 40～80Hu，中央可见小圆形

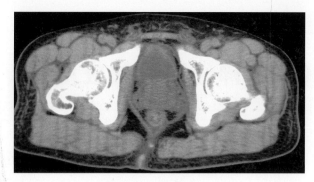

图 2-4-7　前列腺 CT 片

略低密度影，为宫腔及分泌液。阴道内填充纱布塞子后可显示子宫颈，外缘光滑，横径小于3cm. 增强时子宫明显均一强化，中心低密度宫腔显示更清晰。输卵管和卵巢位于子宫底部两侧，稍偏后方，位置随子宫位置改变而有较大变化。卵巢大小约 2～4cm，两侧可不对称，为位于子宫角两侧的圆形或椭圆形软组织密度影。输卵管在 CT 上不易显示。

■■■ 第五节　骨骼肌肉系统 ■■■

一、CT 的应用价值与局限性

CT 检查不是骨骼肌肉系统首选的影像学检查方法，但对于解剖结构复杂的部位或需显示软组织病变时，可首选 CT 检查。如骨盆、髋关节、骶骨、骶髂关节、肩胛骨关节盂、肩锁关节、胸骨、脊柱、跗骨、颞下颌关节等部位的病变和软组织改变等。一些微小病变或病变的细节的观察也要辅以 CT 检查。但一些病变的诊断必须结合平片。

二、CT 图像分析

CT 可用于显示 X 线难以发现的骨化或钙化以及区分不同性质的软组织。对比剂增强 CT 检查可进一步了解病变的血供情况，并可区分正常与病变组织，为诊断提供更多的信息。CT 三维重建技术可用于显示复杂解剖部位，如面部、骨盆、脊柱、肩部、髋部等处的病变情况，可用于外伤、肿瘤、感染等多种疾病的诊断与鉴别诊断。另外，很多情况下，在平片基础上如要了解较小范围的骨质破坏、髓腔情况、骨内或软组织内钙化或骨化以及软组织病变时也都需要辅以 CT 检查。

在观察骨骼肌肉系统 CT 片、分析病变的 CT 征象时，除同样应遵循观察、分析 X 线片的原则外，还要注意 CT 图像的特殊性。骨骼肌肉系统包括骨和软组织两种密度差别很大的组织，因此观察时既要用较低的窗位和较窄的窗宽（即所谓的软组织窗）来观察软组织情况，也必须用较高的窗位和较大的窗宽（即骨窗）来观察骨的情况。

（王书轩　叶　振　邢晓菲）

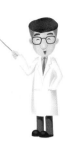

第三章

CT 在神经系统的应用

■■■ 第一节　颅内肿瘤 ■■■

一、神经胶质瘤

【CT诊断】

（1）低度星形胶质细胞瘤　CT平扫呈境界不清的均匀低或等密度肿块，常位于一侧大脑半球，多无瘤周水肿。增强扫描一般不强化或轻度强化（部分特殊类型肿瘤除外）（图 3-1-1）。

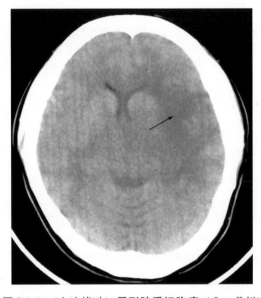

图 3-1-1　（左边缘叶）星形胶质细胞瘤（Ⅰ～Ⅱ级）

左颞叶可见大范围低密度水肿带（——），边界模糊，邻近侧脑室受压，中线结构右偏

（2）多形性胶质母细胞瘤　CT平扫表现为边界不清肿块，可见出血，钙化少见，病灶周围水肿明显。多侵及大脑深部，常沿胼胝体向两侧呈蝴蝶状扩散并可随脑脊液种植转移。增强后呈边界清晰的不均匀明显强化、环状或花边状不规则强化（图 3-1-2）。

（3）毛细胞型星形胶质细胞瘤　CT平扫表现为小脑半球或蚓部的囊性/实性肿块，呈低或等密度，钙化少见，多无瘤周水肿，常伴有一定的占位效应。增强后绝大多数肿块明显强化（图 3-1-3）。

（4）少突神经胶质瘤　呈低、等或稍高密度肿块，边界较清晰。大部分肿块有钙化且多位于肿块周边部，呈特征性较强的条索样。部分肿块内可见出血和囊变。增强后半数肿块可见不同程度强化（图 3-1-4）。

（5）室管膜瘤　最常发生于第四脑室底，常为边界清楚的分叶状肿块。平扫时肿瘤的实质部分常呈低或等密度，半数可见瘤内散在钙化。可见囊变及出血。增强后大多数呈轻度至中度强化（图 3-1-5）。

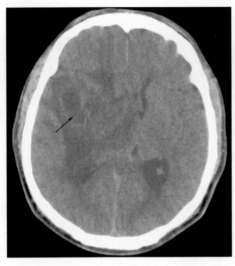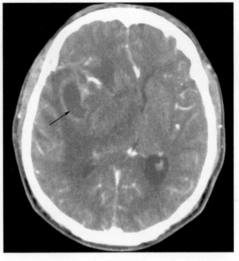

(A) CT 平扫 (B) 增强扫描

图 3-1-2 （右颞叶）**多形性胶质母细胞瘤**

右颞叶见不规则低密度影（——→），边界模糊，周围明显水肿。侧脑室受压变形，中线结构明显移位。增强后病变呈花环形边缘强化

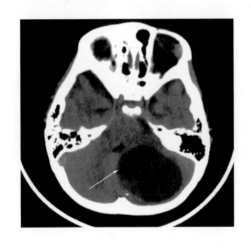

图 3-1-3　小脑半球毛细胞型星形细胞瘤

左侧小脑半球见一囊状低密度灶（——→），边界较清，密度较均匀，后缘壁内可见壁结节影，第四脑室受推挤右移位

【特别提示】

① 神经胶质瘤源于神经胶质细胞，主要包括星形胶质细胞瘤、少突神经胶质瘤、室管膜瘤等。85％位于幕上，50％表现为多脑叶受累。临床症状因病灶的位置不同而不同。

② MRI 已成为中枢神经系统肿瘤诊断和鉴别诊断的首选检查方法，但是 CT 在显示肿瘤内钙化、出血及颅骨有无累及等方面仍有独到之处，可作为重要补充。

二、脑　膜　瘤

【CT 诊断】

① CT 平扫呈圆形或椭圆形均匀等密度或稍高密度肿块，囊变、坏死少见，多有钙化。多数瘤周可见低密度水肿。多具有脑外肿瘤的常见征象：邻近颅骨骨质增生硬化，邻近脑白质塌陷，肿瘤与硬脑膜广基底相连，邻近脑沟、脑池扩大，静脉窦受压、阻塞等。

② 增强扫描绝大多数呈明显均匀强化。部分非典型及恶性脑膜瘤除具有典型脑膜瘤表现外

尚具有向颅内、外浸润性生长，颅外转移，密度不均匀，形态不整，包膜不完整，硬膜尾征不规则及术后易复发等特点（图 3-1-6）。

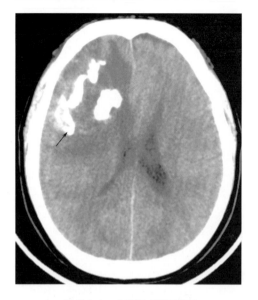

图 3-1-4 少突神经胶质瘤
右额叶见一不规则占位性病变，其内多发斑块状钙化，周围可见环形低密度水肿带，可见轻度占位效应（——）

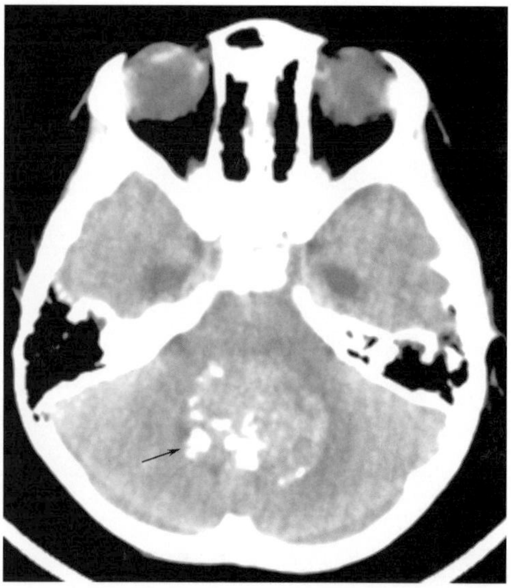

图 3-1-5 室管膜瘤
第四脑室见一稍高密度肿块影，密度不均，其内可见多发钙化及小斑片状低密度坏死灶（——）。双侧侧脑室及第三脑室扩张

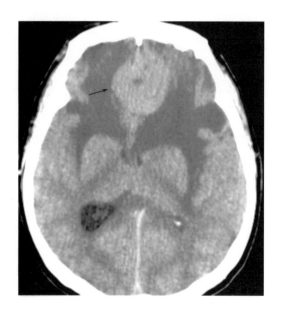

图 3-1-6 脑膜瘤
大脑镰前部可见一边界较清晰的类圆形肿块（——），呈稍高密度，其内可见多发小片状低密度区，病灶周围双侧额叶可见大片状低密度水肿区，双侧脑室前角受压变窄

【特别提示】

① 起源于蛛网膜的帽状细胞，多位于脑实质外。好发于中老年，女性多见，起病缓慢。脑表面有蛛网膜颗粒的部位如大脑凸面和矢状窦旁等处多见。

② 分为良性、非典型性及恶性三类。良性肿瘤边界清楚，可见出血和钙化，有完整包膜，血运丰富，以广基底与硬脑膜相连，邻近骨质增生硬化较常见。非典型性及恶性脑膜瘤生长速度快并具有明显侵袭性。恶性脑膜瘤发病年龄大于良性及非典型性脑膜瘤，进展较快，术后复发更常见。

③ 诊断要点。好发于矢状窦旁、大脑镰旁等处的脑外肿瘤，多表现为等或稍高密度类圆形肿块，钙化及瘤周水肿多见，多有明显强化。应注意出现不典型表现的可能，如囊性脑膜瘤、扁平型脑膜瘤等。

④ 鉴别诊断。与肿瘤所在部位有关。大脑凸面：胶质瘤、转移瘤和淋巴瘤。鞍上区：垂体瘤。桥小脑角区：听神经瘤、胆脂瘤。侧脑室内：脉络丛乳头状瘤。

⑤ 诊断价值比较。MRI 为脑膜瘤诊断与鉴别诊断的首选方法。CT 在显示肿瘤钙化、出血及颅骨受累方面有独到之处。

三、垂 体 腺 瘤

【CT 诊断】

（1）**垂体微腺瘤** CT 显示垂体微腺瘤不佳，但一些间接征象可以协助诊断，包括鞍底局限性下陷或骨质吸收，垂体高度增加且上缘向上凸，垂体柄移位，垂体向外膨隆推压颈内动脉等。

（2）**垂体巨腺瘤** 肿瘤多呈椭圆形或分叶状，边缘光整。腺瘤实质部分一般呈等密度，囊变、坏死区呈低密度，出血呈高密度，钙化少见。增强后肿瘤组织明显强化（图 3-1-7）。

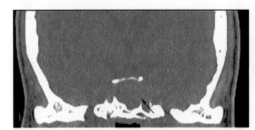

(A) 冠状面重建

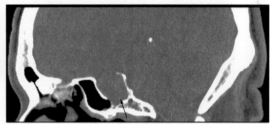

(B) 矢状面重建

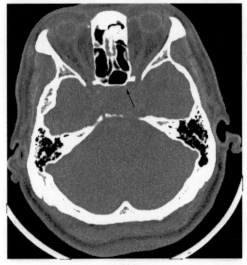

(C) 轴位

图 3-1-7 垂体腺瘤

轴位像及矢状面、冠状面重建图像显示垂体窝开大（——），内见不规则形软组织密度团块影，边界尚清，并向上生长推挤视交叉，病灶周边骨质略变薄

（3）**垂体卒中** 常继发于垂体腺瘤出血或缺血性坏死，影像检查可见到鞍区肿块突然增大及相应病理改变的影像学表现。

【特别提示】

① 垂体腺瘤为鞍区最常见肿瘤。分为功能性及无功能性两种。依据所分泌激素的不同可进一步分类。根据肿瘤大小分为微腺瘤（≤1cm）和巨腺瘤（≥1cm）。

② 常表现出压迫症状（如视力障碍、头痛、垂体功能减退等）和内分泌亢进症状（取决于分泌激素的种类）。

③ 诊断要点。垂体微腺瘤常无明显 CT 异常改变，部分病例可见到间接征象，应结合影像表现及血清激素改变、临床症状作出诊断。垂体巨腺瘤具有典型鞍内肿瘤特征，容易诊断。

④ 鉴别诊断。颅咽管瘤：发病年龄多较小，多为囊实性。脑膜瘤：病灶中心常常不是蝶鞍，呈等或稍高密度，邻近骨质增生硬化常见。动脉瘤：增强后多明显强化。

⑤ 诊断价值比较。MRI 有助于微腺瘤的发现；CT 能显示较大的垂体腺瘤，显示微腺瘤不佳，但显示鞍底骨质吸收，肿瘤钙化、出血较好。

四、颅 咽 管 瘤

【CT 诊断】

① 平扫时肿瘤实质部分通常呈等或略低密度，囊内多呈低密度。钙化常见，一般为沿肿瘤边缘的长短不一的壳状钙化。

② 增强后肿瘤实质部分和包膜可以强化（图 3-1-8）。

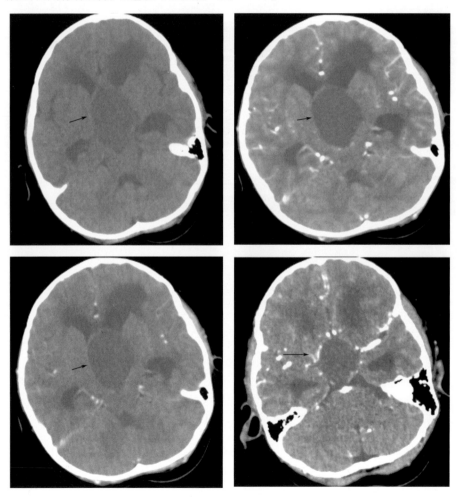

图 3-1-8 颅咽管瘤

鞍上池内可见一分叶状囊性肿物影（——），边界清楚。第三脑室受压变形，双侧侧脑室明显扩张。增强扫描鞍上池肿物无明显强化

【特别提示】

① 儿童和青少年最常见。多位于鞍上或大部分位于鞍上，居鞍区肿瘤的第二位。通常为囊性，少数为实性或囊实性，囊内容物成分复杂，包括胆固醇结晶、蛋白、散在钙化或骨小梁。肿瘤实质和包膜常发生钙化。

② 诊断要点。位于鞍区的肿瘤如为囊实性且实质部分有增强，同时伴钙化，一般首先考虑该肿瘤。

③ 鉴别诊断。实性颅咽管瘤应与垂体瘤、鞍区脑膜瘤和生殖细胞瘤鉴别。囊性颅咽管瘤应与蛛网膜囊肿或表皮样囊肿鉴别。囊实性颅咽管瘤应与星形细胞瘤鉴别。

④ 诊断价值比较。MRI 显示肿瘤形态、成分及侵犯范围效果好，CT 显示钙化能力优于 MRI。

五、松 果 体 瘤

【CT 诊断】

多为类圆形，轮廓清楚，病灶周无水肿。很少钙化，无囊变、坏死及出血。CT 平扫呈等密度或稍高密度，病灶较小，占位效应不明显。增强扫描显示轻到中度均匀强化（图 3-1-9）。

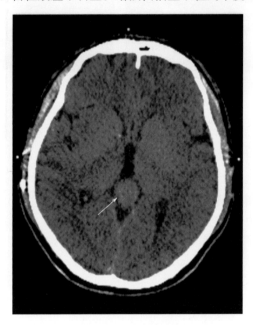

图 3-1-9　松果体瘤
CT 平扫见松果体区边界清晰的软组织肿块影（——）

【特别提示】

① 起源于松果体实质的良性肿瘤。可发生于任何年龄。女性多见。早期无明显症状，晚期可引起颅内压增高症状，可压迫第三脑室和视丘引起阻塞性脑积水。

② 诊断要点。位于松果体的边界清楚的实性肿块，均匀强化，可以考虑此病。

③ 鉴别诊断。应与好发于松果体的其他肿瘤鉴别，松果体母细胞瘤形态不规则，与周围组织分界不清，坏死、囊变及出血多见，强化不均匀，可发生脑脊液种植；生殖细胞瘤可向周围脑组织浸润，易形成脑脊液种植播散。

④ 诊断价值比较：MRI 的多平面成像有助于病灶的定位及病变范围的显示，CT 显示钙化能力优于 MRI。

六、听 神 经 瘤

【CT 诊断】

多呈椭圆形或不规则形，占位效应明显，患侧桥小脑角池受压移位，内听道扩大。在 CT 上多呈等、低密度肿块，增强后实质部分多呈明显强化（图 3-1-10）。

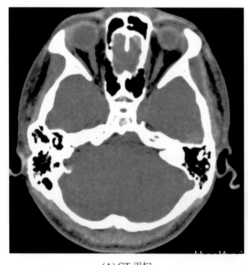

(A) CT 平扫   (B) CT 增强扫描

图 3-1-10　听神经瘤

平扫显示右侧内听道开大，增强扫描可见右侧桥小脑区明显均匀强化病灶（——），与乳突相通，第四脑室有明显受压改变

【特别提示】

① 听神经瘤是桥小脑角区最常见的脑外肿瘤，通常以内听道为中心向桥小脑角生长，好发于成人，形态多不规则，边界清晰，囊变多见。

② 临床表现主要与累及脑神经有关，可表现为患侧蜗神经（听神经）、面神经、三叉神经受损症状，也可表现为小脑、脑干受压或颅内高压症状。

③ 诊断要点。发生于桥小脑角区的等或低密度肿块，增强后多明显强化，伴有患侧桥小脑角池受压移位及内听道扩大，可明确诊断。

④ 鉴别诊断。a. 脑膜瘤：不累及内听道。b. 基底动脉动脉瘤：增强后明显均匀强化且与血管相连。c. 表皮样囊肿：有沿脑池生长的钻孔习性，形态不规则。d. 蛛网膜囊肿：呈脑脊液密度，增强后无强化。

⑤ 诊断价值比较：CT 可更好地显示内听道骨质改变；MRI 显示微听神经瘤优于 CT。

七、脑 转 移 瘤

【CT 诊断】

肿瘤多位于灰白质交界区，呈低或等密度肿块，其内可见出血、囊变或坏死。常可见明显瘤周水肿区，其水肿程度与肿瘤大小不成比例。增强后肿块呈结节状或环状强化，且强化环厚薄不均，强化不均匀（图 3-1-11）。

【特别提示】

① 脑转移瘤好发于中老年，通常为血行播散，好发部位为大脑中动脉分布区的灰白质交界

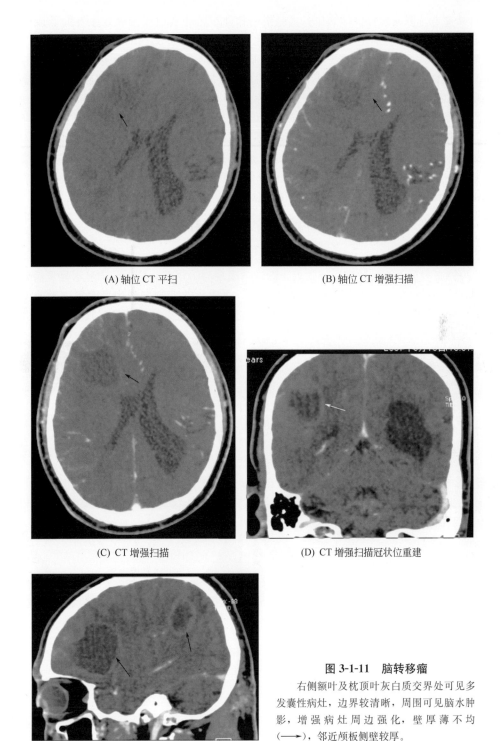

(A) 轴位 CT 平扫

(B) 轴位 CT 增强扫描

(C) CT 增强扫描

(D) CT 增强扫描冠状位重建

(E) CT 增强扫描矢状位重建

图 3-1-11　脑转移瘤

　　右侧额叶及枕顶叶灰白质交界处可见多发囊性病灶，边界较清晰，周围可见脑水肿影，增强病灶周边强化，壁厚薄不均（——），邻近颅板侧壁较厚。

处。原发肿瘤以肺癌最多见，其次为乳腺癌、肾癌。大多瘤周水肿明显。肿瘤中心常可见坏死、囊变和出血。

　　② 临床表现与肿瘤的占位效应有关，常见症状有头痛、恶心、呕吐、共济失调和视盘水肿等。

③ 诊断要点。原发恶性肿瘤病史；大脑中动脉分布区的灰白质交界处多发的低或等密度肿块，周围水肿明显，增强后呈结节状或环状强化。

④ 鉴别诊断。如原发肿瘤病史不明确，且脑内病灶不典型，表现为多发病灶时应与下列疾病鉴别。a. 多发脑脓肿：常有感染史，多呈环状较均匀薄壁强化。b. 多发胶质母细胞瘤：病灶多发较大，边界不清，坏死多见。c. 多发脑膜瘤：多居于脑外，与硬脑膜相连或位于脑室内。d. 多发性脑梗死：无或仅有轻度占位效应，强化不明显。e. 多发性硬化和脑白质病：好发于脑室周围，两侧对称，可侵犯胼胝体，病灶在时间及空间上呈多发性。

单发转移瘤表现可与胶质瘤、脑膜瘤相似，但有原发肿瘤病史的患者中应首先考虑为转移。

⑤ 诊断价值比较。CT 平扫和增强扫描可以发现大多数病灶，但不如 MRI，特别是增强MRI 不仅能发现较小的转移灶，还可以发现软脑膜转移灶。

八、颅内肿瘤治疗后改变和肿瘤复发

【CT 诊断】

复发的肿瘤多见于原发肿瘤区或附近，影像学表现与治疗前相仿，随访显示异常信号的范围及占位效应长时间保持不变或有进展（图 3-1-12）。手术后改变则表现为手术区边缘的正常脑组织内密度异常，随时间增加，密度趋于正常，占位效应也随之减轻或消失。放射性损伤多分布于病变侧脑白质区。

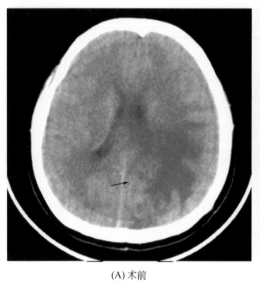 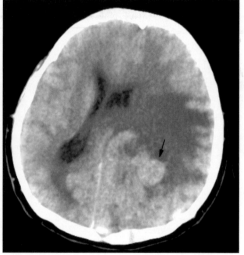

(A) 术前　　　　　　　　　　　　(B) 术后 5 个月复查

图 3-1-12　肿瘤术后复发
A 图为左顶叶、枕叶术后改变，表现为不规则低密度水肿区（——）；B 图为同一患者 5 个月后复查影像，可见左顶枕区一等密度结节影，周围水肿范围扩大（——）

【特别提示】

① 颅内肿瘤治疗后可发生一系列病理变化，这些变化包括良性瘢痕、病变复发或播散以及治疗带来的并发症等。其影像学评价较为复杂，特别是对肿瘤残留或复发和手术后改变或放疗后损伤的鉴别，具有一定挑战性。

② 诊断价值比较。CT 平扫主要用于了解手术后的早期并发症（如脑水肿和出血等）。为明确有无肿瘤残余并与手术残腔周围增生强化的肉芽组织相鉴别，应在术后 3 天内做增强 CT 检查，即术后 CT 基线检查。增强 CT 也可用于放疗、化疗后随访，评价肿瘤局部控制情况、有无

新发病灶等。手术后早期一般不选 MRI 检查，但在进行治疗后随访时可选择 MRI 检查及增强 MRI 检查，其敏感性一般高于 CT 检查。

■■■ 第二节　颅脑损伤 ■■■

一、脑挫裂伤

【CT 诊断】

CT 能反映出本病的主要病理变化——水肿和出血。脑水肿区 CT 显示为低密度，出血区表现为高密度。随时间延长水肿灶可以增大，占位效应更加明显。脑挫裂伤好转的征象为占位效应逐渐消失，水肿和出血区减小（图 3-2-1、图 3-2-2）。

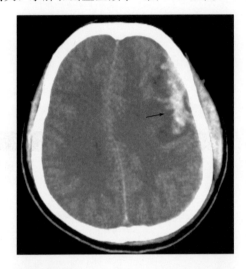

图 3-2-1　脑挫裂伤

左侧额叶可见片状不规则高密度影，边缘可见带状低密度水肿带（——→）。中线结构略向右偏。骨窗左侧顶部颅骨可见骨折线，外侧头皮血肿

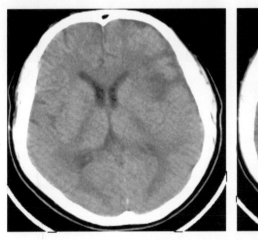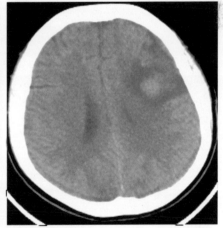

图 3-2-2　脑挫裂伤 1 周后

图 3-2-1 中患者 1 周后复查可见左颞顶叶高密度影，边缘模糊，范围较前减小，密度较前减低。左侧脑室及中线结构受压右移改变较前好转

【特别提示】

① 病理上脑挫伤和脑裂伤可以区分开。脑挫伤时脑组织可有局限性、散在的水肿、出血，软脑膜和蛛网膜完整；脑裂伤时伴有软脑膜、蛛网膜和脑组织的裂开，常有较多出血。实际工作中两者统称为脑挫裂伤，治疗原则相同。

② 外伤性原发性脑挫裂伤主要包括脑皮质挫裂伤、小脑挫裂伤及脑桥延髓撕裂伤。主要表现为颅内压增高症状及神经系统定位体征，可出现脑疝。脑桥延髓撕裂伤者一般伤后即刻死亡。脑皮质挫裂伤发生率仅次于弥漫性轴索损伤。

③ 诊断要点。外伤史；CT 见脑实质内低密度的水肿区及高密度的出血灶。

④ 诊断价值比较。CT 和 MRI 均能反映本病的主要病理变化——水肿和出血，而以 MRI 更佳且随访效果好；但 CT 可更好地观察颅骨改变。

二、弥漫性脑损伤

【CT 诊断】

损伤当时行 CT 检查可无任何阳性发现或仅有轻微改变，部分病例可见蛛网膜下腔出血。首次 CT 检查阴性患者再次检查时可能发现点状出血灶，表现为大脑皮质与髓质交界部位出现多发点状高密度灶（图 3-2-3）。

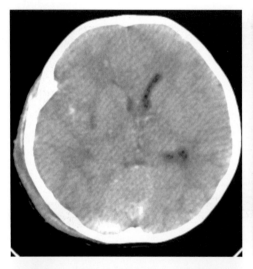
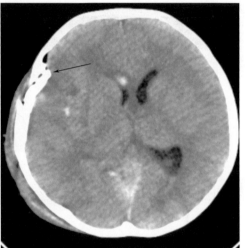
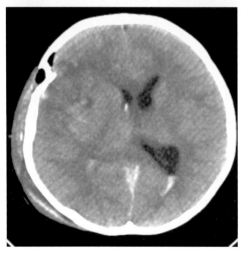

图 3-2-3 弥漫性脑损伤

右额叶、颞叶皮髓质交界处及胼胝体可见多发斑点状出血灶，双侧侧脑室后角可见积血。右额部颅骨骨折，颅板下可见积气（──➤）

【特别提示】

① 弥漫性脑损伤又称剪切伤，是由于头颅受到突然加速/减速力、旋转力的作用，引起皮髓质相对运动而导致相应部位的撕裂及轴索损伤。肉眼观仅可见弥漫性点状出血灶及蛛网膜下腔出血，显微镜下可见轴索损伤。病灶较弥漫，呈双侧性，多位于皮髓质交界处。

② 临床上伤势一般较重且病死率高，患者往往于损伤即刻出现昏迷，同时可有偏瘫、颈项强直等体征。脑脊液检查呈血性。

③ 诊断要点。根据外伤史，皮髓质交界处及胼胝体斑点状高密度影等典型 CT 表现不难作出诊断。

④ 诊断价值比较。MRI 显示弥漫性脑损伤优于 CT。

三、颅内血肿

【CT诊断】

颅内血肿常发生于脑挫裂伤基础上。急性期颅内血肿往往是在脑挫裂伤表现的基础上出现局限性高密度区、血肿容量较大，多在 30ml 以上（图 3-2-4）。

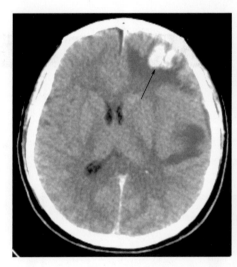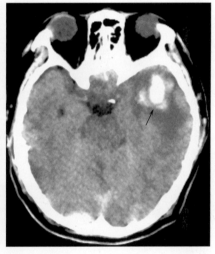

图 3-2-4　颅内血肿（外伤性）

左侧额叶、颞叶可见高密度片影（——），周边可见低密度水肿带，边界不清。邻近脑组织受压，左侧脑室及中线结构受压移位

【特别提示】

① 脑外伤引起颅内出血达一定量时即形成外伤性颅内血肿。颅内血肿可发生于伤后不久，即由脑内较大血管损伤造成；但大多数外伤性颅内血肿都是在出血较少的脑挫裂伤的基础上发展而来的。

② 临床上表现为颅内压增高症状、局灶性症状、脑疝症状和神经功能障碍症状等。

③ 诊断要点。外伤史，脑挫裂伤集中在一处的出血量达到一定程度形成血肿即可诊断为外伤性颅内血肿。

④ 诊断价值比较。CT 和 MRI 都可以准确显示不同程度的脑挫裂伤和颅内血肿，但是对于显示急性颅内出血病灶首选 CT。MRI 对于判断血肿的期龄优于 CT。

四、硬膜下血肿（积液）

【CT 诊断】

① 典型的急性硬膜下血肿表现为位于颅骨与脑组织之间的新月形均匀高密度灶。

② 亚急性期时随着凝血块溶解，病灶 CT 值逐渐衰减，有时可见液-液平面（图 3-2-5）。

③ 当血肿与脑组织密度相仿时称等密度血肿，此时常不能根据密度而只能根据脑外占位效应作出诊断（图 3-2-6）。

④ 慢性期硬膜下血肿常表现为梭状低密度灶。

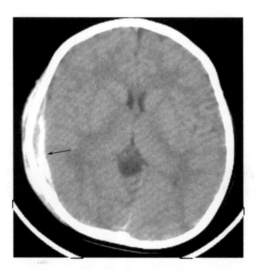

图 3-2-5 亚急性硬膜下血肿

右侧颞枕部脑外可见新月形高、等密度混杂影（——），邻近脑组织呈受压改变

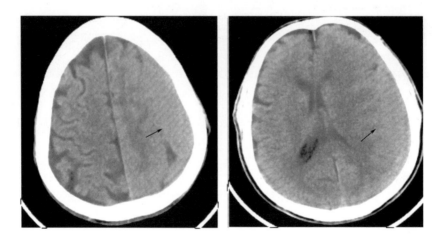

图 3-2-6 等密度硬膜下血肿

左侧大脑半球颅骨下脑外间隙及邻近脑沟系统普遍消失（——），其内充满稍高密度影，其与邻近大脑皮质实质密度相当，两者分界不清。左侧脑实质受压、向内移位，左侧外侧裂及左侧侧脑室较对侧变窄，中线结构略向右移位

⑤ 硬膜下积液在 CT 平扫上表现为均一的脑脊液密度，呈新月形，位于受压的脑组织与颅骨之间。老年人多为双侧性（图 3-2-7）。

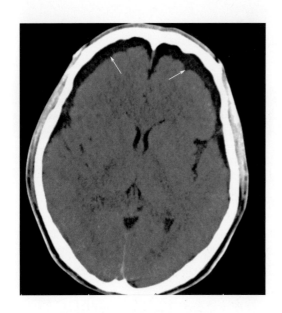

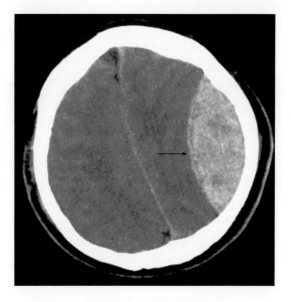

图 3-2-7 双侧硬膜下积液
双侧额顶颞部硬膜下间隙增宽（——），内部均匀水样密度，中线结构居中。诊断：双侧额顶颞部硬膜下积液

图 3-2-8 硬膜外血肿
左顶部颅板下方双凸透镜形高密度影，边缘清晰，密度较均匀；相邻脑组织受压内移（——）

【特别提示】

① 硬膜下血肿为出血集聚于硬膜和蛛网膜之间的硬膜下隙内，多见于对冲伤，由于着力点对侧暴力冲击引起皮质桥静脉撕裂出血而形成，常常合并严重的脑皮质挫裂伤。由于蛛网膜无张力，血肿范围较广，多呈新月形，可骑跨颅缝，但不跨越中线。可分为急性、亚急性和慢性，前两者较多见。

外伤性硬膜下积液又称外伤性硬膜下水瘤。头部着力时脑脊液在颅腔内移动，造成脑表面、外侧裂池等处蛛网膜撕裂，脑脊液经瓣状蛛网膜破口进入硬脑膜下隙且不能回流，经过一段时间后硬脑膜下腔可有大量液体聚集而形成硬膜下积液。

② 临床上患者可有昏迷、单侧瞳孔散大和其他脑受压症状。并发脑疝时可危及生命。

③ 诊断要点。

a. 硬膜下血肿：外伤史；常发生于着力点对侧，急性期表现为颅板下新月形高密度灶，随时间延长血肿密度逐渐减低，直至慢性期与脑脊液密度接近；慢性硬膜下血肿的外伤史常较轻微易被忽略，应予以重视。

b. 硬膜下积液：外伤史；多位于额顶颞部，CT 平扫表现为均一的脑脊液密度；双侧多见。

④ 鉴别诊断。

a. 硬膜下血肿。i. 脑萎缩：脑萎缩所致蛛网膜下腔扩大无占位效应，脑回无受压。ii. 硬膜下积液：形态与硬膜下血肿相似，CT 平扫上表现为均一的脑脊液密度。iii. 硬膜外血肿：硬膜外血肿一般不跨骨缝，可跨越中线，边界常十分清楚规则，而硬膜下血肿一般不跨中线而可跨骨缝，边界常没有那么锐利；硬膜外血肿常发生于受伤的着力点，而硬膜下血肿常继发于对冲伤。

b. 硬膜下积液。需于慢性硬膜下血肿相鉴别，鉴别要点：血肿由于蛋白质含量增加，其 CT 值稍高于脑脊液；血肿有包膜，增强扫描可见包膜强化；硬膜下积液更好发于双侧。

⑤ 诊断价值比较。CT 诊断急性硬膜下血肿迅速可靠，而 MRI 对等密度的亚急性和慢性硬

膜下血肿的诊断价值更高。

五、硬膜外血肿

【CT 诊断】

　　CT 平扫血肿表现为颅骨内板下双凸形高密度区，边界锐利，血肿范围一般不超过颅缝，血肿密度多均匀。不均匀的血肿，早期可能与血清溢出、脑脊液或气体进入有关，后期与血块溶解有关。血块完全液化时血肿成为低密度影。CT 上可见占位效应，中线结构移位，侧脑室受压、变形和移位，可伴有骨折（需用骨窗显示）。血肿压迫邻近的脑血管，可出现脑水肿或脑梗死，CT 表现为血肿邻近脑实质局限性低密度区。怀疑上矢状窦血肿，应用冠状面扫描。情况允许时，可以薄层扫描至颅顶，直接观察或者重建观察均有帮助（图 3-2-8）。

【特别提示】

　　① 硬膜外血肿是出血集聚于颅骨和硬膜之间的硬膜外腔内形成的，多为冲击点伤，血肿的发生部位与出血来源密切相关，颞顶部为最好发部位，脑膜血管尤其是脑膜中动脉破裂是常见出血来源。约 80% 的患者并发血肿同侧的颅骨骨折。硬膜与颅骨内板粘连紧密，故硬膜外血肿范围较局限，呈双凸透镜形。硬膜外血肿可跨越中线，但不跨越颅缝。

　　② 临床上主要表现为意识障碍，典型病例呈头部外伤—原发性昏迷—中间意识清醒—继发性昏迷表现，严重者可出现脑疝。

　　③ 诊断要点。a. 硬膜外血肿多发生于头颅直接损伤部位，常为加速性头颅外伤所致。b. 多损伤硬脑膜中动脉或其分支。c. 颅内出血积聚于颅骨与硬膜之间，因硬膜与颅骨粘连紧密，故血肿范围局限。d. 硬膜外血肿可继发于各种类型的颅脑损伤之后，且血肿部位各不相同，因此临床表现不尽一致，受伤后原发昏迷时间较短，再度昏迷前可有中间清醒期，可有脑受压症状和体征。严重者出现脑疝。

■■■ 第三节　脑血管疾病 ■■■

一、脑　梗　死

【CT 诊断】

　　(1) 超急性期　常规 CT 常阴性。CT 灌注成像呈低灌注状态。

　　(2) 急性期　CT 可出现动脉密度增高征、局部脑肿胀和脑实质密度减低征（图 3-3-1）。

　　(3) 亚急性期　常规 CT 表现常与急性期相同。此时可出现脑回样强化。

　　(4) 慢性期　CT 呈低密度，与脑脊液近似（图 3-3-2）。

【特别提示】

　　① 脑供血动脉或其分支血流量因某些原因快速减少达到一定阈值以下时会引起局限性脑缺血，导致该供血区脑梗死。

　　② 根据发病时间可分为 3 期：超急性期（小于 6h）、急性期（6～72h）、亚急性期（3～10天）、早期慢性期（11 天～1 个月）、晚期慢性期（大于 1 个月）。

　　③ 临床症状。主要根据受累血管的供血区域而定。好发于中老年人，多在休息或睡眠中发病，常表现为不能说话，一侧肢体瘫痪等，但生命体征改变一般较轻。

　　④ 两种特殊类型的脑梗死。

　　a. 出血性脑梗死：脑梗死可继发出血，CT 表现为原低密度区出现高密度灶。

　　b. 腔隙性脑梗死：一般指脑深部小的穿通动脉供血区域小的缺血性梗死灶，好发于丘脑、

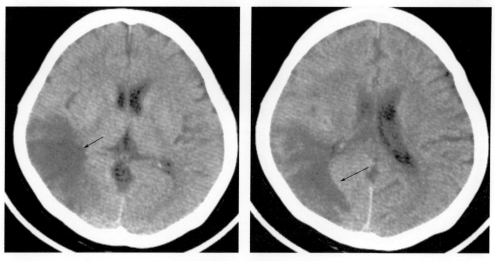

图 3-3-1　急性期脑梗死
右侧枕叶、颞叶见大片状低密度灶，边界欠清（➡），中线结构居中

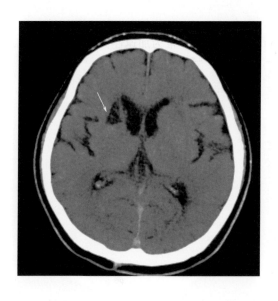

图 3-3-2　慢性期脑梗死（脑软化）
右侧侧脑室前角旁可见边界清晰低密
度灶（➡），CT 值接近于脑脊液

内囊、半卵圆中心等；症状和体征因梗死的部位、大小和多少而异；CT 平扫表现为边界不清的低密度灶，直径在 5～15mm。

⑤ 诊断价值比较。CT 为脑梗死的首选影像检查方法，但可遗漏部分早期特别是超急性期病灶。MRI、磁共振弥散加权成像（MR-DWI）、磁共振灌注加权成像（MR-PWI）是超急性期脑梗死首选的影像学检查方法。CT 血管造影（CTA）、MRI 血管造影（MRA）均可显示颈动脉及椎基底动脉系统较大血管的异常。

二、颅　内　出　血

【CT 诊断】

（1）脑出血

① 脑出血急性期典型表现为脑内类圆形或不规则高密度灶（图 3-3-3），CT 值 50～80Hu，血肿可破入脑室或蛛网膜下隙。出血灶周围有水肿，严重者可有占位效应。

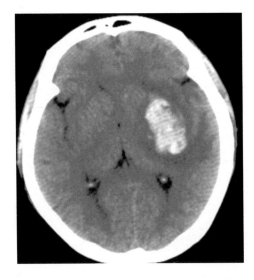

图 3-3-3 脑出血
左侧基底节区可见片状高密度灶，其内
CT值约为65Hu，边界较清楚，周边可见
低密度水肿带，左侧脑室可见受压变形，中
线结构略向右侧移位

② 亚急性期血肿密度逐渐降低呈等密度，血肿从周边开始吸收，增强后病灶呈环状强化。
③ 慢性期病灶可发生软化而表现为类圆形低密度灶。
（2）急性蛛网膜下腔出血　CT表现为沿蛛网膜下隙分布的线状高密度影（图3-3-4）。

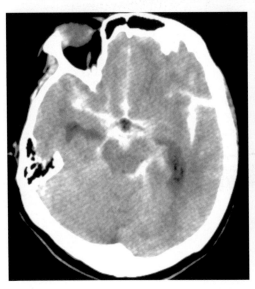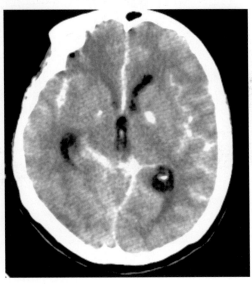

图 3-3-4 蛛网膜下腔出血
脑沟及池、裂系统内可见广泛线状高密度影，未见占位效应

【特别提示】
① 非外伤性颅内出血又称原发性颅内出血或自发性颅内出血，由颅内血管病变、坏死、破裂而引起。出血可发生于脑实质内、脑室内和蛛网膜下隙。出血的原因随发病年龄而异，儿童和青壮年以脑血管畸形出血多见，中老年以动脉瘤破裂出血或高血压性脑出血最常见。其中高血压是成年人脑实质内出血最常见和最主要的原因，动脉瘤破裂是蛛网膜下腔出血最常见的原因。
② 大多数脑出血患者有头痛、高血压病史，起病突然，发病时患者常感剧烈头痛、头晕，继之恶心、呕吐，并逐渐出现一侧肢体无力，意识障碍等。
蛛网膜下腔出血发病时患者常突感剧烈头痛，继之呕吐，可出现意识障碍或抽搐，脑膜刺激征往往阳性。脑脊液血性。

③ 诊断要点。

a. 脑出血。典型的脑卒中症状结合 CT 发现脑内高密度灶，周围有水肿，伴或不伴占位效应可以做出脑出血诊断。要进一步鉴别出血原因则需要密切结合病史，出血的部位、形态和血肿周围结构的改变等。高血压性脑出血依次好发于壳核、外囊区、丘脑等，其中近半数可破入脑室。

b. 蛛网膜下腔出血。CT 平扫上见到沿蛛网膜下隙分布的高密度线影可以作出蛛网膜下腔出血的诊断。由于动脉瘤破裂是蛛网膜下腔出血最常见的原因，进一步行 CTA 检查还有助于动脉瘤的检出。

④ 诊断价值比较。CT 是脑出血的主要检查手段，尤其在超急性期和急性期；MRI 一般较难诊断超急性期和急性期脑出血，但它显示颅后窝，特别是脑干的出血较好。CT 对急性蛛网膜下腔出血的诊断较 MRI 敏感，但是 MRI 对亚急性期蛛网膜下腔出血的诊断能力优于 CT。

三、脑血管畸形

【CT 诊断】

（1）动静脉畸形（AVM）　无并发症时 CT 平扫表现为等密度灶，伴发血肿时可见高密度出血灶；增强可见迂曲状、点条状、斑片状强化，部分可显示畸形血管团（图 3-3-5）。

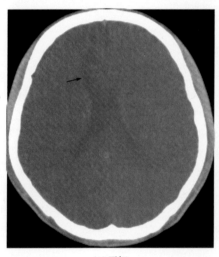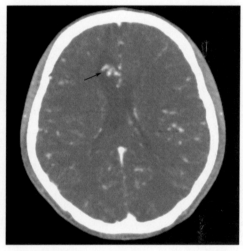

(A) 平扫　　　　　　　　　　　　　　　　　(B) 增强

图 3-3-5　右额叶动静脉畸形

右侧侧脑室前角向前延伸至额叶皮质下，其内可见不规则软组织密度灶。增强扫描见右侧侧脑室
前角内病灶呈结节状强化（➞）

（2）毛细血管扩张症　CT 平扫病灶呈等密度，增强扫描偶尔可见病变处轻微强化。

（3）静脉畸形　CT 平扫表现可正常或表现为圆形或线条状略高密度影，增强扫描病灶呈明显强化。当扩张的髓静脉和粗大的引流静脉与扫描层面平行时，呈边界清楚的线条状强化，髓静脉汇入一支粗大的导出静脉，注入邻近的硬膜窦、皮质或室管膜静脉。

（4）海绵状血管畸形　平扫常呈边缘清楚的圆形略高密度影，病灶发生钙化多见，病灶内可见不同期龄的出血密度影。增强后强化程度与病灶内血栓形成情况和钙化程度有关（图 3-3-6）。

【特别提示】

① 较常见的血管畸形包括动静脉畸形（AVM）、毛细血管畸形（毛细血管扩张症）、静脉畸形和海绵状血管畸形。

a. AVM 为动脉、静脉之间存在直接沟通而无毛细血管网，由粗大供血动脉、瘤巢和粗大迂

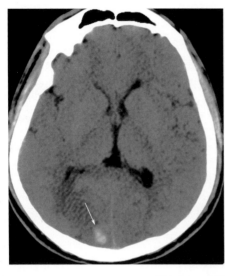 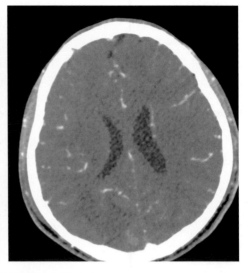

图 3-3-6 右枕叶海绵状血管畸形

右枕叶可见小斑片状高密度斑片影，周围可见低密度水肿区（——➤）。增强后未见确切异常强化灶及血管影

曲的静脉组成，多发生于大脑中动脉分布区的脑皮质。

b. 毛细血管扩张症为穿插于正常脑实质的扩张的毛细血管，好发于脑干、大脑半球和脊髓。

c. 静脉畸形为孤立的静脉异常扩张，在其周围有放射状静脉与脑实质的正常引流静脉沟通，有正常脑组织的静脉回流功能，常见于脑皮层表面及脑室周围脑实质。

d. 海绵状血管畸形由缺乏平滑肌和弹性纤维的薄壁血管及海绵腔组成，其内充满血液，周围为环形的厚薄不等的胶质化的及含铁血黄素沉积的脑组织。最常见于后颅窝，特别是脑干。

② 多无临床症状，部分病人可出现头痛、抽搐或局灶性功能障碍表现，偶有以出血就诊（海绵状血管畸形多见）者。

③ 诊断要点及鉴别诊断。

a. AVM。典型表现为平扫时局灶性团块状或不规则片状高低混杂密度区，钙化常见，可有脑萎缩；增强 CT 可见点条状、斑片状强化，部分可显示畸形血管团。当其伴发血肿且以后者为主时应与高血压、海绵状血管瘤、动脉瘤破裂及肿瘤性出血等病变鉴别，可行增强扫描，在 AVM 出血灶旁常可以见到异常强化的血管影。

b. 毛细血管扩张症。CT 一般较难作出诊断。

c. 静脉畸形及海绵状血管畸形。CT 平扫均可为正常表现或表现为圆形或线条状略高密度影，增强扫描病灶明显强化。海绵状血管畸形内常见钙化。

④ 诊断价值比较。MRI 检查对颅内血管畸形的诊断具有显著优越性，对于部分病灶平扫即可反映畸形血管内的血流情况，分辨出血、钙化及水肿。尤其是对于后颅窝的病灶，MRI 不受颅骨伪影的影响。

四、颅内动脉瘤

【CT 诊断】

普通低分辨率 CT 发现未破裂动脉瘤机会较少，高分辨率薄层 CT 扫描有可能发现直径大于 0.3～0.5cm 的动脉瘤。CTA 可以发现约 2mm 大小的动脉瘤，且可以较好地显示动脉瘤瘤体与载瘤血管的关系。囊状动脉瘤未破裂时的 CT 表现与瘤腔内有无血栓有关，无血栓的囊形动脉瘤平扫表现为圆形等或稍高密度病灶，边界清楚，增强呈明显均一强化；部分血栓化的囊状动脉瘤平扫可呈不均匀等或稍高密度灶，增强后瘤壁和残余瘤腔明显强化，而附壁血栓不强化，形成靶征；完全血栓化的动脉瘤平扫可呈等密度，无强化。颅内动脉瘤破裂导致蛛网膜下腔出血或颅内血肿的 CT 表现参见相应章节（图 3-3-7）。

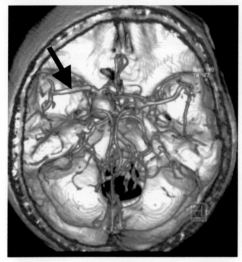

(A) 3D-CTA

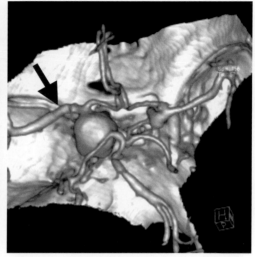

(B) 3D-CTA

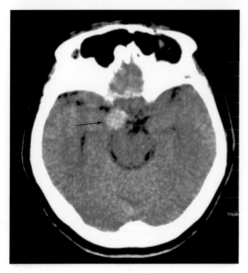

(C) 轴位增强

图 3-3-7　右侧大脑后交通动脉瘤

（A）、（B）显示右侧大脑后交通动脉局部膨出，瘤样扩张；（C）显示鞍区右侧类圆形异常强化病灶（──→）

【特别提示】

① 颅内动脉瘤指颅内动脉的局限性扩张，好发部位为脑底动脉环和大脑中动脉分叉处，约 90％起自颈内动脉系统。

② 临床上，动脉瘤未破裂时常无症状，部分病例可有癫痫、头痛、神经压迫症状等表现，破裂出血则出现蛛网膜下腔出血、颅内血肿相应症状。

③ 鉴别诊断。鞍区附近的动脉瘤需跟鞍区肿瘤如垂体瘤、颅咽管瘤和脑膜瘤鉴别，增强前后病灶的影像学表现有助于鉴别。

④ 诊断价值比较。脑血管造影是诊断颅内动脉瘤最可靠的检查方法，优于 CT 和 MRI，但完全血栓化的动脉瘤脑血管造影不能显示，而 CT、MRI 可显示。此外，脑血管造影不能显示血

管及瘤腔外的改变，应配合应用上述检查方法。

五、皮质下动脉硬化性脑病

【CT 诊断】

CT 表现为侧脑室旁片状低密度灶，边界不清。内囊、丘脑和脑干常伴有多发腔隙性脑梗死灶，可见弥漫性脑萎缩改变（图 3-3-8）。

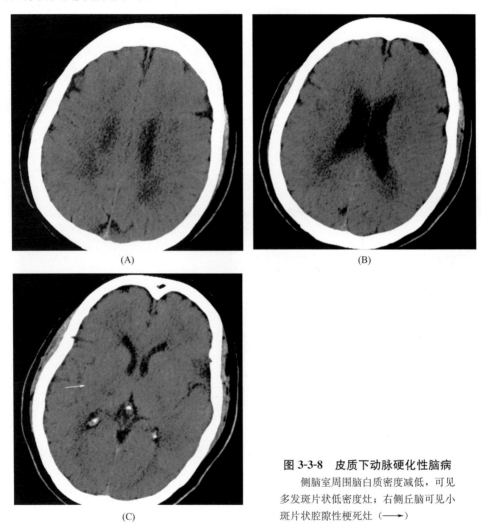

(A)

(B)

(C)

图 3-3-8 皮质下动脉硬化性脑病
侧脑室周围脑白质密度减低，可见
多发斑片状低密度灶；右侧丘脑可见小
斑片状腔隙性梗死灶（——➤）

【特别提示】

① 常见的病理表现为深部脑白质脱髓鞘及轴突缺失。穿行于白质之内的小动脉透明样变性、管腔变细导致局限性或弥漫性缺血性脱髓鞘及多发腔隙性梗死和软化。病灶常位于半卵圆中心、脑室周围、基底核及丘脑，伴有皮质性脑萎缩。

② 多见于老年人，常有高血压、糖尿病、冠心病等病史。患者逐渐出现记忆力减退、表情淡漠、注意力不集中、计算力下降、行走和动作迟缓等症状，并呈进行性发展。晚期可有尿失禁、肢体瘫痪等。

③ 诊断要点。a. 本病好发于老年人且多有高血压、动脉硬化病史。b. 半卵圆中心、脑室周围、基底核及丘脑为好发部位。病灶散在，也可融合成片，不累及胼胝体。c. CT 上表现为侧脑

室周围片状低密度灶，常伴多发腔隙性脑梗死灶及弥漫性脑萎缩。

④ 诊断价值比较。MRI 显示脱髓鞘及小腔隙性梗死灶较 CT 优越，可以查出 CT 不能显示的微小病灶。

■■■ 第四节　颅内感染性疾病 ■■■

一、颅内化脓性感染

【CT 诊断】

（1）脑炎　早期 CT 平扫可表现为皮质下或皮髓质交界区局灶性不规则、边界模糊低密度灶，占位效应明显。增强后低密度区无强化或呈不规则强化。晚期脑软化、坏死逐渐融合，病灶趋于局限化。

（2）脑脓肿　脓肿中央的坏死组织和脓液为低密度，周边可见等密度或略高密度环形脓肿壁，最外围可见水肿带。增强扫描显示脓肿内仍为低密度，脓肿壁轻度强化，可辨别出脓腔、脓肿壁和水肿带 3 个部分。若脓肿内有气体形成可见更低密度影（图 3-4-1）。

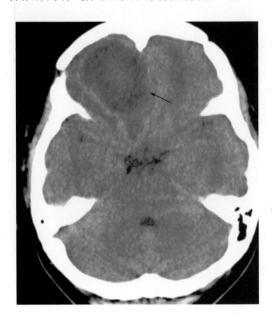

图 3-4-1　脑脓肿

右侧额叶（前颅窝内部分）可见类圆形低密度灶，中心可见斑片状等密度区（——），边缘有环状稍高密度脓肿壁，外周见水肿带，局部脑回增宽，邻近正常脑实质受推挤移位

（3）脑膜炎　早期可无阳性发现。感染进一步发展可因脑膜充血和蛛网膜渗出而显示出脑沟、脑池、脑裂，尤其是基底池的密度增高或闭塞。增强扫描软脑膜和脑表面呈曲线样或脑回样强化（图 3-4-2）。

【特别提示】

① 颅内化脓性感染可分为化脓性脑炎及化脓性脑膜炎两大类。其中化脓性脑炎可以继发脑脓肿，两者是脑部感染发生和发展的连续过程，如治疗不当可以引起硬膜外脓肿、硬膜下脓肿等并发症。

② 化脓性脑炎和脑脓肿是由化脓性病原体侵入脑组织引起的局限性化脓性炎症。依据

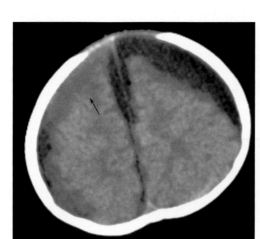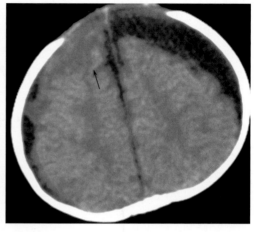

图 3-4-2　化脓性脑膜炎

双侧额顶部脑外间隙明显增宽、积液，右额部增宽的蛛网膜下隙内可见絮状稍高密度影（——→）。脑实质未见异常

感染来源可为耳源性、鼻源性、损伤性、血源性及隐匿性。脑脓肿可以单发、多发或为多房性。

病理上化脓性脑炎和脑脓肿的形成可以分为 3 个阶段：a. 急性脑炎阶段，脑组织局限性炎性改变伴有软化及坏死；b. 化脓阶段，脑炎继续扩散，脑软化坏死区逐渐扩大汇合形成脓腔，周围有肉芽组织增生；c. 包膜形成阶段。

一般患者具有急性感染症状、颅内高压症状和脑局灶性症状。

③ 化脓性脑膜炎是软脑膜的化脓性感染，常与化脓性脑炎或脑脓肿同时存在。

早期软脑膜及大脑浅表血管充血、扩张，炎症沿蛛网膜下隙扩展，大量脓性渗出物覆盖于脑表面。后期因脑膜粘连引起脑脊液吸收及循环障碍，导致交通性或非交通性脑积水。

大多为爆发性或急性起病。急性期常表现为急性感染性症状，头痛为突出表现，并伴有呕吐、颈项强直等。化脓性脑膜炎病程中可出现多种颅内并发症而出现相应症状。

④ 诊断要点。

a. 化脓性脑炎表现为白质内不规则、边界模糊低密度灶。增强后可在低密度水肿区内见到不规则强化灶。脑脓肿最常见的表现为薄而光滑的环形强化，中心为低密度，病变周围脑水肿明显，结合感染症状及病史可以作出诊断。应与其他具有环形强化的病变如脑肿瘤、转移瘤、肉芽肿、脑内血肿等相鉴别。

b. 化脓性脑膜炎典型表现为脑沟、脑池、脑裂，尤其是基底池的密度增高或闭塞，蛛网膜下隙不对称；增强扫描软脑膜和脑表面呈曲线样或脑回样强化，同时伴有明显脑膜刺激征时可以诊断。

⑤ 诊断价值比较。CT 可以显示脓肿病灶及周围水肿，并可指导脓肿穿刺引流。MRI 是脑脓肿最佳影像学检查方法，可以显示早期脓肿壁的形成，更易区分坏死、液化和脑炎。对于脑膜炎和室管膜炎的诊断 MRI 比 CT 敏感。

二、颅内寄生虫病

【CT 诊断】

（1）脑实质型　常位于灰白质交界区，常为多发。囊泡期 CT 平扫表现为脑实质内单发或多发的小圆形囊性低密度影。典型者囊泡内可见小结节状等密度影，即囊尾蚴的头节。增强扫描多数低密度灶不强化，少数呈结节状或环状强化。胶样囊泡期病灶密度增高，头节逐渐消失，周围水肿明显，增强扫描可见环形强化。结节肉芽肿期CT平扫呈不规则低或稍高密度灶，周围可见不同程度水肿，增强后病灶呈结节样或环形强化。钙化期CT表现为高密度影，增强后病灶不强化（图3-4-3）。

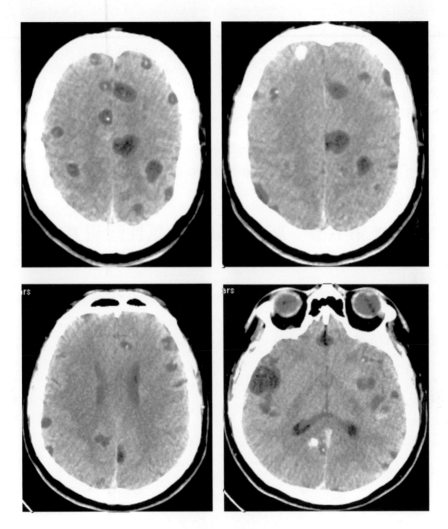

图 3-4-3　脑猪囊尾蚴病（囊虫病）

脑实质及池、裂系统内见多发类圆形囊性低密度灶，部分囊内可见点状高密度结节影，周围未见明显水肿带

（2）脑室型及软脑膜型　猪囊尾蚴（囊虫）寄生于脑室系统内或蛛网膜下隙。由于囊壁很薄，囊液密度又近似于脑脊液，故CT平扫很难显示，主要借助间接征象如脑室、脑脊液腔隙不对称或局限性扩大来判断病灶的存在。常伴交通性脑积水，增强扫描偶尔可显示病灶环形强化。脑膜型还可显示肉芽肿性脑膜炎所致的基底池强化。

【特别提示】

① 常见的颅内寄生虫包括原虫（阿米巴、疟原虫、弓形虫等）和蠕虫［血吸虫、肺吸虫、猪囊尾蚴（囊虫）、棘球蚴（包虫）］。本节重点讲述脑囊虫病。

② 脑囊虫病是猪带绦虫的囊尾蚴（囊虫）寄生于脑内者造成的疾病。依据寄生部位分为脑实质型（以大脑皮质运动区多见）、脑室型及软脑膜型。病理上脑实质型的囊虫病分为 4 期：Ⅰ期为囊泡期，囊尾蚴头节在含清晰囊液的囊腔内，囊壁薄，周围炎症反应轻微；Ⅱ期为胶样囊泡期，虫体死亡，囊壁变厚，释放的代谢性物质破坏血脑屏障引起脑组织炎性反应和水肿；Ⅲ期为结节肉芽肿期，囊尾蚴呈结节样萎缩，囊壁明显增厚伴周围结缔组织生成及肉芽组织形成；Ⅳ期为钙化期，囊尾蚴形成钙化结节。脑室型及软脑膜型囊尾蚴病表现为脑室内及蛛网膜下隙单发或多发水泡样结构，可引起室管膜炎、蛛网膜炎及梗阻性脑积水。

③ 脑囊尾蚴病一般起病缓慢，癫痫发作是最常见症状，其他症状有头痛、局灶性神经功能障碍及精神障碍等。脑脊液沉淀可查出嗜酸粒细胞，囊虫免疫试验阳性。

④ 诊断要点。有摄入含囊尾蚴猪肉史。影像学检查发现脑实质内多发囊性或结节性病变（脑实质型），或发现脑室、脑脊液腔隙不对称或局限性扩大等征象（脑室型及软脑膜型）。晚期可见多发点状钙化。

⑤ 诊断价值比较。MRI 是脑囊尾蚴病的首选影像检查方法，对显示脑室内、脑干及大脑半球表面的囊尾蚴病病灶较 CT 敏感。另外，蛛网膜下隙的囊肿多位于颅骨骨突处，因而 MRI 较 CT 更敏感。CT 显示脑囊虫的钙化性病灶更敏感。

■■■ 第五节 新生儿缺血缺氧性脑病 ■■■

【CT 诊断】

（1）足月儿 ①脑水肿。双侧多见，表现为脑实质内局限或广泛低密度影，脑室、脑沟和脑外间隙变窄。②边缘区脑梗死。多在大脑前、中动脉和大脑中、后动脉交界末梢部位。③合并颅内出血：蛛网膜下腔出血和脑实质出血多见，少数可见侧脑室旁室管膜下出血和脑室内出血。

（2）早产儿 主要表现为脑室周围白质软化（PVL）、生发基质出血和脑室内出血。生发基质出血在 CT 上表现为室管膜下出血，急性期主要为位于尾状核头部的脑室周围的高密度区，出血穿破室管膜后在脑室内可见高密度影。PVL 早期在 CT 上较难显示，只有病变发生囊变后才可见，而晚期主要引起脑室旁白质减少、侧脑室扩张和侧脑室形态不规则（图 3-5-1）。

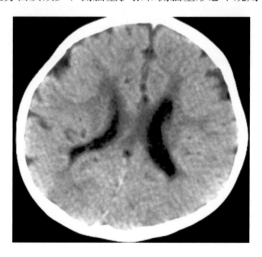

图 3-5-1 脑室旁白质软化后遗改变
双侧侧脑室前后角呈方形，双侧半卵圆中心及双侧侧脑室旁脑白质范围变窄

【特别提示】

① 新生儿缺血缺氧性脑病是围生期脑损伤的主要疾病，主要原因为窒息。病理表现足月儿以大脑皮质选择性神经元坏死，矢状窦旁区脑损伤和基底核区坏死较多见，而早产儿以脑室周围白质软化多见。颅内出血是新生儿缺血缺氧性脑病（HIE）最常见的并发症，早产儿多为室管膜下出血，足月儿多为脑实质出血及蛛网膜下腔出血。

② 轻度脑损伤可恢复，重度脑损伤多留有后遗症，可引起脑瘫、智力低下、生长发育落后、癫痫等。

③ 诊断要点。根据缺氧窒息史、临床表现及影像学典型表现，作出 HIE 的诊断并不困难。

④ 诊断价值比较。与 CT 相比，MRI 在显示脑水肿、脑梗死、PVL、髓鞘形成延迟等方面更具优势。

第六节 脊髓外伤

【CT 诊断】

① 在 CT 脊髓造影（CTM）上脊髓水肿表现为脊髓对称性增大。

② 脊髓撕裂可于撕裂处显示对比剂。

③ 脊髓出血可见高密度出血区居椎管中心，边界不清且不规则。

④ 脊蛛网膜下腔出血 CT 平扫可见围绕脊髓或马尾的弥漫性高密度区，脊髓无移位。

⑤ 硬脊膜外血肿 CT 平扫为与椎管内缘紧密相邻的梭形高密度灶，CTM 显示硬脊膜囊及其内部结构受压移位。

⑥ 脊髓外伤的晚期并发症包括脊髓软化、囊肿形成、蛛网膜粘连和脊髓萎缩。脊髓外伤举例如图 3-6-1 所示。

【特别提示】

① 椎管内损伤主要为脊髓、硬脊膜、神经根等结构的撕裂、水肿、出血及晚期改变。

② 诊断及鉴别诊断要点。有明确的外伤史，结合典型的 CT 平扫及 CTM 表现不难诊断。

③ 诊断价值比较。MRI 能直接显示韧带和脊髓的损伤，优于 X 线平片和 CT。后两者对脊髓损伤合并的脊椎骨折显示更好。

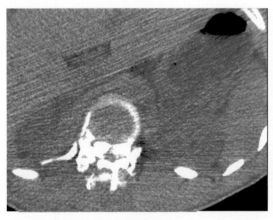
(A) 轴位(一)

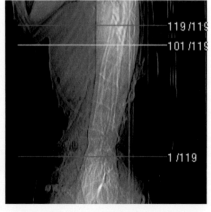
(B) 定位图

图 3-6-1

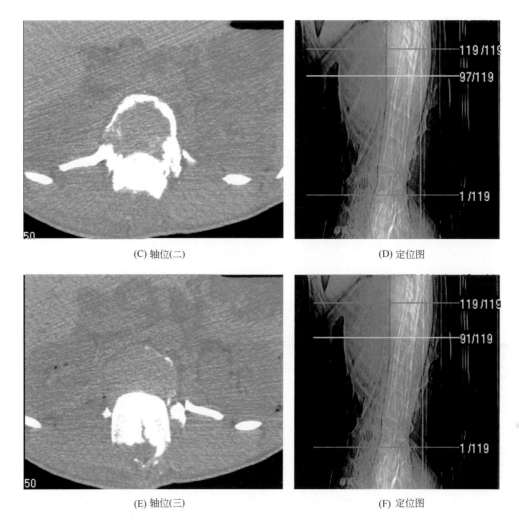

(C) 轴位(二)   (D) 定位图

(E) 轴位(三)   (F) 定位图

图 3-6-1 第 12 胸椎骨折伴第 11 胸椎前滑脱，脊髓断裂

定位图示脊柱后凸成角，胸 11 椎体向前移位，胸 12 椎体碎裂并见多发碎骨块影，部分位于椎管内

（任 莹）

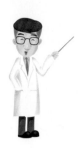

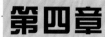

第四章

CT 在头颈部的应用

■■■ 第一节　眼和眼眶 ■■■

一、眼和眼眶肿瘤

（一）视网膜母细胞瘤

【CT诊断】

① 好发于儿童的眼球后半部。

② 可见眼球后壁突向玻璃体的肿块，呈息肉状或结节状，边缘不整，较大肿块可占据整个

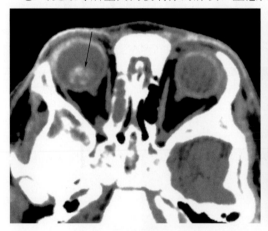

(A) 轴位平扫

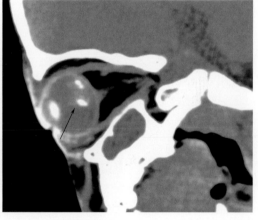

(B) 矢状位重建

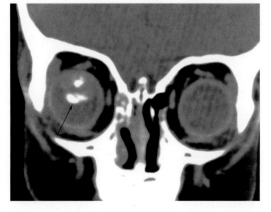

(C) 冠状位重建

图 4-1-1　视网膜母细胞瘤（一）

右眼球内后部见不规则形稍高密度团块，其内见多发散在砂砾样、斑块状钙化（➡）

眼球。密度不均，可见不规则低密度坏死区。增强扫描肿瘤轻中度强化。

③ 钙化常见，约占 95％，为本病特征性改变，借此可确定诊断。钙化形式大致有散在砂砾样钙化、斑块状钙化及肿瘤全部钙化 3 种。

④ 可见继发视网膜脱离，呈新月形或尖端连于视乳头的"V"字形高于玻璃体密度的稍低密度影。

⑤ 眼球增大、突出，见于较大的肿瘤。

⑥ 球后肿块、视神经增粗及颅内侵犯。为晚期表现，肿瘤侵破眼球壁向后发展，形成球后肿块或沿视神经向后蔓延使视神经增粗，并可通过视神经管侵及颅内。（图 4-1-1～图 4-1-3）。

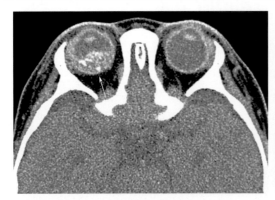 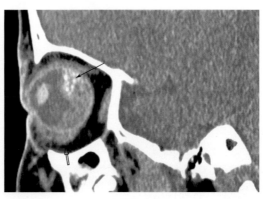

(A) 轴位平扫　　　　　　　　　　　　　(B) 矢状位重建

图 4-1-2　视网膜母细胞瘤（二）

（A）示右眼球后部可见扁丘状稍高密度团块，其内见多发散在砂砾样钙化（——），（B）示眼球后部稍高密度团块，伴多发钙化，病变下方见新月形高于玻璃体密度的稍低均质密度影，为继发视网膜脱离（⇒）

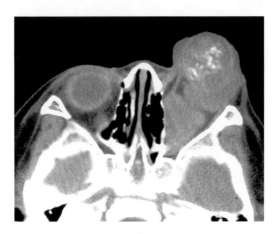

图 4-1-3　视网膜母细胞瘤（三）

左眼球增大、外突，内充满不均匀稍高密度影，伴多发砂砾状钙化，病变突破眼球，眼环模糊、中断，于眼球后眼环周围形成不规则形团块影，并向眶尖发展

【特别提示】

① 视网膜母细胞瘤为起源于视网膜的胚胎性恶性肿瘤，是儿童最常见的眼球内恶性肿瘤。常有家族遗传史，多见于 3 岁以下幼儿，尤以婴儿居多。多数为单眼发病，约 1/4 的病人双眼先后发病，具有遗传倾向者 80％为双眼发病。当双侧眼球视网膜母细胞瘤合并颅内松果体瘤或蝶鞍区原发性神经母细胞瘤时称为三侧性视网膜母细胞瘤。

② 肿瘤有 3 种生长方式。a. 内生型：肿瘤向玻璃体内呈结节状生长，起自视网膜内核层。b. 外生型：肿瘤在视网膜下间隙生长，引起视网膜脱离，起自视网膜外核层。c. 混合型：兼具以上两型特点。肿瘤较大可沿视神经扩展，穿破眼球向眶内生长并侵入颅内。

③ 临床表现。典型症状为视力下降和白瞳征（瞳孔区呈黄白色），并多因此而就医。本病呈进行性加重，其临床发展过程可分为：a. 眼内生长期；b. 继发性青光眼期；c. 眼外蔓延期；d. 转移期。晚期多因颅内蔓延或全身转移而死亡。

④ 诊断。本病多见于 3 岁以下儿童，在婴幼儿瞳孔中有黄光反射。钙化是诊断本病的重要依据之一，影像学表现为小儿眼球内肿物伴钙化即可诊断为视网膜母细胞瘤。CT 较易显示肿瘤内钙化，为诊断本病的最佳方法。MRI 对钙化不敏感，但在显示肿瘤蔓延侵及颅内结构及显示视神经等结构方面明显优于 CT。

⑤ 鉴别诊断。本病需与原始玻璃体增生症、眼内炎及外层渗出性视网膜病变（Coat 病）等其他能造成白瞳症的病变相鉴别。一般上述病变均无肿块和钙化特征。

a. Coat 病。先天性视网膜血管发育异常、通透性增加，致使视网膜下玻璃体内有黄白色渗出物。多为单眼发病，症状与视网膜母细胞瘤相似，可有视力下降和白瞳征，但患儿年龄偏大，多见于学龄期，男性多见。影像表现为眼球后部半月状密度增高，无明确肿块，无钙化。病程进展缓慢，随诊观察病变基本无变化。

b. 永存原始玻璃体增殖症。属先天发育异常，胚胎时期玻璃体动脉未能完全退化，并伴有纤维斑块增殖而形成。多见于 4 岁以内儿童，可有视力下降和白瞳征。多单眼发病。典型改变为眼球小，玻璃体密度增高，晶状体至视神经盘间条带状软组织密度影，但有时被密度增高的玻璃体遮盖而显示不佳。

c. 早产儿视网膜病变。见于低体重早产儿，有吸入高浓度氧气史，多双眼发病，CT 表现为眼球后部新月形或半月形密度增高改变。

（二）色素膜黑色素瘤

【CT 诊断】

① 多见于 40～60 岁成年人。

② 主要表现为眼球内实性肿块，密度多高于眼环，较均匀，多无钙化。增强扫描早期肿块即明显较均匀强化。

③ 多位于脉络膜，与眼球壁广泛接触，早期仅表现为眼环局限性梭形或盘状增厚。典型改变为眼环呈蘑菇状突入玻璃体，亦可呈双凸形、卵圆形、圆形或新月形，多位于黄斑附近。

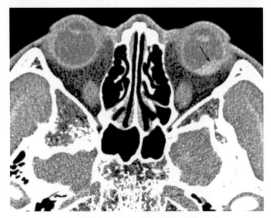

图 4-1-4　脉络膜黑色素瘤（一）

左眼眼环后部梭形增厚，突向玻璃体，呈均匀稍高密度（➝）

④ 少数位于睫状体者呈结节状改变。

⑤ 常伴有继发的视网膜脱离，呈新月状或"V"形。

⑥ 晚期病变可突破眼环向眼球外发展和侵犯周围结构。

见图 4-1-4、图 4-1-5。

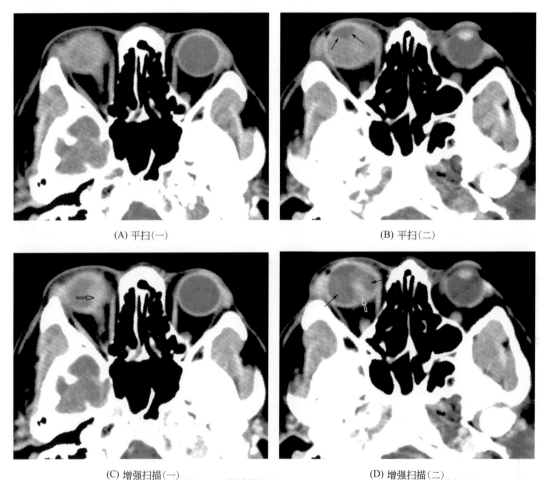

(A) 平扫(一)   (B) 平扫(二)

(C) 增强扫描(一)   (D) 增强扫描(二)

图 4-1-5 脉络膜黑色素瘤 (二)

(A)、(B) 示右侧眼球增大变形，球内密度不均匀增高，眼球后部见不规则形稍高密度团块影，其两侧见稍低于眼环、高于玻璃体的均匀密度影，前缘呈"V"字形，为继发的视网膜脱离 (➞)；(C)、(D) 示右眼球后部病变明显均匀强化，眼环局部增厚、强化 (⟹)，病变两侧视网膜脱离无强化

【特别提示】

① 色素膜黑色素瘤是成人最常见的眼球内恶性肿瘤。多为单眼发病，也可双眼先后发病。最常发生于脉络膜，多位于眼球后极，约占 85%；另有 10% 发生于睫状体；仅 5% 发生于虹膜。

② 临床表现。常以进行性视力下降及视野缺损为主诉，眼底检查可见肿物，因色素含量不同而呈棕色、褐色、灰黑色或黑色。随着肿瘤生长常伴有不同程度的视网膜脱离。色素膜黑色素瘤恶性程度较高，早期即可转移，主要为血行转移，多转移至肺、肝脏和脑部，也可侵犯巩膜向眼球外扩散或沿视神经扩散。

③ MRI 是色素膜黑色素瘤特征性诊断方法。由于肿瘤内含有的黑色素为顺磁性物质，使肿瘤 T_1WI 呈高信号，T_2WI 呈低信号，这是明显区别于其他肿瘤信号的特征性改变。CT 见成人眼

球内均匀稍高密度占位，应首先考虑黑色素瘤，应进一步行 MRI 检查明确诊断。

④ 鉴别诊断。

a. 脉络膜血管瘤。可发生于儿童及成人。可单独发病，也可为脑颜面部血管瘤病（斯-韦综合征，Sturge-Weber 综合征）的一部分。好发于眼环后部，为眼环后部盘状或结节状隆起，增强扫描明显强化。CT 上与色素膜黑色素瘤不易区分，而 MRI 上本病呈长 T_1 长 T_2 信号，与色素膜黑色素瘤相反，可资鉴别。

b. 脉络膜转移瘤。多见于中老年人，最常见于乳腺癌及肺癌转移。CT 平扫见眼环局限增厚或结节状肿块，密度与眼环类似，增强扫描仅轻度强化为其特点。本病在 MRI 上缺乏色素膜黑色素瘤特征性的短 T_1 短 T_2 信号，且强化程度差。

c. 脉络膜骨瘤。好发于青年女性，多发生于视神经盘附近。CT 表现为眼环后部与眼环走向一致的条状、壳状骨样密度影，较具特征性。

d. 黑色素细胞瘤。为少见的特殊类型的色素痣，为良性病变，最常见于视乳头，也可见于脉络膜、睫状体和虹膜等部位，可见于任何年龄。肿块较大，生长缓慢，富含黑色素。CT 也可表现为球内密度较高的结节影，MRI 也可表现为与色素膜黑色素瘤相似的短 T_1 短 T_2 信号，但增强扫描无强化效应，可与色素膜黑色素瘤鉴别。

（三）海绵状血管瘤

【CT 诊断】

① 多位于肌锥内间隙，呈圆形或卵圆形，部分有浅分叶。边界清楚，密度多均匀，与眼外肌密度相近 ［图 4-1-6(A)］。

② 静脉石为血管性病变的特征性改变，由此即可明确诊断本病。约 10％ 病灶内可见，表现为斑点状或小圆形高密度钙化 ［图 4-1-7(A)］。

③ 眶尖脂肪多保留。病变呈圆形或卵圆形，多不侵及眶尖。

④ 增强扫描明显强化 ［图 4-1-6(B)、图 4-1-7(B)］。动态增强呈"渐进性强化"，即动脉期病灶中心或边缘多发结节状血管样明显强化，强化幅度与同层面动脉相近；延迟扫描见造影剂逐渐充填病灶。较大病灶内也可见无强化低密度区，较小病灶早期即可全部明显强化。

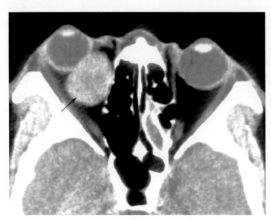
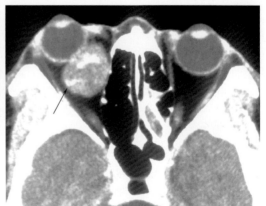

(A) 平扫　　　　　　　　　　　　　　　　　　(B) 增强扫描

图 4-1-6　海绵状血管瘤（一）

（A）示右侧球后类圆形肿块，边缘光滑锐利，病灶中心密度稍低；（B）示病灶内多发斑点状明显强化

【特别提示】

① 海绵状血管瘤是成人最常见的眼眶良性肿瘤，多见于 30～50 岁，女性稍多。肿瘤多位于

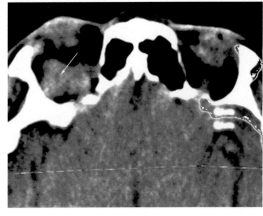
(A) 平扫

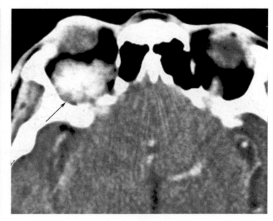
(B) 增强扫描

图 4-1-7 海绵状血管瘤（二）
（A）示右侧球后分叶状肿块，密度较均匀，内见点状静脉石（——）；（B）示肿块明显强化

眼眶肌锥内间隙，绝大多数为单发，生长缓慢。

② 临床表现。主要表现为缓慢渐进性无痛性眼球突出，压迫眼球可还纳。病程较长，可由数月至数年。眼球多活动自如，视力多无减退或减退出现较晚。

③ 海绵状血管瘤大多数位于由眼眶 4 条眼直肌围成的锥形空间即肌锥内间隙，肿瘤内有静脉石为本病特征性改变。CT 能准确定位，反映其形态学特征及强化特点，并可敏感地显示静脉石，是诊断本病最主要而且可靠的影像方法。

④ 本病应与肌锥内间隙好发的神经鞘瘤、视神经源性肿瘤（视神经胶质瘤、视神经脑膜瘤）鉴别。神经鞘瘤多有囊变并常达眶尖致眶尖脂肪消失。一般海绵状血管瘤与视神经关系不密切，视神经呈推压改变，且肿瘤一般不累及颅内，与视神经源性肿瘤不同。

（四）神经鞘瘤

【CT 诊断】

① 以肌锥内间隙最多见，可发生在眼眶的任何一个部位。少数可同时位于眼眶和海绵窦，为颅眶沟通性神经鞘瘤。

② 肿瘤可呈类圆形或椭圆形或不规则形，但多数细长，长轴与眼轴一致。可达眶尖，使眶尖脂肪消失。

③ 肿瘤多与眼外肌呈等密度，密度均匀，增强后轻度至中度均匀强化。典型者密度不均匀，内有片状低密度区，增强后不均匀强化，低密度区不强化（图 4-1-8）。

【特别提示】

① 眼眶神经鞘瘤为成人眶内常见的肿瘤，可发生任何年龄，中年人居多，男女发病率基本一致。多为良性，极少数为恶性。肿瘤起源于眼眶感觉神经末梢鞘膜的施万细胞，除视神经外可发生在眼眶任何部位，一般为单发，好发于球后偏上部。

② 临床表现。主要为缓慢渐进性无痛性眼球突出，多不能还纳。常发生复视和斜视，如果视神经受压，可引起视力下降。

③ 神经鞘瘤多位于肌锥内间隙，生长缓慢，病程较长，眼球呈多轴性突出且不能还纳。影像检查典型改变为瘤体内有大小不等的囊变，可帮助与其他肿瘤鉴别。

a. 海绵状血管瘤。症状与神经鞘瘤相似，但眼球突出多能还纳。瘤体多呈规整的类圆形，眶尖脂肪间隙存在，肿块无囊变，10％有静脉石，增强扫描明显强化，并有渐进性造影剂充填，

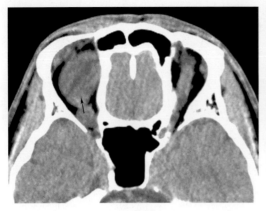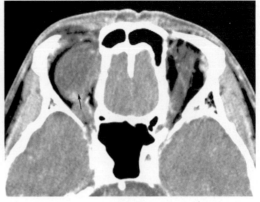

| (A) 平扫 | (B) 增强扫描 |

图 4-1-8　神经鞘瘤

（A）示右眶后上部类椭圆形肿块，中等密度，中心密度略低；（B）示病灶周边环行强化，中心
低密度无强化（——➤）

可与神经鞘瘤区别。

b. 脑膜瘤。脑膜瘤平扫密度要略高于神经鞘瘤，仔细观察，如果瘤内发现细小钙化，则支
持脑膜瘤诊断。脑膜瘤出现囊变的概率很小，故当神经鞘瘤内有囊变时，两者很容易鉴别。

（五）视神经胶质瘤

【CT 诊断】

① 眶内段视神经胶质瘤典型表现为视神经梭形或管状增粗、蛇行状迂曲，边缘光滑，呈均
匀等密度，有轻至中度均匀强化。增强前后不能分辨肿块与视神经（图 4-1-9）。

② 肿瘤可向颅内蔓延。视神经管内段受累时可表现为视神经管扩大。

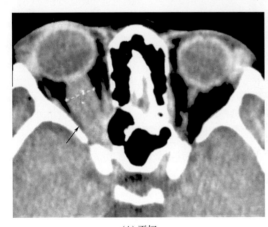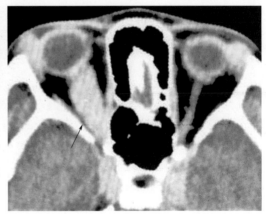

| (A) 平扫 | (B) 增强扫描 |

图 4-1-9　视神经胶质瘤

（A）示右侧视神经管状增粗，密度均匀；（B）示肿块均匀强化，正常视神经影像完全消失（——➤）

【特别提示】

① 视神经胶质瘤起源于视神经内胶质细胞，属于良性或低度恶性肿瘤。肿瘤可发生于视神
经的任何部位，以视神经孔附近眶内段最多见。本病多为单侧性。临床以小于 10 岁的儿童最多
见，多为良性肿瘤；成人少见，多为低度恶性。但一般不引起血行和淋巴道转移。

② 肿瘤位于眶内者，主要表现为视力下降、眼球突出，且视力下降多发生于眼球突出之前，

这是视神经胶质瘤区别于其他肌锥内间隙肿瘤的一个特征。肿瘤位于颅内者，可出现头痛、呕吐、眼球运动障碍及颅内压增高症状，还可表现为相应部位视野缺损。

视神经胶质瘤可能是神经纤维瘤病的一部分，神经纤维瘤病的视神经胶质瘤多发生于双侧，且可向后累及视交叉、视束及周围结构。

③ 主要与视神经鞘脑膜瘤鉴别，后者多发生于中年女性，症状为渐进性眼球突出，后期出现视力下降，影像检查见视神经肿块，包套状环绕视神经，肿块内可有沙砾状钙化，增强扫描有典型的轨道征，可助鉴别。

（六）脑膜瘤

【CT诊断】

（1）视神经鞘脑膜瘤 典型表现如下。

① 视神经增粗。多为均匀性管状增粗，或局限性梭形增粗［图 4-1-10（A）］，少数为外生的赘生物样视神经旁肿块。

② 肿块密度。密度均匀，略高于眼外肌，有时可见沙砾样钙化。

③ 增强扫描。肿瘤强化均匀明显，与不强化的视神经对比明显，轴位表现为视神经两侧条带状高密度影，为其典型的CT表现，称"轨道征"或"双轨征"［图 4-1-10（B）］。冠状位扫描表现为视神经外的厚壁环状高密度影。

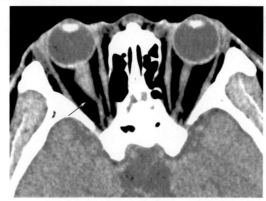

(A) 平扫   (B) 增强扫描

图 4-1-10　视神经鞘脑膜瘤

（A）示右侧球后段视神经前部梭形增粗，密度均匀，稍高于眼外肌（——）；（B）示视神经肿块明显均匀强化，中心见不强化的正常视神经，两者密度对比明显，为视神经鞘脑膜瘤典型的"轨道征"

（2）骨膜型脑膜瘤 好发于眼眶外壁蝶骨大翼。多表现为与眶壁平行的带状肿物，广基底与眶壁相连，边缘光整，也可为丘状隆起并向眶内蔓延。肿块密度稍高而均匀，增强扫描明显均匀强化。眼外肌受压向眶内移位。蝶骨可增生肥厚。

（3）异位型脑膜瘤 多在肌锥内间隙，因肿块无包膜而形态不甚规整，但边界清楚。肿块亦呈稍高密度，内可有细小钙化。增强扫描明显均匀强化。

【特别提示】

① 脑膜瘤是眼眶常见的肿瘤之一，可分别由视神经鞘膜、眶壁骨膜或眶内异位脑膜发生。

a. 视神经自外向内有硬脑膜、蛛网膜和软脑膜包绕，称为视神经鞘，其发生的脑膜瘤称为视神经鞘脑膜瘤，是最多见的眶内脑膜瘤，约占其 3/4。视神经鞘脑膜瘤有 2 种生长方式，一种是像套袖样包绕视神经生长，使其管状增粗；另一种为突破视神经鞘向外生长，围绕视神经使其梭形增粗或偏侧生长形成赘生物样肿块。

b. 眶壁骨膜与脑膜于视神经管处为同一膜状结构，在眶尖分离为骨膜和视神经鞘，这是眶壁骨膜发生脑膜瘤的解剖基础。骨膜型脑膜瘤以起源于蝶骨和筛骨多见，尤以前者为多，呈扁平状或肿块状，邻近眶骨长期受肿瘤刺激多有骨质增生变厚，为骨膜型脑膜瘤特征性改变。

② 本病以中年妇女多见，肿瘤生长缓慢，病程较长。临床症状有眼球突出，伴有视力逐渐下降，视盘水肿或萎缩，眼球运动受限出现较晚。

③ 眶内脑膜瘤虽然在影像上发病部位和肿瘤形态各不相同，但共同特点是密度均匀，可有沙砾样钙化，增强扫描明显强化，眶骨可有增生。视神经鞘脑膜瘤有典型的双轨征，骨膜型脑膜瘤发病部位及形态较特殊，异位脑膜瘤则有时不易与其他肿瘤区别。

（七）泪腺肿瘤

1. 泪腺多形性腺瘤

【CT 诊断】

① 位于眼眶外上象限泪腺窝。

② 肿块呈类圆形、分叶状或葫芦状，多向眶尖侧生长，边界清楚。密度均匀或不均匀，可有囊变、钙化及骨化。增强扫描轻中度强化。

③ 泪腺窝骨质改变。是泪腺肿瘤的显著特征。表现为泪腺窝开大，见弧形或分叶状压迹，较大者可造成局部骨质缺损，但无破坏征象。

见图 4-1-11、图 4-1-12。

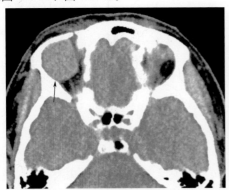

(A) 平扫

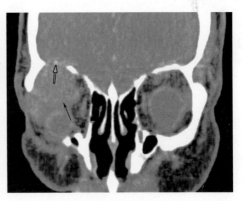

(B) 冠状位重建

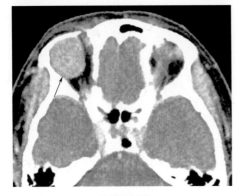

(C) 增强扫描

图 4-1-11　泪腺多形性腺瘤（一）

（A）示右眶外上部泪腺椭圆形肿块（——），密度均匀，眶壁骨质受压变薄，边缘光整；（B）示病变位于右眶外上部，右眶外上壁骨质受压变薄（↕）；（C）示泪腺肿块轻度均匀强化（——）

【特别提示】

① 泪腺多形性腺瘤，也称泪腺良性混合瘤，是最常见的泪腺肿瘤。起源于腺上皮或肌上皮，绝大多数起源于泪腺眶部。多有完整包膜，边缘光滑。具有多形性，瘤内可见黏液样变、钙化及

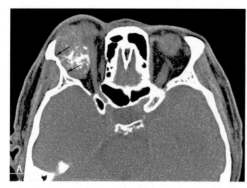

(A) 轴位平扫

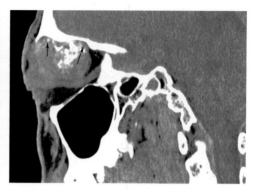

(B) 矢状位平扫

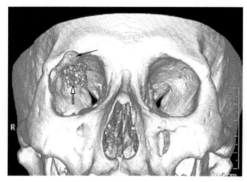

(C) 螺旋CT表面遮盖显示法(SSD)重建

图 4-1-12　泪腺多形性腺瘤（二）

　　（A）、（B）示右眶外上部泪腺区可见不规则形肿块，密度不均，见多发沙砾状钙化及囊状低密度区，右眶外上壁骨质受压变薄，可见分叶状压迹（———）。肿块向眶尖侧生长；（C）示右眶外上象限可见沙砾状钙化（⟹），右眶外上壁骨质可见分叶状压迹（———）

骨化。以40～50岁最多见，女性稍多于男性，其临床表现多为眼眶外上缘无痛性、缓慢生长的肿块。

　　② 诊断及鉴别诊断。眶内泪腺区边缘光滑的肿瘤，轻中度强化，伴眶壁骨质压迫性吸收，首先应考虑泪腺多形性腺瘤。炎性假瘤及泪腺炎也可使泪腺增大，但一般临床上有眼痛或局部肿胀疼痛的症状，泪腺增大以泪腺睑部明显，仍保持正常泪腺形状，与多形性腺瘤位于眶部、局部泪腺变形不同。炎性假瘤尚可伴眼外肌肥大、眼环增厚、视神经增粗等改变。此外，眼眶外上方其他肿瘤亦可与泪腺肿瘤混淆，应注意鉴别。

　　2. 泪腺恶性上皮性肿瘤

【CT诊断】

　　① 肿块位于眼眶外上象限泪腺区，多向眶尖生长。肿块形态不规则，边缘不整、边界不清。密度不均，多有囊变坏死。增强后中度至高度不均匀强化。

　　② 眶骨多有虫蚀样骨质破坏。

　　③ 周围结构侵犯及颅内侵犯。泪腺腺样囊性癌易沿眶外壁呈扁平状向眶尖区生长，并可侵入颅内，与眼外直肌分界不清。

　　恶性泪腺多形性腺瘤见图4-1-13。

【特别提示】

　　泪腺恶性上皮性肿瘤是眼部常见的恶性肿瘤，其中以腺样囊性癌最多且恶性度较高，恶性泪腺多形性腺瘤多为良性泪腺多形性腺瘤恶变而来。多见于30～45岁，临床表现为泪腺窝迅速增大的较硬包块，眼球向内下方突出，活动受限，眼睑肿胀，伴明显疼痛。

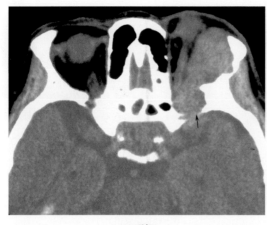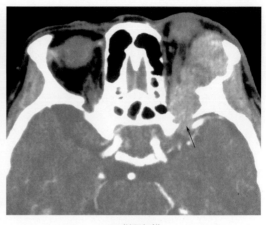

(A) 平扫　　　　　　　　　　　(B) 增强扫描

图 4-1-13　恶性泪腺多形性腺瘤

（A）示左眶外上象限泪腺区至眶尖可见不规则形肿块，眼眶外壁受压并可见侵蚀破坏；（B）示肿块中度不均匀强化，并破坏眶上裂，侵及颅内（ ⟶ ）

（八）皮样囊肿及表皮样囊肿

【CT 诊断】

① 好发于眶骨缝，尤其是眼眶外上部骨缝处。

② 病变呈圆形或类圆形，囊状，边界清楚，边缘光滑。

③ 密度改变。a. 皮样囊肿：密度混杂，以囊性密度为主，并可见软组织及脂肪密度，部分可见钙化（图 4-1-14～图 4-1-16）。b. 表皮样囊肿：囊性密度，可见等密度包膜。

④ 可引起眶骨改变：如骨缝增宽，骨质缺损形成陷窝、骨孔或有骨嵴或骨增生变形。

⑤ 增强扫描：病灶基本不强化。有的囊壁可有轻度强化。

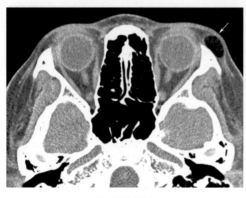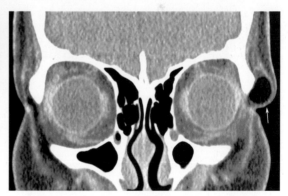

(A) 轴位平扫　　　　　　　　　　　(B) 冠状位重建

图 4-1-14　皮样囊肿（一）

（A）示左眶外上部可见卵圆形囊性占位，内呈均匀脂肪密度，可见中等密度包膜，边界清楚光滑（ ⟶ ）；（B）示病变位于左眶外上部

【特别提示】

① 皮样囊肿和表皮样囊肿同属皮肤组织残留于体内发展而成的囊性病变，有完整包膜。皮样囊肿囊壁内衬以上皮组织，有汗腺、皮脂腺不断分泌汗液和油脂，也可有毛发，上皮可不断角化脱落。皮样囊肿多为残留上皮陷入骨缝所致，好发于眶骨膜下各个骨缝中，但以眼眶外侧壁最

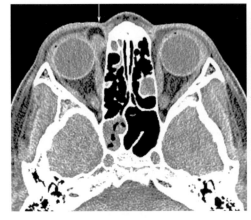

(A) 轴位平扫

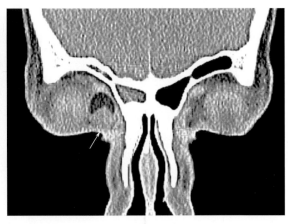

(B) 冠状位重建

图 4-1-15 皮样囊肿（二）

（A）示右眶内侧近骨缝处可见卵圆形囊状占位，内可见脂肪密度及中等软组织密度，周围可见
包膜影，边界清楚光滑；（B）示病变与眶内侧壁的关系

多见，囊壁与骨缝连接紧密。表皮样囊肿可发生于眼眶任何部位，与皮样囊肿不同之处为囊壁上
皮组织仅由表皮组成，无表皮附件结构，因此，囊内无毛发和皮脂腺。

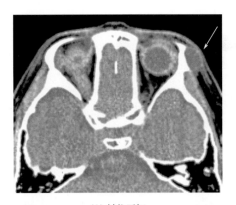

(A) 轴位平扫

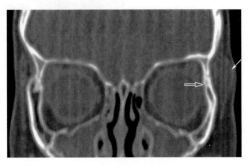

(B) 冠状位重建

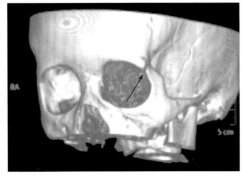

(C) SSD重建

图 4-1-16 皮样囊肿（三）

（A）示左眶外上壁皮下软组
织内卵圆形液体密度囊性占位（——），紧贴眶壁，
眶壁骨质受压吸收、凹陷；（B）示病变
（——）与骨缝（⇨）相邻；（C）示左眶
外侧壁颧额缝周围骨质受压吸收，形成压迹
（——）

② 患者可为幼儿至成年人。位于眶内者症状为无痛性眼球突出。如囊肿发生于浅部，可触
及表面光滑、具有弹性的圆形坚实肿物，表面皮肤活动自如，多见于眉弓外下眶缘部。

③ 诊断。囊肿以其常见的发病部位、囊内复杂的成分以及眶壁骨质改变，成为眼眶肿物中

最具特征性的疾病。

（九）横纹肌肉瘤

【CT诊断】

① 常见于儿童，尤其是男童。

② 以球后眼眶上部多见。也可发生于眼眶任何部位。早期可局限于眼眶内上部或球后区，病变进展常侵及肌锥内、外间隙及眶周。

③ 病变形态不整，边界不清楚，常包绕眼外肌和视神经。密度均匀或不均匀。增强扫描呈轻度至明显不均匀强化。

④ 骨破坏及周围侵犯。肿瘤常侵及眶壁，出现局部骨破坏。病变并可侵犯邻近鼻窦和颅骨、颅底及颅内（图 4-1-17）。

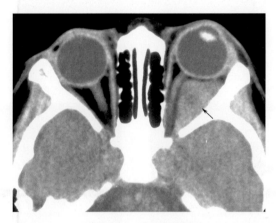

图 4-1-17　横纹肌肉瘤

左眶外后部球后至眶尖三角形软组织肿块，密度欠均匀（——），外直肌分辨不清，视神经受压

【特别提示】

① 横纹肌肉瘤亦称横纹肌母细胞瘤，由将来分化成横纹肌的未成熟间叶细胞所发生。常见于儿童，尤其是男童，占儿童原发眼眶恶性肿瘤的首位，成人罕见。

② 本病特点为起病急，恶性程度高，肿瘤生长快，易造成远隔部位的血行转移，预后不佳。一侧性进行性眼球突出是最常见的症状，伴有眼眶持续性疼痛及流泪，眼睑和球结膜高度水肿，眼球运动障碍，眶缘部多能触及肿块。

③ 诊断及鉴别诊断。本病应与其他眶内恶性肿瘤，如淋巴瘤、转移瘤、白血病浸润及组织细胞病等鉴别。一般横纹肌肉瘤多见于儿童，淋巴瘤多见于成年人，转移瘤多有原发病史，白血病血液及骨髓检查常可确诊。早期需与海绵状血管瘤、炎性假瘤、皮样囊肿等鉴别。

二、眶内炎性假瘤

【CT诊断】

根据 CT 扫描所见，可分为泪腺型、眼外肌型、肿块型和弥漫型 4 种类型。

（1）平扫

① 泪腺型。泪腺弥漫性增大，以睑部为著，基本保持正常泪腺形态，密度均匀。泪腺窝骨质一般无改变（图 4-1-18）。

② 眼外肌型。一条或多条眼外肌弥漫性肥厚，同时累及肌腹及肌腱，眼环可有增厚、模糊（图 4-1-19）。眼外肌受累频率由多到少依次为内直肌、外直肌、上直肌、下直肌。

③ 肿块型。可发生于眶前部及球后方。肌锥内、外间隙均可发生。表现为边界不清晰的规

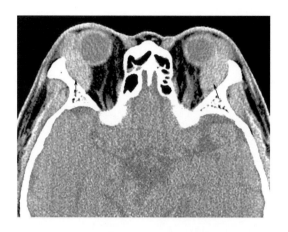

图 4-1-18　泪腺型炎性假瘤
双侧泪腺弥漫性肿大，以睑部为著，密度均匀，后角仍为锐角（———）

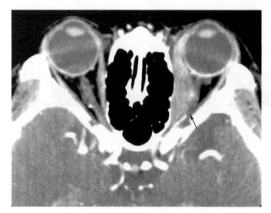

图 4-1-19　眼外肌型炎性假瘤
左侧内直肌增粗，肌腱及肌腹均受累，强化效应明显（———）

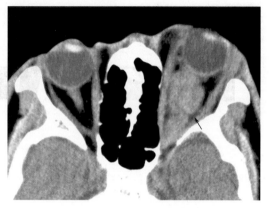

图 4-1-20　肿块型炎性假瘤
左侧肌锥内间隙梭形肿块，边缘欠规整，密度均匀（———）

则或不规则软组织肿块，可达眶尖（图 4-1-20）。

④ 弥漫型。病变广泛，主要累及眶内脂肪，使其密度弥漫性增高；还可累及眶内其他结构，表现为眼环增厚模糊，眼外肌及视神经增粗，泪腺增大。严重者球后结构分辨不清，形成所谓"冰冻眼眶"（图 4-1-21），病程长者可伴有眶腔增大及眶壁骨质增厚硬化。

（2）增强扫描　假瘤大多表现为轻度或中度强化（图 4-1-19）。

【特别提示】

① 本病可能与免疫反应有关，无特异性或局部特定原因，其病理特点为眼眶内组织，特别是眼外肌肿胀，形成肿瘤样病变，镜下可见淋巴细胞、浆细胞弥漫性浸润，纤维结缔组织增生、血管增生、管壁变性等改变。

② 本病多为单侧发病，部分病例也可双侧相继发病，一般为突然起病，有急性炎症表现，早期有眼痛伴流泪、眼睑红肿、结膜充血、水肿，继而眼球突出、眼球运动障碍、视力下降，在眶缘可触及疼痛性硬块，多数病例经激素和抗感染治疗可消退，但停药后又可反复发作，此为与真性肿瘤不同之处。

③ 泪腺型炎性假瘤保持泪腺的形态是其与泪腺肿瘤的鉴别要点。眼外肌型炎性假瘤应与格雷夫斯（Graves）病眼征鉴别，一般前者增厚的眼外肌常外形不清或不规则，同时累及肌腹及肌

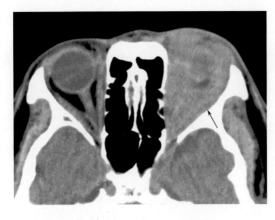

图 4-1-21　弥漫型炎性假瘤

左侧眶内弥漫性软组织密度影，眼内结
构分辨不清，形成冰冻眼眶（——→）

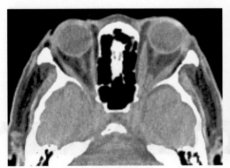

(A) 轴位

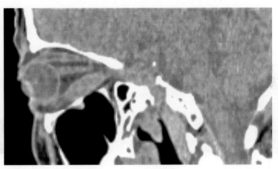

(B) 矢状位重建

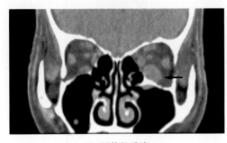

(C) 冠状位重建

图 4-1-22　Graves 病眼征

（A）（B）示左侧眼外肌肌腹明显梭形增粗，
眼外肌前 1/3 的肌腱部分不受累。右眼眼外肌肌
腹轻度增粗；（C）示双眼眼外肌增粗，以左眼下
直肌为著（——→）

腱使之增厚，且常有眼球壁、泪腺等改变；而后者外形清楚，以肌腹增厚为主，眼外肌前
1/3 的肌腱部分不受累及（图 4-1-22）。肿块型炎性假瘤应与眶内真性肿瘤鉴别，一般良性
肿瘤多有完整包膜，而淋巴瘤则边缘不规整，边界模糊，并可见邻近结构的侵犯。结合有无
炎性病变可资鉴别。弥漫型炎性假瘤应与眼眶蜂窝织炎鉴别，蜂窝织炎为眶内软组织急性化
脓性炎症，一般临床症状重，病程短而急，产气菌感染或与鼻窦相通可有积气，且可有眶骨
结构破坏。

三、颈动脉海绵窦瘘

【CT 诊断】

① 眼上、下静脉迂曲扩张，以眼上静脉为甚，直径＞2mm，呈弯曲条状软组织密度影 ［图
4-1-23（A）、图 4-1-24］，位于视神经与上直肌之间。

② 海绵窦扩张、增粗。

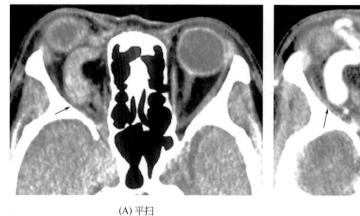

(A) 平扫   (B) 增强扫描

图 4-1-23　颈动脉海绵窦瘘（一）

（A）示右侧眼上静脉明显扩张迂曲，右眼球外突；（B）示眼上静脉血管样强化（➡）

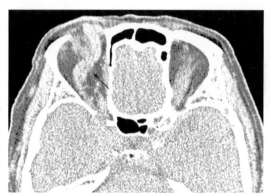 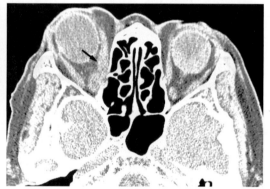

(A) 右眼上静脉扩张迂曲 (➡)   (B) 右眼球突出，眼外肌增粗 (➡)

图 4-1-24　颈动脉海绵窦瘘（二）

③ 眼球突出，眼外肌和视神经增粗、眼睑肿胀及面部静脉增粗淤血改变。

④ 增强扫描示扩张的眼上静脉及海绵窦明显血管样强化［图 4-1-23（B）］。动态增强时，动脉期患侧眼上静脉即可出现强化，并与同层面动脉血管强化程度相同，说明眼上静脉与动脉之间存在交通。

⑤ 螺旋 CT 三维重建可立体显示眶内迂曲血管团和淤血扩张的面静脉属支。

【特别提示】

① 颈总动脉的任何分支（如颈内动脉、颈外动脉及其细小分支血管）与海绵窦直接或间接异常交通，均称为颈动脉海绵窦瘘。

② 当动脉与海绵窦交通时，动脉血灌注海绵窦致海绵窦扩大，压力升高，动脉血逆流致眶内静脉回流受阻，引起静脉扩张，眶内组织及眼外肌水肿。

③ 本病多为单侧发病，但有的也可累及双侧眼眶。病因可分为外伤性、自发性和先天性 3 种。外伤性者可有颅底骨折。自发性者多继发于动脉硬化、动脉瘤及其他动脉壁病变。先天性者可生后即有动静脉交通，也可为动脉壁发育薄弱，承受不起高动脉血压所致。

④ 主要的临床症状和体征。随着动脉搏动出现的搏动性眼球突出及血管杂音，眼睑水肿，球结膜血管扩张形成"红眼"。眼球运动受限，视力减退或复视，眼底检查可有静脉扩张、视网

膜出血等改变。

⑤ 本病临床表现典型，结合影像学征象较易诊断。CT、MRI 可以诊断本病，但很难显示瘘口。颈动脉造影为确诊本病的主要方法，并可在造影时行选择性栓塞治疗。需与其他引起眼上静脉扩张的疾病鉴别，如眶内静脉曲张、颈内动脉海绵窦段动脉瘤等。

四、眶骨骨折和眶内异物

（一）眶骨骨折

【CT诊断】

（1）直接征象　眶壁骨质连续性中断、粉碎或骨折片移位。眶内壁骨质往往表现为凹陷变形。眼眶骨折可分为如下几类。

① 眼眶爆裂骨折。常发生于眶内壁、下壁。表现为眶内壁、下壁变形，骨质不连续伴眶内脂肪疝出（图 4-1-25）。

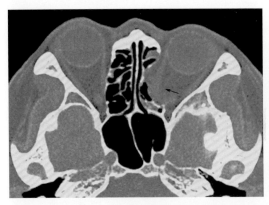
(A) 轴位平扫

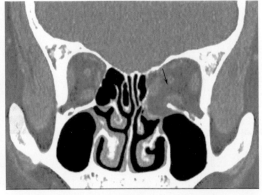
(B) 冠状位重建

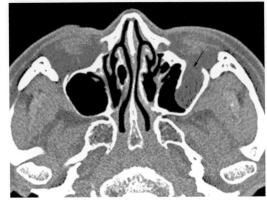
(C) 轴位重建

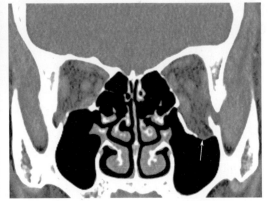
(D) 矢状位重建

图 4-1-25　眶骨爆裂骨折

（A）、（B）为同一患者，示右眶内壁凹陷变形，左内直肌增粗、模糊（——），连同眶内脂肪疝入筛窦，左眼球后退；（C）、（D）为同一患者，示左眶下壁骨质连续性中断，眶内脂肪疝入上颌窦（——）

② 直接骨折。多见于眶缘（图 4-1-26）。

③ 复合型骨折。上述两种骨折同时存在。螺旋 CT 三维重建能更准确、全面地显示骨折。

（2）间接征象

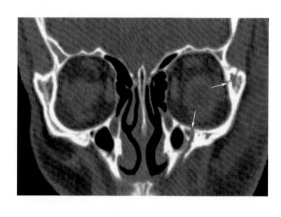

图 4-1-26　眶壁直接骨折
左眶外壁及下壁见斜行骨折线
（——），左眶面部软组织肿胀

① 眶内积气（鼻窦内气体进入）。
② 近邻鼻窦窦腔积液、密度增高。
③ 眶内脂肪及眼外肌疝入鼻窦。
④ 软组织肿胀。
⑤ 眼球后退。
⑥ 眶内血肿、积气及颅脑损伤。骨折整复术后，CT 可显示植入的人工骨与眼外肌的关系。
（3）视神经管骨折　视神经管骨质不连续、骨折片移位。可致损伤视神经，表现为视神经增粗；若视神经鞘膜层有细条状密度增高影，提示有出血（图 4-1-27）。

【特别提示】
① 眼眶骨折可分为爆裂骨折、直接骨折和复合型骨折。
a. 爆裂骨折最常见，指外力作用于眼部使眶内压力骤然增高导致眶壁发生骨折而眶缘无骨折，即骨折不是外力直接作用于眶壁而是经过眶内容物的传导作用于眶壁所致，常发生于比较薄弱的眶内壁、下壁。眶内壁、下壁变形、骨质不连续伴眶内脂肪疝出是常见的爆裂骨折的征象。爆裂骨折导致的视神经管骨折一般都致视神经严重损伤，迅速出现视力下降。
b. 直接骨折指外力直接作用而发生的骨折，多见于眶缘。
c. 复合型骨折是指上述两种骨折同时存在。
② CT 尤其是 CT 三维重建是诊断眼眶骨折最准确的方法，MRI 显示软组织损伤优于 CT。MRI 对视神经管骨质的显示不如 CT，但管内段视神经受挫时，T_2 加权像信号增高，增强扫描可有强化，可见骨折处鼻窦的轻微黏膜肿胀。
③ 视神经管细小，CT 检查应用薄层扫描和骨窗观察。视神经管内壁、外壁骨折以轴位显示为好，顶壁骨折冠状位才能显示。
④ 中线区的骨折可合并鼻泪管骨折，造成鼻泪道阻塞，应注意提示临床医师（图 4-1-28）。

（二）眶内异物

【CT 诊断】
① 金属异物表现为异常的高密度影，周围有明显的放射状金属伪影（图 4-1-29）。
② 非金属异物在 CT 上又可分为高密度和低密度两类。高密度非金属异物包括沙石、玻璃和骨片等，一般无明显伪影（图 4-1-30）；低密度非金属异物如木质等，较大者 CT 能显示，而较小者（如木屑、泥沙等）常难显示。
③ CT 可清晰准确地显示眶内异物的位置、数量及其与眶内结构的关系。

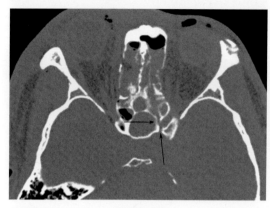

(A) 轴位平扫

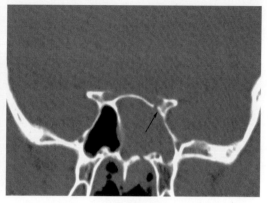

(B) 冠状位重建

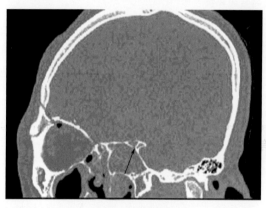

(C) 矢状位重建

图 4-1-27 视神经管骨折

（A）示左侧视神经管前下壁骨质中断（━➤），同时可见双侧眶内壁骨折，双眶积气，左眶外侧壁骨折；（B）、（C）示左侧视神经管骨质中断

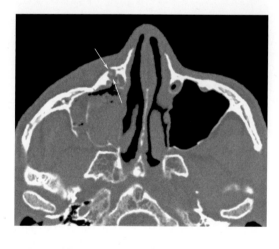

图 4-1-28 鼻泪管骨折

右侧鼻泪管前壁、后壁骨质断裂（━➤），骨环不完整

【特别提示】

① CT 具有较高的密度分辨率，并可多平面成像，检出眼部异物的敏感性和准确性优于 X 线平片，应作为首选的常规检查。

② MRI 可显示 X 线及 CT 不能显示的植物性异物，对显示眼部异物的并发症优于 CT，可作为补充检查，但磁性金属异物会在 MRI 强磁场内移位导致眼球壁或眶内结构损伤，因此属于 MRI 检查的禁忌证。

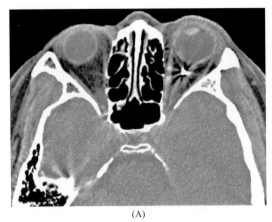

(A)

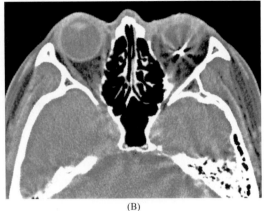

(B)

图 4-1-29　眶内金属异物

（A）、（B）分别示左眶球后肌锥内间隙及左眼球内小结节状致密影，伴大量放射状伪影，为金属异物

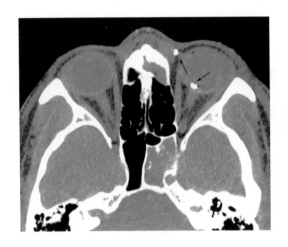

图 4-1-30　眶内非金属异物

左眶内侧眼球内前方、球内、鼻背及眼睑可见多发大小不等的小结节状、点状致密影，无明显伪影，为非金属异物（→）

■■■ 第二节　鼻和鼻窦 ■■■

一、鼻和鼻窦肿瘤

（一）内翻性乳头状瘤

【CT诊断】

（1）好发部位　鼻腔外壁近中鼻道处，常累及上颌窦内壁，且多为单侧发病。

（2）鼻腔软组织肿块　形态规则或不规则，边界欠清楚。密度多较均匀，典型改变为肿块内有点状、小斑片状钙化，但少见。小肿瘤多局限于鼻腔，大的肿瘤常蔓延到邻近鼻窦。增强后肿瘤多为均匀中度强化。

（3）阻塞性鼻窦炎　病变易阻塞窦口鼻道复合体引起鼻窦炎，表现为窦腔内充以软组织影。

（4）邻近骨质受压变薄、吸收　多见于中鼻甲和上颌窦内壁。冠状位可见钩突吸收、下鼻甲受压下移。

（5）部分肿瘤可向鼻外蔓延　常见先后延伸达鼻咽部，类似后鼻孔息肉；也可蔓延到眼眶、颅内。

见图 4-2-1。

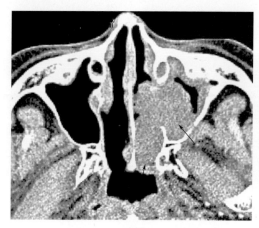 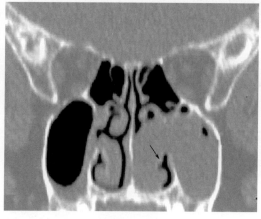

(A) 轴位   (B) 冠状位重建

图 4-2-1　内翻性乳头状瘤

（A）示左侧鼻腔内不规则形软组织团块，直达鼻后孔，骨质破坏，肿瘤长入左上颌窦（——）；（B）示肿物位于中鼻道，钩突吸收，上颌窦窦口开大，肿瘤长入上颌窦，伴阻塞性炎症，左下鼻甲受压下移（——）

【特别提示】

① 内翻性乳头状瘤是鼻腔和鼻窦内常见的良性肿瘤，呈匍匐性生长，有局部侵袭性，术后易复发，可恶变。男性较女性多见，好发年龄为 40～70 岁，常见临床表现为鼻阻、鼻涕、鼻出血和失嗅。

② 鼻镜检查可观察到鼻腔内息肉样肿块，质软，触之易出血。绝大多数内翻性乳头状瘤为单侧发病，最常见的发生部位为鼻腔外壁近中鼻道处，常累及上颌窦内壁，并阻塞窦口引起继发性鼻窦炎。

③ 主要需与鼻息肉鉴别诊断，鼻息肉常双侧发病，CT 表现为低密度影，增强扫描边缘线状黏膜强化，一般无骨质破坏。

（二）骨瘤

【CT 诊断】

① 骨性占位，呈圆形、椭圆形、不规则形或分叶状，边界清楚。

② 致密型表现为均匀象牙质样高密度影（图 4-2-2）；松质型表现为由厚薄不一的骨皮质构成骨壳，内可见骨小梁结构；混合型表现为高密度的瘤体内散在低密度纤维区（图 4-2-3）。

③ 大的骨瘤可突入眼眶或颅内，邻近结构受压、移位。

【特别提示】

① 骨瘤是鼻窦最常见的良性肿瘤，多见于 20～40 岁成年人，男性较女性多见，生长缓慢，少数随着骨骼发育成熟有自行停止生长的趋势，无恶变。

② 组织学分 3 种类型。a. 致密型：多见于额窦。b. 松质型：多见于筛窦。c. 混合型。

③ 骨瘤多发生于额窦，其次为筛窦、上颌窦，蝶窦罕见，通常为单发，少数可多发，常伴肠息肉或软组织肿瘤，称为加德纳（Gardner）综合征。

（三）骨化性纤维瘤

【CT 诊断】

① 卵圆形或不规则形分叶状骨性高密度影，边界清楚。

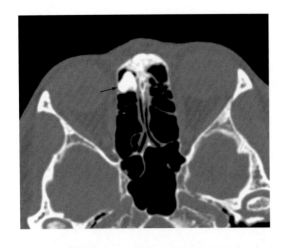

图 4-2-2 致密型骨瘤

右侧额窦见均质象牙质样高密度影（——），边缘光滑

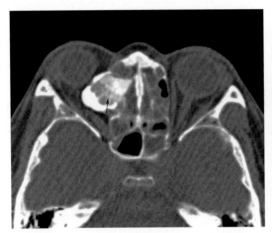

(A) 轴位平扫

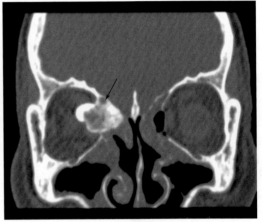

(B) 冠状位重建

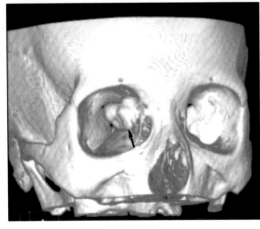

(C) SSD 重建

图 4-2-3 混合型骨瘤

（A）、（B）示右侧筛窦不均匀骨性密度肿块，内见骨小梁及不规则透光区，边缘见象牙质样高密度，病变突入右眶腔（——）；（C）示病变突入眶腔及其表面形态（——）

② 瘤体内密度不一，可呈均匀的磨玻璃样，也可有囊变、钙化或骨化混合存在。周围可见一硬化边，其下方常见薄的完整或不完整环形低密度影。增强扫描软组织成分可强化。

③ 鼻窦窦腔膨大变形，骨壁变薄或为瘤体取代。

④ 大的肿瘤可突入眼眶或颅内，压迫邻近结构。

⑤ 若肿瘤突然增大、形态不规整、密度不均、边界模糊、有放射状骨针形成，提示恶变，多为骨肉瘤。

见图 4-2-4。

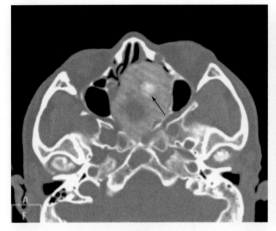

(A) 轴位

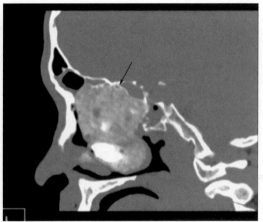

(B) 矢状位重建

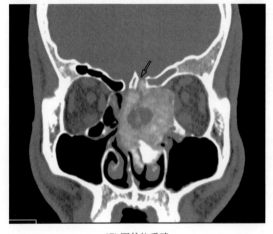

(C) 冠状位重建

图 4-2-4　骨化性纤维瘤

筛骨见不规则形分叶状骨性密度团块，边界清楚，内部密度不均，可为磨玻璃密度，可见囊变区及骨化区、钙化区，骨膨胀变形，突入左眶（➡），冠状位重建示病变突破左侧筛骨水平板突入颅内（⇒）

【特别提示】

① 骨化纤维瘤是一种良性的纤维骨性疾病，又称成骨性纤维瘤或纤维骨瘤，由纤维组织和不同数量骨组织构成。骨化纤维瘤一般常指肿瘤的纤维组织成分较多，而纤维骨瘤一般指肿瘤的骨成分较多。

② 肿瘤起源于黏膜或骨膜，由成纤维细胞和致密骨组织组成，骨小梁周边可见成骨细胞，瘤体可有囊变。多为单发，呈分叶状生长，质地硬，具有包膜，边界清楚，常侵犯骨皮质或骨松质。极少数骨化纤维瘤可恶变，恶变率为 0.4%。

③ 骨化纤维瘤有两个发病高峰，好发于青少年和 30～40 岁，女性多于男性。好发于下颌骨、上颌骨和鼻旁窦，尤其是筛窦和上颌窦。临床上多以面部畸形或眼球突出就诊，可伴有鼻窦炎症状，亦可有头痛、视力下降等。

④ 鉴别诊断。

a. 骨纤维异常增殖症。更常见于青少年男性，多沿着受累骨生长，除靠近骨缝外，其他边缘不清楚，绝大多数密度呈磨玻璃样，瘤体内可见"岛屿"状低密度影。

b. 骨母细胞瘤。很少见的良性骨肿瘤，易误诊为骨化性纤维瘤，两者影像学表现相似，但骨母细胞瘤骨壳多不完整，瘤体内钙化或骨化影较模糊，易侵犯邻近结构。

（四）鼻腔恶性肿瘤

【CT 诊断】

① 鼻腔内局部软组织肿块或弥漫性增厚，密度多不均，增强后可见强化。

② 常伴侵袭性骨质破坏及周围侵犯，以侵犯上颌窦内侧壁常见，向上可进入眼眶和颅内。广泛破坏可提示为恶性肿瘤，但不具特异性。

鼻腔恶性黑色素瘤见图 4-2-5、鼻腔癌见图 4-2-6。

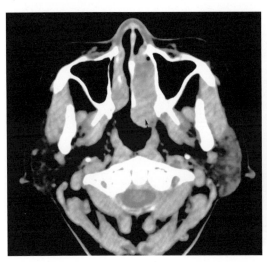 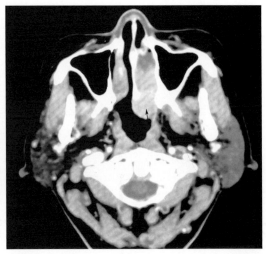

(A) 平扫　　　　　　　　　　　　　　　　(B) 增强扫描

图 4-2-5　鼻腔恶性黑色素瘤

（A）示左侧鼻腔中等密度软组织肿块影，前部见低密度区；（B）示左侧鼻腔肿物中等强化，前部低密度区无强化（——）

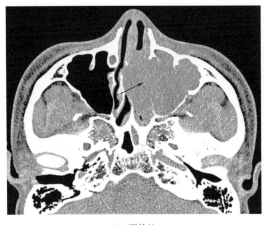 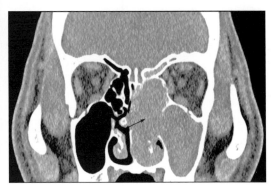

(A) 冠状位　　　　　　　　　　　　　　　　(B) 矢状位

图 4-2-6　鼻腔癌

左鼻腔不规则形软组织密度团块影，侵入左筛窦，破坏筛窦、左上颌窦内侧壁及鼻甲骨质（——）

【特别提示】

① 鼻腔恶性肿瘤以起源于黏膜上皮或腺上皮的癌多见，且多数为鳞状细胞癌。

② 鼻腔癌多见于鼻腔侧壁，早期局限于一侧鼻腔，一旦发展则侵入鼻窦，造成广泛的骨质破坏，则不易判断其原发部位。

③ 临床表现有鼻塞、流涕、鼻衄、嗅觉减退，侵入鼻窦时面颊部隆起、麻木，甚至眼球移位、运动障碍。鼻镜检查见鼻腔新生物呈菜花状，表面常有溃疡及坏死组织，易出血。

④ CT 及 MRI 显示肿块的大小、范围及向周围浸润的情况较好，便于指导放疗和手术。MRI 显示早期骨质破坏不如 CT。

⑤ 影像学上，需与鼻腔恶性肉芽肿、鼻血管瘤、鼻息肉及邻近结构病变侵入鼻腔鉴别。

（五）鼻窦恶性肿瘤

【CT诊断】

① 鼻窦内不规则软组织肿块，密度不均，边缘模糊，肿块中有时见有残存骨片。增强扫描病变多有强化，强化形式多样，可帮助与继发的鼻窦炎区分，明确病变范围。

② 90％以上病人有不同程度骨质破坏。上颌窦癌最常见内侧壁破坏。

③ 肿瘤向周围浸润并形成肿块，上颌窦癌可侵犯鼻腔、眼眶、筛窦等，如上颌窦后方脂肪被肿瘤占据，则表明癌肿侵入颞下窝和翼腭窝。筛窦恶性肿瘤常向鼻腔、上颌窦、眼眶或蝶窦侵犯。额窦前壁破坏常伴前额皮下软组织肿块，额窦底壁破坏常在眶内形成肿块伴后壁破坏，且多有前颅底侵犯。蝶窦肿瘤常破坏蝶鞍底部骨质向颅内侵犯或向前侵犯筛窦。

上颌窦癌见图 4-2-7、图 4-2-8。

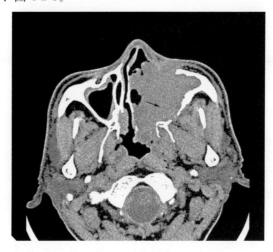

图 4-2-7 上颌窦癌（一）

左上颌窦见不规则形软组织团块，边缘凸凹不平，窦壁广泛骨质破坏，内壁缺失。
病变向内后侵入鼻腔、后鼻孔及左鼻咽，向后外侵犯翼腭窝、颞下窝（——）

【特别提示】

① 鼻窦恶性肿瘤以上颌窦最常见，约占 4/5，其次是筛窦。病理上以鳞状细胞癌多见。

② 鼻窦癌多见于中老年，肉瘤则多发于青年，以男性多见。

③ 由于鼻窦部位隐蔽，早期症状不典型，仅有进行性鼻塞、分泌物增多、脓血涕、鼻衄及嗅觉减退等，侵蚀骨壁后可有疼痛、面颊麻木；随肿瘤发展，可出现面颊部、鼻部畸形，侵犯眼眶及颅内则出现相应症状。

④ 影像学表现为鼻窦内软组织肿块，伴有骨质破坏及周围浸润，诊断并不困难。CT 及 MRI 在明确鼻窦肿瘤的范围、邻近组织破坏程度及定性诊断方面明显优于 X 线检查。MRI 对肿瘤引起骨质破坏显示不及 CT 清楚，但对癌肿的窦腔外扩展显示较好，且能区分窦内并存的炎症或相邻鼻窦阻塞性炎症。当上颌窦癌早期尚无骨质破坏时，应与良性肿瘤、息肉及囊肿鉴别，也需与

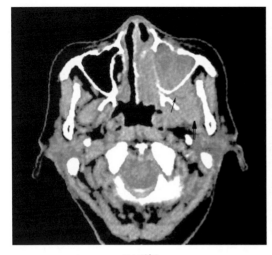
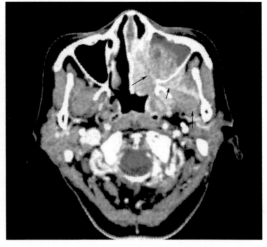

(A) 平扫　　　　　　　　　　　　　　(B) 增强扫描

图 4-2-8　上颌窦癌（二）

（A）示左上颌窦充满密度增高影，密度不均，上颌窦内侧壁骨质破坏，病变侵入左鼻腔，向后外侵入翼腭窝（—→）及颞下窝（➡），相应脂肪间隙消失；（B）示上述病变明显不均匀强化，可与不强化的继发左上颌窦炎区分（—→）

伴有骨壁破坏的某些特异性感染鉴别。

二、鼻和鼻窦炎性疾病

（一）鼻窦炎

1. 急性鼻窦炎

【**CT 诊断**】

① 鼻窦黏膜增厚。

② 窦腔积液，可出现气-液平面。

③ 窦腔完全实变。见于显著黏膜增厚和渗出液。

④ 感染可仅限于一个鼻窦，也可累及半组或全组鼻窦。

⑤ 若感染不能及时控制，窦壁骨质疏松、破坏，易形成骨髓炎或向邻近结构蔓延而引起蜂窝织炎。

急性上颌窦炎见图 4-2-9。

【**特别提示**】

临床表现为鼻阻、脓涕、后吸性分泌物、头痛和面部疼痛，可伴发热。

2. 慢性鼻窦炎

【**CT 诊断**】

① 典型表现为黏膜肥厚，2～5mm 为轻度增厚，5～10mm 为中度增厚，＞10mm 为重度增厚。极少数增厚的黏膜可见圆形或蛋壳状钙化或骨化。

② 黏膜下囊肿形成。

③ 窦腔实变。见于显著增厚的黏膜和多发黏膜下囊肿。

④ 骨质改变。窦壁骨质增生硬化、肥厚，提示慢性过程；严重者出现窦腔缩小；儿童患者可造成鼻窦发育不良。

慢性上颌窦炎见图 4-2-10。

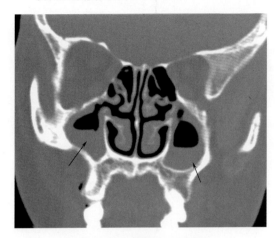

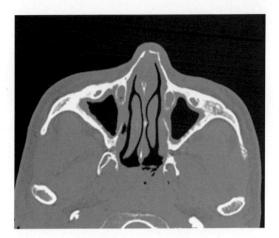

图 4-2-9　急性上颌窦炎

双侧上颌窦黏膜增厚，窦腔积液并见气-液平面（——➤）

图 4-2-10　慢性上颌窦炎

双侧上颌窦黏膜增厚、点状钙化，窦壁骨质增厚

【特别提示】

① 慢性鼻窦炎是由于急性鼻窦炎治疗不及时或不彻底，反复发作迁延而致。由于反复感染，黏膜增生、息肉样肥厚、部分萎缩和纤维化，可形成黏膜下囊肿，窦壁骨质增生硬化。

② 常见临床表现为鼻塞、反复流涕和后吸性分泌物，也可有鼻出血、嗅觉减退、头痛和面部疼痛。

3. 真菌性鼻窦炎

【CT诊断】

① 绝大多数只侵犯一个鼻窦，上颌窦最常见，其他依次为蝶窦、筛窦，而额窦受累罕见。

② 窦腔内钙化，是其特征性表现。表现为实变的窦腔中央可见点状、细条状或云絮状高密度钙化影，由真菌菌丝中的钙、铁和镁等重金属形成。

③ 骨质改变。窦壁骨质可有压迫性吸收破坏，多位于上颌窦内壁，尤其是近上颌窦自然开口处，而其余窦壁骨质增生肥厚，也较具特点。

真菌性鼻窦炎见图 4-2-11、图 4-2-12。

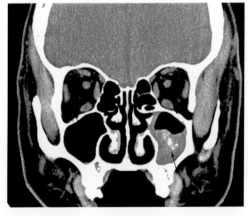

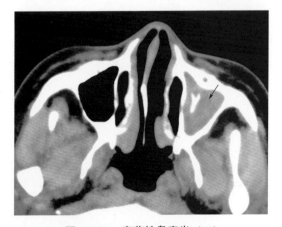

图 4-2-11　真菌性鼻窦炎（一）

左侧上颌窦内见密度增高影，并见云絮状钙化（——➤）

图 4-2-12　真菌性鼻窦炎（二）

左上颌窦腔实变，内见条形钙化。窦壁骨质增厚，提示慢性过程（——➤）

【特别提示】

① 鼻窦真菌球是临床上最常见的一种真菌性鼻窦炎，发生于有免疫能力的非特异性患者。

② 临床表现包括鼻阻、血涕、脓性或恶臭分泌物、单侧面部疼痛、头痛，尤其血涕较其他鼻窦炎更常见。鼻镜检查可发现典型的分泌物，此种分泌物为不同色泽、干酪样极易破碎的团块，常伴有恶臭。

③ 根据 CT 典型表现，本病易诊断，但需与非真菌性鼻窦炎、变应性真菌性鼻窦炎及侵袭性真菌性鼻窦炎鉴别。

a. 非真菌性鼻窦炎的窦腔内出现钙化或骨化少于 3%，通常位于窦腔外周，典型的呈圆形或蛋壳状，有时可看到骨皮质和骨小梁，提示已骨化。

b. 变应性真菌性鼻窦炎发生于有免疫能力的特异性年轻人，可有家族过敏史，多侵犯单组或全组鼻窦，典型表现为窦腔实变、膨胀，伴有多发条状、匍行状或云雾状高密度钙化影，绝大多数伴有鼻息肉。

c. 侵袭性真菌性鼻窦炎进展快，临床症状重，易侵犯鼻外结构，多有骨质破坏，钙化少见。

（二）鼻和鼻窦息肉

1. 鼻息肉

【CT 诊断】

① 以中鼻道、窦口鼻道复合体区和筛窦最常见，多双侧发生。

② 鼻腔和/或鼻窦膨胀扩大，充满软组织影，形态不整，密度稍低于鼻甲黏膜。增强后其内可见轻度强化的弯曲条带状影，代表息肉内被黏液围绕的黏膜。

③ 伴有同侧或双侧上颌窦及筛窦等黏膜肥厚或积液等鼻窦炎改变。

④ 骨质受压移位、吸收。

a. 中鼻甲受压变直、骨质萎缩变短，并向鼻中隔靠拢。

b. 上颌窦窦口扩大，钩突吸收变小、向鼻腔侧移位或完全消失。

c. 筛窦息肉常多发，致使小房扩大、小房间隔骨质吸收、消失而减少，残留骨壁因慢性炎症刺激而增厚。

见图 4-2-13、图 4-2-14。

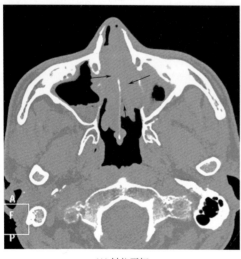
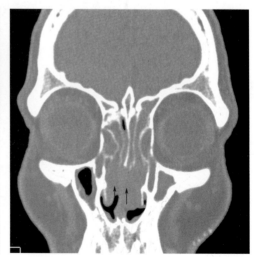

| (A) 轴位平扫 | (B) 冠状位重建 |

图 4-2-13　鼻息肉（一）

（A）示双侧鼻腔内可见不规则形密度增高影，双侧上颌窦黏膜增厚、积液（──→）；（B）示全组鼻窦炎，双侧鼻腔扩大，中鼻道以上及筛窦内充满密度增高影（──→），筛窦小房扩大、减少，残存骨壁增厚。双中鼻甲骨质萎缩变短而显示不清，下鼻甲受压变直

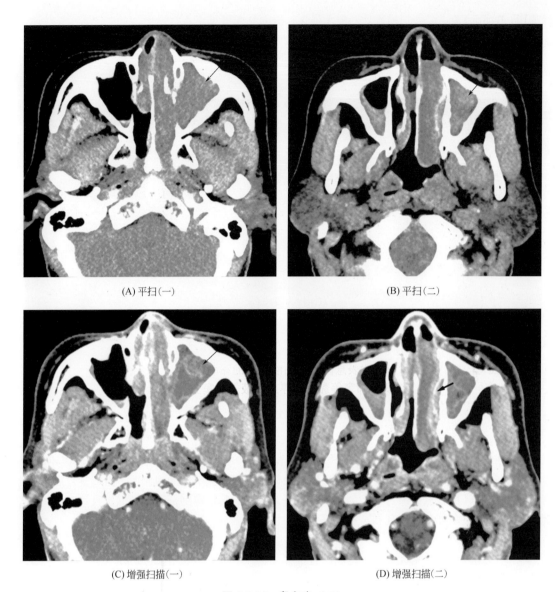

(A) 平扫(一)　　　　　　　　　　　　　　　　(B) 平扫(二)

(C) 增强扫描(一)　　　　　　　　　　　　　　(D) 增强扫描(二)

图 4-2-14　鼻息肉（二）

（A）、（B）示左侧鼻腔及上颌窦充满密度增高影，密度稍低于鼻甲，鼻腔及鼻窦膨大，左下鼻甲受压外移，右侧鼻腔亦见较小密度增高影（———）；（C）、（D）示病变强化不明显，仅散在点状黏膜强化（———）

【特别提示】

① 鼻息肉为临床常见病，是由于变态反应性疾病或慢性炎症长期刺激，鼻黏膜长期水肿所致，多双侧发病。

② 患者病史较长，常见临床表现为持续性鼻阻、流涕、头痛等。鼻镜检查可见鼻道内鲜荔枝肉样半透明、可移动肿物。CT 典型征象为窦口鼻道复合体区有软组织密度影充填，伴有骨质移位和鼻窦阻塞性炎症。CT 为最常用的影像检查方法，可明确息肉的部位、大小以及合并的鼻窦改变，以冠状面薄层扫描为佳。

2. 上颌窦鼻后孔息肉

【CT 诊断】

① 可见上颌窦及同侧鼻腔到鼻后孔、甚至鼻咽部相连的软组织肿块影，均匀稍低密度，边

缘光滑，轮廓清楚，增强扫描病灶一般无强化，表面黏膜可见点条状强化。

② 阻塞性上颌窦炎。

③ 上颌窦口扩大，鼻腔增宽，骨质受压移位但无破坏。

见图 4-2-15。

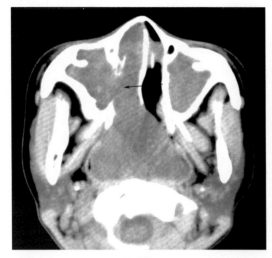

(A) 平扫   (B) 增强扫描

图 4-2-15 上颌窦鼻后孔息肉

平扫示右侧上颌窦、鼻道内气体消失，充满稍低密度影（——），并向后经鼻后孔延伸达鼻咽腔，右上颌窦内侧壁及鼻后孔区骨质受压、吸收，窦口开大；增强扫描示病变主体无强化，仅见散在点条状及弧线形黏膜强化（——）

【特别提示】

① 鼻后孔息肉为鼻息肉的一种特殊类型，有其自身的临床特点和病理特点。病因不明确，多数认为是变态反应或慢性炎症使黏膜高度水肿，多起源于上颌窦的内侧壁，阻塞窦口后造成上颌窦完全实变，接着息肉通过扩大的上颌窦口进入鼻腔，由于鼻咽部压力较低及吸气时气流的推动，息肉常向后垂挂于鼻后孔乃至鼻咽部。

② 本病多发生于青少年，以 10 岁以下的儿童最常见。单侧单发，临床上常有单侧鼻腔进行性鼻塞、嗅觉减退、鼻塞性鼻音及睡眠时打鼾等症状。后鼻镜检查可见鼻后孔或鼻咽部息肉呈半透明、淡红色或灰白色。

③ 本病应与青少年血管纤维瘤和内翻性乳头状瘤鉴别。青少年血管纤维瘤绝大多数见于男性，起源于蝶腭孔附近，侵袭性生长，主要向鼻咽部、后鼻孔及翼腭窝生长，形态不规整，骨质破坏显著，强化显著。

三、鼻 窦 囊 肿

（一）黏液囊肿

【CT 诊断】

① 窦腔内见充满密度增高影，密度均匀而偏低（CT 值 20～30Hu），窦腔囊状膨大。

② 窦壁变薄外移或部分吸收消失，但无虫蚀样破坏，轮廓规则锐利。

③ 增强检查无强化效应。

④ 合并感染时边缘模糊，可见边缘部环状增强。

⑤ 若囊肿突入眼眶，可致眼球突出、移位，眼外肌、视神经受压移位。额窦黏液囊肿常先向眼眶内上方扩展。筛窦囊肿易向眶内壁及鼻腔内部膨隆。

额窦黏液囊肿见图 4-2-16，筛窦黏液囊肿见图 4-2-17。

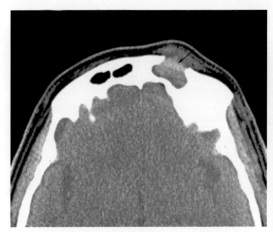 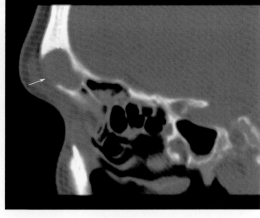

(A) 轴位   (B) 矢状位（骨窗）

图 4-2-16　额窦黏液囊肿

左额窦膨大，内不含气，前壁骨质变薄外移、部分吸收，局部软组织略肿胀（——→）

【特别提示】

① 黏液囊肿多认为由窦口堵塞、分泌物在窦腔内大量潴留所致。囊肿内容物为淡黄、棕褐或淡绿等色泽不一的黏稠液体，内含胆固醇。黏液大量潴留压迫窦壁，以致窦腔膨胀，窦壁变薄。

② 黏液囊肿绝大多数为单发，极少数为多发。额窦最常受累（65%），多见于中老年人；其次为筛窦（25%），多见于青年或中年人；上颌窦受累少于 10%；蝶窦罕见。

③ 黏液囊肿生长缓慢，患者早期无任何不适，随着囊肿逐渐增大，压迫邻近结构而出现相应症状，额窦、筛窦黏液囊肿多以眼球突出就诊，蝶窦黏液囊肿最常见症状为视力下降，严重者可出现眶尖综合征。黏液囊肿可继发感染形成脓囊肿，出现高热及全身不适等症状。

④ 鉴别诊断。

a. 黏膜下囊肿。其一般不会引起窦壁骨质变薄、吸收，亦不会造成窦腔膨胀，很容易与本病鉴别。

b. 当黏液囊肿突入眼眶时需与眶内肿瘤鉴别。眶内肿瘤常有眶腔扩大，眼眶及鼻窦间的残存骨壁向鼻窦侧移位；而黏液囊肿残存骨壁向眼眶侧移位，并有窦腔扩大、变形。

（二）黏膜下囊肿

【CT 诊断】

① 多见于上颌窦。

② 基底部位于窦壁的半球形或球形密度增高影，密度均匀，水样密度或软组织密度，边界清楚、锐利。

③ 增强扫描内部无强化，表面黏膜可有轻度增强。

上颌窦黏膜下囊肿见图 4-2-18。

【特别提示】

① 黏膜囊肿包括黏液腺囊肿（潴留囊肿）及浆液囊肿（黏膜下囊肿）。黏液潴留囊肿多见于上颌窦，为黏膜腺体分泌物在腺泡内潴留而形成；黏膜下囊肿是继发于炎症或变态反应的黏膜下积液，常发生在上颌窦内。

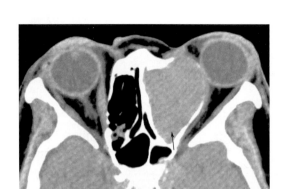

图 4-2-17 筛窦黏液囊肿

左筛窦囊状膨大，内见均匀密度增高影，间隔消
失，筛骨纸板向眶内突出，吸收变薄、消失（───），
边缘光滑

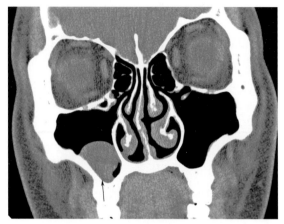

图 4-2-18 上颌窦黏膜下囊肿

右侧上颌窦内见半球形囊状水样密度增高影（───）

② 本病平时无症状，常在检查中偶然发现，偶有头痛，有时囊肿自行破溃从鼻腔中流出黄色液体。

③ 本症一般诊断不难，较小者有时需与息肉鉴别。后者常多发、外形不光滑，除上颌窦下壁外，可见于内侧壁，一般如豌豆大小，随访观察大小无变化。两者有时不易区别。

四、鼻和鼻窦外伤

（一）鼻骨骨折

【CT诊断】

① 表现为鼻骨变形，骨质不连续、碎裂，骨折片移位及鼻缝分离，并显示相邻骨性结构骨折。

② 可见邻近软组织肿胀、积气等。

③ 三维冠状位及矢状位重建能更准确、全面地显示骨折情况，避免遗漏平行于扫描基线的骨折。SSD图像能直观地显示骨折情况。

见图 4-2-19。

【特别提示】

① 鼻骨是面部最常见的骨折部位，且约50%合并邻近结构骨折。骨折多发生于鼻骨下1/3，有单纯线形骨折、粉碎性骨折及复合骨折3种类型。复合骨折即伴有上颌骨额突、鼻中隔、泪骨等相邻骨性结构骨折。

② 鼻骨X线平片可作为初步检查方法，CT最可靠，能够准确判断骨折类型、骨折断端移位方向及程度和邻近结构骨折，尤其适用于医疗纠纷鉴定。

③ 主要与鼻骨缝及其变异鉴别。鼻骨缝多呈锯齿状，不移位，且均有固定解剖部位，包括鼻颌缝、鼻额缝、鼻骨间缝及额颌缝。解剖变异常见的有鼻骨孔和缝间骨，鼻骨孔位于鼻骨的中下部，也表现为骨质不连续，但边缘多较为光滑，欠锐利，无骨变形。缝间骨位于鼻骨间缝、鼻颌缝处，呈点状，紧邻骨缝，且与邻近连接骨走行一致。另外明确的外伤史和局部肿胀、针刺样压痛能帮助诊断。

（二）鼻窦骨折

鼻窦骨折以上颌窦骨折最常见，额窦次之，筛窦较少，蝶窦最少。绝大多数鼻窦骨折伴有颅

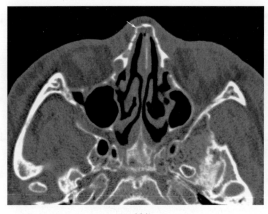

(A) 轴位

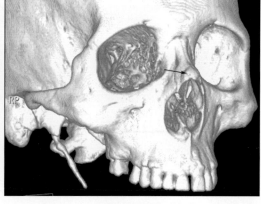

(B) SSD 重建

图 4-2-19　鼻骨骨折

（A）示右侧鼻骨骨质中断、成角（➞）；（B）立体显示骨折情况

面部其他部位骨折，应注意全面观察。

1. 上颌窦骨折

【CT诊断】

① 窦壁骨质连续性中断，骨折片移位。

② 上颌窦腔内积血或积液。局部软组织肿胀，也可积气。

③ 横断面可清楚显示上颌窦前壁、后壁骨折；上颌窦顶壁、下壁及侧壁骨折以冠状面显示清楚。见图 4-2-20。

【特别提示】

① 上颌窦骨折以前壁及额突骨折最常见；上颌窦顶壁即眶下壁的后部骨质较薄，也易发生骨折。上颌窦牙槽突骨质较厚，发生骨折的机会较少。

② 单纯上颌窦骨折少见，多合并于上颌骨、颧骨等颅面部骨折，诊断时注意全面观察。骨折可为线状或粉碎性。

③ 上颌窦后外侧壁有后牙槽神经沟，呈斜行，一般两侧对称，应准确认识其位置，注意与骨折鉴别。

2. 额窦骨折

【CT诊断】

① 骨质不连续、骨折片移位。

② 窦腔内积血或积液。

③ 局部软组织肿胀，也可积气。可伴有颅内损伤。

④ 额窦后壁骨折，常合并脑脊液鼻漏。表现为后壁骨质不连续，断端分离，硬脑膜由裂口处向外膨出，窦腔内有积液和气-液平面，颅内可积气。

见图 4-2-21。

【特别提示】

① 额窦骨折多发生于前壁。

② 可分为前壁单纯线形骨折、前壁凹陷性骨折、前壁和后壁复合骨折 3 种类型。

3. 筛窦骨折

【CT诊断】

① 筛窦外壁骨折表现为纸样板连续性中断、凹陷及成角畸形。

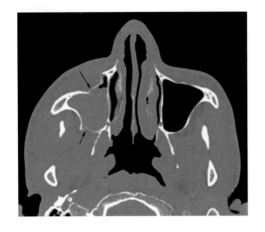

图 4-2-20　上颌窦骨折

上颌窦前壁及后壁骨折，骨折片成角移位，
窦腔内积血，周围软组织组织肿胀（——）

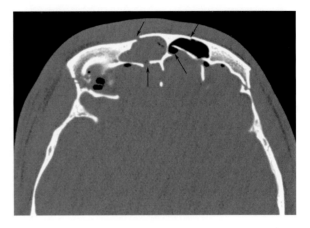

图 4-2-21　额窦骨折

双侧额窦前后壁骨质不连续，右侧窦腔积液，颅内积气
（——）

② 多伴眶内积气，可有眶内容物疝入筛窦，筛窦腔积血或积液。

③ 合并脑脊液鼻漏表现为筛窦上壁骨折、分离，同时可见脑膜膨出、筛窦积液，可有颅内积气。

见图 4-2-22。

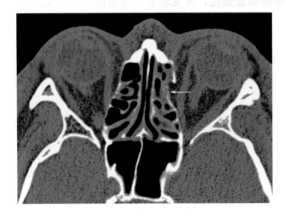

图 4-2-22　筛窦骨折

左侧筛窦外壁纸样板连续性中断、凹陷（——），
筛窦内积液

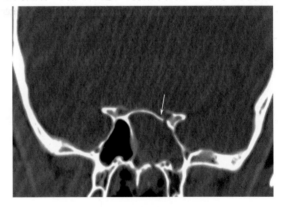

图 4-2-23　蝶窦骨折

冠状位重建示蝶窦左侧顶壁及下壁骨质连续性中
断（——），窦腔内积液

【特别提示】

① 单纯筛窦骨折少见，常合并额窦、眼眶、鼻区等部位骨折，有时并发视神经管和颅底骨折。

② 筛窦上壁骨折可发生脑脊液鼻漏，内壁、外壁骨折可损伤筛前或筛后动脉而出现大量出血，后组筛窦骨折可损伤视神经管而致失明。

③ 由于轴位上筛窦上壁即前颅窝底与扫描基线平行，其骨折在轴位图像上多很难显示，须采用冠状位扫描或冠状位及矢状位三维重建观察。

④ 注意与筛前及筛后动脉管区分，筛前及筛后动脉管为正常血管、神经通道，位置固定，一般两侧对称，边缘光滑锐利，结合邻近眼眶结构的改变，易与骨折线鉴别。

4. 蝶窦骨折

【CT诊断】

① 蝶窦骨质不连续、骨折片移位。

② 窦腔内积血或积液。

③ 可伴有蝶窦周围骨折，尤其颅底骨折。

见图 4-2-23。

【特别提示】

① 单纯蝶窦骨折罕见，多合并严重的颅底骨折，属于颅底骨折一部分，或与后组筛窦骨折同时发生，故病情严重，且常以颅内症状为主。

② 可出现休克、昏迷、视力减退、嗅觉障碍、鼻出血及脑脊液鼻漏。

■■■ 第三节 咽 部 ■■■

一、咽部肿瘤

(一) 鼻咽血管纤维瘤

【CT诊断】

① 平扫见来自鼻咽顶部的不规则形软组织肿块，充满鼻咽腔，并经后鼻孔长入同侧鼻腔。密度较均匀，与肌肉相仿，边界不清。增强扫描肿瘤明显强化，并见较多密度更高的点条状血管样强化，并有延时增强。增强扫描肿瘤密度增高，与正常软组织对比明显，能清楚显示肿瘤的侵犯范围。

② 多侵及周围结构如鼻旁窦、眼眶、翼腭窝等。

③ 周围骨质受压、破坏。

见图 4-3-1。

【特别提示】

① 鼻咽血管纤维瘤好发于 10～25 岁的男性青少年，瘤内血管丰富，易出血，故又称男性青春期出血性鼻咽血管纤维瘤。

② 本病多起源于鼻咽顶部蝶骨、枕骨或犁骨的骨膜，位于一侧鼻咽顶壁或侧壁，由丰富的血管和纤维结缔组织组成，无包膜，常沿颅底自然孔道或骨缝蔓延，大多数波及翼腭窝，以骨裂和骨缝开大居多，也可有骨质破坏。

③ 临床主要症状为反复大量出血。肿瘤堵塞鼻后孔和咽口，可有鼻塞、耳鸣和听力下降，若侵及骨质，长入邻近结构或压迫脑神经，可产生相应症状。鼻咽部镜检可见红色质韧肿物。

④ 本病在组织学上属良性肿瘤，但有时出血量较大，具有侵袭性生长和骨质破坏的特点，且手术不易完全切除，易复发，故临床经过险恶，预后不佳。由于活检可导致严重出血，故一般不做鼻咽部活检。

⑤ 本病诊断要点是好发于男性青少年，以鼻出血为主要症状，鼻咽部镜检可见红色质韧肿物。CT检查典型改变为鼻咽部形态不规则肿物，多侵及周围结构，骨缝开大居多，也可有骨质破坏，增强扫描明显强化，并有血管样强化和延迟强化。本病应特别注意与鼻咽癌鉴别。后者多发生于中老年，可有颈部淋巴结肿大，而本病的增强方式更具特征性，可资鉴别。

(二) 鼻咽癌

【CT诊断】

CT为鼻咽癌首选影像检查方法。不但可以了解鼻咽腔内肿瘤的部位、大小及管腔形态，还

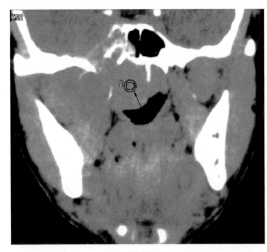

(A) 冠状位平扫

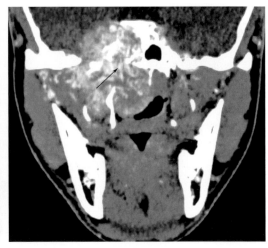

(B) 冠状位增强

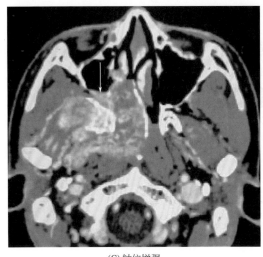

(C) 轴位增强

图 4-3-1　鼻咽血管纤维瘤

（A）示右侧鼻咽顶壁软组织肿块影，边界不清，颅底骨质破坏，向外侵犯颞窝；（B）示鼻咽部肿块明显强化，密度不均匀，并见多发血管样强化。病变范围显示较清楚，向上破坏颅底骨，侵入颅底，向外侵入颞窝；（C）示侧右侧鼻咽病变向前延伸达鼻腔、翼腭窝（——），使之开大、骨质移位，向外延伸达颞窝及颞下窝

能同时观察鼻咽周围结构的侵犯和颈部淋巴结转移情况，具体改变如下。

（1）咽隐窝变浅、消失　鼻咽癌最好发于咽隐窝，早期在黏膜内生长，咽隐窝变浅、消失，为最常见的早期表现。增强扫描可以帮助发现较小的肿瘤。

（2）鼻咽侧壁增厚、软组织肿块　肿瘤向黏膜下浸润生长形成软组织肿块，多以咽隐窝为中心，鼻咽腔变形、不对称，咽后壁软组织增厚（＞12mm），肿块平扫为等密度，增强扫描有轻度强化。

（3）咽周软组织及间隙改变　肿瘤向周围蔓延，容易侵入周围软组织及其间隙。90％有咽旁间隙受累，表现为脂肪层密度增高、消失；可侵及颞下窝间隙、颈动脉间隙、咽后间隙、鼻后孔、鼻腔、鼻旁窦、眼眶和颅内。

（4）颅底骨质破坏　鼻咽癌可沿神经、血管周围间隙蔓延，致使颅底骨性孔道扩大或破坏，好发于卵圆孔、破裂孔、颈动脉管；可破坏斜坡、蝶骨等颅底骨，表现为骨质硬化、侵蚀破坏。

（5）颅内侵犯　常累及海绵窦、颞叶、脑桥小脑三角（桥小脑角）等处。冠状面增强扫描显示较好，增强后颅内病灶明显强化。

（6）淋巴结转移　鼻咽癌可早期出现淋巴结转移，最早常为咽后组淋巴结，最多见的淋巴结转移为颈深上、中组淋巴结。淋巴结转移多与病变同侧，当肿瘤达中线或侵犯对侧时，也可为双侧颈部多发淋巴结肿大、聚集或融合。增强扫描肿大的淋巴结轻度至中度强化，内可有不强化液化坏死区。

（7）远处转移　晚期可转移至椎体、肝脏、脑内等。

（8）继发分泌性中耳炎　由于癌肿侵犯咽鼓管咽口，使中耳腔压力降低，中耳及乳突内积液。

见图 4-3-2～图 4-3-4。

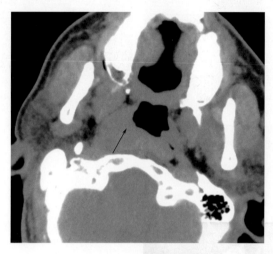

图 4-3-2　鼻咽癌（一）
右侧咽隐窝消失，右鼻咽后外侧壁见稍低密度软组织肿
块（——），边界不清，右咽旁脂肪间隙消失

【特别提示】

① 鼻咽癌是头颈部最常见的恶性肿瘤，是我国南方最常见的恶性肿瘤之一。此病有地区性，好发于亚洲，尤其是我国的广东省，其次是广西、湖南、福建、台湾等省。其病因与遗传、环境和 EB 病毒感染等多种因素相关。男性约为女性的 2 倍，好发年龄为 30～50 岁，但可发生于任何年龄段，从学龄前儿童至 90 岁老人均可。

② 鼻咽癌最好发部位为鼻咽顶后壁，其次为侧壁。可分别或同时起源于鼻咽部的假复层纤毛柱状上皮和鳞状上皮，病理上以鳞状细胞癌最多，其次为泡状核细胞癌和低分化腺癌。按照肿瘤的分化程度，分为未分化、低分化和较高分化 3 类，以低分化癌最多见。按照肿瘤的形态可分为结节型、菜花型、浸润型、溃疡型和黏膜下型 5 种类型。

③ 根据鼻咽癌扩散方向，可分为上行型（向上侵及颅底骨质及脑神经）、下行型（有淋巴结转移）和上下行型（兼有颅底、脑神经侵犯和颈部淋巴结转移）。上行型较局限，很少转移，而下行型和上下行型容易发生淋巴结转移，放疗效果不佳，预后较差。

④ 本病早期症状隐蔽，常在广泛浸润周围组织及发生淋巴结转移后才发现，血涕或痰内带血丝为鼻咽癌最常见的早期症状之一。其他症状有鼻塞、耳鸣、耳闷塞及听力减退（阻塞或压迫咽鼓管咽口）等。不少病人以颈部肿块或脑神经损害为首发症状而就诊。鼻咽镜检查肿瘤呈紫红色，触之易出血。实验室检查 EB 病毒抗体增高。

⑤ 本病多能经鼻咽镜下活检而获得明确的病理诊断。影像学检查的主要目的在于了解肿瘤向深部浸润的范围，为临床精确分期及放疗提供客观依据，并用于放疗后随访。

⑥ 本病需与下述疾病鉴别。

a. 早期鼻咽癌需与鼻咽部炎症鉴别。一般炎症范围较弥漫，通常双侧受累，黏膜广泛均匀增

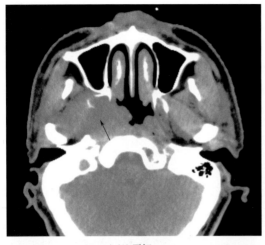

(A) 平扫

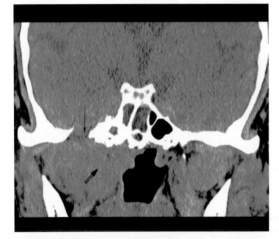

(C) 冠装位重建

图 4-3-3 鼻咽癌（二）

（A）示以右侧咽隐窝为中心的软组织肿块（——），咽腔变形，侵犯咽旁间隙，与翼内肌分界不清（——）；（B）示右岩尖及颅中窝底骨质破坏、毛糙（——），破裂孔开大，右侧中耳乳突内不含气，为继发分泌性中耳炎；（C）示肿块向上发展，破坏颅底骨，破裂孔开大（——），向外侵犯颞窝（⟹）

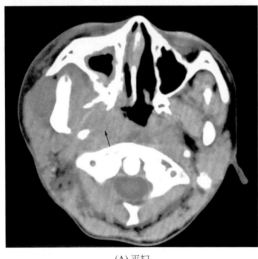

(A) 平扫

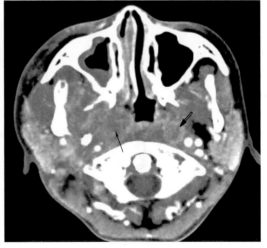

(B) 增强扫描

图 4-3-4 鼻咽癌（三）

（A）示以右侧咽隐窝为的中心软组织肿块（——），边界不清，咽腔变形，侵犯咽旁间隙及颞窝；（B）示肿块强化不明显（——），左侧咽后组淋巴结肿大，环行强化，右耳前、颞窝淋巴结肿大（⟹），略呈环行线状强化

厚，MRI T_2WI 呈高信号，可鉴别。但炎症较局限或早期鼻咽癌较弥漫时则鉴别困难，需活检确诊。

b. 增殖体肥大。常见于青少年及儿童。顶后壁交界区淋巴组织增生，一般边界较光滑，与周围组织界线清楚，鉴别困难时需病理确诊。

c. 鼻咽血管纤维瘤。鼻咽部肿块并有骨质改变，有时与鼻咽癌相似，但前者为压迫性骨吸收破坏，多有骨质变形；后者为侵蚀性骨质破坏、消失。增强 CT 扫描前者有血管性增强效应，后者则无或只有轻微增强。

d. 脊索瘤。鼻咽部软组织肿块和骨质破坏，同鼻咽癌有相似之处。但脊索瘤骨破坏主要位于中线区，如枕骨与蝶骨基底，且肿块内可有钙化，多不均匀，与鼻咽癌不同。

e. 鼻咽邻近结构的肿瘤。如鼻窦肿瘤、咽旁间隙肿瘤等。

（三）口咽癌

1. 扁桃体癌

【CT诊断】

① 咽腔不对称，一侧扁桃体不规则形浸润性生长的肿块。表面不光滑，可见局部凹陷，为肿瘤表面溃疡的表现。与周围软组织分界不清，病灶可向口底、鼻咽或喉咽浸润。

② 增强检查后实质区呈轻到中度强化，内部密度不均匀，多有低密度区。

③ 颈部转移淋巴结亦多呈边缘强化，内部可见低密度灶。

见图 4-3-5。

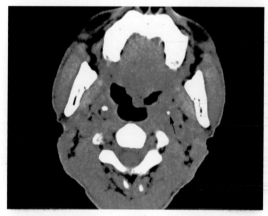

(A) 平扫

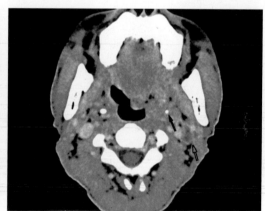

(B) 增强扫描

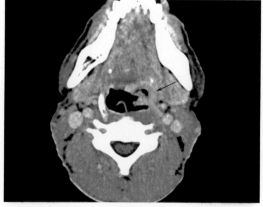

(C) 增强扫描

图 4-3-5　扁桃体癌

（A）示左口咽扁桃体区软组织影不规则增多（➡），咽腔变形，颈深淋巴结肿大且密度较低；（B）示病变轻度不均匀强化（➡），颈深淋巴结环行强化，中心坏死不强化（⇨）；（C）示病变向下浸润，口咽前外侧壁软组织影增多并轻度强化（➡）

【特别提示】

① 扁桃体癌在扁桃体前柱、后柱之间的黏膜及

残存的腭扁桃体生长，扁桃体癌首先侵犯其前后的扁桃体前柱和后柱，亦可深部侵犯上咽缩肌，借此侵及咽旁间隙和颅底。

② 扁桃体癌临床症状隐蔽，往往首先表现为颈部淋巴结转移。淋巴引流区域为颌下、颏下淋巴结（Ⅰ区）及颈深淋巴结的上、中、下组，偶尔可转移至颈后三角区。

③ 扁桃体区域亦是淋巴瘤的好发部位，需要与扁桃体癌进行鉴别。淋巴瘤为单侧或双侧病变，病变范围广，但病变多较规则，增强后无明显强化，颈部淋巴结亦表现为边缘规则、无明显强化、内部密度均匀的结节。

2. 舌根癌

【CT 诊断】

① 口咽前壁舌根部不规则形软组织肿块，多偏于舌的一侧。浸润性生长，与周围结构分界不清。肿瘤可侵及扁桃体柱、咽壁，并可沿黏膜下侵及会厌谷，向前可侵入舌下间隙。

② 增强后肿瘤呈轻到中度强化。

③ 可有颈部淋巴结转移。

见图 4-3-6。

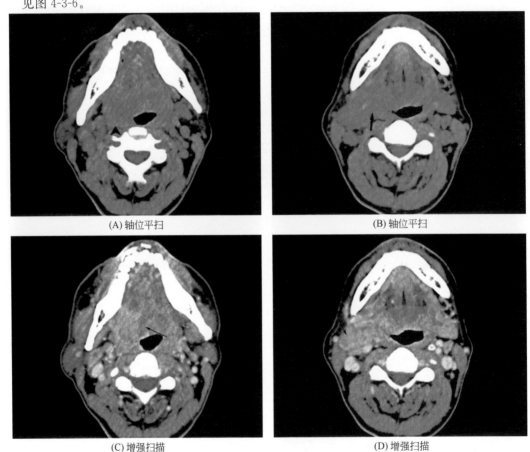

(A) 轴位平扫 (B) 轴位平扫

(C) 增强扫描 (D) 增强扫描

图 4-3-6 舌根癌

（A）示舌根右侧软组织影增多，边界不清，周围脂肪间隙模糊、密度增高，咽腔变形（▶）；（B）示右颈深上组淋巴结肿大（➡）；（C）示舌根肿物轻度不均匀强化，边界欠清（➡）；（D）示右颈部肿大淋巴结环行轻度强化（➡），边缘模糊

【特别提示】

① 舌根位于舌乳头的后方，向下延续至会厌谷。

② 早期口咽癌多无明显症状。中晚期口咽癌可有咽部异物感、咽痛，吞咽时加剧，并放射到耳部。临床检查时可见口咽壁肿物，肿物较大时可出现溃疡。

③ 舌根部淋巴丰富，容易发生早期淋巴结转移。且约 20％可转移至对侧淋巴结。

④ 影像学检查难以发现小的肿瘤，有时临床已发现了表浅病变，但 CT、MRI 可能不能显示。由于舌根部缺乏组织对比，且舌根走行方向近于平行，对于较小的病变 CT 平扫往往难以显示，对于部分无明显增强的肿瘤，即使行增强扫描，CT 有时也难以准确评价肿瘤的范围，因此，对于舌根部肿瘤应首选 MRI 检查，尤其是 MRI 矢状面图像显示更好。影像学检查时需注意观察肿瘤是否越过中线，以辅助制定治疗方案、判断预后。

（四）下咽癌

依其原发部位可分为梨状隐窝癌、环后区癌（环状软骨后癌）及咽后壁癌，其中以梨状隐窝癌最常见。但晚期常难以判断原发部位。

【CT 诊断】

① 下咽部（梨状隐窝、环后区及咽后壁）不规则软组织肿块。梨状窝癌可见梨状窝变形、狭窄，甚至消失，壁不规则增厚或出现突出于表面的软组织密度肿块（图 4-3-7）；环后区癌及咽

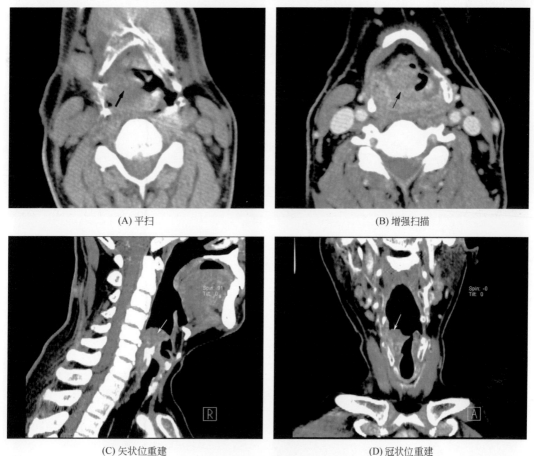

(A) 平扫   (B) 增强扫描

(C) 矢状位重建   (D) 冠状位重建

图 4-3-7　下咽癌（一）

（A）示右侧梨状隐窝区软组织团块影（➡），形态不规则，咽腔狭窄；（B）示右梨状隐窝肿物轻度强化（➡），边界不清，表面不光滑，周围脂肪间隙密度增高；（C）、（D）进一步显示病变的部位及形态（➡）

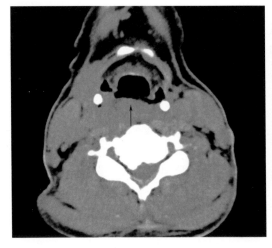

(A) 轴位平扫

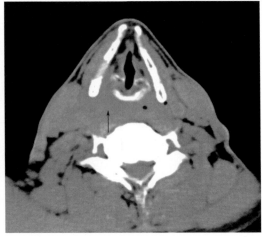

(B) 轴位平扫

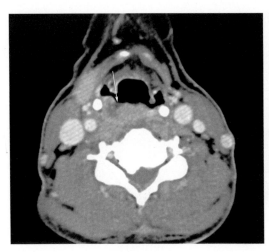

(C) 增强扫描

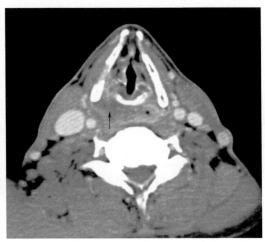

(D) 增强扫描

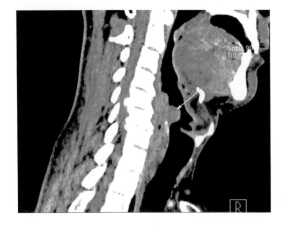

(E) 矢状位重建

图 4-3-8　下咽癌（二）

（A）示右侧咽后壁占位（➡），表面不光滑，密度不均，见低密度区；（B）示病变向下侵犯环后区，该处软组织影增厚，密度不均（➡）；（C）、（D）示病变中等不均匀强化，咽后壁病变内见不强化低密度区直达肿物表面，为溃疡形成（➡）；（E）示病变由咽后壁向下侵犯环后区及食管上段（➡）

后壁癌则表现为椎前软组织增厚，超过 1cm（正常杓状软骨或环状软骨至椎体前缘的距离不超过 1cm），形成肿块（图 4-3-8）。

② 肿块边界多不清，可侵犯邻近组织。向上侵犯杓状会厌襞及会厌形成肿块；向前侵犯喉结构及喉旁间隙，向下侵犯食管，表现为食管入口处管壁增厚。

③ 肿块有明显增强。

④ 常可见颈部淋巴结转移。

⑤ 早期梨状隐窝癌常规检查不易显示，可嘱病人扫描时发"E"音或做 Valsalva 动作，使梨状隐窝扩张充气，衬托黏膜表面的肿瘤。

【特别提示】

① 下咽癌亦称喉咽癌，指原发于喉外的喉咽部恶性肿瘤，其发病率较喉癌为低，多见于 40 岁以上中老年人。病理上多为鳞状细胞癌。

② 下咽癌早期常无症状，有时有吞咽时咽喉不适或轻微吞咽痛，晚期则主要表现为吞咽困难，声音嘶哑，咽喉疼痛，疼痛常反射到耳部，颈部淋巴结转移占 60％ 左右，很多病人往往因此而就诊。

③ 本病间接喉镜检查可看到癌肿并可取活检确诊，影像学检查的作用在于判定肿瘤侵犯范围及邻近结构的侵犯情况。

④ 本病主要与喉癌鉴别。喉癌主要发生于喉前庭表面黏膜，而下咽癌则主要位于喉的侧方或后方，但由于喉咽紧密连接喉前庭，因此这两部分的肿瘤可相互浸润扩展，晚期常难以判断其原发部位。

二、咽部感染性疾病

（一）咽后间隙感染和脓肿

【CT 诊断】

CT 表现取决于炎症的发展阶段。

（1）蜂窝织炎 见于脓肿形成前，表现为颈前软组织弥漫性增厚伴脂肪间隙密度增高、消失，可见点条状密度增高影（图 4-3-9）。增强扫描可轻度不规则斑片状强化。

（2）脓肿 肿胀软组织内有一局部水样低密度区，边界清或不清，应考虑为脓肿形成（图 4-3-10）。病变内出现气体影及气-液平面，是脓肿的特征性表现（图 4-3-11）。增强扫描脓肿周围软组织强化，一般为中等程度；慢性脓肿时则为典型的环形强化，脓肿壁较完整，厚度均匀，脓液不强化（图 3-3-2）。若椎前脓肿由结核所致则可伴有钙化，脓肿壁一般较厚，且可伴有脊柱结核表现，如椎体破坏、椎间隙变窄或消失。

【特别提示】

① 咽后脓肿为咽后间隙的化脓性炎症，并有积脓，分为急性与慢性两型。

② 急性型最常见为咽后淋巴结化脓，多见于 6 岁以下儿童，冬季和春季好发。可因上呼吸道感染，引起咽后淋巴结炎，进而发展为咽后脓肿。鼻咽淋巴组织最丰富，脓肿部位常较高。咽后壁损伤后感染亦可导致咽后脓肿发生，但其位置较低，多在喉咽部。

③ 急性型咽后壁红肿明显，临床症状急剧，以发热、畏寒、咽痛和吞咽困难起病；进而出现颈僵，头部常向脓肿侧倾斜，或有呼吸困难。

④ 慢性型主要为颈椎结核或咽后淋巴结结核引起的冷脓肿，好发于成年人，多位于中线或两侧间隙，黏膜表面无明显充血。发病缓慢，早期可无明显症状，或有低热及结核中毒症状。待脓肿增大后，方出现咽部堵塞症状。伴有椎体破坏、椎间隙变窄或消失时能为结核造成的慢性冷脓肿提供重要诊断依据。

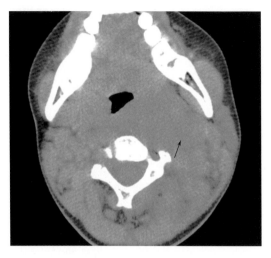

图 4-3-9 咽后壁蜂窝织炎

患儿 2 岁，高热伴呼吸困难，CT 见左咽后间隙软组织肿胀、密度减低（——），咽腔变细狭窄，脂肪间隙密度增高、消失

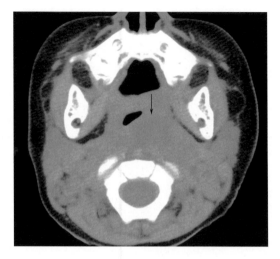

图 4-3-10 咽后壁脓肿（一）

患儿 24 个月，上感后高热、呼吸困难；颈僵。CT 示左咽后壁软组织肿胀，内见液性密度区（——），周围脂肪间隙密度增高，结合病史可明确诊断

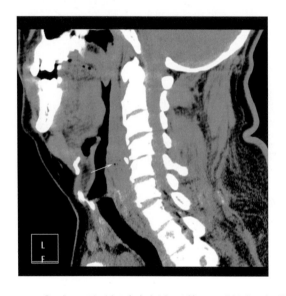

图 4-3-11 咽后壁脓肿（二）

糖尿病患者，高热伴咽痛、颈部活动受限。CT 示咽后壁软组织肿胀，并见多发蜂窝状小气泡影（——），结合病史即可确诊为咽后壁脓肿

⑤ 由于咽后间隙自颅底延伸至上纵隔达气管隆嵴水平，故咽后脓肿易向纵隔扩展。

（二）咽旁间隙感染和脓肿

【CT 诊断】

（1）蜂窝织炎 咽旁间隙软组织肿胀，脂肪组织密度增高或消失，可见条片状模糊影（图 4-3-12）。

（2）脓肿 肿胀的组织内出现低密度区，边界不清，增强后脓肿边缘环形强化。若有气泡或液-气平面，则可证实为本病（图 4-3-13）。

（3）咽旁间隙脓肿可有明显占位效应，可压迫或侵犯周围结构，尤其需注意病变与颈动脉的关系，侵蚀颈动脉可引起大出血。

【特别提示】

① 咽旁脓肿为咽旁间隙的化脓性炎症。早期为蜂窝组织炎，若得不到有效控制，则形

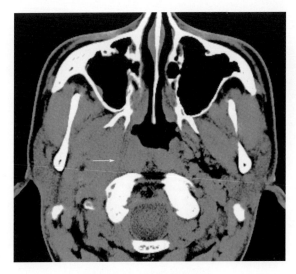

图 4-3-12　咽旁蜂窝织炎

患者高热、颈痛，颈部活动受限。CT 见右咽旁间隙
软组织肿胀（——），脂肪间隙消失，右侧咽隐窝闭塞，与
鼻咽癌相似，结合急性发作的感染病史，可与鼻咽癌鉴别

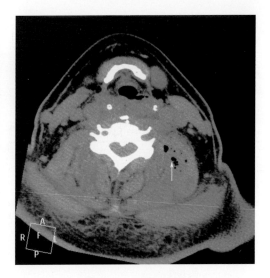

图 4-3-13　咽旁脓肿

患者高热、寒战，颈痛伴活动受限，局部皮肤
红肿热痛。CT 示咽旁软组织肿胀，内见多发蜂窝
状气体影（——），同时见咽后壁软组织肿胀

成脓肿。致病菌多为溶血性链球菌、金黄色葡萄球菌和肺炎双球菌等。多由邻近组织炎症如
扁桃体周围炎和牙槽脓肿、异物损伤、医源性感染以及远隔部位炎性病灶经血行感染等原因
所致。

②　好发于儿童和青年。发病较急，主要症状为发热、畏寒、咽痛、吞咽困难等。

③　典型的影像改变为病灶环状强化，其内有液-气平面。影像学表现结合临床表现定性诊断
不难。本病应与咽旁肿瘤鉴别。后者起病隐匿，症状较轻，病程较长，多为咽部不适或咽侧壁隆
起，但黏膜无红肿，无发热。影像上肿块明确，轮廓清楚，无气-液平面，邻近结构多受压移位，
可资鉴别。

三、咽扁桃体（腺样体）肥大

【CT 诊断】

①　鼻咽顶后壁弥漫性软组织增生，一般为对称性，典型改变为表面不光整，有纵行沟纹
（图 4-3-14）。平扫呈中等密度，密度较均匀，其内偶有小囊肿及钙化。

②　增强扫描示肥大腺体显著强化，在腺样体的深面有一较薄的强化条状影，为黏膜内静脉
和咽颅底筋膜强化所致。此条状影完整是腺样体肥大与鼻咽部侵袭性病变鉴别点。

③　可伴有中耳炎、乳突炎及鼻窦炎，表现为中耳、乳突及鼻旁窦内见密度增高影。

【特别提示】

①　咽扁桃体（腺样体）为位于鼻咽顶部的一团淋巴组织，儿童期可呈生理性肥大，5 岁左右
最明显，以后逐渐萎缩，至 15 岁左右达成人状态。因呼吸道炎症反复发作可使咽扁桃体发生病
理性肥大，称咽扁桃体肥大，多见于儿童，常与慢性扁桃体炎合并存在。

②　腺样体肥大主要临床表现有鼻塞、张口呼吸、打鼾，影响咽鼓管口开放时可导致渗出性
中耳炎。

③　本病需与鼻咽部炎症及儿童鼻咽癌相鉴别，炎症多表现为鼻咽部软组织广泛弥漫性肿胀，
临床有局部及全身炎症表现；而鼻咽癌发病年龄略大，多在 10 岁以上，症状进行性加重，可有

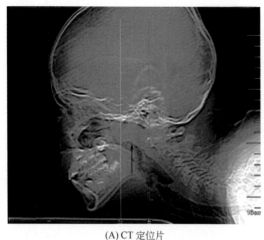 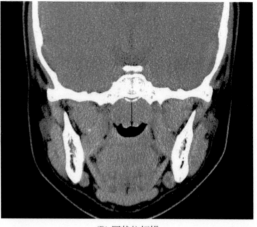

(A) CT 定位片　　　　　　　　　　　　　　　(B) 冠状位扫描

图 4-3-14　咽扁桃体（腺样体）肥大

CT 定位片示鼻咽顶后壁软组织影增多、前凸（——），局部气道重度变窄；冠状位扫描示鼻咽顶后壁软组织影增多，密度均匀，表面不光整，有纵行沟（——）

血涕、头痛及颈部淋巴结增大，鼻咽镜检可见质硬不光滑肿物，表面有溃疡，常侵犯邻近组织结构，并常有颈部淋巴结转移。

四、咽 部 异 物

【CT 诊断】

① 金属异物表现为异常的高密度影，周围有明显的放射状金属伪影（图 4-3-15）。

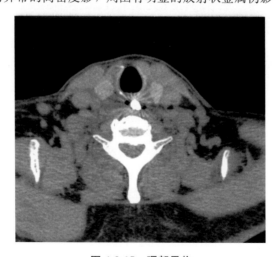

图 4-3-15　咽部异物

下咽部至食管上段可见结节状致密影伴放射状伪影，为金属异物

② CT 薄层扫描可清晰准确地显示不透光和半透光异物的位置、大小、形态及数量，对透光性异物则不能检出，但可显示异物周围肉芽肿反应。

【特别提示】

① 咽部异物多为误咽鱼刺、骨片、果核或婴幼儿吞入玩具碎片等所致。

② 大多数病例有误咽异物史，咽下疼痛、吞咽困难、唾液增多和呕血为常见症状，异物附近咽部多有触痛。一般用间接喉镜检查可查见异物。异物易停留于口咽或喉咽隐蔽处，不规则或带尖刺的异物，可嵌入或刺入咽峡、扁桃体、舌根、会厌谷及梨状隐窝等，并可导致继发感染。

■■■ 第四节　喉　　部 ■■■

一、喉　　癌

【CT诊断】

根据癌肿的部位不同，分为如下几型。

（1）**声门上型喉癌**　发生于会厌喉面、杓状会厌襞、室带和喉室等处，表现为上述部位局部软组织增厚或结节样肿块，会厌前间隙和喉旁间隙受侵，表现为低密度的脂肪消失，代之以等密度或略高密度的软组织影。增强扫描肿瘤可轻度至中度强化（图4-4-1）。此型早期即可出现颈部淋巴结转移。

（2）**声门型喉癌**　发生于声带的喉室面，好发于声带的前中段。早期局限于声带内，仅见双侧声带不对称，一侧声带毛糙、增厚或局限的软组织结节（图4-4-2）。肿瘤易侵犯前联合，然后向对侧声带浸润，前联合厚度正常不超过2mm，超过即为受累表现，并可由此向前破坏甲状软骨。向后侵犯杓状软骨及环杓关节，肿瘤也常向外生长，累及喉旁间隙，使其脂肪影消失。

（3）**声门下型喉癌**　发生于声带下缘至环状软骨下缘之间。声带下气管与环状软骨间，内侧面软组织厚度如大于1mm或出现软组织块影则提示有异常。早期癌肿局限于黏膜及黏膜下层，仅表现为局部黏膜增厚、不对称，肿瘤增长则形成软组织肿块，出现气管壁增厚及管腔狭窄（图4-4-3）。

（4）**混合型喉癌**　为喉癌晚期表现，肿瘤占据整个喉腔。声带和室带多同时受侵，伴周围软组织广泛浸润及颈部淋巴结转移（图4-4-4）。

【特别提示】

① 喉癌好发于50岁以上的中老年人，男女之比为8∶1，城市发病率高于农村，空气污染重的重工业城市高于污染轻的轻工业城市。吸烟、饮酒、空气污染及病毒感染为可能的发病因素。

② 组织学上以鳞状细胞癌最常见，约占90%。早期出现乳头状结节，继而向黏膜下及周围组织浸润，使受累组织增厚、变形或发生溃疡；晚期可向喉外发展，破坏喉软骨，常经淋巴道转移至颈部乃至纵隔淋巴结，亦可经血道转移至肺、肝、肾、骨和脑等器官。

③ 按解剖部位，可分为声门上型、声门型、声门下型和混合型。声门型最多见（60%），其特点是分化较好，发展慢，淋巴转移较少，预后较好。声门上型其次（30%），癌细胞分化较差，发展快，淋巴转移较早，预后差。声门下型少见，多为声门型向下蔓延所致。

④ 喉癌主要临床症状有声音嘶哑、呼吸困难、咽喉痛、喉部不适等，发生溃疡者常有咽喉痛和痰中带血等症状。

⑤ 临床医师依据喉镜和活检，对喉癌的定性诊断并不困难。影像检查的目的是确定肿瘤的范围、与周围重要结构的关系及评价有无颈部淋巴结转移，以选择治疗方案。CT，尤其是多层螺旋CT及其后处理技术（多平面重建、容积再现、仿真内镜）可明确显示喉腔及其周围结构的解剖，对肿瘤局部浸润及肿瘤与周围结构的关系评价更为准确，目前为喉癌的基本检查方法。应当注意的是，除声门型喉癌之外，声带还可以发生多种病变，如声带小结、乳头状瘤和血管瘤等，早期声门型喉癌影像上不易与上述病变区分，因此，CT诊断要密切结合喉镜所见。

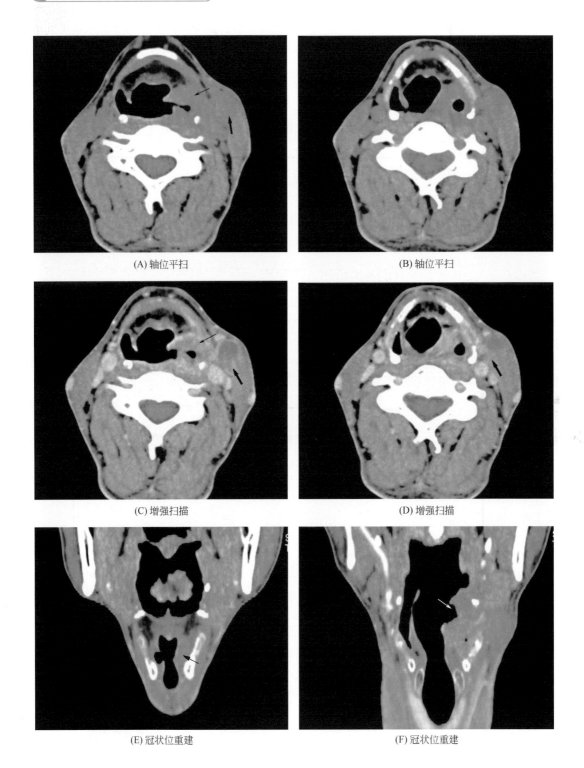

(A) 轴位平扫　　　　　　　　　　　　　　(B) 轴位平扫

(C) 增强扫描　　　　　　　　　　　　　　(D) 增强扫描

(E) 冠状位重建　　　　　　　　　　　　　(F) 冠状位重建

图 4-4-1　声门上型喉癌

　　（A）、（B）示左侧杓会厌皱襞不规则增厚（——），表面凸凹不平，左侧喉旁脂肪间隙消失，左胸锁乳突肌内前方见肿大淋巴结（——），边缘模糊；（C）、（D）示左杓状会厌襞病变中等度强化（——），左颈部淋巴结呈环行强化（——），内见无强化液化坏死区；（E）、（F）示病变主要位于喉室以上，左侧喉室闭塞，左侧杓状会厌襞占位，表面凸凹不平，局部缺损形成大溃疡（——）

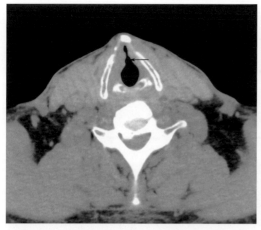

图 4-4-2 声门型喉癌

右侧声带前中段增厚，边缘凸凹不平（——）

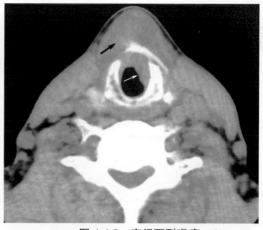

图 4-4-3 声门下型喉癌

环状软骨水平声门下区前壁及两侧壁软组织明显不规则增厚（——），并向前破坏环甲膜侵犯至喉外（——）

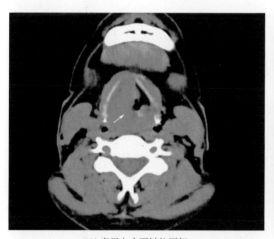

(A) 声门上水平轴位平扫

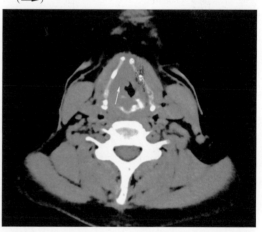

(B) 声门水平轴位平扫

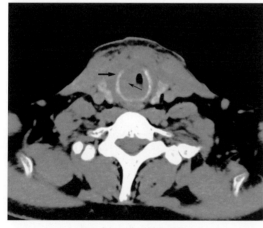

(C) 声门下水平轴位平扫

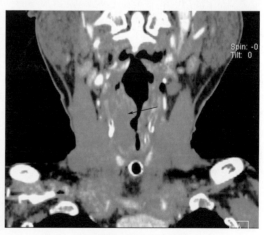

(D) 增强扫描冠状位重建

图 4-4-4 混合型喉癌

（A）、（B）、（C）示癌肿广泛侵及右侧声门上下（——），并越过中线达对侧，前联合增厚，喉旁间隙消失，病变破坏喉软骨，向喉外浸润（——）；（D）示病变轻度不均匀强化，可直观显示病变侵及范围

二、喉外伤

【CT 诊断】

① 喉损伤早期，出血和水肿均表现为黏膜弥漫增厚，会厌前间隙和喉旁间隙密度增高和喉腔狭窄、变形。

② 喉软骨骨折表现为钙化的软骨骨质不连续、错位和骨片分离。好发生于甲状软骨或环状软骨（图 4-4-5）。

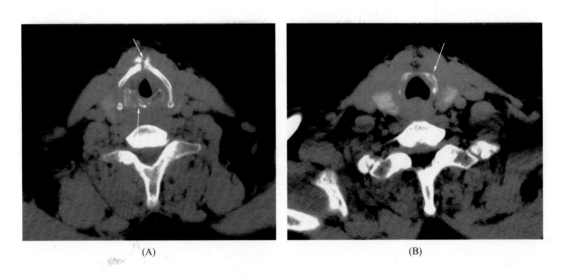

(A)   (B)

图 4-4-5　喉外伤

(A)、(B) 示双侧甲状软骨骨板分离、骨折，环状软骨多发骨折（——），喉软组织明显肿胀，喉腔变窄

③ 喉软骨骨折可继发血肿、会厌软骨柄部和甲状软骨附着处撕脱、杓状软骨脱位、环状软骨与上气管环断裂及颈部皮下不同程度气肿。当甲状软骨上缘上升至舌骨平面应考虑气管的断裂。颈部皮下气肿是喉外伤病人喉软骨骨折的重要间接征象。

【特别提示】

① 各种暴力作用，如打击、挤压、自缢、锐器伤、弹片伤或插管处理不当等，皆可导致喉结构损伤。

② 临床表现可有不同程度的喉出血、喉痛、声嘶、吞咽和呼吸困难，同时可有皮下气肿。

③ CT，尤其是 CT 三维及多平面重建能全面、直观地判断损伤范围、程度，观察血肿、软组织肿胀及软骨骨折等，并可评价愈合后的喉畸形情况。对于喉部外伤患者，如果病情允许应尽早行 CT 检查。

■ ■ ■ 第五节　耳　　部 ■ ■ ■

一、耳部肿瘤

（一）听神经瘤

【CT 诊断】

① 内耳道不同程度的扩大、变形。

② 桥小脑角区软组织占位，并延伸到扩大的内听道，形态不规则，界限清晰，多为囊实性，较小者密度可均匀，增强扫描肿块实体有明显强化效应（图 4-5-1）。

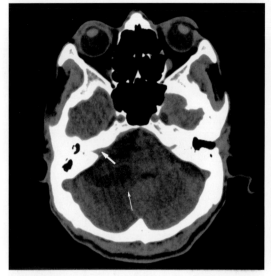

(A) 平扫　　　　　　　　　　　　　　　　　　(B) 增强扫描

图 4-5-1　听神经瘤

（A）示右侧桥小脑角区不规则形低密度影（➡），密度不均，右侧内听道开大呈喇叭口状（➡），脑实质受压移位，第四脑室变形左移；（B）示右侧桥小脑角区病变大部分不强化，内见点条状明显强化及边缘强化（➡），扩大的内听道内见强化灶（➡）

③ 脑桥及第四脑室可有受压变形、移位，并造成局部蛛网膜下腔扩大形成假囊肿。

④ 肿瘤较大者可引起脑脊液循环不畅，形成脑积水。

【特别提示】

① 听神经瘤原发于听神经鞘施万细胞，常常引起听力障碍，临床较为常见。一般多为单侧发生，神经纤维瘤病Ⅱ型表现为双侧听神经瘤。听神经瘤位于内听道最为常见，少数发生于桥小脑角。

② CT 诊断听神经瘤应密切结合临床症状，在观察内耳道时不但要注意内听道大小，而且要观察形态改变，有时大小改变不明显，形态可以有改变，应结合横断面和冠状面，分别观察各壁骨质左右是否对称。当肿瘤较小，不足以引起内耳道骨质改变，即使 CT 增强扫描未显示肿瘤，亦不能排除肿瘤存在，必要时应进一步行 MRI 检查。

③ 听神经瘤一般不难诊断，但需与脑膜瘤、胆脂瘤鉴别。后两者多不累及内耳道。

（二）血管球瘤

【CT 诊断】

① 颈静脉球瘤多表现为颈静脉球窝扩大，并有骨质不规则吸收、破坏，伴有明显的软组织肿块形成，边界多不清，增强扫描肿块明显强化，并见大量血管样强化。肿块较大时可以累及中耳腔、外耳道以及岩尖，甚至整个骨迷路，并造成广泛骨破坏（图 4-5-2）。

② 鼓室球瘤较小者，仅在鼓岬部形成小的软组织影，较大者可充满整个鼓室，包绕听小骨，甚至突入外耳道，破坏周围骨质，形成不规则形软组织肿块，边界多欠清。

【特别提示】

① 血管球瘤又称化学感受器瘤或副神经节瘤，根据发生的部位分为颈静脉球瘤和鼓室球瘤。颈静脉球瘤发生于颈静脉球窝或其周围的化学感受器，起自于颈静脉球部血管外膜和迷走神经耳支的球体。鼓室球瘤发生于舌咽神经鼓室支的球体，肿瘤位于鼓室内的鼓岬部。

② 临床上女性多见。临床症状主要是搏动性耳鸣。

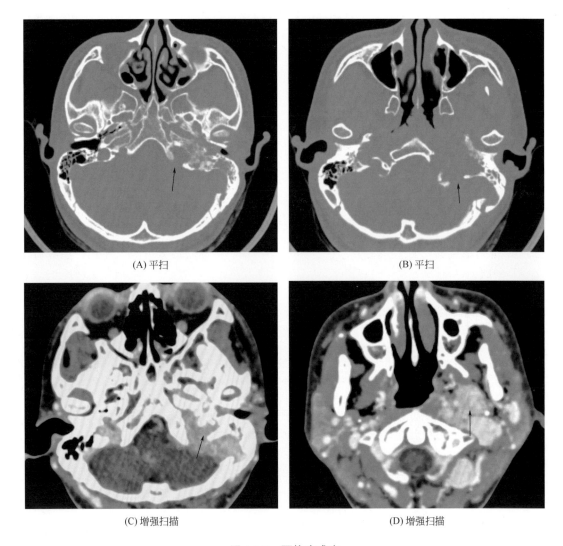

(A) 平扫 　　　　　　　　　　　　　　(B) 平扫

(C) 增强扫描 　　　　　　　　　　　　(D) 增强扫描

图 4-5-2　颈静脉球瘤

（A）、（B）示左侧颈静脉走行区广泛骨质吸收、破坏，累及中耳，颈静脉窝开大（——）；（C）、（D）示颈静脉走行区可见明显血管样强化占位，向颅外侵犯达咽旁间隙（——），颈部可见大量增粗迂曲的血管

③ 血管球瘤是富血供的肿瘤，主要由咽升动脉供血，也可由耳后动脉和枕动脉供血。肿瘤强化明显，内见破坏的碎骨及血管样强化，类似"胡椒盐"状，很具特征。结合临床有搏动性耳鸣，CT 一般可以确诊。

二、中耳乳突炎和胆脂瘤

（一）中耳乳突炎

1. 分泌性中耳乳突炎

【CT 诊断】

鼓室、鼓窦及乳突蜂房内气体部分或全部消失，见密度增高影，有时可见液-气平面。无骨质破坏；小房间隔存在，鼓室及鼓窦无扩大，听骨链完整，位置如常，鼓膜完整（图 4-5-3）。

【特别提示】

① 分泌性中耳乳突炎是一种非化脓性炎症。咽鼓管阻塞是本病的基本原因，咽扁桃体（腺

样体）肥大、鼻咽部淋巴组织增生或肿瘤均可以造成咽鼓管阻塞；另外，感染及免疫反应亦被认为是本病的重要病因。

②因积液性质不同，又分为卡他性中耳乳突炎、浆液性中耳乳突炎和渗出性中耳乳突炎。慢性期因纤维组织增生，可发生听骨链粘连固定，成为粘连性中耳乳突炎，导致持久性听力损坏，继续发展可导致鼓室硬化等不易恢复的疾病，或继发感染形成胆脂瘤。

③分泌性中耳乳突炎临床上以鼓室积液和听力下降为特征，鼓膜穿刺可抽出液体。

④影像上与急性中耳乳突炎相近似，应注意结合临床资料，后者多有耳部疼痛及流脓病史，查体鼓膜有穿孔，可进一步发展出现骨髓炎或脓肿等，有助于诊断。

2. 急性化脓性中耳乳突炎

【CT诊断】

（1）中耳乳突窦炎　仅表现为鼓室和乳突窦气体消失，中耳腔内积脓使之密度增高，无鼓室扩大及骨质破坏，听骨链完整。

（2）中耳乳突炎　炎症波及气化的乳突小房，使蜂房密度增高或有液-气平面，小房间隔完整或有轻度吸收，骨质密度减低（图4-5-4）。

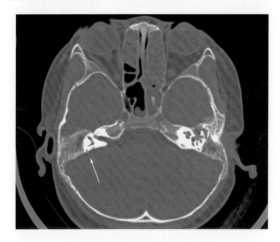

图4-5-3　分泌性中耳乳突炎

6岁患儿，腺样体重度肥大，双侧中耳、乳突内见密度增高影，骨质完整无破坏（——→）

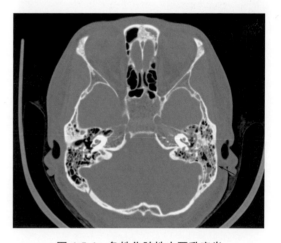

图4-5-4　急性化脓性中耳乳突炎

病人左耳流脓、骨膜穿孔。CT示左侧中耳乳突内见密度增高影，并见气-液平面（——→）

（3）骨髓炎　黏膜炎症向深层侵犯，累及骨膜及骨质，引起骨髓炎。表现为在中耳乳突炎基础上，乳突或岩锥骨质密度减低，其内有蚕食样骨质破坏，小房间隔局部不完整，断断续续，耳旁及耳后软组织肿胀。骨脓肿时可见死腔及死骨（图4-5-5）。

（4）岩乳突脓肿　多位于乳突深部，中耳乳突炎治疗不及时或用药不当及脓汁排空不畅，均可使脓液蓄积，骨质破坏局限加重，可向外破坏乳突外缘，在耳后形成脓肿或窦道，也可直接侵犯岩锥及乳突内后缘，使乙状窦前壁骨质破坏不连续。

（5）脑膜炎及脑脓肿　也称耳源性脑膜炎及耳源性脑脓肿。炎症破坏岩锥或乳突骨质，直接蔓延至颅腔，引起脑膜充血水肿，或细菌经血行感染脑实质，导致脑脓肿的发生。脑膜炎以附着于岩锥的硬脑膜最多，CT增强扫描可见脑膜条片状强化。脑脓肿好发于小脑半球或颞叶，平扫可见脑实质大片低密度水肿区，增强扫描其内可见环状强化。

【特别提示】

①急性化脓性中耳乳突炎是中耳黏膜的急性化脓性炎症，多由上呼吸道感染，细菌经咽鼓管进入中耳感染所致，其病变常累及鼓室、乳突窦和乳突小房，但主要在鼓室。

② 本病起病急，临床表现为耳痛、发热及耳部流脓，可伴有耳周及耳后软组织肿胀。

③ 单纯的中耳乳突炎影像检查见中耳腔内积脓，密度增高，无骨质破坏，影像上与分泌性中耳乳突炎相似，但结合病史不难诊断。但当病变进一步发展，可出现骨髓炎和骨脓肿，并可累及颅内导致耳源性脑膜炎或脑脓肿。CT 对岩锥乳突骨质破坏显示较好，MRI 适合了解颅内受侵情况。

3. 慢性化脓性中耳乳突炎

【CT 诊断】

分单纯型、肉芽肿型和胆脂瘤型 3 种类型。

（1）单纯型　患侧乳突气化不良，乳突蜂房减少、消失，骨密度增高，呈硬化型、板障型或混合型乳突。中耳鼓室及鼓窦其内气体消失，密度增高，分别可见积脓、黏膜肥厚等改变。中耳鼓室及鼓窦大小、形态多无变化，无明显骨破坏，骨壁清楚，听小骨完整无移位（图 4-5-6）。

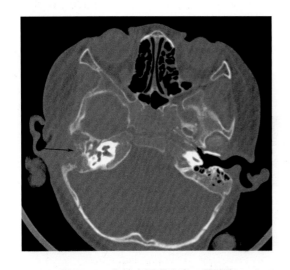

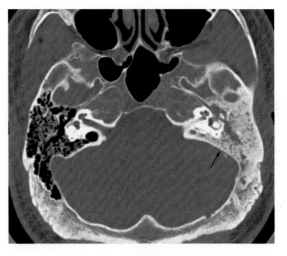

图 4-5-5　急性中耳乳突炎、骨髓炎

右侧中耳乳突内不含气，乳突广泛骨质破坏（——），向前累及颞骨鳞部，并见骨膜增生，局部软组织弥漫性肿胀

图 4-5-6　慢性化脓性中耳乳突炎

左侧乳突硬化增白，左侧鼓室及鼓窦内充满密度增高影（——）但不扩大，无骨破坏，听骨链完整

（2）肉芽肿型　乳突同样气化不良。中耳鼓室及鼓窦其内可见斑片状、索条状或块状软组织密度影，增强可被强化。中耳鼓室及鼓窦基本无扩大或轻微增大，边缘多较模糊、毛糙。听骨链大多完整，有的可有轻度破坏变形。

（3）胆脂瘤型　按照原发部位不同，胆脂瘤可分为鼓膜松弛部型和紧张部型两种，以前者多见。

① 松弛部胆脂瘤。早期病变，轴位像于上鼓室层面锤骨、砧骨与鼓室外壁之间（Prussak 间隙），可见不规整的软组织结节影，听小骨多有轻微受压并向内侧移位，可有轻微骨侵蚀。冠状面扫描为显示松弛部小胆脂瘤最佳方法，除上述改变，同时能直观显示外耳道棘（也称盾板）变钝或破坏。有的可见鼓膜肥厚及穿孔。鼓室及鼓窦因无胆脂瘤侵及而无扩大。

② 紧张部胆脂瘤。通过鼓膜的紧张部发生，通常向鼓室窦及面神经隐窝进展，早期典型改变为鼓室内侧结节，砧骨长脚受压，病变通过听小骨内侧向上鼓室进展，听小骨受压向外侧移位，上鼓室外壁多正常（图 4-5-7）。

③ 临床更常见较大的胆脂瘤，不易区分原发部位。典型表现：a. 乳突气化不良，多为板障型或硬化型；b. 鼓室、鼓窦内为软组织密度，特点为增强扫描无强化效应；c. 鼓室、鼓窦入口

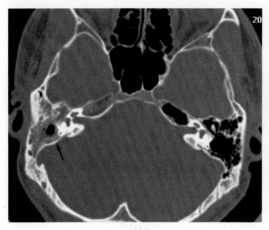

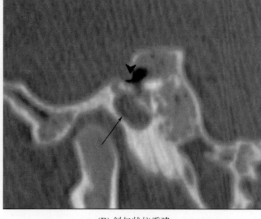

(A) 轴位　　　　　　　　　　　　　　　　(B) 斜矢状位重建

图 4-5-7　紧张部胆脂瘤

（A）示右侧中耳乳突见密度增高影（——），听小骨被侵蚀，且向外移位，鼓室壁略开大，边缘光滑、硬化；（B）示鼓室膨胀性骨破坏，边缘光滑锐利（——），听小骨受侵蚀变小（➤）

及鼓窦扩大，骨壁清晰光整，多有硬化；d. 听小骨移位、破坏不整或完全消失 ［图 4-5-8(A)］。另外，有的胆脂瘤还可见侵蚀内耳迷路，引起迷路瘘，多为水平半规管外侧的骨迷路破坏。胆脂瘤还可破坏鼓室天盖或乙状窦，与颅腔相通 ［图 4-5-8(B)］。

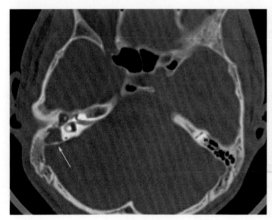
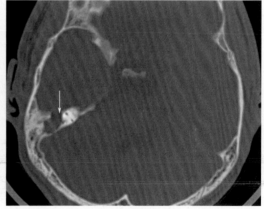

(A) 平扫层面一　　　　　　　　　　　　　(B) 平扫层面二

图 4-5-8　胆脂瘤

（A）示右侧乳突硬化型气化不良，鼓室、鼓窦明显扩大（——），骨壁光滑清楚，其内为软组织密度影充填，听骨链破坏消失；（B）为上方层面，示鼓窦入口开大，并见胆脂瘤破坏鼓室天盖与颅内相通（——）

【特别提示】

① 慢性中耳乳突炎是耳科最常见的感染性疾病，多由急性中耳乳突炎未经治疗或治疗不当发展而来，一般认为急性炎症超过 2 个月还未能治愈即转为慢性。

② 慢性化脓性中耳乳突炎病理上可分为单纯型、肉芽肿型和胆脂瘤型，3 种类型各具有一定特征，并无阶段性联系。单纯型最为常见，肉芽肿型又称坏死型或骨疡型，多见于小儿急性传染病，如猩红热或麻疹等病之后。胆脂瘤型又称继发性胆脂瘤，有长期慢性中耳乳突炎的基础，外耳道上皮经过穿孔的鼓膜长入鼓室，上皮及角化物质脱落及胆固醇结晶堆积，并常混有肉芽组织和脓液，形成膨胀性病变即胆脂瘤。按照原发部位不同，胆脂瘤可分为鼓膜松弛部型和紧张部型

两种，以松弛部胆脂瘤多见。松弛部胆脂瘤最早发病部位为上鼓室的 Prussak 间隙，即锤骨颈与鼓膜松弛部之间的小间隙。紧张部胆脂瘤发生于上鼓室，然后经鼓窦入口长入鼓窦。胆脂瘤对周围骨质的破坏主要是由于压迫吸收和其含有的胶原酶对骨的溶解所致。

③ 临床特点。各型慢性中耳乳突炎共同的临床表现为长期或反复的耳道流脓伴有听力下降，查体可见骨膜穿孔。胆脂瘤型有时可有白色有恶臭的鳞片或豆渣样物流出。

④ 鉴别诊断。

a. 肉芽肿型和胆脂瘤型慢性中耳乳突炎之间的鉴别。肉芽肿型中耳炎引起的骨质破坏常常边缘不规则，增强扫描病变可强化；而胆脂瘤型中耳炎骨质破坏边缘光滑，甚至硬化，增强扫描不强化。

b. 中耳癌。多见于老年人，典型症状为耳部流血及听力下降，有的可见外耳道内有新生物，与慢性中耳炎不同，影像检查见骨质破坏严重而不规则，边缘呈虫蚀样，以中耳为中心向周围发展，软组织肿块密度较高且不均匀，增强扫描有强化效应。

c. 真性胆脂瘤。由胚胎上皮残留在颞骨内形成，其好发部位在岩锥，与胆脂瘤不同。其影像表现为岩锥内孤立的圆形骨缺损腔，边缘骨质清楚光滑，无骨质硬化。

（二）胆脂瘤

分为原发性胆脂瘤和继发性胆脂瘤两种，病理表现基本相同，均为脱落的角化上皮堆积所致。其中继发性者多见，约占 98%，好发于外耳道、上鼓室及乳突窦等处，这里主要介绍原发性胆脂瘤。

【CT诊断】

① 好发于颞骨岩部。

② 类圆形或不规则形膨胀性骨质破坏，边缘清晰、锐利。

③ 较大病变不但可破坏岩部及其骨迷路，甚至可以突入中耳腔、中颅窝。

【特别提示】

① 原发性胆脂瘤亦称先天性胆脂瘤，由胚胎上皮残留形成。可发生在颅骨的任何部位，如可发生于颞骨岩部，常破坏面神经管迷路段，导致面瘫，严重者甚至破坏耳蜗、半规管等结构，导致耳聋，临床无耳漏病史。

② 本病需与面神经肿瘤鉴别，本病多为局限性膨胀性骨质破坏，MRI增强扫描无强化，而面神经肿瘤可明显强化。

三、耳部先天性发育畸形

（一）外耳畸形

【CT诊断】

（1）外耳道骨性狭窄 骨性外耳道狭窄是指前后径或者上下径小于 4mm，临床常常有小鼓膜，较易诊断（图 4-5-9）。

（2）外耳道闭锁 包括骨性闭锁和膜性闭锁。多为鼓骨未发育所致。当外耳道内气体完全消失，为软组织所代替时，则为外耳道膜性闭锁（图 4-5-10）。外耳道不能检出时，为外耳道骨性闭锁（图 4-5-11）。CT能显示外耳道闭锁骨板的厚度。

（3）外耳道走行异常 也称垂直外耳道，主要表现为外耳道骨管已形成，并且向下走行，内侧通向鼓室，外侧与膜性外耳道延续，并与外界相通。此类畸形的重要依据是观察骨性外耳道是否形成，特别是鼓骨是否发育对判断是否有外耳道具有重要意义。

（4）颞下颌关节位置异常 颞骨鼓部骨质发育不全或缺如，颞下颌关节窝向后上移位。

（5）可伴有中耳畸形。

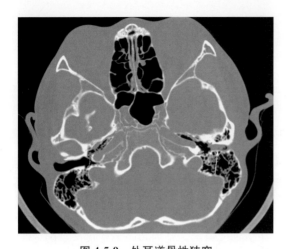

图 4-5-9　外耳道骨性狭窄
左侧外耳道前后径狭窄（——），径线小于 4mm

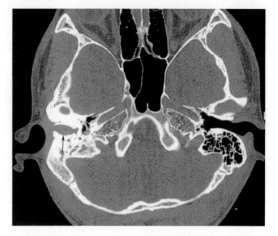

图 4-5-10　外耳道膜性闭锁
右侧外耳道狭窄（——），其内为软组织充填封锁

【特别提示】

外耳畸形是临床先天性颞骨发育畸形最为常见的类型之一，可单侧亦可双侧发生，临床表现为耳廓不同程度的发育畸形，无外耳道或者外耳道狭窄、小鼓膜，多合并中耳畸形，较少合并内耳畸形。

（二）中耳听小骨畸形

【CT 表现】

① 镫骨发育不全。为一侧短脚或缺如。镫骨非常细小，其畸形在二维图像上不易发现，以螺旋 CT 三维重建仿真内镜显示为佳。

② 砧镫关节异常。正常时砧骨长脚的豆状突和镫骨小头构成关节，形成由外上至内下的"L"形，夹角约为 120°，当砧镫关节发育异常时，可见相应解剖结构缺失、变形或夹角异常。

③ 听骨形态不规整、排列紊乱或融合成块，锤砧关节消失（图 4-5-12）。

④ 听骨大小、形态发育正常，但与鼓室骨壁黏着固定，多位于上鼓室外壁。

⑤ 听骨完全缺如。

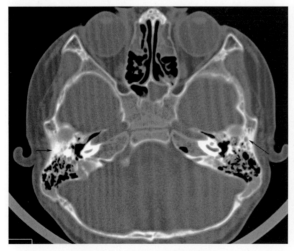

图 4-5-11　外耳道骨性闭锁
双侧骨性外耳道未形成、骨性闭锁（——）

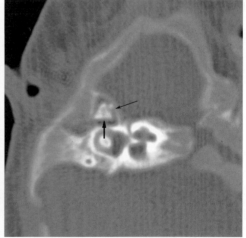

图 4-5-12　听小骨畸形
听小骨比例失调，锤骨头小（——），砧骨肥大（——）

【特别提示】

中耳畸形是较常见的耳部畸形，可单侧或双侧发病，可单独存在，但常合并外耳畸形。表现为鼓室、听骨链、面神经管及咽鼓管等结构异常，可表现为单一结构异常，也可为多个结构异常同时存在。临床症状为出生后即有的听力差，呈传导性聋。

（三）先天性内耳畸形

【CT 诊断】

（1）耳蜗畸形　表现为耳蜗螺旋骨管发育不全、耳蜗小而变形、耳蜗与前庭融合或耳蜗完全未发育等。CT 上根据畸形程度而不同，可表现为耳蜗小，其他内耳结构未发育；内耳处呈空囊状，耳蜗及前庭融合，诸半规管缺如或发育差（图 4-5-13）；内耳结构完全缺失，局部为致密骨性密度充填等。耳蜗畸形常伴有前庭和半规管异常，有的还可有岩骨及内耳道畸形。

包括耳蜗缺如在内的整个内耳完全未发育者称为 Michel 畸形，是内耳畸形中最严重的一种类型，多为单侧受累，较少为双侧。

Mondini 畸形为耳蜗扁小或螺旋管消失，仅有 1 周半或为单环与前庭相连，前庭囊状扩大，水平半规管及后半规管发育小。

（2）前庭畸形　前庭缺如、前庭扩大或与半规管融合成囊腔。最多见者为前庭与水平半规管融合成一个单腔（图 4-5-14）。正常前庭横径为 3.2mm，若大于此数值并有神经性聋即为异常。

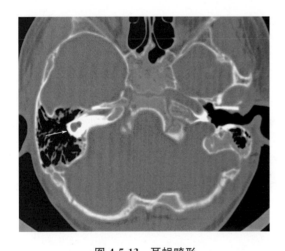

图 4-5-13　耳蜗畸形

右侧内耳呈空囊状（——），耳蜗及前庭融合，诸半规管缺如

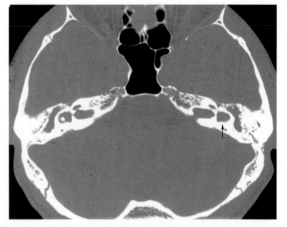

图 4-5-14　前庭畸形

左侧前庭和水平半规管融合成单腔（——），右侧前庭正常

（3）半规管畸形　表现为半规管短小、变形或缺如等异常，多合并前庭畸形。

（4）前庭水管扩大　也称大前庭水管综合征，表现为前庭水管开口宽度大于 1.5mm，或横断面图像前庭水管直接与半规管总脚相通（图 4-5-15）。

（5）内耳道畸形　内耳道畸形主要包括内耳道狭窄和内耳道未发育。以内耳道狭窄最为多见，内耳道直径小于 3mm 为内耳道狭窄（图 4-5-16）；当内耳道直径在 1～2mm 范围，蜗神经常未发育时，应慎行人工电子耳蜗植入，应先进行 MRI 检查，确定耳蜗神经的发育情况。

【特别提示】

内耳畸形可单独发生而不伴有外耳和中耳畸形，多单侧发病，也可为双侧发病。主要表现为程度不等的感音性聋。双侧发病者出生后由于感音障碍可导致聋哑。

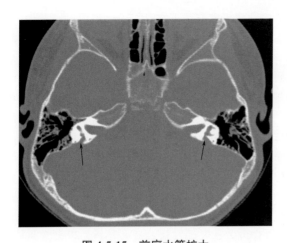

图 4-5-15　前庭水管扩大

双侧前庭水管增宽，并向内直接与半规管总脚相通
（——→）

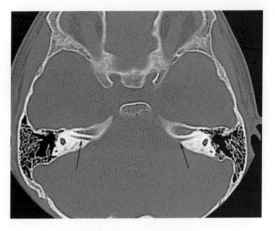

图 4-5-16　内耳道狭窄

双侧内耳道对称性狭窄（——→）

四、颞 骨 骨 折

【CT 诊断】

（1）外耳道骨折　最多见，外耳道骨折多发生在外耳道前壁，鼓部多见，常常累及颞下颌关节。

（2）乳突部骨折　乳突部骨折最为多见，根据骨折线走行的方向，颞骨骨折大致分为纵行骨折和横行骨折两种。

① 纵行骨折。表现为骨折线平行于颞骨长轴，起自于乳突后上方，穿过鼓室止于颅中窝，可累及骨性外耳道后壁、鼓室盖、面神经膝部及听骨链等（图 4-5-17）。纵行骨折常见，约占颞骨骨折的 80%，多为外力直接作用于颞部所致。

② 横行骨折。表现为骨折线一般经枕骨进入岩锥，垂直于颞骨长轴，较易累及面神经管鼓室段。多由外力作用于枕骨向前传导所致（图 4-5-18）。

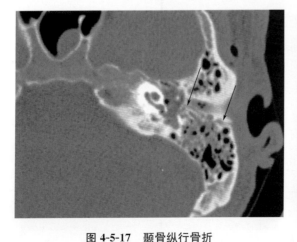

图 4-5-17　颞骨纵行骨折

左侧外耳道后上壁纵行骨折线，贯通鼓室外壁（——→），乳突蜂房积液

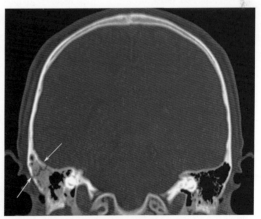

图 4-5-18　颞骨横行骨折

右侧颞骨乳突见横行透亮线（——→），乳突蜂房积液

③ 乳突部骨折常常合并乳突蜂房出血，表现为乳突蜂房不含气、密度增高，是乳突骨折的

重要间接征象。外伤病人出现乳突蜂房密度增高，应注意观察有无乳突骨折。

（3）迷路骨折 表现为发生在岩部的横行骨折，并且累及耳蜗、前庭、半规管等骨迷路，内耳道亦可受累。

（4）听小骨外伤 主要表现为听骨链断裂、听小骨移位和锤砧关节脱位。锤砧关节脱位横断面图像表现为锤砧关节间隙增宽。听骨链严重断裂时，听小骨可进入下鼓室，甚至外耳道。听小骨外伤可以合并其他部位骨折，亦可单独发生。

（5）面神经管骨折 表现为面神经管骨质不连续。一般乳突部纵行骨折常常累及面神经膝部或者鼓室段前部，横行骨折常常累及鼓室段，发生在岩部的横行骨折较易累及迷路段。临床出现面瘫应考虑面神经损伤。

【特别提示】

① 目前 CT 是诊断颞骨外伤的首选方法，三维 CT 能更全面准确地反应骨折及脱位的情况。

② 根据骨折的部位，颞骨骨折大致分为外耳道骨折、乳突部骨折、岩部骨折。根据骨折线方向，颞骨骨折分为纵行骨折、横行骨折及不典型骨折，骨折线方向对判断面神经损伤具有重要意义。

■■■ 第六节 口腔颌面部 ■■■

一、颌 骨 肿 瘤

（一）牙源性肿瘤

1. 成釉细胞瘤

【CT 诊断】

① 好发于下颌骨磨牙区和下颌骨升支。

② 颌骨局部膨隆性骨破坏，偏向唇颊侧，内见类圆形或分叶状肿块，多呈囊性密度或囊实性混杂密度，增强扫描肿瘤的实质部分可强化。颌骨皮质变薄，内缘明显呈多个切迹样或断续样改变（图 4-6-1）。肿瘤可穿破颌骨皮质骨形成软组织肿块。

③ 邻牙牙根多被侵蚀，呈锯齿、斜面或截根状（图 4-6-2）。

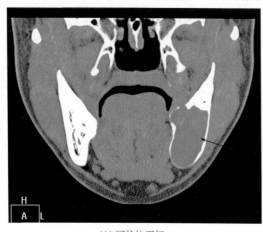

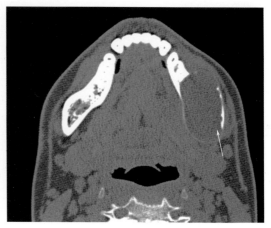

| (A) 冠状位平扫 | (B) 轴位平扫 |

图 4-6-1 囊性成釉细胞瘤

左下颌骨磨牙区见膨胀性骨破坏，内呈囊性低密度（——），散在斑片状稍高密度。上颌骨骨皮质变薄，内缘见多个切迹

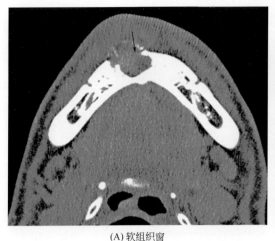

(A) 软组织窗   (B) 骨窗

图 4-6-2　实性成釉细胞瘤

（A）示下颌骨体见膨胀性骨破坏，内呈软组织密度（——），上颌骨皮质变薄，内见切迹；（B）示病变侵蚀邻近的2个牙根，牙质部分缺失（——）

④ 如肿瘤生长速度增快，影像上不呈膨胀性，原有的骨嵴破坏消失，牙槽侧骨皮质破坏，为肿瘤恶变征象。

【特别提示】

① 成釉细胞瘤是最常见的发生在颌骨内的牙源性肿瘤。主要来自牙板残件，也可来自口腔上皮以及含牙囊肿或角化囊肿的内衬上皮。80%～85%发生于下颌骨，尤其是磨牙区及升支部；少数发生于上颌骨，多见于前磨牙区和磨牙区。

② 肿瘤包膜不完整或无包膜，可为实性、囊性或囊实性。肿瘤虽为良性，但由于肿瘤包膜不完整，有局部侵袭性。肿瘤切除后可复发，也可恶变，故也被称为局限性恶性肿瘤、低度恶性肿瘤或交界性肿瘤。

③ 多见于20～40岁青壮年，尤以20～29岁年龄段最为多见，男性稍多于女性。多数病人表现为无痛性、缓慢发展的颌骨膨大，多向唇颊侧膨胀，面部畸形。肿瘤可穿出颌骨突至面部，此时触诊肿块有乒乓球样弹性感，穿刺可抽出黄色液体，可见发亮的胆固醇结晶，但无牙源性囊肿的脱落上皮及黄白色片状角化物。

④ 肿瘤呈囊性或囊实质性，单房或多房膨胀性生长，好发于下颌磨牙区和下颌升支，偏向唇颊侧，邻牙牙根常被侵蚀吸收，为造釉细胞瘤的CT表现特点。主要需与牙源性囊肿、骨巨细胞瘤等鉴别。

a. 牙源性囊肿：最主要鉴别点是囊肿形态多规整，呈边缘光滑锐利的类圆形，无牙根受累；而成釉细胞瘤边缘常有切迹，牙根可有侵蚀破坏。

b. 骨巨细胞瘤：骨巨细胞瘤分隔较粗糙，各囊腔大小相差不大，与牙齿无关。而成釉细胞瘤囊腔大小不一，常有牙根侵蚀，可资鉴别。

2. 牙源性角化囊性瘤

【CT诊断】

① 颌骨内膨胀性低密度区，单房或多房，密度均匀或不均匀，边界清楚，边缘一般光滑完整。

② 囊肿有沿颌骨长轴发展而累及多个牙齿的趋势。

③ 可以含牙或不含牙。

④ 可为上颌骨、下颌骨多发。

见图 4-6-3。

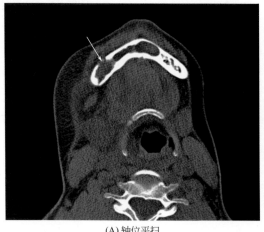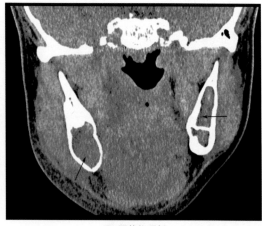

(A) 轴位平扫　　　　　　　　　　　　　　　　(B) 冠状位平扫

图 4-6-3　牙源性角化囊性瘤

(A) 示下颌角见沿颌骨长轴发展的囊性骨破坏，膨胀不明显，局部骨皮质不连续 (➝)；(B) 示双下颌支亦见类似病变 (➝)

【特别提示】

① 角化囊性瘤来源于原始的牙胚或牙板残件，传统命名为角化囊肿，在 2005 年 WHO 新分类中将其归属为牙源性良性肿瘤。本病好发于 10~30 岁男性。好发于下颌第三磨牙和下颌支。25％发生于上颌骨，通常在尖牙区，位于上颌后部者可累及上颌窦。

② 病理上，囊壁的上皮为复层鳞状上皮，表面覆盖角化层，囊内为白色或黄色的角化物或油脂样物。

③ 病变可单发，也可多发。多发者可伴有基底细胞痣综合征，出现皮肤、肋骨、颅骨和颅内的异常改变，如伴有皮肤基底细胞痣、叉状肋、小脑镰钙化、颅骨异常等，可支持本病诊断。术后复发率较高。

④ 牙源性角化囊性瘤沿颌骨长轴生长，颌骨自身膨胀不明显，较少引起的牙槽骨和牙根吸收，是其与颌骨成釉细胞瘤鉴别的主要依据。

3. 中央性颌骨癌

【CT 诊断】

(1) 骨质破坏　早期病变局限于根尖区，骨皮质不规则虫蚀状骨质破坏。以后病变进展，破坏区扩大，可累及下颌神经管，使其扩大、破坏、中断。病变广泛时则呈弥漫性溶骨性破坏。

(2) 软组织肿块　骨破坏处见不规则形软组织肿块影，边缘不整，并可穿出颌骨形成颌骨内外相连的肿块，并进一步侵犯周围结构，与正常软组织结构分辨不清，密度均匀或有斑片状低密度坏死区，增强扫描肿块多呈轻度强化，坏死区不强化。

(3) 淋巴结转移　以颌下、颏下及颈深上淋巴结多见。

见图 4-6-4。

【特别提示】

① 中央性颌骨癌也称颌骨中心性癌或原发性骨内癌，是颌骨内生长的上皮性恶性肿瘤，病理上多为鳞癌。颌骨是全身骨骼系统中唯一可以发生上皮癌的部位。好发于中老年人，以 50~60 岁居多，男性多于女性。病变好发于下颌骨，尤其是磨牙区。

② 中老年人牙痛、下唇麻木及无痛性肿块为中央性颌骨癌典型症状。淋巴转移易转移至颌下、颏下及颈深上淋巴结，也可发生远处血行转移。

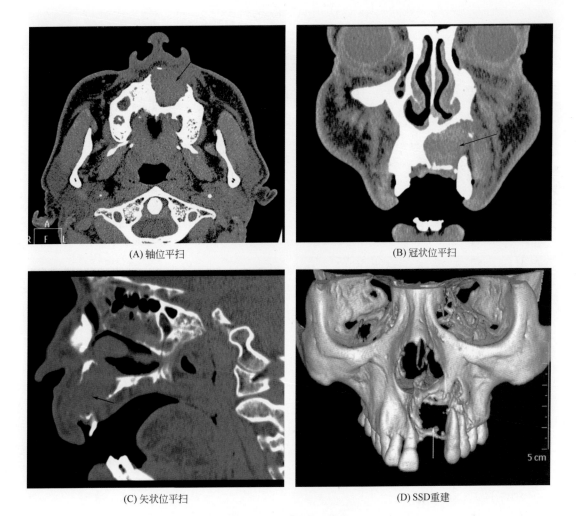

(A) 轴位平扫

(B) 冠状位平扫

(C) 矢状位平扫

(D) SSD重建

图 4-6-4　中央性颌骨癌

（A）、（B）、（C）示上颌骨体偏左侧膨胀性溶骨性骨破坏，见不规则形软组织密度肿块突破上颌骨向周围侵犯（──→），牙齿脱落；（D）示上颌骨破坏部位及情况

③ 鉴别诊断。

a. 慢性骨髓炎：慢性骨髓炎有感染病史，影像上除骨质破坏外，还可见增生修复改变，包括骨质增生硬化和骨膜增生，常可见死骨和病牙，与本病主要为骨质破坏的表现不同。

b. 颌骨肉瘤：肉瘤发病年龄相对较轻，溶骨性和混合性肉瘤也表现为溶骨性骨质破坏，有时不易与中央性颌骨癌鉴别，确诊需组织学检查。

（二）非牙源性肿瘤

1. 骨化性纤维瘤

【CT诊断】

① 颌骨骨松质内类圆形肿物，正常小梁结构不清，呈磨玻璃状或模糊片状，密度不均匀，可有散在斑点状骨性密度影（图 4-6-5）。

② 病变较大时可有颌骨膨隆变形。

③ 无骨质侵蚀破坏，骨皮质完整。

④ 周围软组织不受侵。

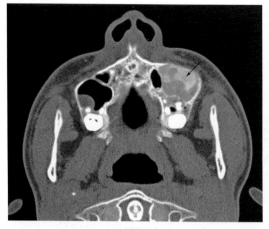

(A) 轴位平扫

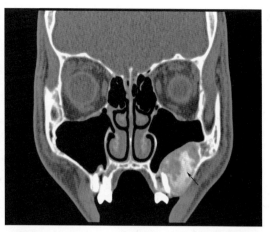

(B) 冠状位重建

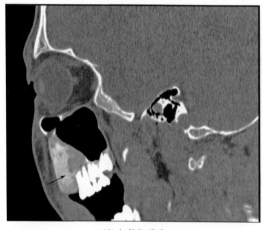

(C) 矢状位重建

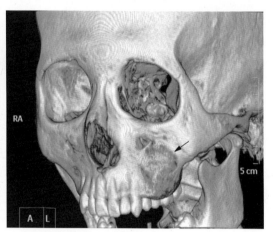

(D) SSD 重建

图 4-6-5 骨化性纤维瘤

（A）、（B）、（C）示左侧上颌骨牙槽突局部膨胀变形，内见不规则形致密影（——），密度不均，内见磨玻璃密度影及大片骨样致密影，边界较清楚，骨皮质完整；（D）示左上颌骨牙槽突膨大变形（——）

【特别提示】

① 骨化性纤维瘤为颌骨比较常见的良性肿瘤，主要由纤维组织和少量骨组织构成。

② 骨化性纤维瘤好发于颌骨，下颌骨略多于上颌骨，尖牙区多见。

③ 好发于青年人，多偶然发现颌骨膨隆，无其他自觉症状。

④ 病理及影像上与骨纤维异常增殖症相似，两者容易混淆，但后者较弥漫，骨质膨大明显，面部畸形，可有多骨受侵，与骨化性纤维瘤不同。

2. 骨巨细胞瘤

【CT 诊断】

① 颌骨膨胀性骨破坏，残留部分骨嵴呈皂泡样改变，皮质变薄或部分中断。

② 骨破坏区见软组织肿块影，密度多不均匀，边界清楚。肿块可突破颌骨至面部，周围软组织多无侵犯。

③ 若肿块形态不整，皮质破坏，与周围软组织境界不清时，可考虑有恶变的可能（图 4-6-6）。

【特别提示】

① 骨巨细胞瘤是颌骨较少见的骨源性肿瘤，肿瘤起源于骨髓内的原始间叶组织，具有一定

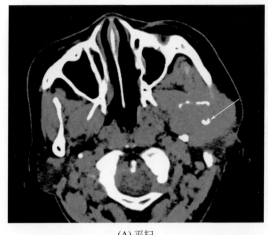
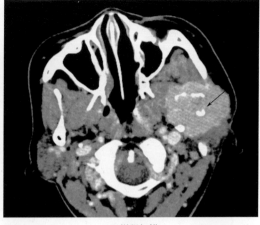

(A) 平扫   (B) 增强扫描

图 4-6-6 恶性骨巨细胞瘤

（A）示左侧下颌支膨胀性骨破坏，可见不规则形软组织肿块（——），内见残存骨质，肿块向周围生长；（B）示肿块明显强化（——），内见小片低密度区，肿瘤边界显示清晰，呈分叶状，边缘毛糙

的侵袭性和复发倾向。可分为良性和恶性两种，以良性占大多数，少数良性骨巨细胞瘤手术后可复发，也可恶变。

② 多见于 20～40 岁青壮年，好发于颌骨中央部，以下颌骨颏部及前磨牙区多见，故也称中央性骨巨细胞瘤。早期局部疼痛，逐渐出现颌骨膨隆，面部不对称，也可出现牙齿松动脱落。

③ 骨巨细胞瘤也有分隔及分叶样改变，影像上需与造釉细胞瘤鉴别。后者好发于下颌磨牙区，皮质有切迹，牙根可见切削，与骨巨细胞瘤不同。

3. 嗜酸细胞肉芽肿

【CT 诊断】

① 颌骨不规则形溶骨性骨质破坏，破坏较完全，境界清楚，边缘参差不齐，多贯穿颌骨皮质，但无骨膜反应。

② 骨破坏区见等密度软组织肿块，周围软组织肿胀较局限（图 4-6-7）。

③ 病变可多发，还可伴有其他部位如颅骨、长骨的骨质破坏。

【特别提示】

① 嗜酸细胞肉芽肿是组织细胞增生症中的一种类型，病理上为以嗜酸粒细胞为主的网状细胞和组织增生的肉芽肿样病变。本病好侵犯骨骼系统，造成骨质破坏，如颅骨、颌骨及长骨，以颌骨尤其多见，下颌骨多于上颌骨，以下颌角附近最常见，可单发或多发。

② 好发于儿童及青年人，男性居多。主要临床症状为颌骨局部疼痛、肿胀，牙齿松动或脱落，病情进展缓慢。

③ 临床需要与颌骨的恶性肿瘤如尤因肉瘤、骨肉瘤、中央性颌骨癌及颌骨转移瘤鉴别。恶性肿瘤发病年龄偏大，病变进展迅速，疼痛明显，CT 表现为颌骨大块溶骨性破坏的同时，有周围软组织受侵，境界不清。

4. 骨肉瘤

【CT 诊断】

① 基本表现为边界不清的骨质破坏及软组织肿块，并有肿瘤骨。肿瘤骨是骨肉瘤最主要的特点。根据骨破坏和肿瘤骨的多寡，骨肉瘤可分为 3 种类型。

a. 成骨型：骨破坏同时有大量的肿瘤骨，呈云絮状、斑块状、象牙质状高密度，软组织肿

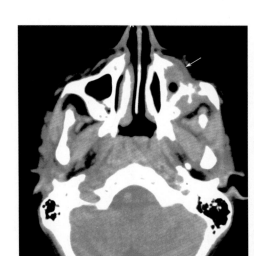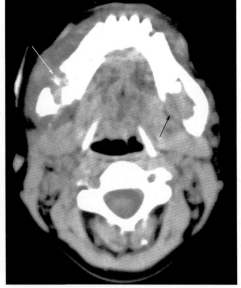

(A) 平扫层面一　　　　　　　　　　　　　　(B) 平扫层面二

图 4-6-7　嗜酸细胞肉芽肿

（A）示左侧上颌窦前壁及后外壁骨质破坏（——），沿窦壁见软组织肿块，边缘光滑，枕骨中线区亦见骨质破坏及边缘光滑肿块（——）；（B）示双侧下颌骨磨牙后区见不规则形溶骨性骨质破坏（——），右侧咬肌肿胀

块内也有较多的肿瘤骨（图 4-6-8）。

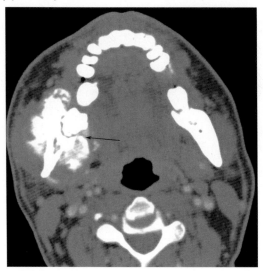

图 4-6-8　成骨型骨肉瘤

右侧下颌角处骨质破坏，周围见软组织肿块影，其内见不规则斑片状肿瘤骨（——）

　　b. 溶骨型：以骨质破坏为主，呈筛孔样、虫蚀状、针状、大片状骨破坏，一般可见少量肿瘤骨。

　　c. 混合型：介于上述两者之间。

② 肿块侵犯周围软组织，与正常组织分界不清。

③ 颌骨肉瘤较少有骨膜反应。

【特别提示】

① 颌骨肉瘤是颌骨最多见的原发性恶性肿瘤，病理上由肿瘤性骨样组织及肿瘤骨组成，分

为成骨型、溶骨型及混合型 3 种。

② 与长骨骨肉瘤好发于青少年不同，颌骨骨肉瘤多见于青壮年，男性居多，下颌骨多于上颌骨。临床表现为进行性颌骨疼痛、硬性肿块、口唇麻木及牙齿松动脱失等。

③ 本病需要与颌骨成釉细胞瘤、嗜酸细胞肉芽肿及转移瘤鉴别。

a. 成釉细胞瘤：多见于青年，好发于下颌骨磨牙区，无痛性颌骨膨胀，面部隆起畸形，影像检查见颌骨内分叶状透光区，牙齿根部切削变钝，颌骨皮质边缘多有切迹为特点。

b. 嗜酸细胞肉芽肿：多见于男性儿童，颌骨内单发或多发溶骨性骨质破坏，形态不整，软组织受累较轻，可有颅骨或其他骨质类似病变。

c. 转移瘤：可有原发肿瘤症状及其他部位转移病史，颌骨内病灶相对骨肉瘤略局限和规整，有时两者不易鉴别。

二、涎 腺 肿 瘤

（一）多形性腺瘤

【CT诊断】

① 好发于腮腺浅叶。

② 呈圆形或类圆形，少数为分叶状或不规则形。边界清楚，均匀软组织密度，有时有囊变，可有点状、条状钙化。

③ 渐进性强化是多形性腺瘤的特征性强化方式，即动脉期轻度强化，随着时间的延长，于静脉期和延迟期强化幅度逐渐增加，CT 值可上升 60Hu 左右。病灶内常可见到无强化液化区（图 4-6-9）。

【特别提示】

① 多形性腺瘤又叫混合瘤，是涎腺肿瘤中最常见的一种，约占全部涎腺病变中的 80%。来源于唾液腺上皮，同时还含有黏液样物质及软骨样组织，肿瘤内可有囊变，常有包膜。

② 好发于腮腺的浅叶，约占 85% 左右，其次为腭部及颌下腺，多为单发。以中年女性多见，多在无意中发现腮腺内肿块，质韧，活动，无压痛，肿块生长缓慢。

③ 本病主要与腺淋巴瘤鉴别。腺淋巴瘤以男性居多，可双侧同时发生，也可单侧多发，多有消长史，肿块多位于腮腺浅叶（后下象限），内多有囊变。动态增强扫描表现为典型的"快进快出"，即动脉期快速强化并达到峰值，随后快速减退，可资鉴别。

（二）腺淋巴瘤

【CT诊断】

① 好发于老年男性腮腺浅叶后下象限。

② 肿块呈类圆形，边界清楚，表面光滑，多小于 2cm，密度均匀或有囊变，呈中等或偏低密度。

③ "快进快出"的强化方式：增强扫描动脉期，病变实质部分明显强化，达到峰值，并于静脉期和延迟期迅速消退。病变多强化不均。

④ 肿块多单侧单发，但双侧发病或单侧多发是本病特点。

见图 4-6-10。

【特别提示】

① 腺淋巴瘤也被称为沃辛（Warthins）瘤或淋巴瘤性乳头状囊腺瘤，也是涎腺内较多见的良性肿瘤，其发病率仅次于多形性腺瘤，以腮腺最为多见，且多见于腮腺的后下象限。其目前多认为是迟发性过敏反应、淋巴结或淋巴组织内的涎腺组织异位增殖所致。

② 具有好发于 50 岁以上老年男性、可多发、常有疼痛、肿块大小可有消长变化，触诊质软

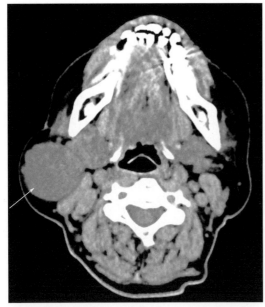

(A) 平扫

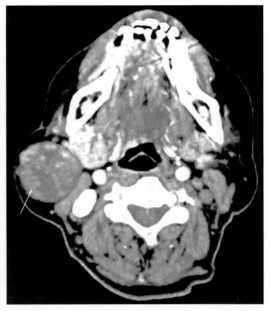

(B) 增强扫描动脉期

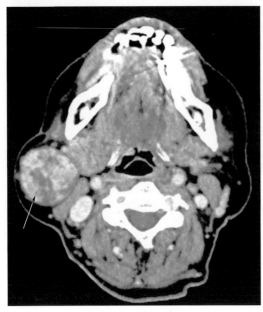

(C) 增强扫描静脉期

图 4-6-9 腮腺多形性腺瘤

（A）示右侧腮腺浅叶类圆形软组织密度肿物（——），边缘清楚光滑；（B）示肿物不均匀明显强化（——）；（C）示肿物强化幅度进一步增加，内见多发斑片状始终无强化区（——）

等特点。

③ 单发腺淋巴瘤有时易误诊为多形性腺瘤，后者为单发肿块，缓慢增大，疼痛不明显，肿块质韧，无消失史，具有渐进性强化方式，与腺淋巴瘤不同。

（三）涎腺恶性肿瘤

【CT 诊断】

① 涎腺区边界不清、轮廓不规则、密度不均匀的软组织肿块影，肿块体积一般较大，有的肿瘤内大部分为低密度坏死液化区。增强扫描时肿瘤呈不均匀强化，亦可呈环状强化。腮腺黏液表皮样癌见图 4-6-11。

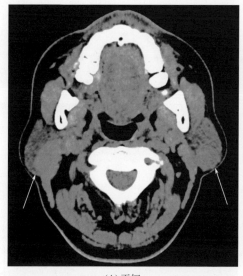

(A) 平扫

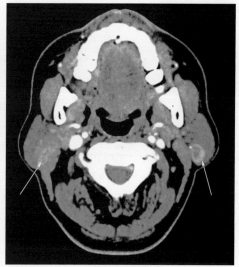

(B) 增强扫描动脉期

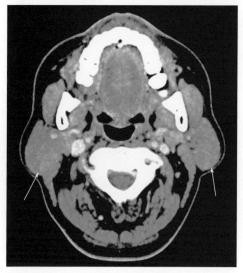

(C) 增强扫描静脉期

图 4-6-10 腺淋巴瘤

（A）示双侧腮腺浅叶后各象限各见一类椭圆形软组织密度肿物（——），密度不均，境界清楚；（B）示肿块明显不均匀强化（——）；（C）示病变强化幅度明显减弱，与强化的腮腺密度相近

② 当肿瘤侵及周围结构时，表现为脂肪间隙消失，与病变分界不清，邻近骨质破坏。

③ 常伴有腮腺周围或颈部淋巴结肿大。

【特别提示】

涎腺恶性肿瘤生长快，出现疼痛并伴有邻近肿大淋巴结。应与涎腺慢性脓肿鉴别。后者由涎腺炎症发展而致，常有患处涎腺肿胀疼痛病史，局部皮肤色红，皮温高，有触痛。增强扫描明显环行强化，周围间隙广泛水肿，密度增高，可助诊断。

（四）腺样囊性癌

【CT诊断】

① 涎腺内不规则肿块，呈囊实性，边缘模糊，密度不均匀，常有较大范围的液性区，可伴钙化，增强扫描环行不均匀强化（图 4-6-12）。

② 淋巴结转移见于肿瘤周围及颈部，其内也可有低密度坏死区，增强扫描环行强化。

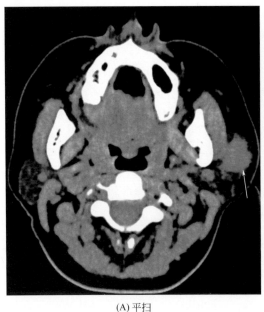
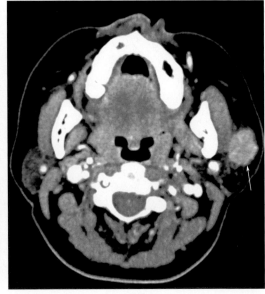

(A) 平扫   (B) 增强

图 4-6-11　腮腺黏液表皮样癌

(A) 示左侧腮腺分叶状低密度肿块（——→），边缘毛糙，有毛刺；(B) 示肿块明显强化，欠均匀（——→）

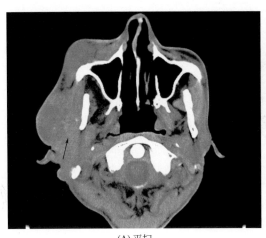
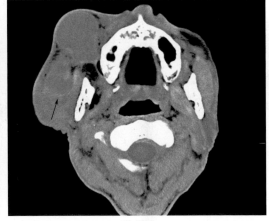

(A) 平扫   (B) 增强

图 4-6-12　腺样囊性癌

右侧腮腺区见囊实性团块影（——→），内见散在点状钙化，广泛侵犯，边界不清

③ 肿瘤可侵犯周围组织，分界不清，可破坏下颌骨。

【特别提示】

① 腺样囊腺癌是较常见的涎腺恶性肿瘤，可发生于腮腺，尤其在腮腺深部或峡部，但更常见于颌下腺、舌下腺以及其他小涎腺。肿瘤无完整包膜，为低度恶性，呈浸润性生长，有沿神经浸润扩散的特点。腮腺腺样囊腺癌常侵犯面神经出现面瘫。

② 临床上老年人多见，肿块生长迅速，固定，质硬，常有疼痛及面瘫。

③ 要注意与涎腺良性肿瘤区别，应从肿块的部位、形态、密度、邻近的骨骼、血管以及周围淋巴结多个方面观察。良性肿瘤多位于腮腺浅叶，形态规整，密度均匀，境界清楚，血管被推移，无淋巴结增大；而腺样囊腺癌多位于腮腺深叶、颌下腺、舌下腺以及其他小涎腺，形态不规

整，密度不均，境界模糊，包绕血管，有淋巴结增大，可资鉴别。

深部肿瘤可扩散至咽旁，需与其他组织起源的肿瘤鉴别。应注意颈动脉鞘的移位方向，涎腺肿瘤多推移颈动脉鞘向后移位；而颈动脉鞘内神经源性肿瘤多压迫颈部大血管向前内侧移位。

三、牙源性囊肿

与成牙组织或牙有关，发生于颌骨内。根据其不同来源和发生部位，可分为根尖囊肿、牙周侧方囊肿、含牙囊肿和牙源性角化囊肿等。

（一）根尖囊肿

【CT诊断】

① 病变呈囊性和膨胀性，围绕于龋齿、死髓牙等病源牙的根尖周围，其内包含牙根，囊肿周围的皮层呈薄层高密度带。

② 冠状位扫描或螺旋CT多层面重建可显示囊肿与根尖的关系（图4-6-13）。

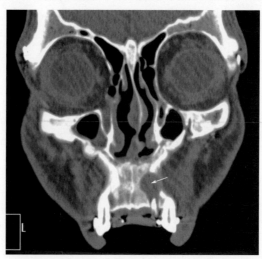

图4-6-13　根尖囊肿
左侧切牙残根周围见囊状骨破坏（——），边缘光滑

【特别提示】

① 根尖囊肿是最常见的牙源性囊肿，是由于根尖肉芽肿和慢性炎症刺激，引起牙周膜内的上皮残余增生，而后发生变性、坏死，同时伴有周围组织液的渗出而逐渐形成，病变常继发于深龋、残根和死髓牙。在拔牙后由残留在颌骨内的根尖肉芽肿发生而来的囊肿，称为残余囊肿。

② 应注意与含牙囊肿鉴别，后者囊壁主要连于牙冠、牙根交界处，围绕尚未萌出的牙冠。

（二）含牙囊肿

【CT诊断】

① 好发于下颌第三磨牙和上颌尖牙。

② 囊性膨胀性病变，边缘光滑锐利，包裹未萌出牙的牙冠，并附着于其牙颈部。冠状位或矢状位重建显示这一特点较准确（图4-6-14）。

【特别提示】

① 含牙囊肿是第二常见的牙源性囊肿。好发于10～40岁，男性多于女性。临床上多为患侧面部肿胀、牙列不齐和牙龈增生等症状。

② 本病主要与需根尖囊肿鉴别，后者较小，直径通常小于1cm，膨胀轻，囊肿包绕根尖，而不具备含牙囊肿特征性的包绕牙冠的表现。此外，应注意与含牙的成釉细胞瘤鉴别。囊实性的

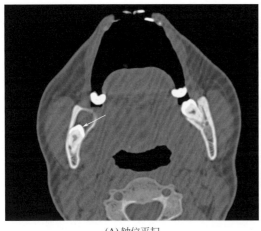
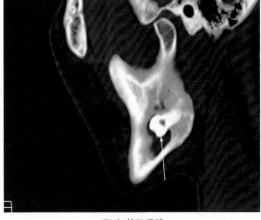

(A) 轴位平扫　　　　　　　　　　　　　　(B) 矢状位重建

图 4-6-14　含牙囊肿

（A）示右侧第三磨牙区见囊性占位，边缘光滑锐利，包绕未萌出的第三磨牙牙冠（——）；（B）示囊肿包绕第三磨牙牙冠，并附着于其牙颈部，牙根在囊肿外（——）

成釉细胞瘤，其内可见强化的实质成分，而牙源性囊肿内无实质成分，这是两者的主要不同。此外，在分房大小，边缘表现，邻牙改变等方面两者表现亦有一定区别。

四、先天性囊肿

（一）甲状舌管囊肿

【CT 诊断】

① 颈前正中线或旁中线圆形或类圆形囊性肿物，壁薄而光滑，境界清楚，囊肿内为液体密度，增强扫描囊壁无强化。

② 肿物与舌骨关系密切，多位于舌骨前方及上下方，囊肿后缘有一柄状突起，伸入舌会厌韧带及甲状软骨之后，为本病的特征。

见图 4-6-15。

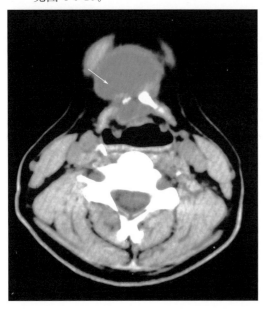

图 4-6-15　甲状舌管囊肿

中线处见薄壁哑铃状囊性肿物（——），跨越舌骨前后方，边缘光整，密度均匀

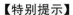

【特别提示】

① 甲状舌管囊肿又称颈前正中囊肿，为颈前部中线上最多见的先天性异常。甲状舌管为胚胎期颈中线结构，其下端演化为甲状腺，上端在舌根部形成盲孔，而此管逐渐闭合消失，其未退化残留组织可形成囊肿或瘘管。

② 囊肿可发生于舌根部盲孔区至胸骨上切迹间中线的任何部位，但最常见的部位在舌骨附近。临床上多见于青少年，多由于囊内分泌物的潴留造成舌或颈部压迫感才被发现。

③ 本病发病部位典型，结合影像学表现，一般诊断不难。

（二）鳃裂囊肿

【CT 表现】

① 鳃裂囊肿最常见的部位是下颌角下胸锁乳突肌中 1/3 的前缘，典型者位于颈内、颈外动脉之间。

② 囊肿呈边缘锐利的圆形或椭圆形肿块，呈水样密度，囊壁薄而均匀，界限清楚，增强扫描无强化（图 4-6-16）。

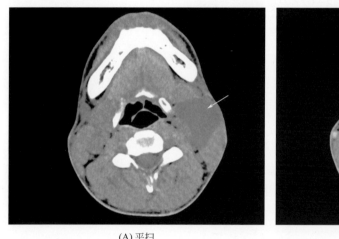
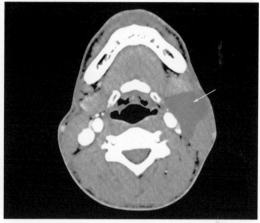

（A）平扫 （B）增强扫描

图 4-6-16　鳃裂囊肿

（A）示左颈部胸锁乳突肌前缘深面不规则形囊性肿物（——），边缘清晰锐利；（B）示肿物无强化效应（——），位于颈动静脉外侧

③ 囊肿较大时可致周围组织受压移位。

④ 当发生感染时，囊壁增厚并有不规则强化，囊内密度可增高，囊肿边缘模糊不整，与周围组织界限不清，周围脂肪组织可呈网格状改变，有时还可伴有淋巴结肿大（图 4-6-17）。

【特别提示】

① 鳃裂囊肿又称颈侧囊肿，由胚胎期 5 对未完全退化的鳃裂组织上皮残余形成。病理上囊肿壁外层为结缔组织，内衬上皮细胞，囊内容物为清亮或浑浊液体。

② 第一鳃裂囊肿常与腮腺关系密切，偶尔可位于腮腺内。囊肿多位于耳廓的下方，如有管道直接通向外耳道则能明确诊断。如果没有管道与外耳道相通或囊肿位于腮腺内，则需与淋巴表皮样囊肿、阻塞性黏液囊肿或涎腺囊肿鉴别。

③ 第二鳃裂囊肿最常见，常见于下颌角下方，若位置较深，可与咽旁间隙相通。

④ 第三鳃裂囊肿大多由第三鳃裂发生的胸腺导管退化不全所致，在颈内动脉之后沿颈总动脉鞘下行，位于梨状窝处。

⑤ 第四鳃裂病变绝大部分表现为左侧周期性下颈脓肿或腮腺炎。第四鳃裂瘘管开口于胸锁

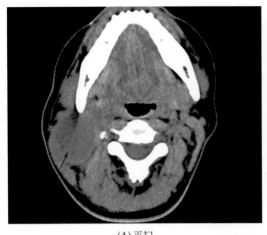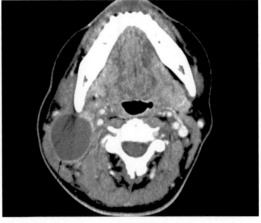

(A) 平扫　　　　　　　　　　　(B) 增强扫描

图 4-6-17　鳃裂囊肿合并感染

（A）示右颈部胸锁乳突肌前缘深面囊性肿物，可见较厚包膜（——），周围脂肪间隙模糊；（B）示病变包膜明显强化（——）

乳突肌下 1/3 的前缘，低于第二、三鳃裂异常。

⑥ 鳃裂囊肿的典型临床表现为反复出现的颈部质软肿物，多在上呼吸道感染后增大，经抗生素治疗后可缩小。单纯囊肿常无明显症状。

第七节　颈　　部

一、颈部淋巴结病变

（一）单纯性淋巴结炎

【CT诊断】

① 见于颏下、颌下或颈部其他部位如颈深部或颈后区。

② 圆形、椭圆形或不规整形态的软组织肿块影，直径多为 1.0～3.0cm。

③ 密度均匀，或有不同程度低密度坏死区。

④ 边缘模糊，周围脂肪间隙密度增高，软组织肿胀明显。炎症局限时边缘可光滑清楚。

⑤ 增强扫描肿块呈轻至中度强化，密度可均匀；有坏死者呈环形强化，其内坏死区无强化。单纯性淋巴结炎见图 4-7-1。

【特别提示】

① 单纯性淋巴结炎是颈部淋巴结的化脓性感染，病变多来源于鼻咽、口腔及呼吸道感染，以颌下及颏下淋巴结肿大多见。

② 儿童发病多见，颈部淋巴结增大，局部红肿，压痛明显，可伴有发热，白细胞增多。影像检查见颏下、颌下或颈部淋巴结增大，其内多有坏死，密度减低，轮廓模糊，周围肿胀明显，增强扫描环行强化。有时需与下列疾病鉴别。

a. 颈动脉体瘤。肿块位于颈总动脉分叉处，轮廓清楚，强化明显，颈内、颈外动脉分离，对诊断颈动脉体瘤有较高的价值，也是与淋巴结炎的主要鉴别点。

b. 神经源性肿瘤。位于颈动脉间隙，边界清楚，密度均匀或有囊变，增强扫描实性部分明显强化，颈动脉受压前移。而淋巴结炎轮廓模糊不清，周围组织水肿，位于颈动脉间隙时，颈动

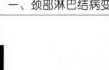

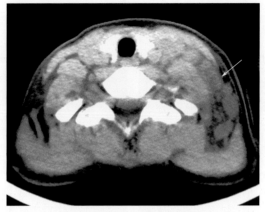

图 4-7-1 单纯性淋巴结炎

平扫示左侧颈后三角可见多发类圆形或卵圆形结节（——），大小不等，密度较均匀，部
分淋巴结边缘模糊，周围脂肪间隙密度增高

脉多受压向内侧移位，可帮助鉴别。

c. 颈部淋巴结转移瘤。淋巴结转移瘤易互相融合，中心极易坏死，表现为结节内低密度区，
增强扫描时结节环形强化，环壁厚，不规则。而淋巴结炎低密度多位于淋巴结的周边，且密度更
低，结合感染病史可资鉴别。

（二）颈部淋巴结结核

【CT诊断】

① 好发于颈静脉周围及后三角区淋巴结，以颈下深组及后三角组下区最为多见。

② 淋巴结结核以增生为主时，密度较均匀，边缘规则，增强明显强化；以干酪坏死为主时，
中央有较大的单发低密度干酪坏死区，可见钙化，增强扫描呈环形强化。

③ 常多发、大小不等、形态及密度均不甚一致，多个淋巴结可聚集成团、相互融合，边缘
环状强化，内有多个分隔及多个低密度区，呈"花环状"改变，为颈部淋巴结结核的特征性
改变。

④ 淋巴结结核累及周围组织时，病变边界不清，皮下脂肪网格状水肿，密度增高。

淋巴结结核见图 4-7-2。

【特别提示】

① 颈淋巴结结核是常见的肺外结核，也是较多见的颈部包块。

② 颈淋巴结结核好发于儿童及青年，以青年女性多见。临床主要表现为单侧或双侧颈部无
痛性肿物，部分患者有低热、盗汗、体重减轻等结核中毒症状，少部分患者合并肺结核或既往有
肺结核病史。结核菌素试验多为强阳性。在病理上表现为渗出、增生及干酪样坏死。CT增强扫
描所见能反映淋巴结结核的各个病理阶段。

③ 颈淋巴结结核常需要与下列疾病鉴别。

a. 囊肿。鳃裂囊肿和单房淋巴管瘤，应与单发液化的淋巴结结核鉴别。囊肿形态规整，轮
廓清楚，密度均匀，包膜较薄而均匀，增强扫描无强化效应，周围无水肿及结构模糊改变，容易
区别。

b. 神经鞘瘤。位于颈动脉间隙，单发类圆形肿块，边缘光整，密度不甚均匀，常有囊变，
增强扫描肿块实体强化明显，位于颈动、静脉后方，使颈部大血管受压前移。而淋巴结结核多位
于血管外侧、胸锁乳突肌深面，与神经鞘瘤不同，可助鉴别。

c. 淋巴结转移瘤。常有头颈部恶性肿瘤病史，生长较快。影像检查见颈部淋巴结肿大，轮廓

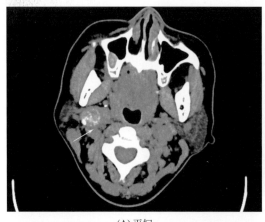

(A) 平扫

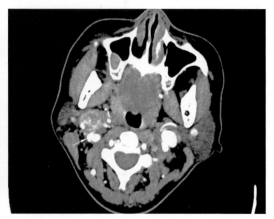

(B) 增强扫描动脉期

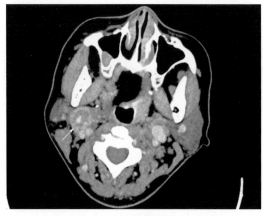

(C) 增强扫描静脉期

图 4-7-2 淋巴结结核

（A）示右颈静脉周围多发融合的肿大淋巴结，密度不均，可见低密度区及多发斑点状、结节状及斑片状钙化（➜）；（B）示病变环形强化，内部坏死区无强化（➜）；（C）示环形强化更为明显

模糊，密度不均，常有坏死液化，壁厚且不均匀，肿块多有融合，有时可包绕或侵犯颈部大血管。如果能同时发现头颈部恶性肿瘤征象，则容易诊断。

（三）淋巴管瘤

【CT 诊断】

一侧颈部脂肪间隙内单房或多房薄壁囊性肿物，张力不高，形态不规则，轮廓光整，边界清楚。水样密度，多房者密度略有不均 ［图 4-7-3（A）］。多无强化效应，有的囊壁可有轻度强化 ［图 4-7-3（B）］。合并感染时囊壁增厚、强化。

【特别提示】

① 淋巴管瘤是先天性淋巴系统发育异常，为迷走的淋巴组织囊状扩张所致。有 4 种组织类型，囊性水瘤或淋巴管瘤、海绵状淋巴管瘤、毛细管性淋巴管瘤或单纯性淋巴管瘤、血管淋巴管畸形或淋巴管血管瘤，4 种亚型常同时混合存在，以囊性水瘤最为常见。

② 多在 2 岁前发现，肿块质地软，触之有波动感。影像检查呈囊性肿块，境界清楚，多无强化，诊断相对容易。

（四）淋巴瘤

【CT 诊断】

① 早期多为单侧性，平扫可见颈部血管周围结节状软组织影，较小时呈边界清楚的圆形或

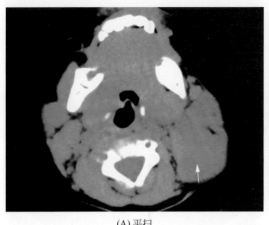 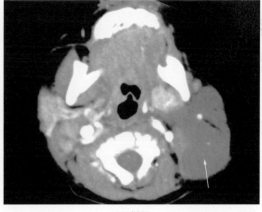

(A) 平扫　　　　　　　　　　　　　　　　　(B) 增强

图 4-7-3　淋巴管瘤

（A）示左颈部可见不规则形囊状液性低密度占位，密度不均，可见分隔样影及条形脂肪密度影，边缘光整（➡）；（B）示病变右侧线状分隔样强化，血管在其内穿行（➡）

卵圆形，密度多较均匀，增强扫描时肿块强化不明显，仅呈轻度强化（图 4-7-4）。较大病灶中央可见液化坏死并无强化（图 4-7-5）。

② 晚期可见双侧淋巴结均增大且融合成团状。颈部大血管受压向内侧移位。周围侵犯时表现为边缘模糊、与周围正常组织分界不清。

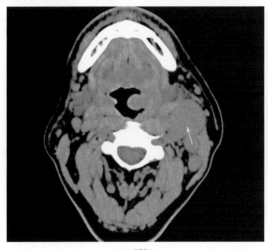 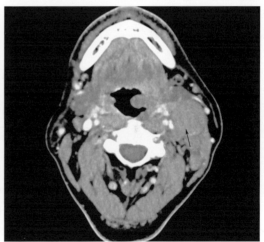

(A) 平扫　　　　　　　　　　　　　　　　　(B) 增强

图 4-7-4　淋巴瘤（一）

（A）示左侧颈静脉间隙及颈后三角多发大小不等类圆形肿块（➡），密度均匀，轮廓光整；（B）示肿块轻度强化（➡），颈内静脉受压变扁，向内侧移位

【特别提示】

① 淋巴瘤在头颈部恶性肿瘤中占第二位，仅次于鳞癌，以非霍奇金淋巴瘤占大多数。头颈部淋巴瘤可侵犯淋巴结、结外淋巴组织（如咽淋巴环）、结外非淋巴组织（如鼻腔、鼻旁窦、眼眶等）。颈部淋巴结肿大的同时，常合并其他部位，如胸、腹以及浅表淋巴结的肿大。

② 临床上多见于男性青壮年或老年人，以颈部淋巴结肿大为主要症状就诊，临床检查常可见全身其他部位肿大淋巴结，以及肝脾肿大、发热及消瘦等全身症状。

③ 咽后及颈后三角区淋巴结受侵时，需与鼻咽癌的淋巴结转移鉴别，主要从淋巴结的边缘、

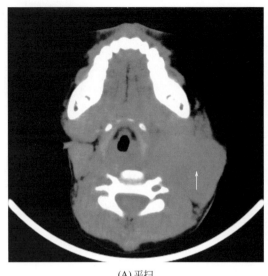
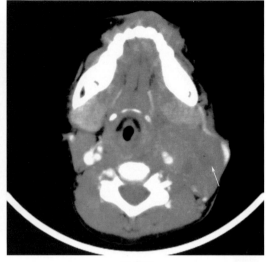

(A) 平扫   (B) 增强

图 4-7-5 淋巴瘤（二）

（A）示左侧颈后三角浸润性生长的软组织肿块（—→），密度不均，与颈部肌群分界不清，皮下脂肪受侵；（B）示肿块轻度强化，内见多发不规则无强化区（—→），颈内动脉、颈内静脉受压内移

内部密度变化及增强后强化程度来鉴别，鼻咽癌转移淋巴结边缘可不规则，内部密度不均匀，有小片低密度区或大片坏死，最主要的是鼻咽癌转移淋巴结增强后强化程度较淋巴瘤明显，呈中等强化，可资区分。

（五）淋巴结转移

【CT诊断】

颈部转移淋巴结的CT诊断主要根据淋巴结的大小、密度、内部结构、边缘、数目和周围组织结构的改变。

（1）大小 一般以最大径≥15mm作为颈静脉、二腹肌及颌下淋巴结转移的诊断指标，最大径≥10mm为其他颈区淋巴结转移的诊断阈。近年研究表明，以最小径测量更为准确，颈二腹肌组≥11mm，其他颈区≥10mm作为诊断阈更为可靠。颈静脉链区淋巴结直径≥0.8cm即可考虑异常。甲状腺癌最小径5～8mm的淋巴结也应引起警惕，甲状腺癌患者出现气管食管沟区任何大小的淋巴结均应高度警惕转移的可能。

（2）密度和内部结构 密度可均匀，增强扫描均匀强化；较大病变中心常见低密度液化坏死区，增强扫描环行强化（图4-7-6）。

（3）形态和数目 转移淋巴结多呈球形，长、短径相仿。头颈部恶性肿瘤患者在淋巴引流区3个或以上相邻的淋巴结，即使每个淋巴结的最小径较小，在5～8mm，也应警惕有淋巴结转移的可能。

（4）淋巴结的包膜外侵犯 表现为淋巴结边缘不完整、模糊，周围脂肪间隙消失，可有淋巴结融合，尚可侵犯周围结构，其中最为外科关注的是颈动脉有无受侵，其标准尚未统一。国内文献报道以肿瘤与动脉间界限消失且两者交角≥90°作为颈动脉受侵的判断标准。

【特别提示】

① 颈部淋巴结转移多来自头颈部恶性肿瘤，如鼻咽癌、甲状腺癌、喉癌及舌癌等，少数来自胸、腹部恶性肿瘤。

② 中老年人出现颈部包块，进行性增大，多质硬、活动度差，影像检查颈部单发或多发肿大淋巴结，可单侧或双侧发生，常见融合和坏死，增强扫描环行强化，多数可同时发现头颈部上

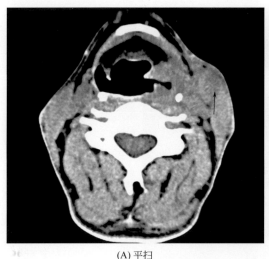
(A) 平扫

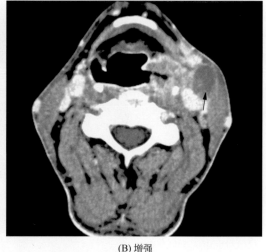
(B) 增强

图 4-7-6　梨状窝癌淋巴结转移

（A）示左颈动脉间隙可见卵圆形结节（——），密度不均，边缘模糊；（B）示肿块不规则环行强化，中心坏死区无强化（——）

皮性恶性肿瘤，诊断不难。

③ 不同的原发肿瘤有不同的转移好发部位及密度特点。如鼻咽癌转移淋巴结多为双侧发生，多形态规则、边缘清楚。咽后组、颈后三角区为鼻咽癌淋巴结转移的特征性部位，其中咽后组淋巴结是鼻咽引流的首站淋巴结，如咽后组淋巴结肿大时，应首先考虑鼻咽癌的可能。不规则环形强化伴中央低密度为鳞癌转移淋巴结的 CT 特征性表现。而鼻咽癌淋巴结转移密度较均匀，常呈中等度强化。

④ CT 是检查颈部淋巴结的首选检查方法，尤其是多层螺旋 CT MPR 冠状面、矢状面重建能更直观地显示淋巴结的部位、数目、大小、密度变化以及与周围结构的关系。

二、颈部血管性病变（血管瘤）

【CT 诊断】

颈部边界清楚的软组织肿块影，形态多不规整，呈多足状向周围间隙蔓延，密度均匀，密度与肌肉相仿或略高于肌肉，典型征象为肿块内有一枚或数枚大小不一的圆形高密度静脉石（图 4-7-7）。增强扫描动脉期肿瘤有明显的结节状血管样强化，延迟扫描强化区域逐渐扩大。较小肿瘤可全部明显强化。

【特别提示】

血管瘤是真性肿瘤，是婴幼儿头颈部最常见的肿瘤，分海绵状、毛细管型及混合型 3 种病理亚型。大部分在出生后不久发生，以女性多见。分为浅表型及深在型。静脉石是血管瘤特征性表现。

三、甲状腺疾病

(一) 结节性甲状腺肿

【CT 诊断】

① 甲状腺呈对称性或不对称性不同程度增大，密度正常或减低，密度不均匀。甲状腺边缘清晰，周围脂肪间隙存在而无浸润征象。

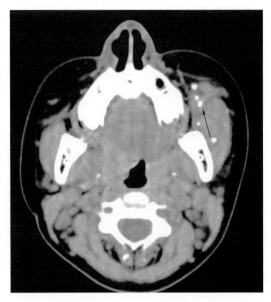

图 4-7-7 血管瘤

左侧咬肌及颊部见软组织肿块，其内有数个静脉石（——）

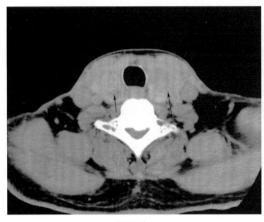 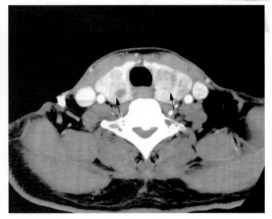

(A) 平扫　　　　　　　　　　　　　　　　　　(B) 增强扫描

图 4-7-8 结节性甲状腺肿

（A）示双侧甲状腺增大，其内可见多发大小不等、密度不均低密度区（——）；（B）示结节不均匀强化，边界较清楚，密度低于明显强化的甲状腺（——）

② 甲状腺内多个、散在、规则的低密度结节为其特征性改变（图 4-7-8）。

③ 钙化。多表现为斑点状或蛋壳状粗钙化［图 4-7-9（A）］。

④ 增大的结节可位于甲状腺内，也可突出于腺体外，或向下延伸至纵隔［图 4-7-9（C）］。

⑤ 有的结节可有出血，密度增高。

⑥ 气管受压移位及管腔变窄。

⑦ 增强扫描时，结节轻度强化或无强化，密度低于周围腺体［图 4-7-8（B），图 4-7-9（B）、（C）］。

⑧ 当结节短期增大迅速，形状不规则，边界不清，密度明显不均匀，且有沙砾状钙化时，应可疑结节有恶变。

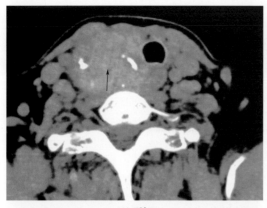

(A) 平扫

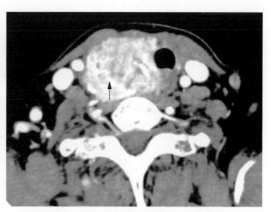

(B) 增强扫描

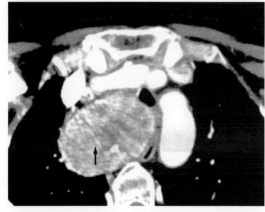

(C) 增强扫描

图 4-7-9　结节性甲状腺肿

（A）示甲状腺右叶（➡）不规则增大，密度减低、不均，可见多发低密度区及散在斑点状钙化，病变边界尚清楚；（B）示甲状腺右叶病变不均匀强化，其内可见多发斑片状无强化区（➡），边界清楚；（C）示病变向下延伸达胸骨后（➡）

【特别提示】

① 结节性甲状腺肿是单纯性甲状腺肿的一种常见类型，是甲状腺激素合成不足，引起垂体促甲状腺素增多，刺激甲状腺滤泡上皮增生，滤泡肥大所致。增生的甲状腺滤泡大小不一，并伴有出血、囊变、纤维化及钙化等退行性改变。镜下可见胶体潴留性结节及腺瘤样增生结节。前者为滤泡腔内充满胶质；后者为实性滤泡上皮增生。

② 好发生于中年人，以女性多见。常为偶然发现甲状腺包块或硬结，可伴有疼痛，还可有甲状腺功能亢进症状。

③ 本病应注意与甲状腺癌鉴别。甲状腺癌与正常甲状腺组织分界欠清，密度不均匀，病灶内钙化呈细点样或沙砾状，常侵犯甲状腺包膜或甲状腺旁结构，并多有周围淋巴结转移，可帮助鉴别。

(二) 亚急性甲状腺炎

【CT 诊断】

① 患侧甲状腺增大，内有边缘模糊的低密度区。常累及甲状腺的一侧包膜。

② 增强扫描病变轻中度强化，低于正常甲状腺。

③ 可累及邻近结构出现渗出和积液，使之结构分辨不清。多数累及甲状腺后上方。

亚急性甲状腺炎见图 4-7-10。

【特别提示】

① 亚急性甲状腺炎是最多见的甲状腺炎性病变。多在上呼吸道感染或病毒性腮腺炎后发病，

目前认为与病毒感染有关。病理上见甲状腺内有大量炎性细胞浸润，甲状腺滤泡破坏，后期可见吞有胶性颗粒的多核巨细胞形成及大量纤维组织增生。

② 临床上以 20~50 岁女性多见。发病前多有上呼吸道感染。起病急骤，发热，咽喉肿痛，甲状腺肿痛，压痛明显。早期可因甲状腺滤泡破坏，甲状腺素释放入血引起甲状腺功能亢进症状，少数可出现永久性甲状腺功能减退。

（三）慢性淋巴细胞性甲状腺炎

【CT诊断】

① 双侧甲状腺弥漫性增大，以峡部明显。

② 甲状腺弥漫性密度减低，可略不均匀。

③ 甲状腺与周围组织分界清晰。

④ 增强扫描甲状腺仅轻度强化或不强化（图 4-7-11）。

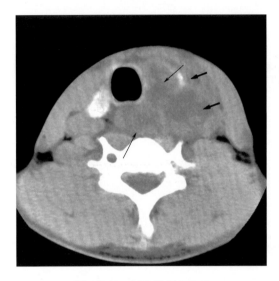

图 4-7-10 亚急性甲状腺炎
左侧甲状腺略增大，其内见片状密度减低区
（——），甲状腺周围有数个低密度脓腔（➡）

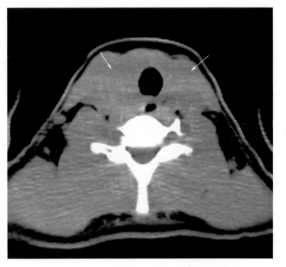

图 4-7-11 慢性淋巴细胞性甲状腺炎
甲状腺增大，密度均匀减低（——），边界尚清晰。
本例右叶明显

【特别提示】

① 慢性淋巴细胞性甲状腺炎又称桥本病，属自身免疫性疾病。病理改变为甲状腺滤泡萎缩、解体及变性，数目减少和纤维组织增生。

② 临床上中老年女性多见，可伴有其他自身免疫性疾病。起病缓慢，多偶然发现颈部增粗。早期甲状腺功能检查可正常，少数可有甲状腺功能亢进表现，后期甲状腺功能减退，出现黏液水肿和恶性贫血。实验室检查多数血抗甲状腺球蛋白抗体（TgA）阳性，常需穿刺活检或病理检查明确诊断。

（四）甲状腺腺瘤

【CT诊断】

① 甲状腺内单发低密度结节或肿物，呈圆形或类圆形，边缘光滑清楚。周围甲状腺正常。

② 密度均匀或不均匀，内可有出血、囊变及钙化。

③ 增强扫描腺瘤实质部分中度以上强化，而囊变及出血部分无强化（图 4-7-12）。

【特别提示】

① 甲状腺腺瘤是最多见的甲状腺良性肿瘤，分滤泡型、乳头型和混合型 3 类，以滤泡型最

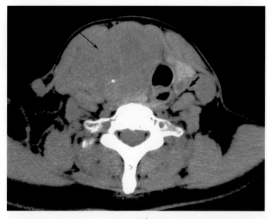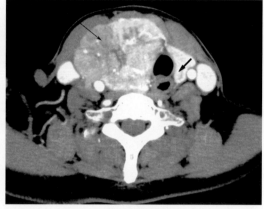

(A) 平扫   (B) 增强扫描

图 4-7-12　甲状腺腺瘤（多发）

（A）示甲状腺右侧不规则形分叶状低密度肿物（——），密度不均匀，内见不规则低密度影及点状钙化影，界限清楚；甲状腺左叶另见一卵圆形低密度结节（——），边界清楚，似有包膜；（B）示右叶肿物不均匀明显强化，内见斑片状无强化区，并见大量血管样强化，边界清楚（——）；左叶病变明显不均匀强化（——）

常见，乳头型也称乳头状囊腺瘤，呈囊实性，具有恶性倾向。

② 甲状腺腺瘤通常为单发结节，包膜完整，缓慢膨胀性生长。肿瘤内常伴有出血、纤维化和钙化。

③ 临床以 20~40 岁女性多见，一般无明显的自觉症状，约 20% 患者可伴有甲状腺功能亢进症（甲亢）。

④ 有时甲状腺腺瘤可同时有结节性甲状腺肿，不易区分，应进行增强扫描。主要与结节性甲状腺肿、甲状腺癌鉴别。结节性甲状腺肿结节无完整包膜，且周围甲状腺组织异常，增强扫描结节强化不明显，与之不同。甲状腺癌多见于儿童或 60 岁以上的男性，肿块形态不规则，分界

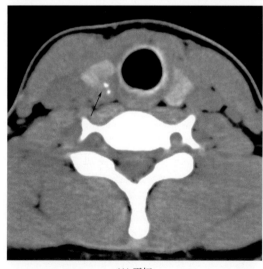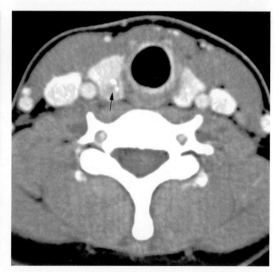

(A) 平扫   (B) 增强扫描

图 4-7-13　甲状腺癌（一）

（A）示甲状腺右叶可见低密度结节，密度不均，内见颗粒状钙化，边缘毛糙，边界不清（——）；（B）示病变中等不均匀强化，内见弱强化区（——）；病理证实为乳头状癌

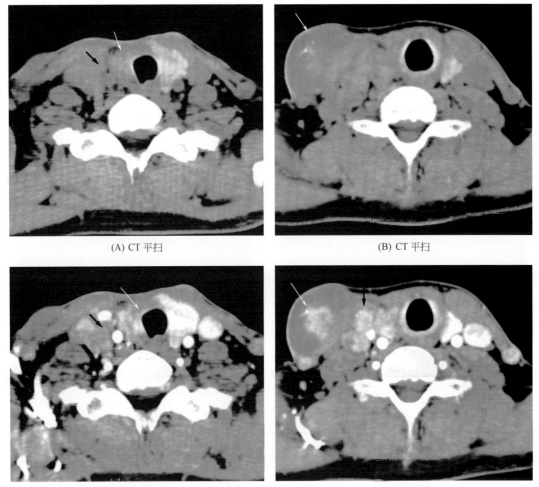

(A) CT 平扫　　　　　　　　　　　　(B) CT 平扫

(C) 增强扫描　　　　　　　　　　　　(D) 增强扫描

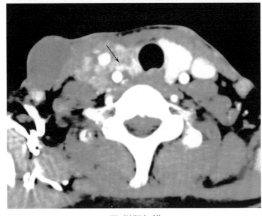

(E) 增强扫描

图 4-7-14　乳头状甲状腺癌（二）
（A）示甲状腺右叶及峡部不均匀密度减低，边界不清，形态不整（→），右颈部血管间隙见不规则团块影（→）；（B）示右颈部乳突肌前外方囊实性转移淋巴结（→），其内可见颗粒状钙化，与胸锁乳突肌分界不清；（C）示甲状腺右叶及峡部病变轻中度不均匀强化，内有囊变（→），边界不清，突破甲状腺包膜，右颈部血管周围间隙可见多发不均匀强化的肿大融合淋巴结（→），边界不清，内有坏死；（D）示甲状腺右叶病变中等不均匀强化，边缘不整，右颈部可见多发融合肿大淋巴结强化（→），强化不均，可见囊变；右胸锁乳突肌前外侧囊实性转移淋巴结实质部分中等不均匀强化（→），示甲状腺右叶病变突破包膜侵犯右颈结构，血管被包绕、推移（→）。病理证实为乳头状癌

不清，密度明显不均匀，钙化呈细点状或沙砾状，可有颈部淋巴结转移，可资鉴别。

（五）甲状腺癌

【CT 诊断】

① 甲状腺不规则低密度结节或团块，密度高低混杂，为其特征性改变。

② 病变形态不规则、边缘模糊，后期甲状腺癌常突破包膜，侵及周围结构。

③ 病变内出现囊变伴有明显强化的乳头状结节为甲状腺乳头状癌的特征性表现。

④ 15％～18％的甲状腺癌出现颗粒状小钙化，可以作为恶性病变定性诊断的指征。也可见斑片状、斑点状钙化。

⑤ 增强扫描多呈轻度至中度不均匀强化，囊变区无强化，乳头状癌实性结节明显强化。

⑥ 颈部淋巴结转移是甲状腺恶性病变定性诊断的可靠的间接诊断指标。甲状腺癌早期即可有颈部淋巴结转移，多位于颈深下组淋巴结，并常具有原发灶某些特点，如颗粒状小钙化等。

见图 4-7-13、图 4-7-14。

【特别提示】

① 甲状腺癌在人体内分泌性恶性肿瘤中居首位。病理类型主要有乳头状癌、滤泡癌、未分化癌及髓样癌。

② 乳头状癌最常见。可以单发或多灶性分布在甲状腺两叶。CT 见肿瘤囊变及囊壁明显强化的乳头状结节，并有沙砾状钙化，是乳头状癌的特征。早期即有颈淋巴结转移。

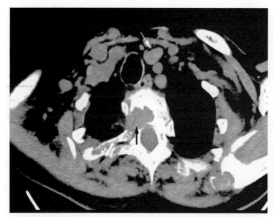

(A) 平扫

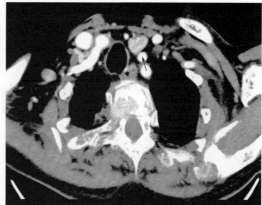

(B) 增强扫描

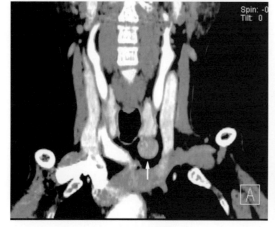

(C) 冠状位重建

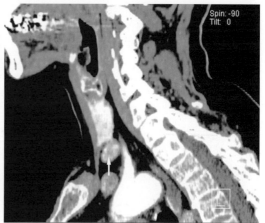

(D) 矢状位重建

图 4-7-15 甲状旁腺腺瘤

（A）示左侧气管食管沟可见卵圆形软组织密度结节（➡），密度均匀，边界清楚，第 3 胸椎椎体右后部、第 3 后肋及左肩胛骨见骨破坏及软组织团块（➡）；（B）显示左侧气管食管沟病变明显强化，骨破坏区团块明显强化（➡）；（C）、（D）示病变位于左侧甲状腺后下方（➡）

四、甲状旁腺腺瘤

【CT 诊断】

① 位于甲状旁腺区，即甲状腺后方靠近气管食管沟。

② 呈类圆形或不规则形结节，边缘规则、边界清晰。

③ 均匀软组织密度，少数内有低密度出血坏死。

④ 增强扫描明显强化。

⑤ 骨骼系统改变。颈肩部扫描野内可见骨质疏松、骨质软化，有时可见单发或多发囊状骨破坏（纤维囊性骨炎或棕色瘤）。

甲状旁腺腺瘤见图 4-7-15。

【特别提示】

① 甲状旁腺腺瘤为最多见的甲状旁腺肿瘤，是引起甲状旁腺功能亢进的最主要病因。甲状旁腺一共有 4 枚，分别位于每侧甲状腺侧叶的后方，上下各一对。每个腺体约 5mm×5mm×3mm，CT 上常常不易辨认。

② 甲状旁腺腺瘤多为单发，以下对甲状旁腺好发。多发者与甲状旁腺增生不易鉴别。

③ 临床多见于女性，发病年龄以 30～60 岁好发。症状为骨关节疼痛、手足搐搦、肾绞痛或血尿、肌肉软弱无力等。泌尿系统结石较为普遍。生化检查有持续性高血钙、低血磷及尿钙增高。

④ 少部分可异位于胸腺、胸腺旁组织、甲状腺、食管后、后纵隔、喉旁或颈动脉鞘等。故对于临床高度怀疑甲状旁腺腺瘤，而在正常甲状旁腺区域未见异常时，应注意观察周围结构，以便发现异位的甲状旁腺腺瘤。

（丁长伟 邢晓菲）

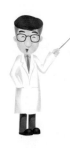

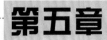
CT 在呼吸系统的应用

■■■ 第一节　气管和支气管疾病 ■■■

一、先天性支气管囊肿

【CT诊断】

① 含液囊肿为圆形或类圆形囊状影像，边缘光滑清楚。少数囊肿呈浅弧状。CT 值为 ±10Hu 左右。

② 含气或液气囊肿可清楚显示囊肿壁，壁厚≤1mm，边缘清楚（图 5-1-1）。含气液囊肿可见液平面。合并急性感染者囊肿外缘模糊。反复感染后引起囊壁增厚。

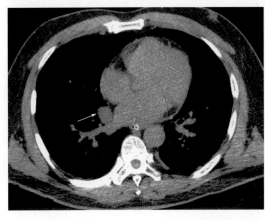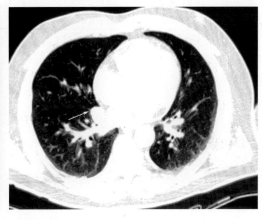

图 5-1-1　支气管含液囊肿

右侧肺静脉前方、近叶间裂处可见边界清晰、类圆形、液体密度影（➡️）

③ 多发性支气管囊肿为含气囊肿或有液平面，可局限于一个肺叶，或分布在一侧肺或双肺。

【特别提示】

① 囊肿一般不与支气管相通，但感染后囊肿可与支气管连通，此时囊内液体可经支气管排出，并有气体进入囊内，成为含气、含液或气囊肿。

② 病变可为单发性或多发性，多发性支气管囊肿为多囊状或蜂窝状阴影。CT 检查能够证实病变为囊性，有助于确诊。

③ 先天性支气管囊肿需与肺大疱、肺结核空洞、肺脓肿及良性肿瘤等疾病鉴别。

二、气管、支气管异物

【CT诊断】

① CT 轴位可以直接显示异物及其引起的气道狭窄，可判断异物的部位。

② 螺旋CT 扫描速度快，可获得高质量的轴位图像，显示异物清晰。图像后处理［如多平面重建（MPR）、曲面重建（CPR）、VR 及支气管仿真内镜（CTVB）］可以对异物准确定位、判定

支气管阻塞或狭窄的范围和程度，全面显示异物的形态（图5-1-2）。

【特别提示】

① 由于右主支气管比左侧更接近于垂直走行，故异物易进入右侧。

② CT三维重建可以显示气管、支气管异物的直接和间接征象，对于临床诊断困难者应行CT检查。

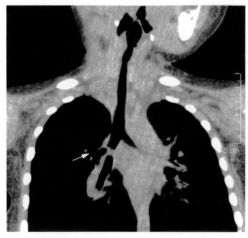
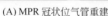
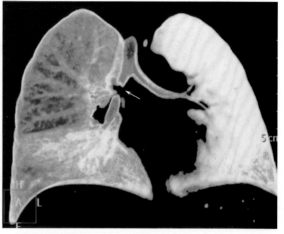

(A) MPR 冠状位气管重建　　　　　　　　　　　　　　(B) MIP

图 5-1-2　右主支气管异物

3岁儿童进食花生米时呛咳，MPR冠状位气管重建可见右主支气管内异物（➤），最大密度投影（MIP）可见右主支气管截断（⟶）

三、支气管扩张

【CT诊断】

① 支气管扩张分为柱状支气管扩张、静脉曲张型支气管扩张、囊状支气管扩张。柱状支气管扩张时支气管内腔增宽，管壁增厚，可表现为轨道征。静脉曲张型支气管扩张的支气管内腔不仅增宽，且呈凹凸不平表现［图5-1-3（A）］。

② 当扩张的支气管内有黏液充填时呈棒状影像。囊状支气管扩张表现为多发环状影像［图5-1-3（B）］，其内可有液平面。支气管的环形影像与相伴随走行的肺动脉横断面相连形成印戒征。

③ 囊状支气管扩张内充满黏液时则形成结节状影像。

【特别提示】

① 病人屏气不良或心脏搏动，可引起肺血管的运动伪影，类似支气管扩张的双轨征或环形影像，应注意鉴别。心脏搏动伪影一般位于左肺舌叶、两肺下叶及心缘旁。

② 囊状支气管扩张应与肺大疱及蜂窝肺鉴别。

四、慢性支气管炎

【CT诊断】

① 主要的CT表现为支气管壁增厚，以两下肺多见。常合并肺气肿、肺大疱形成。肺大疱在CT显示为局限性无肺结构区域，有光滑的薄壁。CT可显示肺大疱的大小、形态及周围肺组织受压改变，肺大疱内有的可见纤细的间隔（图5-1-4）。合并感染时可见液平面。

② 刀鞘状支气管为胸内段气管矢状径增大，横径减小所致。横径与矢状径比值小于0.5。气管两侧壁内陷，后壁向腔内突入。

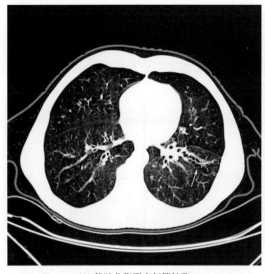

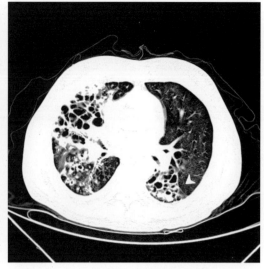

(A) 静脉曲张型支气管扩张   (B) 囊状支气管扩张

图 5-1-3　支气管扩张

（A）示支气管内腔增宽，凹凸不平（———）；（B）示多发环状影像（▶）

③ 肺间质纤维化可表现为小叶间隔增厚，小叶内间质增厚，支气管血管束增粗，扭曲或粗细不均。

④ 肺动脉高压时，肺门区肺动脉增粗，右肺动脉下干可在 15mm 以上，肺源性心脏病（肺心病）表现为右心室增大。

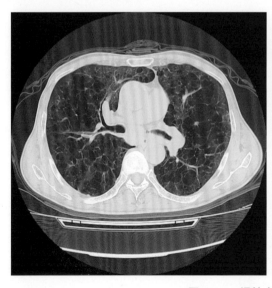

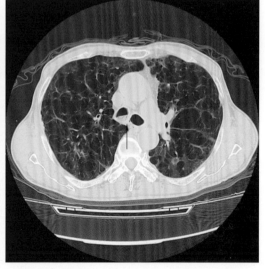

图 5-1-4　慢性支气管炎、肺气肿

支气管壁增厚，两侧肺气肿，肺大泡形成，右主支气管可见痰液（———）

【特别提示】

① 慢性支气管炎的临床诊断标准是慢性进行性咳嗽连续 2 年以上，每年连续咳嗽、咳痰至少 3 个月，并除外全身性或肺部其他疾病。本病常合并肺内炎症、肺气肿、肺大疱及肺源性心脏病。

② 冬季发病较多，易发生呼吸道感染，使咳嗽及呼吸困难加重。

五、气管肿瘤

【CT 诊断】

① 气管良性肿瘤为气管内表面光滑的结节状病变，软组织密度，直径多为 2cm 以下，突向气管腔。一般气管壁无增厚，气管软骨正常。气管软骨瘤的 CT 值较高，错构瘤具有脂肪的 CT 值。

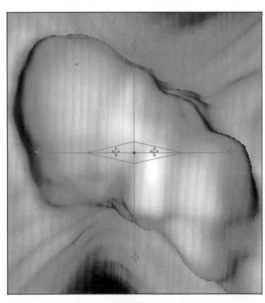

(A) CTVB   (B) MPR 冠状位气管重建

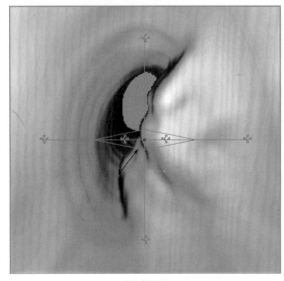

(C) CTVB   (D) CTVB

图 5-1-5　气管肿物

气管左侧壁宽基底向腔内突出的肿物（——➤）

② 气管原发恶性肿瘤多发生于气管中下部，肿瘤呈息肉状或呈结节状突向气管腔内，基底较宽，CT 值为软组织密度。较大的肿瘤引起管壁增厚明显，肿瘤可围绕整个管壁。肿瘤进展后侵及软骨，软骨破坏，并在气管外形成肿块（图 5-1-5）。

③ 气管恶性肿瘤可直接向纵隔内扩散，引起纵隔和肺门淋巴结肿大，胸膜转移引起胸水和

胸膜结节。

④ 气管原发恶性肿瘤与良性肿瘤的区别主要为管壁增厚。

【特别提示】

① 气管肿瘤中良性比较少见，有乳头状瘤、纤维瘤、平滑肌瘤、错构瘤、软骨瘤和神经鞘瘤等。气管原发恶性肿瘤约占气管肿瘤的 80%。主要为鳞癌和腺癌。

② 螺旋 CT 的后处理如 MPR、容积再现技术（VR）及支气管仿真内镜（CTVB），可以准确显示病变的整体形态、解剖部位。气管镜检查可确定诊断。

第二节　肺先天性疾病

一、肺不发育和发育不全

【CT 诊断】

① 患侧胸廓小，纵隔向患侧移位。患侧胸腔内密度升高，无含气肺组织及支气管像，而胸腔上部由健侧肺脏代偿性气肿越过中线形成的含气肺组织影像（图 5-2-1）。

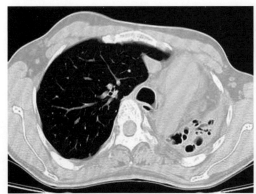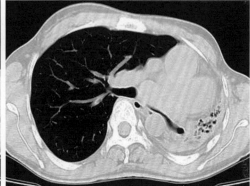

(A) 肺窗平扫层面一　　　　(B) 肺窗平扫层面二

图 5-2-1　左肺发育不良

左肺体积减小，肺野密度增高，可见少量蜂窝状改变，纵隔左移

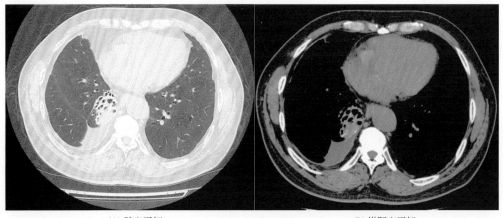

(A) 肺窗平扫　　　　(B) 纵隔窗平扫

图 5-2-2　右肺下叶发育不全

右下肺体积减小，位于脊柱旁，内部可见小囊状扩张支气管影，叶间裂位置后移

② CT 增强检查可见患侧肺动脉缺如。心脏向患侧移位，对侧肺脏血管增粗。一侧肺发育不全显示患侧密度增高、体积变小。主支气管变细，肺动脉细小，有时可见静脉回流异常。

③ 肺叶发育不全显示病变的肺叶密度增高，呈三角形或类圆形，三角形病灶尖端指向肺门，增强检查病变部位有薄壁空腔影像（图 5-2-2）。

【特别提示】

① 一侧肺发生异常一般分为 3 型。a. 肺不发育：患侧支气管、肺和血液供应完全缺如。b. 肺发育不良：患侧仅有一小段支气管盲管，无肺组织和血液供应。c. 肺发育不全：患侧主支气管形成，但比正常细小，肺组织发育不完全。

② 先天性一侧肺不发育多见于小儿，需与肺炎引起的肺不张鉴别。炎性肺不张经抗感染治疗后短期内消失。

二、肺隔离症

1. 肺叶内型肺隔离症

【CT 诊断】

① 肺隔离症的 CT 表现多种形态，如囊状空腔、实性肿块或囊实性病变，边缘光滑。囊性病变可有液平面。病变范围多相当一个肺段。病变周围可有斑片及条索影，可合并肺气肿。

② CT 平扫有时可见来自主动脉的血管分支，呈带状影像。增强扫描实性病变可有强化，并易发现供血血管（图 5-2-3）。螺旋 CT 多平面重建及容积成像可全面显示异常血管的解剖形态及走向（图 5-2-4）。

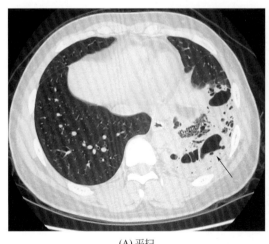
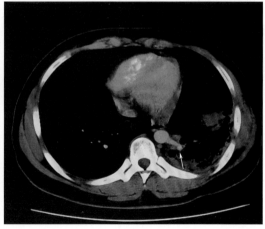

(A) 平扫　　　　　　　　　　　　　　　　　　(B) 增强

图 5-2-3　左肺下叶肺隔离症（一）

（A）示囊状空腔（➡），（B）示来自主动脉的供血血管（➡）

2. 肺叶外型肺隔离症

【CT 诊断】

① CT 可见左下叶后段密度均匀的软组织阴影。位于膈下的病变为脊柱旁的肿块影。合并一侧膈疝者占 30％左右。可有一侧膈升高或膈麻痹。

② CT 增强扫描可显示其供血动脉及静脉回流情况，如发现主动脉发出的供血血管可以确定诊断。

【特别提示】

① 约⅔的病人隔离肺位于脊柱旁沟，多位于左下叶后段，少数为右下叶后段。上叶少见。CT

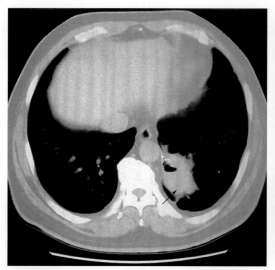

(A) 肺窗平扫

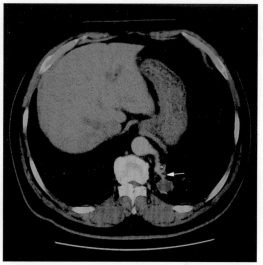

(B) 纵隔窗增强扫描

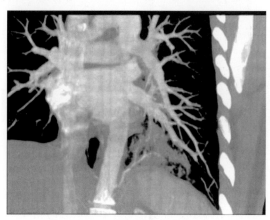

(C) CT 增强扫描三维重建

图 5-2-4　左肺下叶肺隔离症（二）

（A）示左下肺脊柱旁团块样病变（——），

（B）、（C）示供应血管来自腹主动脉（——）

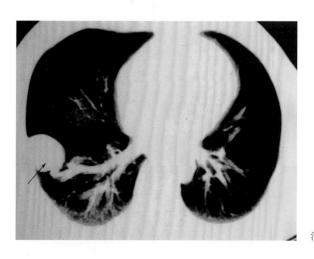

图 5-2-5　右肺下叶动静脉畸形

右下肺可见结节状病变，与肺静脉相连，边缘清楚（——）

增强扫描发现供血血管可确诊。

② 肺隔离症表现为软组织阴影应和肺肿瘤鉴别，表现为囊腔或囊腔内液平面应和肺囊肿、支气管扩张及肺脓肿鉴别。鉴别诊断的关键是进行 CT 增强扫描、CTA 及 DSA 等检查显示异常供应血管。

三、肺动静脉畸形

【CT 诊断】

① CT 平扫可见肺内结节状影像，边缘清楚，可呈分叶状。输入动脉及输出静脉呈条状影像，从结节向肺门走行（图 5-2-5、图 5-2-6）。

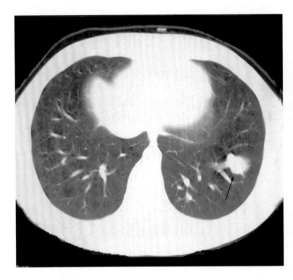
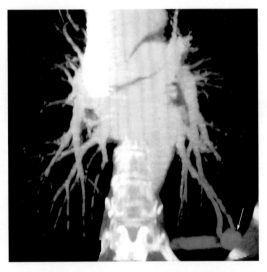

图 5-2-6　左肺下叶动静脉畸形（一）　　　　　图 5-2-7　左肺下叶动静脉畸形（二）

病变边缘清楚，略呈分叶状，输入动脉呈条状影像（——）　　CT 血管成像显示输入动脉和输出静脉（——）

② CT 血管成像动静脉畸形的结节表现为明显强化的血管团或血管池，输入动脉和输出静脉强化，其 CT 值与肺动脉相似（图 5-2-7）。CT 动态扫描可显示异常血管与肺动脉增强时相一致。

【特别提示】

① CT 平扫显示结节状影像及与肺门相连的带状血管影为本病的诊断依据，在 CT 平扫上有时应与肺内其他疾病的结节影像鉴别，如周围型肺癌和结核瘤等。

② 对于肺门附近的肺内结节阴影做穿刺活检之前应首先除外本病，以免引起严重出血。螺旋 CT 多平面重建和三维重建及 CT 血管成像可显示病变的整体形态。

■ ■ ■ 第三节　肺部炎症 ■ ■ ■

一、大叶性肺炎

【CT 诊断】

① 早期，病变显示为肺叶内的磨玻璃影或稍高密度影，病变内部密度不均，边缘模糊（图 5-3-1）。

② 病变发展，CT 表现为肺叶内全部或大部分实变，病灶密度可均匀或不均匀，部分病灶内

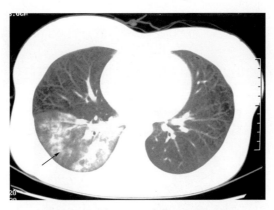

图 5-3-1　右下叶大叶性肺炎渗出期
右下叶大片磨玻璃影，其内可见斑点状高密度灶（➡）

可见含气支气管气像，增强后病灶内可见结构完整的肺血管影（图 5-3-2、图 5-3-3）。

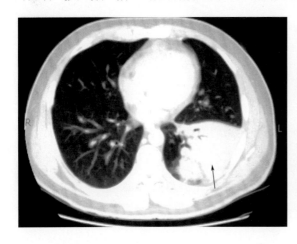

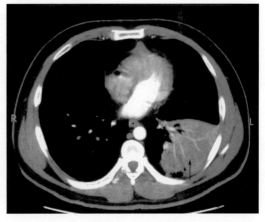

图 5-3-2　左下叶大叶性肺炎（一）
左下叶大叶性实变影，其内可见支气管气像（➡）

图 5-3-3　左下叶大叶性肺炎（二）
增强扫描示病变内部肺血管走形正常（➡）

③ 治疗后，由于炎症的吸收，病变范围较实变期缩小，密度减低，病灶内部密度更不均匀，形成大小不等的斑片状病灶。绝大部分病例短期内病变可完全吸收，少数病例吸收缓慢，甚至形成慢性炎症。

【特别提示】

① 大叶性肺炎多发生于青壮年，常起病急，突然高热、寒战、胸痛、咳嗽、咳铁锈色痰。白细胞总数及中性粒细胞明显增高。

② 大叶性肺炎根据病史、临床症状、实验室检查及影像表现多能做出正确诊断。大叶性肺炎实变期在阴影形态上需与肺结核、中央型肺癌引起的肺不张及肺炎型肺癌鉴别。大叶性肺炎消散期表现应注意与浸润型肺结核鉴别。

二、支气管肺炎

【CT诊断】

① 支气管肺炎累及多叶、多段，沿支气管分布。腺泡肺泡炎时 CT 上表现为肺野内的小结节影，边缘模糊，病变位于肺野外带时呈树芽征。病变发展，病灶融合形成小斑片状或较大的斑片

状影像，边缘不清，两下肺为著。

② 炎症引起终末细支气管阻塞，导致局限性肺气肿，与正常肺含气区域形成明显的密度对比，出现马赛克征。

③ 部分化脓菌引起的病例，在病灶内可出现大小不等的小空洞，其边缘模糊。也有的病例可出现胸腔积液（图5-3-4）。

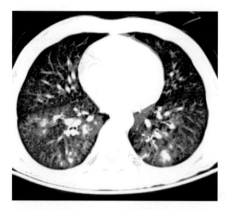

图 5-3-4　支气管肺炎
双肺野透过度不均，双肺多发的沿支气管走行分布的模糊小斑片影，部分融合，边缘模糊

【特别提示】

① 支气管肺炎多见于婴幼儿、老年人、极度衰弱的患者或为手术后并发症。在临床上以发热为主要症状，可有咳嗽、呼吸困难、发绀及胸痛。极度衰弱的老年病人，因机体反应力低，体温可不升高，血白细胞总数也可不增多。

② 细菌、病毒及真菌等均可引起支气管肺炎，它们的影像表现类似，有时影像易与浸润型肺结核、肺结核支气管播散混淆，需结合临床病史、实验室及病原学检查才能确诊。

③ 诊断支气管肺炎的同时应注意是否合并其他异常，如胸腔积液、间质性气肿，在间质性气肿的基础上容易形成气胸。

三、支原体肺炎

【CT诊断】

当支原体肺炎出现间质改变时，CT影像可表现为肺内单发或多发的磨玻璃影及肺浸润影，小叶间隔增厚，在HRCT上显示更清晰。肺内还可出现斑片状、肺段性或大叶性实变（图5-3-5）。

【特别提示】

① 支原体肺炎大部分为肺炎支原体引起，以冬春及夏秋之交为疾病多发季节。

② 血清冷凝集试验在发病后2～3周比值较高。血清冷凝集试验对于支原体肺炎的诊断有价值。红霉素治疗有效。

四、间质性肺炎

【CT诊断】

间质性肺炎主要表现为两肺野出现斑片状或大片状磨玻璃影，其边界相对较清楚（图5-3-6），特别是在HRCT上。有些病例表现为肺支气管血管束增粗、小叶间隔增厚、肺内蜂窝状改变及纤维化（图5-3-7）。严重病例可出现肺气肿。

【特别提示】

① 细菌和病毒均可引起间质性肺炎。小儿较成人多见，常继发于麻疹、百日咳或流行性感

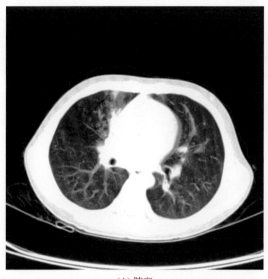

(A) 肺窗   (B) 纵隔窗

图 5-3-5　右肺支原体肺炎

右上肺可见斑片状模糊影（——→），部分实变，血清冷凝集试验提示支原体感染

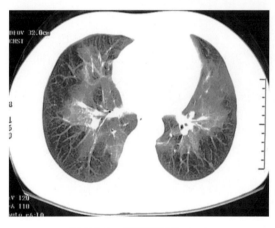

图 5-3-6　间质性肺炎（一）

两肺散在边缘较清楚的
磨玻璃密度病灶

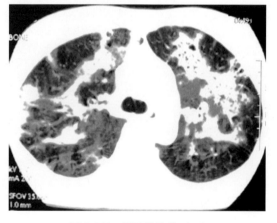

图 5-3-7　间质性肺炎（二）

两肺散在斑片、索条状阴影，病变边缘较清楚。
小叶间隔增厚。末梢支气管可见扩张

冒等急性传染病。

　　② 间质性肺炎的临床表现有发热、咳嗽、气急及发绀，临床症状明显而体征较少。

　　③ 间质性肺炎与其他原因引起的肺间质性病变（胶原病、肺尘埃沉着病、组织细胞病 X、结节病、细支气管炎）相似，应注意鉴别。

五、严重急性呼吸综合征（SARS）

【CT 诊断】

　　① 严重急性呼吸综合征（SARS）患者肺内病变的 CT 表现无特异性。早期表现为边界较清的局灶或多灶分布的磨玻璃影，还可见磨玻璃影和实变影混合病灶，而单纯的实变影少见（图5-3-8）。

　　② 磨玻璃样影是 SARS 的基本影像，伴随小叶间隔及小叶内间质增厚的网线影。如果出现

较为广泛的网状影像则形成所谓的"碎石路"征（图 5-3-9）。

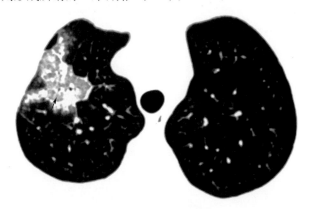

图 5-3-8 SARS 早期
右上叶前段肺小叶形态的磨玻璃影，边缘为增厚的小叶间隔（——）

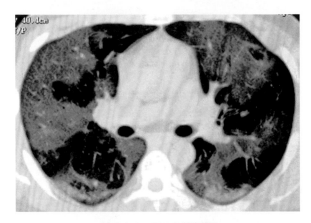

图 5-3-9 SARS 进展期
双肺叶斑片状磨玻璃密度病变，其内可见增厚的小叶间隔及小叶内间质

③ 肺内病变进展及变化快，一般肺门及纵隔内无明显肿大的淋巴结，无胸水表现。

【特别提示】

① 严重急性呼吸综合征，又称传染性非典型肺炎，为一种新出现的传染病。由 SARS 冠状病毒引起，主要通过近距离空气飞沫和密切接触传播。由于本病传染性强，病死率高，已列入我国法定传染病管理范畴。

② 患者起病较急，往往以发热（体温大于 38℃）为首发症状，伴有干咳、气短、呼吸困难、全身无力、肌肉疼痛等症状，有低氧血症，甚至发生成人型呼吸窘迫综合征（ARDS）。

③ 由于 SARS 无特异性影像表现，因此确诊需结合临床表现及相关的实验室检查，更重要的是流行病学史。

六、肺炎性假瘤

【CT 诊断】

① 炎性假瘤是增生性慢性炎症，外观类似肿瘤，在 CT 上表现为圆形或类圆形影，病灶边界较清楚、光滑（图 5-3-10），部分病灶可有浅分叶。内部密度均匀，有时病灶中央可见钙化，部分中心坏死为液性密度区。

② 增强后炎性假瘤的强化与其内部血管成分的多少、有无液化坏死及空洞有关（图 5-3-

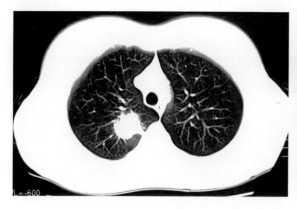

图 5-3-10 炎性假瘤（一）
右上叶尖段球形病灶，其边缘较清晰（——➤）

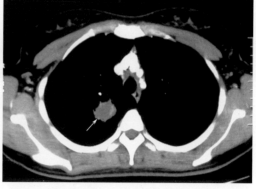

图 5-3-11 炎性假瘤（二）
纵隔窗增强扫描示病灶周边强化，
中心为液化坏死区（——➤）

11）。炎性假瘤周围的局限性胸膜增厚表现为线样或条片状影。

③ 当炎性假瘤恶变时，其形态变得不规则，短期内体积增大。

【特别提示】

① 肺炎性假瘤的本质为增生性炎症，增生的组织形成肿瘤样团块。

② 炎性假瘤患者发病年龄以 30～40 岁多见，男性多于女性。在临床症状中咳嗽较常见，痰中带血较少见，病史中有的有急性炎症阶段，有的无明确急性炎症既往史，也有的炎性假瘤无任何临床症状，一般需要手术治疗。

③ 炎性假瘤的影像无特征性，在诊断时经常需与周围型肺癌和结核瘤鉴别。对于炎性假瘤的诊断应采用排除法，将影像表现与临床表现相结合，做出正确的诊断。

七、肺 脓 肿

【CT 诊断】

① 肺脓肿可呈结节状或团块状，单发或多发，边缘多模糊，部分病灶周围可见片状阴影。

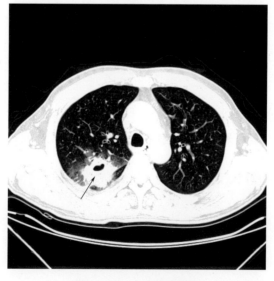

图 5-3-12 右上肺肺脓肿
右上叶后段厚壁空洞，内壁不光滑，可见液平面，边缘模糊；周围可见斑片状模糊影（——➤）

病灶中央为液化坏死区，若脓腔与支气管相通，脓液排出，则形成空洞（图 5-3-12），空洞内可有或无液平面（图 5-3-13）。

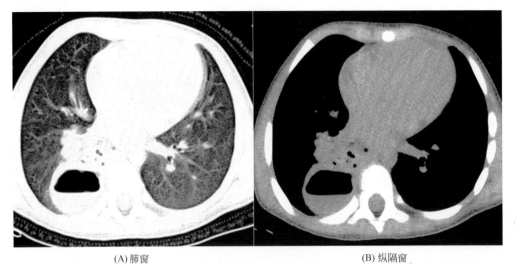

(A) 肺窗　　　　　　　　　　　　　　(B) 纵隔窗

图 5-3-13　右下肺脓肿

右下肺可见空洞病变，其内见气液平面，空洞周边可见少量模糊小片影

② 空洞壁内缘、外缘不光滑，CT增强扫描空洞壁可有强化。

③ 治疗后肺脓肿吸收，其周围界限清楚，空洞变小、消失，仅存留纤维索条影。

【特别提示】

① 呼吸道感染引起的肺脓肿多为单发，血源性肺脓肿多发常见。

② 肺脓肿影像表现有时应与肺结核、周围型肺癌鉴别，仅根据影像表现鉴别较困难，特别是慢性肺脓肿，需密切结合病史及临床症状。查痰找结核杆菌或癌细胞对鉴别诊断有帮助。

八、球形肺炎

【CT诊断】

① 病变大多位于胸腔背侧近胸壁处，两侧缘垂直于胸膜呈刀切样平直边缘，病变呈方形，是球形肺炎的特征。病变中央密度高，边缘密度低，晕征是球形肺炎特征性表现；病变内可见支气管充气征。

② 病变局部及邻近胸膜增厚，胸膜下脂肪间隙清晰。病变所属支气管无狭窄、截断，肺门侧血管增多、增粗、扭曲，但无僵直及牵拉；纵隔、肺门无明显淋巴结肿大，趋向支持肺炎诊断。

③ 抗炎治疗后病变密度减低或明显缩小支持球形肺炎诊断（图 5-3-14）。

【特别提示】

① 球形肺炎是肺炎的一种特殊表现形式，必须与周围型肺癌、结核球、良性肿瘤、肺炎性假瘤等鉴别。

② 球形肺炎的CT表现具有特征性，熟悉其影像特点有助于提高诊断的准确率，避免不必要的检查，避免选择错误的治疗方法。

③ 如果结合临床仍诊断困难，可抗炎后复查病灶变化，必要时行CT导向下穿刺活检。

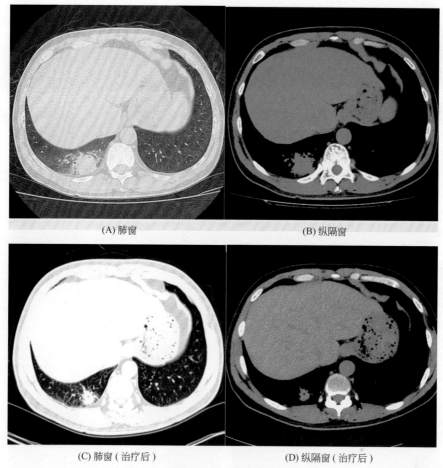

(A) 肺窗	(B) 纵隔窗
(C) 肺窗 (治疗后)	(D) 纵隔窗 (治疗后)

图 5-3-14　球形肺炎

　　（A）、（B）示右下肺后基底段近胸膜处类圆形病灶，病变边缘毛糙、模糊，无毛刺，周边可见小片影，可见晕征，病灶内可见支气管气像；（C）、（D）示抗炎治疗 10 天后病灶明显缩小，边缘仍不光整

■■■ 第四节　肺　结　核 ■■■

一、原发型肺结核

【CT 诊断】

　　① 原发综合征胸部 CT 表现为小叶肺泡结节影、肺野内边界模糊的片状或斑片状阴影，病灶密度不均，伴有肺门、纵隔淋巴结增大。常见的增大淋巴结为同侧肺门淋巴结、上腔静脉后淋巴结、主肺动脉窗淋巴结、气管隆嵴下淋巴结。（图 5-4-1）

　　② 胸内淋巴结结核可见肺门、纵隔单发或多发淋巴结增大，部分淋巴结可融合成团块状，平扫时密度均匀，增强后可均匀强化。但当淋巴结增大显著，中心伴有干酪样坏死时，出现典型的淋巴结环形强化（图 5-4-2）。

【特别提示】

　　① 原发型肺结核为初染结核，多见于儿童或青年。

　　② 原发综合征的肺内原发灶较淋巴结炎吸收快，当原发灶完全吸收时，因结核性淋巴结炎

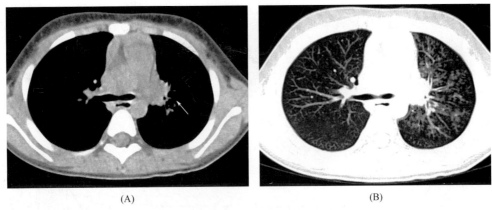

(A)   (B)

图 5-4-1   原发综合征

左上肺多发腺泡样模糊影，左肺门淋巴结肿大（——→）

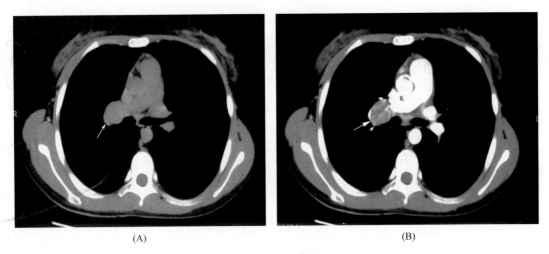

(A)   (B)

图 5-4-2   右肺门淋巴结结核

右肺门淋巴结明显增大（——→），增强扫描显示淋巴结呈环行强化（——→）

常伴有不同程度干酪样坏死而吸收缓慢，此时可有纵隔和/或肺门淋巴结增大，称为胸内淋巴结结核。

二、血行播散型肺结核

（一）急性粟粒性肺结核

【CT诊断】

两肺可见 1～2mm 大小的粟粒样结节影，病灶均匀分布于两肺各叶、段，结节大小相近（图 5-4-3）。部分病例可合并胸腔积液。

（二）亚急性及慢性血行播散型肺结核

【CT诊断】

表现为两肺多发结节，病灶形态、大小、密度不同，有的已钙化。两肺分布不均匀，两肺上中肺野多于下肺野，左、右肺内病灶多少不同。此类病例常合并肺内斑片状浸润灶，部分可见空洞形成。

【特别提示】

① 结核杆菌侵入血液循环后可引起血行播散性肺结核。血行播散性肺结核的结核杆菌可来

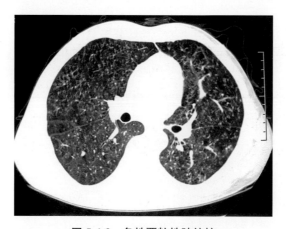

图 5-4-3　急性粟粒性肺结核
CT 显示双肺弥漫分布的小结节影，结节大小、分布均匀

源于原发病灶、气管支、气管、纵隔淋巴结结核的破溃和身体内其他脏器的结核病变。

② 大量结核杆菌一次侵入或短期内反复侵入血液循环可引起急性粟粒性肺结核。亚急性或慢性血行播散性肺结核是较少量的结核杆菌在较长时间内多次侵入血液循环引起的播散病灶。

三、继发性肺结核病

【CT 诊断】

① 如果病变以渗出为主，CT 表现为密度较小的小结节状、斑片状阴影，呈肺内散在分布，病灶边缘模糊。病变内可见散在密度略高、边缘较清楚的实变影，为渗出性病灶内部出现的增殖性病灶。

② 若病变以增殖为主，则 CT 表现为密度较高的片状、斑片状阴影，多数病灶内部密度不均，可见空洞、钙化，有些病例合并血行播散灶（图 5-4-4）。

③ 斑片及结核瘤周围可见大小不等结节性卫星灶，部分病灶内可见支气管气像。空洞形成时，在其余肺野内可见支气管播散灶，表现为肺内大小不等的结节灶（图 5-4-5）。

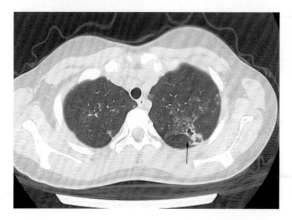

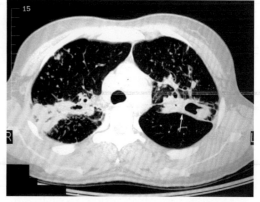

图 5-4-4　继发性肺结核病
两上肺浸润性肺结核伴空洞形成及两肺血行播散（———）

图 5-4-5　浸润型肺结核
两上肺浸润型肺结核伴空洞形成，右上叶前段支气管播散（———）

④ 当形成干酪样病灶时，肺内病灶呈大片状或呈肺叶分布。其内可见支气管扩张、液化及

空洞形成。

⑤ 结核瘤好发于上叶尖后段及下叶背段，为结核干酪样病灶为纤维组织包裹形成，增强后结核瘤无强化或环状强化（图 5-4-6）。其周围可见卫星灶，有时可见空洞形成。结核瘤的愈合形式为钙化（图 5-4-7）。

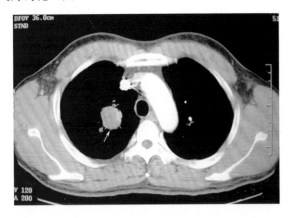

图 5-4-6 结核球（一）
右上叶尖段可见球形病灶（——），周围可见卫星灶

⑥ 病变反复发作，CT 表现为空洞、纤维化索条、肺内浸润灶及支气管播散灶共存。空洞形态多不规则，壁厚，有时其内可合并真菌感染（图 5-4-8），空洞周围常存在广泛纤维化病灶，呈条片状及索条状，严重纤维化可导致周围血管、支气管移位，邻近胸膜增厚，患侧胸廓塌陷、纵隔移位，病变内支气管常见扩张，健侧肺野代偿性肺气肿。

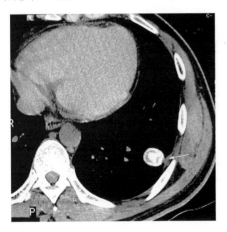

图 5-4-7 结核球（二）
左下叶外侧基底段结核球钙化（——）

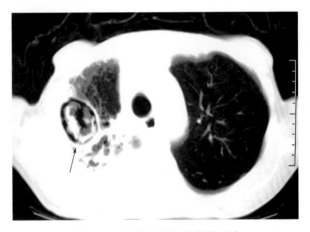

图 5-4-8 结核空洞合并真菌感染
右上肺实变，伴空洞及支气管扩张，空洞内可见真菌球（——）

⑦ 支气管内膜结核病变范围较广，常见多个支段受累；病变支气管范围长，多为主支气管、叶支气管、段支气管连续或间断受累；管腔多为不规则狭窄，管壁边缘不整，有串珠状改变。管壁多为不规则增厚，但其管壁外径未见增大，即中心性增厚，内径缩小。肺部多见结核播散灶，肺门、纵隔一般无肿块影，未见肿大淋巴结（图 5-4-9）。

【特别提示】

① 继发型肺结核多为已静止的肺内原发灶重新活动，也可为外源性感染所致，此型为成人肺结核中最常见的类型，病变预后差别较大。

② 近些年结核的发病率大有提高之势，影像表现多种多样，给诊断工作带来极大困难，遇到疑诊病例应该仔细、全面分析其影像表现。

③ 诊断困难时应该结合临床病史和各种化验结果综合分析，高度怀疑者可试验性抗结核

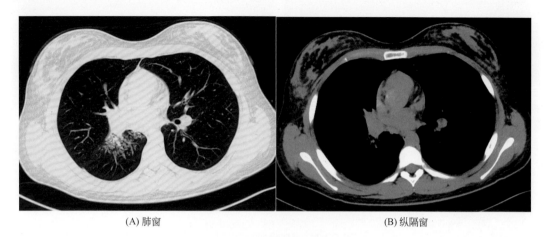

|(A) 肺窗|(B) 纵隔窗|

图 5-4-9　支气管内膜结核

右侧中间段支气管及下叶支气管狭窄、截断，狭窄段较长，肺门区未见确切肿块，右下肺可见多发播散灶

治疗。

四、结核性胸膜炎

【CT诊断】

胸腔积液时双侧或单侧胸腔内出现液性密度区，位于后胸壁与肺组织之间，少量至中等量积液时呈新月形，大量胸腔积液可以完全充满胸腔。胸腔积液常导致患侧肺组织受压，形成膨胀不全或肺不张（图 5-4-10）。

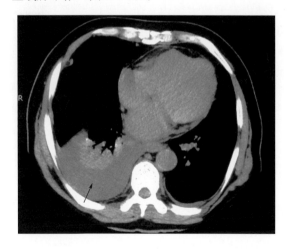

图 5-4-10　结核性胸膜炎（一）

右侧胸腔积液，右下叶部分肺不张（➝）

当发生胸膜肥厚、粘连时，胸腔积液分布受限。胸膜肥厚可广泛或呈局限性，形成包裹性胸腔积液（图 5-4-11）。结核性胸膜炎的愈合表现为胸膜钙化。

【特别提示】

结核性胸膜炎可见于任何年龄，以儿童与青少年多见。结核性干性胸膜炎以发热及胸部剧烈疼痛为主要症状，深呼吸及咳嗽时胸痛加重，听诊可闻及胸膜摩擦音。结核性渗出性胸膜炎引起胸腔积液，初染结核尤易产生，多为单侧。一般为浆液性，偶为血性。可引起包裹性胸腔积液，有时包裹性胸腔积液的胸膜可钙化，病变治愈时可残留胸膜增厚粘连或钙化。

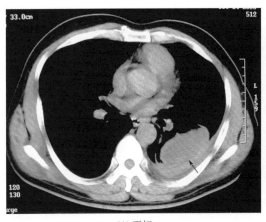
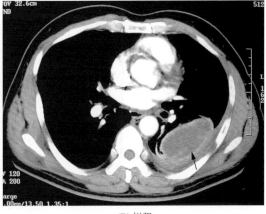

(A) 平扫   (B) 增强

图 5-4-11　结核性胸膜炎（二）

左下胸膜包裹性积液形成（———），增强扫描可见周围增厚的胸膜强化（———）

■■■■ 第五节　肺真菌病 ■■■■

一、曲　霉　病

1. 腐生型曲霉病

【CT诊断】

① 曲霉菌球为圆形或类圆形致密阴影，位于肺内空洞或空腔内。曲霉菌球直径一般 3～4cm，边缘清楚、光滑。其大小可多年不变，也可有变化。

② 曲霉菌球由于不侵及空洞（腔）壁，其体积小于空洞（腔）内腔，故可在洞（腔）内活动。曲菌球的位置有变化，总是位于空洞（腔）的最低位置。

③ 空洞壁形态因病因而异。肺结核的纤维空洞及愈合的肺脓肿空洞洞壁较薄，肺癌空洞壁较厚或厚薄不均。由于曲菌球易发生在肺结核空洞内，故两上叶多见，洞壁多较薄。空洞内一般无液平面。

④ CT 可清楚显示空洞或空腔内的球形影像，边缘清楚，为软组织密度，较长时间的病变可有钙化。增强扫描一般无强化，但空洞壁可有强化（图 5-5-1）。

【特别提示】

① 本病的影像诊断依据为空洞或空腔内的球形阴影，密度均匀，边缘清楚，位置可随体位移动。查痰找到曲霉菌对诊断有重要意义。

② 内有球形阴影的空洞（腔）除继发曲霉菌感染外，还可见于肺结核和肺癌。肺结核内的球形内容物可为干酪样坏死团块。周围型肺癌内癌性肿块也可形成类圆形表现。肺结核常发生在上叶尖后段或下叶背段，洞较大，壁薄，圆形或椭圆形，空洞周围有卫星灶。周围型肺癌空洞壁厚薄不均，外缘呈分叶状，洞内球形内容物形态不规则，不能移动。查痰找到结核杆菌或癌细胞有助于这两种疾病确诊。

2. 过敏性支气管肺型曲霉病

【CT诊断】

① 支气管内黏液栓塞表现为"手套"征，即扇状分布的多个柱状影，向肺门侧集中，边缘清楚。

② 增强扫描支气管黏液栓塞无强化。可有支气管扩张形成的环形或管状影像。

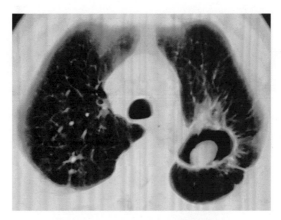

图 5-5-1 结核空洞伴曲霉菌感染

左上叶尖后段结核空洞内可见结节影，结节位于后壁

【特别提示】

① 过敏性支气管肺型曲霉病是由机体对曲霉菌发生变态反应而引起，主要病理改变是支气管黏液栓塞。痰检曲霉菌阳性可以确诊。

② 过敏性支气管肺型曲霉病的黏液栓子咳出后，所出现的环状或管状支气管增宽影需与其他原因引起的支气管扩张区别。过敏性支气管肺型曲霉病引起的支气管异常多发生在上叶，多在近侧支气管，而感染引起的支气管扩张好发于两肺下叶，多为支气管外围分支。

3. 侵袭型曲霉病

【CT诊断】

① 肺内弥漫性斑片状结节影，边缘模糊。图 5-5-2 示结节周围出现晕征，代表出血；曲霉病结节如发生空洞，可出现含气新月征，上述征象有一定诊断意义。

② 本病发生在机体抵抗力降低的情况下。影像表现缺乏特异性。多次痰检找到曲霉菌对本病的诊断有意义。

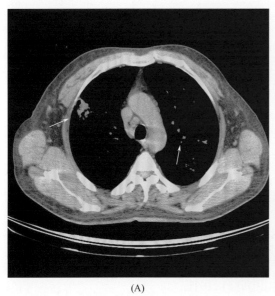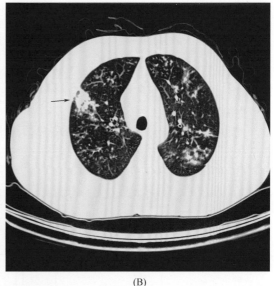

(A)   (B)

图 5-5-2 侵袭型曲霉病

肺内弥漫分布大小不等的斑片影、结节影，边缘模糊（——），部分可见小空洞（——）

【特别提示】

① 侵袭型曲霉病发生在抵抗力低下的病人，如恶性肿瘤、慢性消耗性疾病和艾滋病病人。也见于肾移植术及骨髓移植术后、放射线照射、药物中毒或肺部肿瘤转移的病人。病原菌经气道侵入肺内。病死率较高，约 30%～90%。

② 曲霉菌经支气管侵入肺组织，发生支气管肺炎。病变也累及肺泡壁，侵及肺间质。肺动脉受侵时可形成血栓，引起出血性肺梗死。常发生肺脓肿。血行播散发生率约为 20%～25%，引起其他脏器病变。最常见的受累脏器为肾。

③ 病人有高热、呼吸困难、咳嗽、胸痛、咯血等症状。

二、隐球菌病

【CT 诊断】

① 免疫功能正常的病人肺内有单发结节或肿块影像，可有空洞。也可为肺叶、肺段实变阴影。免疫功能低下的病人肺内有多发病灶，表现为广泛的肺泡实变阴影或多发肿块阴影，可合并空洞（图 5-5-3）。发生血行播散时肺内出现多发粟粒影，并可引起骨的异常。胸腔积液和肺门淋巴结肿大不多见。

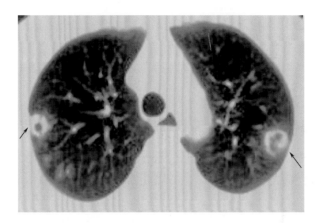

图 5-5-3 隐球菌病
双肺上叶胸膜下空洞病灶，右肺上叶空洞病灶周围见少许小斑片实变影（——）

② 本病的胸部影像表现缺乏特征性。若在痰中找到新型隐球菌的圆形厚壁孢子，对肺内隐球菌病的诊断有价值。

【特别提示】

① 肺隐球菌病由新型隐球菌引起，此菌为土壤、牛乳、鸽粪和水果等的腐生菌。新型隐球菌对正常人和免疫功能损害的病人都能引起肺部感染。

② 感染途径为吸入性。病原体在肺内能够存活较长时间而不致病，当机体抵抗力低下时引起感染。如发生于霍奇金病、非霍奇金淋巴瘤、白血病和用激素治疗的病人。

■■■ 第六节 原因不明性肺疾病 ■■■

一、特发性肺间质纤维化

【CT 诊断】

① HRCT 是本病最有价值的检查方法，主要因为 HRCT 评价小叶内间质增厚、小叶间隔增

厚、磨玻璃密度影等征象较常规 CT 更准确。

② HRCT 表现包括小叶内间质增厚、小叶间隔增厚、磨玻璃密度影、胸膜下弧线影、支气管血管束增粗、蜂窝影和牵拉性细支气管扩张（图 5-6-1～图 5-6-3）。病变主要分布在胸膜下区，以肺下叶后基底段多见。小叶内间质增生表现为细线状、细网状影和放射状线影伴小叶核增大。小叶间隔增厚常不规则或扭曲变形。

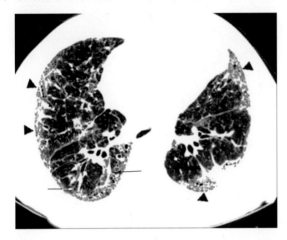

图 5-6-1　特发性肺间质纤维化（一）
胸膜下区细网状影（黑箭头）示小叶内间质增生、右中叶胸膜下区伴牵拉性细支气管扩张

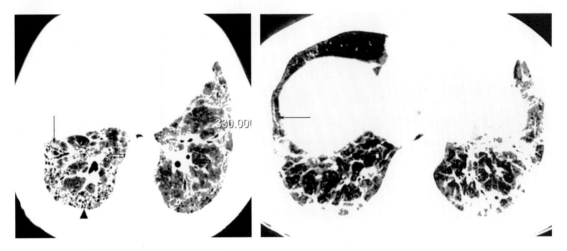

图 5-6-2　特发性肺间质纤维化（二）
双下肺呈蜂窝状改变（⇒），
右下肺可见扩张小支气管影（→）

图 5-6-3　特发性肺间质纤维化（三）
支气管血管束增粗，右肺有胸膜下弧线影（黑箭）

【特别提示】

① 特发性肺间质纤维化的诊断主要依靠典型的临床表现、胸片和 HRCT 表现及肺功能检查，并要排除职业病史或有害药物服用史。

② 结缔组织病中的类风湿性肺病、系统性红斑狼疮和系统性硬化病（硬皮病）等的肺部表现皆为肺间质纤维化，与特发性肺间质纤维化不易区别。

二、结节病

【CT 诊断】

（1）淋巴结增大　CT 对双侧肺门及气管旁淋巴结增大的显示与胸片相似，对前纵隔及内乳链的增大淋巴结显示较好（图 5-6-4）。尽管肺门、纵隔淋巴结较大，但肺不张极少发生。

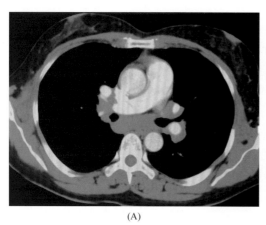 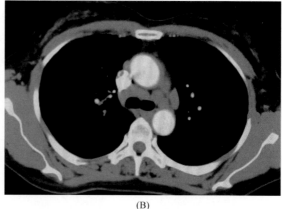

(A) (B)

图 5-6-4 结节病（一）
(A) 双侧肺门和隆突下淋巴结肿大；(B) 上腔静脉后淋巴结肿大

（2）肺内结节 多为融合的肉芽肿结节，绝大多数为直径 1～5mm 的微结节，少数为直径 5～10mm 的小结节。微结节边缘光滑，沿支气管血管束分布，表现为串珠状支气管血管束增粗，以肺门区多见，这有助于与癌性淋巴管炎鉴别（图 5-6-5）。小叶间隔呈串珠状增厚及胸膜下结节，但无癌性淋巴炎广泛。结节可在两肺弥漫分布，但有 50% 患者为灶性分布，常位于肺上叶。

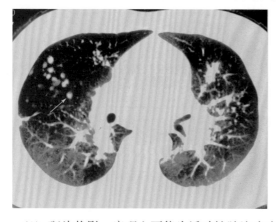

图 5-6-5 结节病（二）
肺内可见多发小结节（➝），支气管血管束增粗，以肺门区为主

（3）斑片状影 病理上可能为活动性肺泡炎向肉芽肿过渡，也可能为肉芽肿结节融合所致，为病变活动期表现。

【特别提示】

① 诊断结节病最可靠的征象是对称性肺门淋巴结增大伴肺内弥漫微结节。结节病的肺内典型表现为沿支气管血管束、小叶间隔、叶间裂和胸膜下区分布的多发的微结节。发生纤维化时，主要累及肺门旁支气管血管周围肺组织。

② 结节病不典型表现，如单侧淋巴结增大，出现胸水等，与肺癌转移鉴别困难；出现支气管血管束及小叶间隔结节状增粗，应与癌性淋巴管炎、矽肺（硅沉着病）、煤工尘肺（肺尘埃沉着病）鉴别。结节病未累及肺时单纯表现为肺门、纵隔淋巴结增大应与淋巴结结核、淋巴瘤、转移瘤等鉴别。

三、韦格纳肉芽肿病

【CT 诊断】

① 韦格纳肉芽肿病的典型表现为肺内单发或多发结节或肿块，边缘较清楚，直径数毫米至

数厘米，常出现厚壁空洞，边缘不规则，与类风湿病变的风湿结节相似，也容易误诊为肺转移瘤（图 5-6-6）。

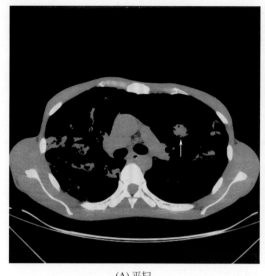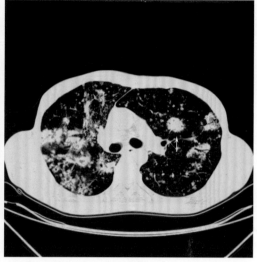

(A) 平扫　　　　　　　　　　　　　　(B) 增强

图 5-6-6　韦格纳肉芽肿病

肺内多发结节影，部分可见空洞（⟶）

② 本病结节最大特点是有血管进入其内，形成滋养血管征。肺内实变影或磨玻璃影提示为肺出血，可有胸腔积液。

③ 出现胸膜增厚或积液者占 20％～25％。还可发生气胸或支气管胸膜瘘。肺门纵隔淋巴结增大少见。

【特别提示】

① 韦格纳肉芽肿病是一种原因未明的血管炎性疾病，以进行性坏死性肉芽肿和广泛的小血管炎为基本特征，主要累及呼吸道、肾脏和皮肤等脏器。

② 当 CT 发现肺内病变表现为单发、多发结节和/或肿块、伴厚壁空洞和血管滋养征时要考虑韦格纳肉芽肿病的诊断，确诊需肺活检。如果有鼻咽部症状并且已活检证实为韦格肉芽肿，肺内出现上述表现时也可确诊。

③ 本病应与细菌感染、肺梗死、真菌病、周围型肺癌、转移瘤等鉴别。

四、肺泡蛋白沉着症

【CT 诊断】

① 本病的主要 CT 表现为两肺弥漫分布的毛玻璃密度病灶或肺实变，病理改变为肺泡实变。病变为结节状改变至大范围的肺实变。

② 毛玻璃密度病灶及肺实变与周围正常肺组织分界清楚，称为地图样表现。病变的分布可为中心性或外周性。有的病变表现为两肺对称的大片状高密度影像，位于中内带。外带正常或基本正常。有的病变可在外带分布或在下野分布。

③ HRCT 可清楚显示肺间质的改变。小叶间隔可增厚，病理上为小叶间隔水肿。毛玻璃密度影像中可见到小叶间隔增厚影像，则形成"铺路石"征（图 5-6-7）。

【特别提示】

① 肺泡蛋白沉着症是一种病因不明的少见病，其特征是肺泡腔内充满大量的 PAS 染色阳性

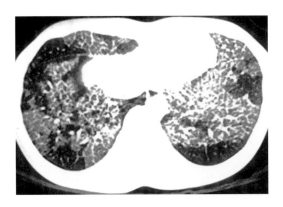

图 5-6-7 肺泡蛋白沉着症
HRCT 显示地图样分布和"铺路石征"

的磷脂及其各种表面活性蛋白，而肺泡壁及其间质在病理上无异常改变，肺泡灌洗术有利于病人改善症状，也可确诊本病。

② 当 CT 表现为地图样分布的肺实变或磨玻璃密度影，或出现"铺路石"征时，提示肺泡蛋白沉着症。确诊需肺泡灌洗术或肺活检，痰或糖原 PAS 染色阳性可明确诊断本病。

③ 需要鉴别的疾病有肺泡性肺水肿、含铁血黄素沉着症、肺转移瘤、肺泡癌和结缔组织病等。

五、肺泡微结石症

【CT 诊断】

① HRCT 可发现两肺有弥漫分布的粟粒状结节，其密度较高，边缘清晰锐利，结节直径大于 1mm，也可见直径 1mm 以下的结节（图 5-6-8）。病变分布广泛，但以下肺野及后部肺脏的病变较多。

② 在纵隔附近，胸膜下区，包括叶间胸膜下方，粟粒结节融合，形成薄层致密带，CT 值可达 200Hu 以上，使肺脏具有高密度的边缘。或表现为脏层胸膜广泛的细线状钙化，称为胸膜下钙化线（图 5-6-9）。

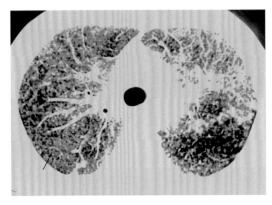

图 5-6-8 肺泡微结石症（一）
肺窗示两肺弥漫粟粒状结节，密度较高，
部分有融合，小叶间隔增厚（——）

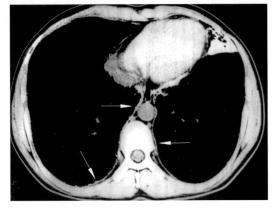

图 5-6-9 肺泡微结石症（二）
纵隔窗示胸膜广泛线形钙化（——）

③ 微结石在小叶间隔表面及终末细支气管周围分布，使小叶间隔及小叶内结构密度增加。肺内还可见线形钙化，为结缔组织间隔的钙化。有些病例合并间纵隔旁肺气肿，在胸膜下及肺边

缘处有5～10mm的薄层含气间隙，沿胸壁分布。

【特别提示】

① 本病的特征为两肺有弥漫性分布的、均匀的微结石于肺泡内。本病 CT 及 HRCT 检查有特征性的高密度结节，有融合现象，胸膜下可见钙化线及肺气肿，一般易于诊断。

② 本病虽然具有典型的影像表现，但仍需与粟粒性肺结核、硅沉着病鉴别。

■■■ 第七节 肺 肿 瘤 ■■■

一、支气管肺癌

1. 中央型肺癌

【CT诊断】

① 早期肺癌表现为轻微的阻塞性肺炎或肺不张。支气管管壁轻度增厚、腔内结节及支气管管腔狭窄，向支气管内生长的肺癌可引起支气管阻塞截断（图 5-7-1）。

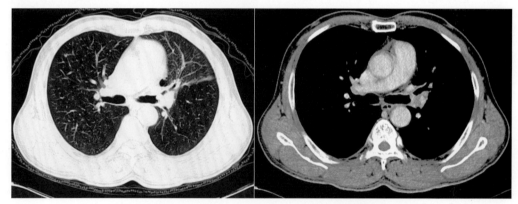

(A) 肺窗增强　　　　　　　　　　　　　(B) 纵隔窗增强

图 5-7-1　左上叶早期中央型肺癌（腔内型）

左上肺支气管腔内可见小结节状软组织密度影，增强扫描中等强化

② 中晚期肺癌肺门肿块常见，边缘比较清楚，为软组织密度。支气管限局性管壁增厚，引起支气管狭窄和阻塞（图 5-7-2）。支气管狭窄范围较局限，管壁不规则。也可引起支气管梗阻，呈逐渐狭窄截断或突然截断。肿瘤可在支气管内形成结节，常有管壁增厚。

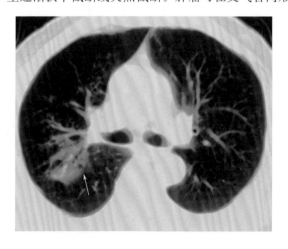

图 5-7-2　右肺上叶中央型肺癌（一）

肺窗示右肺上叶支气管狭窄，肺内有模糊的

片状阻塞性肺炎影像（➞）

③ CT 可清楚显示支气管阻塞的继发改变，阻塞性肺炎表现为斑片状实变或肺段、肺叶实变（图 5-7-3）。阻塞性肺不张多为肺叶不张（图 5-7-4）或一侧肺不张。肺不张合并肺门肿块时，肺门区密度增高，或见肿块轮廓。增强扫描时肺门肿块比肺不张密度低。增强扫描在肺不张内可见条状或结节状低密度影，为支气管内潴留的黏液不强化所致（图 5-7-5）。

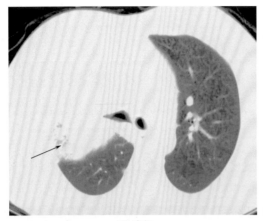

(A) 肺窗　　　　　　　　　　　　　　　(B) 纵隔窗

图 5-7-3　右肺上叶中央型肺癌（二）

(A) 示右肺上叶支气管狭窄，右肺上叶阻塞性肺炎，表现为肺叶实变影像（——➤）；

(B) 示右肺上叶支气管阻塞，气管分叉下淋巴结肿大，为肿瘤转移（——➤）

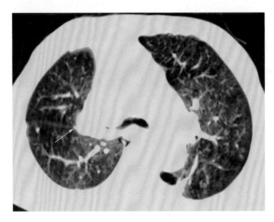

图 5-7-4　右肺上叶中央型肺癌（三）

肺窗示右肺上叶支气管阻塞，肺不张，表现为纵隔右侧的带状影像（——➤）

④ 螺旋 CT 的支气管多平面重建及容积重建图像可从不同角度观察病变，准确反映支气管狭窄的程度、范围、狭窄远端情况，以及肿瘤向管腔外侵犯的范围。

【特别提示】

① 诊断中央型肺癌时一定要注意支气管的改变，如果有支气管狭窄、截断、肿块形成时，诊断不难；如果在病变早期，肿块不明显，此时不注意观察有无支气管狭窄及腔内肿物，容易漏诊、误诊。

② 在老年患者出现叶段炎症时，应该观察支气管是否连续、通畅，避免把阻塞性肺炎诊断为单纯性肺炎。

③ 中央型肺癌要注意与支气管内膜结核、支气管的慢性炎症、支气管类癌等疾病鉴别，此

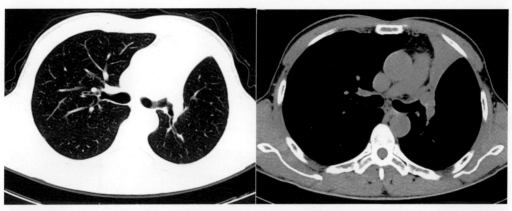

(A) 肺窗平扫   (B) 纵隔窗平扫

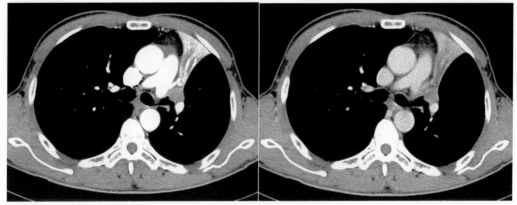

(C) 纵隔窗增强   (D) 纵隔窗增强

图 5-7-5　左肺上叶中心型肺癌

　　左上肺支气管截断，左肺上叶不张，增强扫描可见不张的左上肺明显强化，动脉期肺门区肿块呈相对低密度，显示清晰，在不张的肺组织内可见条状低密度影，为支气管内黏液潴留。

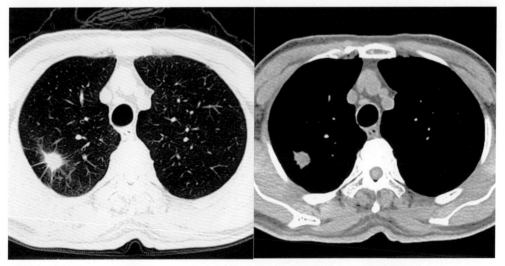

(A) 肺窗   (B) 纵隔窗

图 5-7-6　右肺上叶周围型肺癌

　　（A）示右肺上叶实性结节影像，周边可见毛刺，可见"兔耳征"；（B）示右上肺结节为软组织密度

时应注意观察支气管狭窄的形态、范围、合并的其他异常等。

2. 周围型肺癌

【CT诊断】

① 早期肺癌结节的密度分为实性密度（图 5-7-6）、磨玻璃密度（图 5-7-7）及部分磨玻璃密度（图 5-7-8），磨玻璃密度结节内可见血管影。

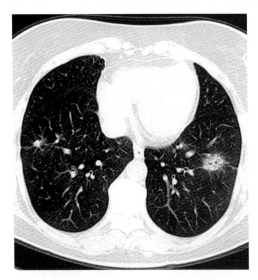

图 5-7-7　左肺下叶周围型肺癌

CT 肺窗示右肺上叶磨玻璃密度结节影像，
内部可见"空泡征"

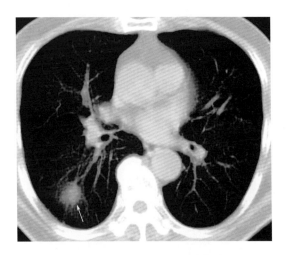

图 5-7-8　右肺下叶周围型肺癌

肺窗示右肺下叶混合密度结节影像（——）

② 肿瘤的瘤体征象。肺癌有空泡征或细支气管像，空泡征为结节内直径数毫米的含气影，细支气管像为结节内的支气管分支影像，多见于细支气管肺泡癌和腺癌。早期肺癌钙化很少见。

③ 肿瘤的边缘征象。多数肺癌边缘模糊、毛糙，分叶征为肿瘤边缘凹凸不平的表现，约占 80% 以上。分叶之间的凹陷处可有血管影，此种表现对肺癌的诊断有意义。

④ 肿瘤的周围征象。胸膜凹陷征较常见，表现为肿瘤与胸膜之间的线形或三角形影像。线

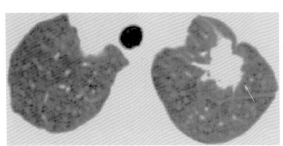

图 5-7-9　左肺上叶周围型肺癌（一）

肺窗示左肺上叶实性结节，有胸膜
凹陷征，结节具有胸膜凹陷切迹（——）

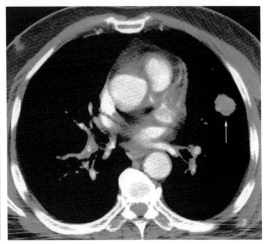

图 5-7-10　左肺上叶周围型肺癌（二）

增强扫描示肺癌结节均匀强化（——）

状影在肿块与胸膜之间，1条或2条，宽1mm、长1～2cm，称此种表现为尾征或兔耳征。三角形影为肿块与胸膜之间呈尖向肿块底向胸膜的幕状阴影。在肿瘤与胸膜凹的连接处常可见切迹（图5-7-9），在腺癌和细支气管肺泡癌多见。血管集中征表现为相邻肺段或次肺段的血管向肿瘤聚拢，在肺癌集中的血管可为肺动脉或肺静脉。

　　⑤ CT增强扫描。增强后CT值增加20Hu以上。肺癌强化的形态为完全强化（图5-7-10）。动态CT增强扫描检查见时间-密度曲线呈逐渐上升的形态，5min达到高峰。

　　⑥ 螺旋CT多平面重建可从不同角度反映结节的形态特点，对于胸膜凹陷征、分叶征、肿瘤与血管的关系和肿瘤向胸膜的侵犯等征象的显示尤为重要。三维重建可全面反映肺癌结节的形态（图5-7-11）。

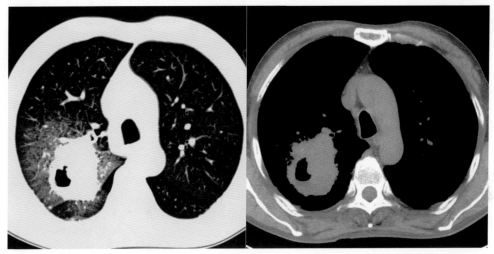

(A) 肺窗平扫　　　　　　　　　　　　　　　　(B) 纵隔窗平扫

图 5-7-11　右肺上叶周围型肺癌

右上肺可见团块影，内部可见空洞形成，空洞位于远离肺门侧，空洞壁厚薄不均，壁不规整，可见结节状突起

　　⑦ 肿瘤的瘤体征象。肿瘤呈肿块形态，多数肿瘤密度均匀。较大的肿瘤可有钙化，CT检查钙化的发生率约为6%～7%。肿瘤瘤体可形成空洞，为厚壁空洞，洞壁一般厚薄不均，内壁凹凸不平或不规则，可有肿瘤结节影像（图5-7-12～图5-7-15）。

　　⑧ 肿瘤转移的表现。周围型肺癌转移的表现如肺内结节、癌性淋巴管炎、肋骨破坏、胸膜肿块、胸腔积液、心包积液与肿块、纵隔及肺门淋巴结增大等，CT检查比X线显示得清楚。肺尖部癌（肺上沟瘤）常侵及胸壁并引起邻近肋骨的破坏。

二、肺 转 移 瘤

【CT诊断】

　　① 血行转移瘤表现为肺内多发结节影像，结节大小不等，可为多发大结节、直径1cm以下小结节或粟粒结节。结节随机分布，可位于胸膜下、支气管血管束周围及肺内（图5-7-16、图5-7-17）。结节的密度均匀，骨肉瘤转移可有钙化。

　　② 淋巴管转移可为弥漫性或局限性分布，后者位于一侧肺或1～2个肺叶。常有小叶间隔增厚、支气管血管束增粗。肺内有多发小结节，主要位于胸膜下、支气管血管束周围及小叶间隔（图5-7-18）。

　　③ 恶性肿瘤的直接蔓延可见肿瘤从原发部位如胸壁、纵隔向肺内侵入生长。

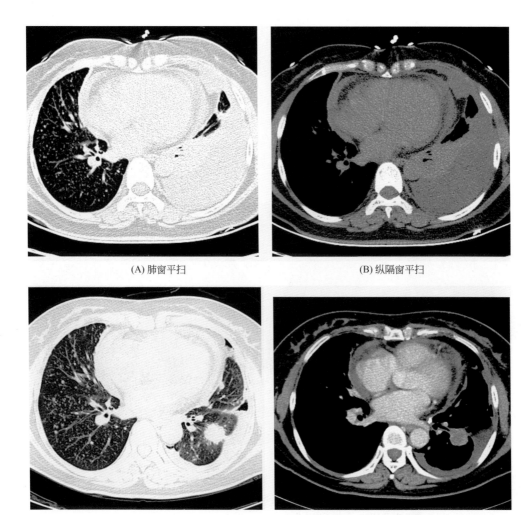

(A) 肺窗平扫   (B) 纵隔窗平扫

(C) 肺窗平扫   (D) 纵隔窗增强

图 5-7-12 左下肺周围型肺癌合并胸腔积液、肺内转移

（A）、（B）示左侧大量胸腔积液，左下肺膨胀不良，左下肺肿块被掩盖，右肺可见多发小结节。

（C）、（D）示抽出左侧胸水后可见左下肺肿块，增强扫描明显强化，双肺多发转移灶

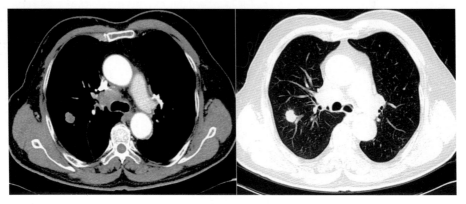

图 5-7-13 右上肺周围型肺癌伴纵隔淋巴结转移

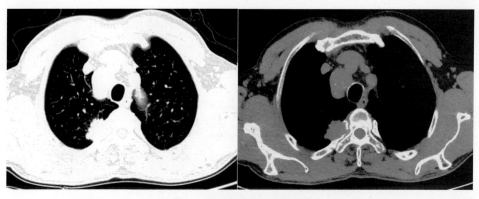

图 5-7-14　右上肺肺癌，直接侵犯右侧第三后肋，纵隔淋巴结转移

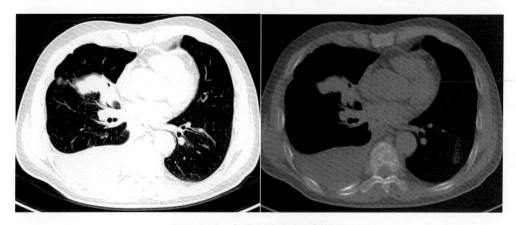

图 5-7-15　右肺中叶肺癌胸椎转移

右肺中叶可见肿块影，第八胸椎骨质密度不均匀增高

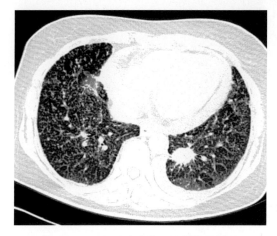

图 5-7-16　左下肺肺癌两肺粟粒样转移

CT肺窗示左下肺肿块影，两肺多发小结节病灶，大小，密度均匀

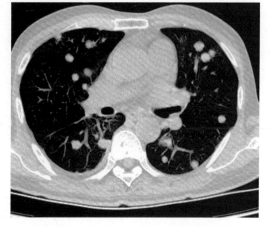

图 5-7-17　结肠癌，双肺多发结节样转移

【特别提示】

　　肺转移瘤需要与肺内一些疾病鉴别，如肺结核、金黄色葡萄球菌肺炎及其他病原体引起的肺炎、真菌病、结缔组织病、尘肺、恶性组织细胞增殖症、结节病、淀粉沉着症等。其中主要是肺结核需与转移瘤鉴别，特别是发生于两肺中下肺野的血行播散性肺结核及多发肺结核瘤，可进行

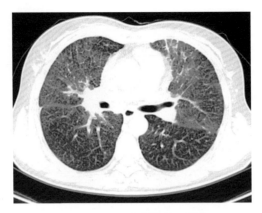

图 5-7-18　双肺癌性淋巴管炎

CT 肺窗示双肺有多发小结节病灶及小叶间隔不均匀增厚

经皮穿刺活检确诊。

三、肺良性肿瘤

（一）错构瘤

【CT 诊断】

（1）中央型错构瘤　CT 检查在支气管管腔内可见结节状软组织影，边缘光滑清楚，密度均匀，病变一部分附于支气管壁上，但支气管壁不增厚。

（2）周围型错构瘤　CT 检查见肿瘤边缘光滑、清楚，一般无分叶，或可有浅分叶。CT 检查可清楚显示肿块内脂肪成分，对错构瘤的诊断有价值。CT 对钙化的显示较 X 线片清楚，为斑片状或爆米花样钙化，钙化量较多（图 5-7-19）。

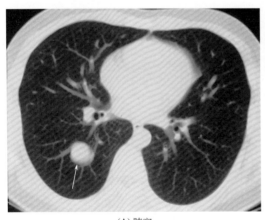
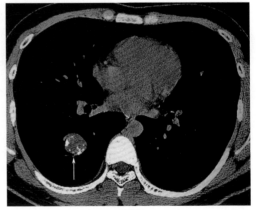

(A) 肺窗 　　　　　　　　　　　　　　　(B) 纵隔窗

图 5-7-19　错构瘤

肺窗示右下叶背段结节；纵隔窗示右下叶背段结节，内有钙化和脂肪密度（➡）

【特别提示】

① 错构瘤可发生于主支气管或叶支气管、段支气管内，也可发生于肺内。发生在主支气管、叶支气管及段支气管内的错构瘤称中央型，发生在肺内者称周围型。

② 中央型错构瘤阻塞支气管可发生阻塞性肺炎或肺不张。周围型错构瘤多数无临床症状，常在胸部影像检查时偶然发现。

③ 错构瘤的 X 线表现需要与肺癌、结核瘤、炎性假瘤及腺瘤鉴别。CT 显示结节内有钙化及脂肪密度有助于错构瘤的诊断。

（二）腺瘤

【CT 诊断】

① 管内型可见支气管内软组织肿块，呈息肉状或结节状，边缘光滑清楚，密度均匀一致。

② 管壁型可表现管壁增厚、管腔狭窄。

③ 管外型可见围绕支气管的软组织肿块阴影，可呈圆形、椭圆形或不规则形状。

④ 管内外混合型兼有管内型和管外型两者的表现。CT 增强扫描有强化。

【特别提示】

① 支气管腺瘤可发生于主支气管、叶支气管及段支气管，也可发生在肺部，前者称中央型，后者为周围型。中央型较周围型多见。

② 发病年龄以 30～50 岁常见。中央型腺瘤主要临床表现有咳嗽、胸痛、咯血及发热。周围型腺瘤大多数无临床症状。病程较长，可达 1 年至数年。

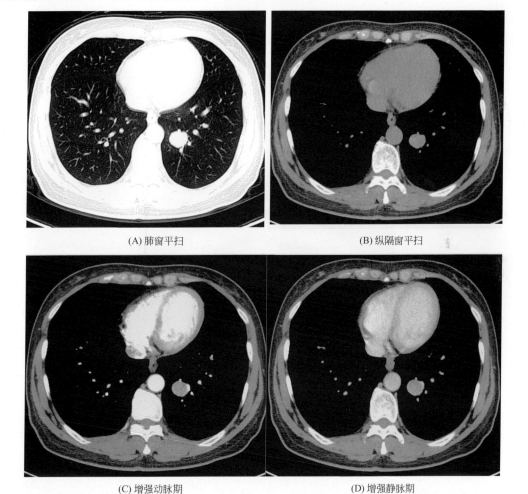

(A) 肺窗平扫   (B) 纵隔窗平扫

(C) 增强动脉期   (D) 增强静脉期

图 5-7-20　肺硬化性血管瘤

左下肺可见边界清楚的圆形结节影，纵隔窗可见密度均匀，增强扫描 CT 值明显提高，静脉期可达 100Hu 以上

③ 中央型腺瘤需要与中央型错构瘤或其他良性肿瘤鉴别，根据影像表现鉴别困难，需要依赖纤维支气管镜行病理组织学检查证实。

（三）肺硬化性血管瘤

【CT诊断】

① 多单发，多位于肺下叶，以右肺下叶常见；类圆形、可有浅分叶；密度均匀的软组织密度结节或肿块，少数可见点状钙化。

② 当肿块较大时（直径大于 5cm）也可见出现囊性变。边缘清楚，邻近肺野清晰，周围肺纹理走行正常或呈推移改变。

③ 无明显卫星病灶及阻塞性炎症病变，无毛刺和胸膜凹陷征等。

④ 增强扫描呈明显的均匀或不均匀强化。

见图 5-7-20。

【特别提示】

增强扫描 CT 值明显增加是肺硬化性血管瘤的特点，有助于与其它良性肿瘤及周边型肺癌进行鉴别。

■ ■ ■ ■ 第八节 肺血液循环障碍性疾病 ■ ■ ■ ■

一、肺 水 肿

【CT诊断】

（1）间质性肺水肿 可见小叶间隔增厚，边缘光滑，肺门及支气管血管束增粗、模糊（图 5-8-1）。心源性肺水肿病例病变以中内带较重，上叶肺血管增粗比下叶明显。肾性肺水肿肺血管阴影普遍增粗。

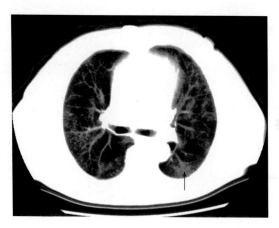

图 5-8-1 间质性肺水肿

小叶间隔增厚，边缘光滑，肺门及支气管血管束增粗、模糊（⟶）

（2）肺泡性肺水肿 有磨玻璃密度和肺实变影像（图 5-8-2）。心源性肺水肿病例病变在中内带及背部多见，少数病例于外带有较多病变。肾性肺水肿可呈弥漫性分布。

【特别提示】

X 线检查是诊断肺水肿的重要方法，可用于肺水肿的早期诊断和了解病变的动态变化。CT检查用于与其他疾病相鉴别。临床上较常见的肺水肿是心源性肺水肿和肾性肺水肿。

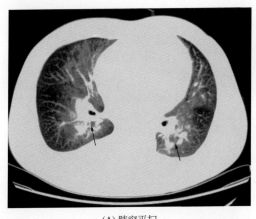 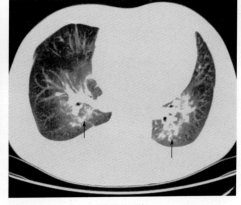

(A) 肺窗平扫   (B) 肺窗平扫

图 5-8-2　肺泡性肺水肿

两肺下叶磨玻璃密度和肺实变影像，双侧对称，呈"蝶翼征"（——➤）

二、肺　栓　塞

【CT 诊断】

①急性肺栓塞的诊断需要 CT 增强检查，肺栓塞的直接征象为血管腔内有充盈缺损及血管阻塞。

②血栓未完全阻塞肺动脉分支时，可见血管内有被对比剂围绕的充盈缺损（图 5-8-3）。血管内充盈缺损可分为位于管腔内的中心性充盈缺损和与管壁相连的附壁性充盈缺损。血管内充盈缺损引起管腔狭窄。血管被完全阻塞的 CT 表现见图 5-8-4。

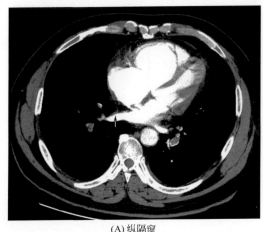 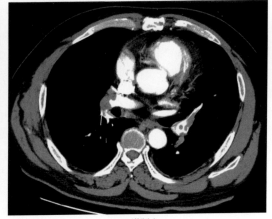

(A) 纵隔窗   (B) 纵隔窗

图 5-8-3　急性肺栓塞（一）

血管内充盈缺损表现为对比剂围绕的充盈缺损（——➤）

③急性肺栓塞间接征象的 CT 表现与 X 线平片相似，有"威斯特马克征"、肺体积缩小、右心增大和心包积液等。

④多层螺旋 CT（MSCT）提供多种形式的图像重建，多平面重组（MPR）、最大密度投影（MIP）、表面遮盖显示（SSD）、容积再现（VR）等，对于轴位图像是重要的补充。

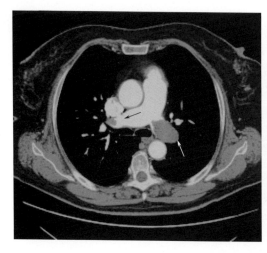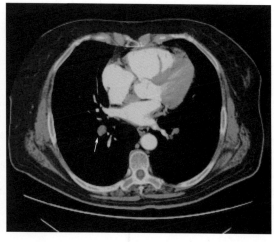

图 5-8-4　急性肺栓塞（二）

血管完全阻塞表现为血栓完全阻塞血管腔，阻塞端可呈杯口状（➡）

【特别提示】

① 本病 CT 血管成像显示血管腔内有血栓即可诊断。

② CT 血管成像已成为肺栓塞的首选检查方法，可直接显示血栓，也可与其他疾病鉴别，如主动脉夹层、肺炎、肺癌、气胸。

③ 多层螺旋 CT 可以明显增加扫描速度，多层螺旋 CT（如 64 层 CT 设备）一次增强扫描可以显示肺动脉、冠状动脉和主动脉，对于急性胸痛的病人可将肺栓塞与夹层动脉瘤、冠状动脉栓塞进行鉴别诊断。

三、肺　梗　死

【CT 诊断】

① 肺梗死具备肺栓塞的 X 线及 CT 表现，不同之处是在肺缺血区有实变影，肺体积缩小和缺血比肺栓塞更为严重。肺梗死在早期为实变阴影，边界不清楚，在右侧后基底段较多见。

② 多数病人累及 1 或两个肺段。病变发展后形成楔形或锥状阴影，底部与胸膜相连，尖端指向肺门。直径约 3～5cm，大者可为 10cm。病变密度均匀，一般无含气支气管像，空洞罕见。

③ 约 50% 的病人在 3 周后可吸收。如仅有出血和水肿，4～7 天可完全吸收。可合并少量胸腔积液。病变吸收后梗死部位残留条索状纤维化影，并引起胸膜皱缩、局限性胸膜增厚及粘连。

【特别提示】

① 肺梗死是肺组织因肺栓塞后引起的缺血坏死。可在肺栓塞后立即发生，或 2～3 天后发生。栓塞病例引起肺梗死发生率不足 10%。

② 肺栓塞的病人如有咯血和剧烈胸痛，在胸片上同时见有肺部实变阴影应考虑有肺梗死的可能。

■■■ 第九节　尘肺（肺尘埃沉着病）■■■

一、矽肺（硅沉着病）

【CT 诊断】

① 矽肺特征性表现为圆形小结节影，密度较高，可钙化，结节大小不等，直径多为 2～

5mm，分布特点与胸片相似，结节类型属淋巴管周围结节，即结节位于支气管血管束周围、胸膜下及小叶中心（图 5-9-1）。

② 晚期矽肺 CT 可见团块影，边缘多不规则，周围常可见典型的瘢痕性肺气肿。团块内半数以上可见钙化灶，多为针尖状或团块状钙化（图 5-9-2）。团块较大时（直径大于 4cm）内部常发生坏死而呈低密度改变，部分可形成空洞。

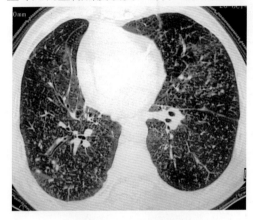

图 5-9-1　Ⅰ⁺期矽肺

可见簇状分布的小结节影，密度
较高，结节大小不等

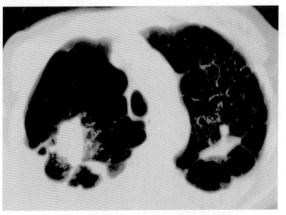

图 5-9-2　Ⅲ期矽肺

双上肺见团块影，边缘多不规则，周围
可见典型的瘢痕性肺气肿

③ 肺门淋巴结蛋壳样钙化有助于与其他尘肺区别，但并非特异性的，还可见于非尘肺性质疾病，如结节病等。

【特别提示】

① 矽肺是由于长期吸入一定浓度的二氧化硅粉尘引起肺部弥漫性纤维化的一种职业病。粉尘被吸入后在肺内引起的基本病理改变是慢性进行性肺间质纤维化及矽结节形成。

② 多个小结节可以互相融合形成大结节或融合团块。融合团块的周围可有肺气肿。这是典型矽肺晚期常见的病理改变。

③ 矽肺早期临床表现可不明显。晚期则可有呼吸困难，甚至发绀、咯血。合并结核及慢性炎症者症状更为严重。最后因肺源性心脏病而致心肺功能衰竭。

二、石棉肺（石棉沉着病）

【CT 诊断】

① 石棉肺患者多有中度或重度胸膜斑。胸膜斑表现为局限性胸膜增厚。胸膜斑可分为 3 度：轻度厚不超过 1mm，长 0.5~1.0cm，数量少；中度厚 1~3mm，长 1~3cm，数量较多；重度厚大于 3mm，突入邻近肺内。

② HRCT 能可靠地检出石棉肺的早期纤维化，依纤维化程度不同，可表现为磨玻璃密度影、网织结节影、蜂窝影。偶可见胸膜下弧线影。

【特别提示】

① 石棉肺是吸入石棉粉尘后，由于粉尘对组织的长期刺激，产生肺间质的弥漫性纤维化和胸膜斑的形成。

② 临床上，石棉肺病人在 X 线出现明显的特征改变之前，就有咳嗽，气短和无力等症状。当呼吸道感染时，症状加重，并有胸痛、发绀、发热等。晚期病人常有杵状指及肺源性心脏病症状。

■■■ 第十节 胸膜病变 ■■■

一、胸 膜 炎

【CT诊断】

① CT可发现少量的胸腔游离积液，液体位于胸腔的外围部及下部。大量胸腔积液时肺脏受压，引起肺不张，肺向肺门方向移位，密度增高，可见含气支气管像（图5-10-1）。

② 包裹性胸腔积液的CT表现为胸壁下扁丘状影像，液体周围有一层软组织密度的胸膜包裹。包裹的胸膜可较薄或较厚，也可发生钙化。当有气体进入形成气液平面，成为包裹性液气胸（图5-10-2）。

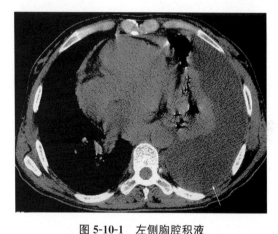

图5-10-1 左侧胸腔积液

液体位于胸腔的外围，引起肺不张，可见含气支气管像（——）

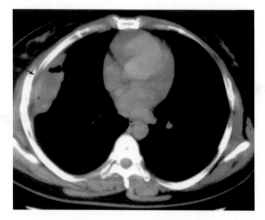

图5-10-2 右侧包裹性液气胸

包裹的胸膜增厚，可见气液平面（——）

③ 叶间积液为位于水平叶间裂和斜裂内的半圆形或梭形水样密度影像，边缘光滑，可合并叶间胸膜增厚（图5-10-3）。

【特别提示】

① 感染是胸膜炎较常见的原因，感染性胸膜炎中，以结核性胸膜炎最常见。

② 胸腔游离性积液需与肝周围腹水鉴别。肝脏后内侧借肝冠状韧带连于横膈，肝脏后内方称为裸区，腹水时裸区不见腹水停留，称为裸区征。胸腔积液可在膈的后内侧，此时膈角可向外侧移位，称为膈角移位征。胸水与肝脏的界面不清楚，而腹水与肝脏的界面清楚，称为界面征。

二、胸膜增厚、钙化

【CT诊断】

① 胸膜增厚在CT上表现为沿胸壁内面走行的带状阴影，内面不规则，好发生于胸后部与外侧（图5-10-4）。

② 胸膜增厚与胸腔积液的鉴别。前者为实性密度，后者为水样密度。胸膜钙化时在肋骨与胸膜之间可见长条状高密度钙化影，包裹性胸膜炎的胸膜钙化常见周边部的高密度钙化影。

【特别提示】

结核性胸膜炎治愈后出现胸膜增厚及胸膜外脂肪沉着、胸膜钙化时，在肋骨与胸膜外脂肪层之间可见胸膜钙化影，钙化的范围不同，表面不规则，好发生于后胸壁或侧胸壁。

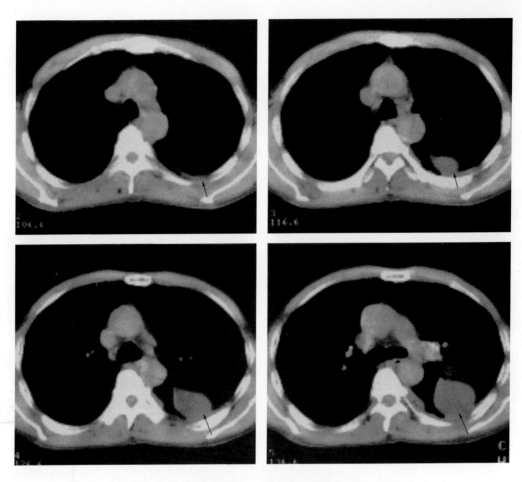

图 5-10-3　左斜裂叶间积液

纵隔窗连续层面示左斜裂内梭形水样密度影像，边缘光滑（——➤）

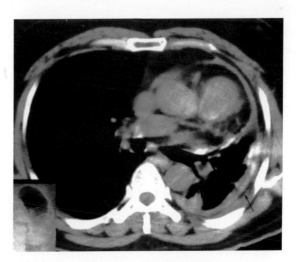

图 5-10-4　左侧胸膜增厚

沿左侧后外侧胸壁内面走行的带状阴影，内面不规则（——➤）

三、胸膜间皮瘤

【CT 诊断】

（1）限局型间皮瘤　在 CT 上，多为单发半球形实性肿块，表面光滑或轻度凹凸不平，肿块与肺或胸壁分界清楚，钙化少见。

（2）弥漫型间皮瘤　多为恶性，在 CT 上表现为广泛胸膜增厚，胸膜为不均匀增厚，常引起纵隔胸膜增厚（图 5-10-5、图 5-10-6）。胸膜增厚最厚可超过 1cm，有的仅表现为广泛胸膜增厚包绕肺组织，肺被不同程度压缩，患侧胸腔缩小。增厚胸膜面可见多发或单发结节及肿块。

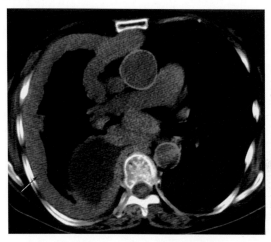
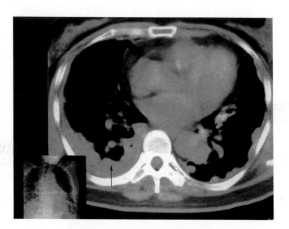

图 5-10-5　右侧弥漫型间皮瘤
胸膜广泛不均匀增厚，并可见纵隔胸膜增厚，
合并胸腔积液（——→）

图 5-10-6　双侧弥漫型间皮瘤
增厚胸膜面可见多发或单发结节及肿块（——→）

（3）恶性间皮瘤　常合并胸腔积液，当仅表现胸腔积液时与胸膜转移瘤鉴别困难。

【特别提示】

① 间皮瘤可分限局型与弥漫型两种，前者为良性或恶性，后者多为恶性。弥漫型间皮瘤的肿瘤组织呈弥漫分布，伴广泛胸膜肥厚，胸膜内有大量血性胸水与浆液性、纤维素性液体，可侵犯邻近器官与组织，如纵隔、肋骨、肺及脊柱等。

② 石棉肺患者或接触石棉的工人胸膜间皮瘤发病率较高。

③ 广泛胸膜肥厚，包括纵隔胸膜增厚，最厚大于 1cm，或有多发结节，可考虑为弥漫型间皮瘤及转移癌。

四、胸膜转移瘤

【CT 诊断】

胸膜转移瘤的 CT 表现为胸腔积液，有时也可转移至胸膜表面形成实性小结节或肿块（图 5-10-7、图 5-10-8）。也有的表现为肋骨破坏和胸壁软组织肿块。胸膜增厚多在 1cm 以上，纵隔胸膜也有明显增厚。

【特别提示】

① 胸膜间皮瘤、胸膜转移瘤与结核性胸膜炎的鉴别诊断是临床诊断中常遇到的问题。一侧胸腔积液较常见的原因为结核性胸膜炎与胸膜转移瘤，做 CT 检查有时可发现胸膜上多发结节阴影。

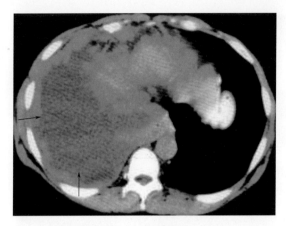

图 5-10-7　右侧胸膜转移瘤
肾癌术后 6 年，右侧胸膜结节样增厚，
右侧大量胸水（——→）

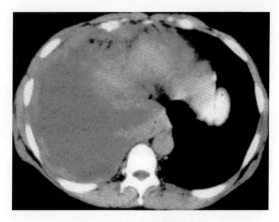

图 5-10-8　右侧胸膜转移瘤
纵隔窗平扫示，右侧胸膜弥漫、结节样增厚，
右侧可见大量胸腔积液

② 弥漫型间皮瘤与胸膜转移瘤的鉴别。应重视查找胸腔内外原发病灶，发现胸部内外原发肿瘤可除外间皮瘤。

■■■ 第十一节　纵隔疾病 ■■■

一、纵隔气肿

【CT 诊断】

① 在纵隔两侧边缘的线状阴影，与纵隔边缘平行，在线状阴影内侧有透亮的气体（图 5-11-1）。

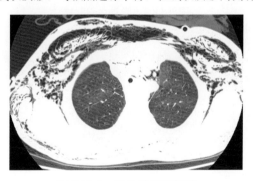

图 5-11-1　自发性纵隔气肿
上纵隔的左侧边缘可见线状透亮的气体阴影与纵隔的轮廓平行，胸壁广泛皮下气肿

② CT 有助于发现普通 X 线检查阴性的少量纵隔气肿，尤其是发现肺内间质性肺气肿比普通 X 线检查更敏感，表现为血管支气管旁平行的透亮影。当可疑纵隔气肿而普通 X 线检查未发现时，CT 有助于明确诊断。

【特别提示】

① 自发性纵隔气肿最为常见，大多继发于间质性肺气肿。自发性纵隔气肿在新生儿比较多见，常继发于肺透明膜病和羊水吸入。

② 临床症状与进入纵隔内的气体量和有无继发感染有关。病人可感到突然的胸骨后疼痛，放射到两肩和两臂。疼痛随呼吸和吞咽动作而加重。

二、纵隔肿瘤

（一）胸内甲状腺肿

【CT诊断】

① 胸内甲状腺肿呈位于胸廓入口以下、胸内气管周围边缘清楚的圆形或分叶状肿块；在CT上分辨胸内甲状腺肿的一个有利征象是无论在平扫或增强扫描中，正常甲状腺都要比邻近的肌肉组织密度高，增强后CT值可达100Hu以上，而且强化时间长。

② 胸内甲状腺肿越大，钙化越常见（图5-11-2）。但钙化也可见于恶性甲状腺肿瘤中，通常恶性钙化呈成堆的细点状，主要见于乳头状癌和滤泡癌中。髓样癌中的钙化容易和良性钙化混淆，也呈十分致密、边缘清楚的钙化灶，甚至呈环状。

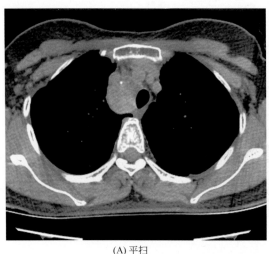 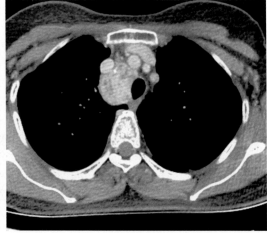

| (A) 平扫 | (B) 增强 |

图5-11-2 胸骨后甲状腺

（A）示气管前、腔静脉后团块影，内可见点状钙化及局限低密度区；（B）示明显强化（与甲状腺强化程度一致）

③ 在CT上区别胸内甲状腺肿的良恶性不容易，因为两者的边缘都可以清楚或模糊，肿块内都可有钙化或出血，当肿块明显向外侵犯或有纵隔淋巴结肿大时，可考虑为恶性。

【特别提示】

① 胸内甲状腺肿包括胸骨后甲状腺及先天性迷走甲状腺。迷走甲状腺很少见，与颈部甲状腺没有联系，完全位于胸内且好生部位不定。胸骨后甲状腺较多见，为颈部甲状腺增大并沿胸骨后延伸进入纵隔上部。

② CT和MRI检查对胸骨后甲状腺的诊断比较明确，跟其他上纵隔肿块一般容易鉴别。

③ 核素显像检出胸内甲状腺肿的敏感性和特异性都很高。

（二）胸腺瘤

【CT诊断】

① 胸腺脂肪瘤可形成较大的肿块，由于含有大量脂肪组织使其质地较软，肿块自前纵隔中部向下达纵隔下部并延伸及膈面。

② 胸腺瘤可发生在自颈部到横膈之间的任何部位，但大部分位于前上纵隔，位于升主动脉、右心室流出道和肺动脉上方的血管前间隙；典型者位于一叶内，向一侧突出，向两侧生长者较少。

③ 非侵袭性胸腺瘤常表现为密度均匀的致密肿块影，呈圆形、卵圆形（图5-11-3）或分叶

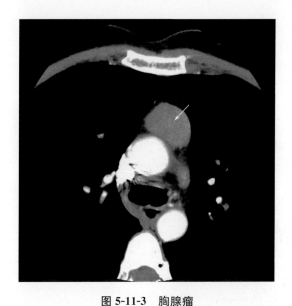

图 5-11-3　胸腺瘤

增强扫描显示升主动脉前方可见软组织肿块影，密度均匀，边缘清楚，并
与主动脉之间的脂肪层清晰完整（——）

状，大多数不同程度地向一侧突出；少部分病人可见局灶性钙化，多为致密的、不规则的和粗糙的钙化。有的肿瘤密度可不均匀，其中的低密度区代表出血、坏死或囊变。

【特别提示】

① 胸腺瘤是前纵隔最常见的肿瘤，其发病率略高于畸胎瘤。胸腺瘤可发生于任何年龄，但以中年人发病率最高，儿童及 20 岁以下者极为少见。

② 一般认为良性胸腺瘤有完整的包膜，恶性胸腺瘤（图 5-11-4）包膜不完整，肿瘤组织突破包膜向邻近组织侵犯甚至转移。由于两者在显微镜下的表现是一样的，或仅有轻微或不典型的差别，因此在临床上根据胸腺瘤的生物行为，通过有无包膜外的蔓延进行诊断，而不是依据病理诊断。

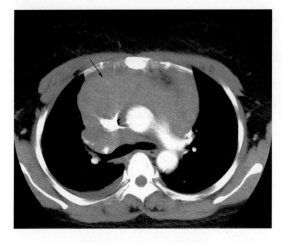

图 5-11-4　侵入性胸腺瘤

前纵隔巨大肿块，部分进入中纵隔，上腔静脉及升主动脉被完全包绕，脂肪层完全消失（——），右侧少量胸腔积液

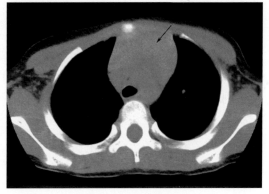

图 5-11-5　胸腺增生

重症肌无力患者，前纵隔整个胸腺膨大，左叶局部膨大，与大血管之间的脂肪层大部分可见（——）

③ 临床上胸腺瘤与重症肌无力有明显关系，约 35%～40% 的胸腺瘤病人有重症肌无力，10%～15% 重症肌无力病人有胸腺瘤。

④ 胸腺瘤要注意与胸腺增生（图 5-11-5）鉴别，尤其是有重症肌无力的病人。两者的区别点在于胸腺瘤表现为胸腺的局部增大，而胸腺增生则常呈整个胸腺的膨大。

（三）畸胎瘤

【CT 诊断】

① 畸胎瘤的 CT 表现多种多样，最常见的为边缘清楚的多房囊性前纵隔肿块，呈薄的软组织囊壁，有时可呈厚壁，囊内可见分隔，囊壁明确，常有弧线状钙化。囊肿内成分呈水样密度，约 3/4 病例 CT 可显示肿块内有脂肪密度（图 5-11-6），约 15% 病例以脂肪为其主要成分。

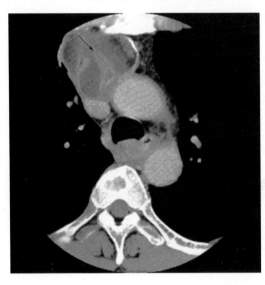

图 5-11-6　畸胎瘤

右前纵隔囊性占位性病变，囊内可见分隔，囊壁明确，左侧缘可见弧线状钙化，肿块内有脂肪密度（➡）

② 当畸胎瘤破裂时可见肿块内部的成分更不均匀，邻近有肺实变、肺不张、胸水和心包积液，甚至在肺内可见到脂肪。

③ CT 显示多房薄壁或厚壁囊性占位性病灶，内混杂有低 CT 值的脂肪组织区、软组织影和高 CT 值的钙化、骨质和牙齿影，对畸胎瘤的诊断和鉴别诊断有重要意义。

④ 肿瘤在短期内增大应疑有恶变的可能。但肿瘤继发感染、囊肿内液体迅速增多或囊内出血，也可使肿瘤在短期内显著增大。囊肿继发感染破入胸腔可并发胸膜炎和胸腔积液。

【特别提示】

① 畸胎瘤为较常见的纵隔肿瘤，在原发性纵隔肿瘤中，其发病率仅次于神经源性肿瘤和胸腺瘤。

② 畸胎瘤通常可分为两类，囊性畸胎瘤和实性畸胎瘤。实性畸胎瘤组织学上包括 3 个胚层的各种组织，表现最为复杂，人体内任何器官的组织都可出现。肿瘤内常有大小不等的囊性区域。

③ CT 对鉴别组织密度差别较常规 X 线敏感，尤其能直接显示脂肪密度组织。

（四）淋巴瘤

【CT 诊断】

① 霍奇金病中，约 85% 的病人有胸部表现，其中 99% 有淋巴结肿大，最易累及血管前和气管旁淋巴结链，约 98% 的病人有多组淋巴结受累（图 5-11-7），如单组淋巴结受累时，最常见于血管前，增大的淋巴结可散在分布或融合成块，边缘清楚或模糊，较大的纵隔肿块常直接侵犯肺

内或胸壁，发生于后纵隔较少见，约占 5％～12％。

② 增大的淋巴结大多数呈均匀软组织密度，增强后淋巴结内呈低密度或坏死并不少见，约 10％～21％的增大淋巴结出现囊变或坏死（图 5-11-8）。但是，增大淋巴结的囊变或坏死与分期、病变范围、细胞类型以及预后均无关。另外，治疗前淋巴结很少钙化。

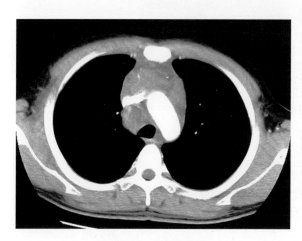

图 5-11-7　霍奇金病
增强扫描纵隔窗示纵隔前纵隔及
中纵隔多组淋巴结增大

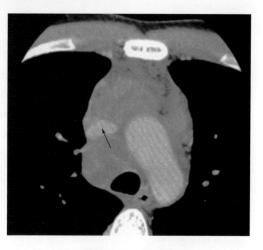

图 5-11-8　淋巴瘤
前纵隔及中纵隔多组淋巴结增大，增大淋巴
结内可见大小不等的囊变（——）

③ 非霍奇金淋巴瘤纵隔淋巴结增大仍然是胸部最常见的异常表现，而且上纵隔淋巴结增大仍然最常见，但是结外受累比霍奇金病更常见。淋巴结增大以血管前和气管旁最常见，约占 75％，约 40％的病人仅累及单组淋巴结，当累及多组淋巴结时，增大的淋巴结可以不相邻，淋巴结肿大多数呈均匀软组织密度，偶呈中心低密度或环状强化。

【特别提示】

① 霍奇金病和非霍奇金淋巴瘤在临床症状、影像表现、对治疗的反应以及预后上都有明显的差异。

② 霍奇金病的特点是主要侵犯淋巴结，占 90％，结外病变仅占 10％。非霍奇金淋巴瘤约占成人全部恶性肿瘤的 3％，可发生在各年龄段，但平均发病年龄为 55 岁，相对于霍奇金病，非霍奇金淋巴瘤在儿童更常见，其临床表现和病理特征都较复杂，病变累及全身较为广泛。

③ 纵隔的淋巴瘤通常需要与结节病进行鉴别，结节病通常以双侧肺门淋巴结肿大为主，气管旁淋巴结不肿大或肿大不明显，而淋巴瘤的纵隔淋巴结增大常呈不对称性，并多以右侧气管旁淋巴结肿大较明显，前纵隔胸骨后淋巴结肿大较多见。

（五）淋巴管瘤

【CT 诊断】

① CT 上大多数表现为一侧性囊性占位（图 5-11-9），少数为水和实质的混合物，边缘光滑或分叶，可包裹邻近纵隔结构，偶尔其边缘模糊。肿瘤呈水样密度，或呈稍高于水的密度，但低于肌肉密度，可能是其内含蛋白成分的缘故。

② 如有出血则密度更高。囊肿可呈单房或多房，后者囊内可见粗细不等的间隔，有时呈血管状，但不强化，而血管能强化。偶见钙化，此时不易和畸胎瘤鉴别。

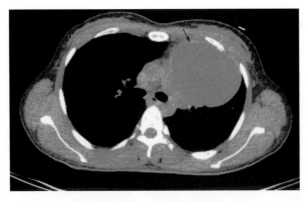

图 5-11-9　纵隔淋巴管瘤

纵隔偏左侧较大囊性占位，密度均匀，边缘光滑，邻近结构受压（——➤）

【特别提示】

① 淋巴管瘤是一种少见的包括淋巴管或囊状淋巴间隙的淋巴系统肿瘤样先天性畸形，占纵隔肿瘤的 0.7%～4.5%，大多数位于上纵隔或前纵隔。

② 前纵隔淋巴管瘤与颈部淋巴管瘤同时发生者较多见于儿童，称囊样水瘤。淋巴管瘤中可含部分血管成分。少数病例可并发乳糜胸。

（六）支气管囊肿

【CT 诊断】

① 支气管囊肿可发生于纵隔内任何位置，但最常见于气管旁和气管隆崎下。CT 上呈典型的纵隔薄壁单房囊性占位，囊内如含有空气或气-液平面时，可见壁很薄，仅几毫米，且内壁光滑，上述表现都可在 CT 上清楚呈现。

② CT 能显示薄壁囊性肿物的可塑性，表现为周围组织、器官的挤压可使囊肿的一部分边缘呈尖角状。

③ 许多囊肿呈接近水的密度，CT 值－10～＋10Hu，某些囊肿的密度可以较高，相当于软组织密度（图 5-11-10），甚至有高达 120Hu 的报道，这可能反映了囊肿内的高蛋白成分，可能和出血有关，也有少数支气管囊肿因与支气管相通而呈含气囊肿。

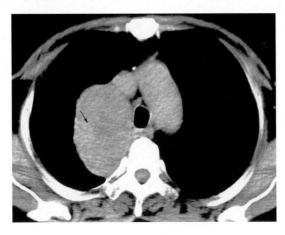

图 5-11-10　支气管囊肿

纵隔内气管旁软组织肿块影，密度均匀（——➤），手术证实为支气管囊肿内含大量蛋白

【特别提示】

① 支气管囊肿由胚胎时期支气管胚芽发育异常移位于纵隔的异常部位所致。病理上支气管囊肿壁的结构与支气管壁的结构相同，内膜为支气管黏膜上皮，囊内为黏液样液体。

② 纵隔的支气管囊肿好发于气管、主支气管和肺门大支气管附近，也可发生于纵隔的任何部位，偶尔可见自纵隔突入于叶间裂内。

（七）食管囊肿

【CT 诊断】

① CT 显示食管旁圆形，呈均匀水样密度（图 5-11-11）的肿块，也可表现为软组织密度肿块但增强后未见强化。

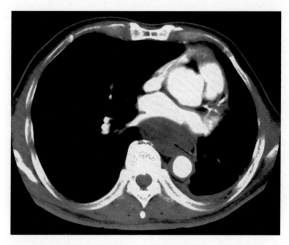

图 5-11-11 食管囊肿

增强扫描示左房后方圆形均匀水样密度影（——►），食管受压左移

② 尽管 CT 或 MRI 能清楚显示囊肿的位置和大小，但同普通 X 线检查一样，并不能与位于食管旁的支气管囊肿相鉴别。

【特别提示】

① 食管囊肿也称肠源性囊肿。其起源与支气管囊肿较接近，均来源自胚胎期前肠，但其发病率远较支气管囊肿低。

② 食管囊肿通常位于食管旁，也可见于食管壁内。本病较多见于婴儿和儿童。

（八）心包囊肿

【CT 诊断】

CT 显示含液的薄壁囊肿，边缘光滑，呈圆形和卵圆形，很少发生钙化，部分囊肿可进入叶间胸膜。如内缘紧贴心包缘时，诊断则更为明确（图 5-11-12）。

【特别提示】

① 心包囊肿绝大多数为先天性，由体腔发育过程中变异所形成，极少数可能是由急性心包炎后经过若干年而逐渐形成。

② 囊肿通常为单房，体积大小可有很大的差别，通常直径为 3～8cm。心包囊肿为较常见的间皮囊肿，通常位于心膈角区，右侧较左侧多见。

（九）神经源性肿瘤

【CT 诊断】

① CT 表现为后纵隔脊柱旁边缘清楚的圆形或卵圆形肿块（图 5-11-13）。大多数肿块在平扫

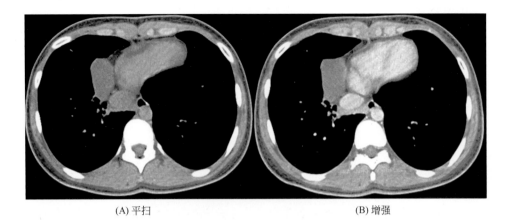

(A) 平扫　　　　　　　　　　　　　　　　　　(B) 增强

图 5-11-12　心包囊肿

右心缘旁可见椭圆形囊性低密度灶，增强扫描无强化

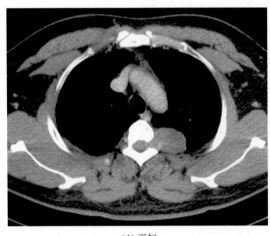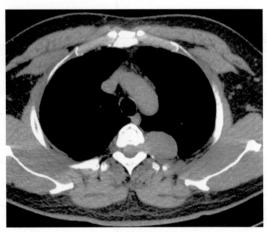

(A) 平扫　　　　　　　　　　　　　　　　　　(B) 增强

图 5-11-13　神经鞘瘤

左上纵隔脊柱旁的边缘清楚的卵圆形肿块，椎间孔开大

时呈略低于胸壁肌肉的密度，增强扫描时通常呈不均匀强化。增强扫描中的不均匀区是由于肿瘤内高细胞区、低细胞区、脂质细胞、囊性退化和出血改变等分布不同所致。

② 纵隔内可见弥漫性周围性神经梭形肿大或沿周围神经途径发生的多发性肿块，而呈不规则多分叶状表现时应考虑为神经纤维瘤病。

③ 神经源性肿瘤可引起相应的肋骨或椎体的压迫性变形和移位，与肿瘤直接接触的骨呈扇状，骨皮质常仍保留并常有增厚。肋骨可变薄、肋间隙增宽、椎间孔可变大。

④ 恶性神经源性肿瘤通常大于 5cm，边缘可以光滑清楚，但当其有胸壁或附近纵隔结构的侵犯时，肿块边缘可变模糊。

【特别提示】

① 神经源性肿瘤在纵隔肿瘤中最为常见，约占成人原发纵隔肿瘤的 20%。神经源性肿瘤可发生于任何年龄，以青年人发病率最高。在成年人中以神经鞘瘤和神经纤维瘤最多见，节细胞神经瘤和神经母细胞瘤多见于儿童。

② 绝大多数神经源性肿瘤发生于后纵隔脊柱旁沟的神经组织。后纵隔的肿瘤绝大多数为神经源性肿瘤。有些纵隔内神经源性肿瘤呈哑铃状生长，一端在椎管内，另一端通过椎间孔位于脊

柱旁。这类肿瘤可因压迫脊髓而引起神经功能障碍，压迫椎骨使椎间孔扩大。

■■■ 第十二节　膈肌病变 ■■■

一、膈　疝

（一）食管裂孔疝

【CT诊断】

① 胃是最常见的疝入器官，见心影旁肿物，其中常可见气体或气-液平面，有时确诊需要行上消化道造影检查。偶尔疝入的器官或组织较大，在胸片上极像一个肺内肿物；有时疝入的胃可发生扭转并在后纵隔形成一肿物；疝入的器官发生嵌顿及胃绞窄时，可出现急性上消化道症状。

② 除胃以外，疝入的内容物还可以是横结肠、胰腺假性囊肿、大网膜或肝脏，腹水亦可以通过裂孔从腹腔进入后纵隔，这些CT能很好地显示（图5-12-1）。

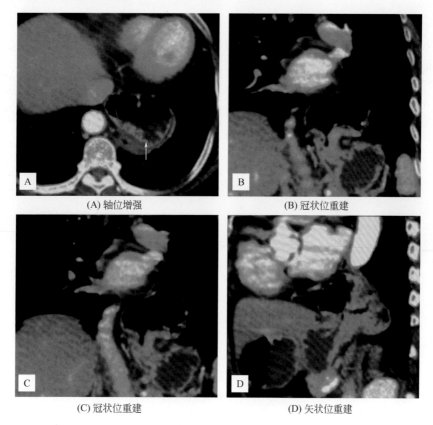

(A) 轴位增强　　　　　　　　　　　(B) 冠状位重建

(C) 冠状位重建　　　　　　　　　　(D) 矢状位重建

图 5-12-1　食管裂孔疝

（A）示胸主动脉左侧类肿物影，其内可见气-液平面，为胃疝入胸腔所致（——）；

（D）示部分胃通过食管裂孔疝入胸腔

【特别提示】

① 食管裂孔疝形成的原因部分归结于先天性食管裂孔薄弱，但一些后天性的因素亦起着重要作用，如妊娠、肥胖、便秘、剧咳等。

② 大部分食管裂孔疝的病人无临床症状，常由胸片或上消化道造影检查发现异常，也可出现胸骨后烧灼痛，最典型的为饭后或平躺时出现症状。

(二) 胸腹裂孔疝

【CT 诊断】

① CT 可见一侧胸壁密度增高阴影，若为消化管疝入胸腔，则阴影密度不均匀，其内可见含气消化管。阴影占据胸腔的范围取决于腹腔内脏器进入胸腔的多少。胃、左侧结肠与小肠大部分进入胸腔时，阴影可占据左半侧胸腔；仅脾一部分进入胸腔时，于左侧膈上可见长椭圆形密度均匀、边缘清楚阴影，在临床上可无症状。

② 消化管疝入胸腔时，借助于消化道钡餐造影或 CT 可以确诊。脾疝可采用 B 超或 CT 检查确诊。CT 冠状位及矢状位重建可更好地显示膈肌的缺损处（图 5-12-2）。

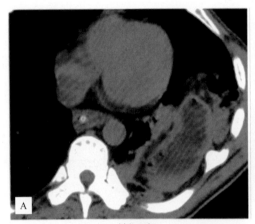

(A) 轴位平扫

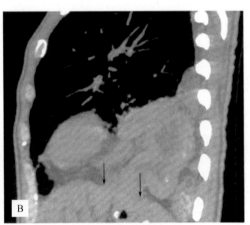

(B) 矢状位重建图像

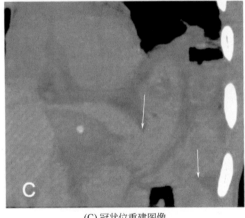

(C) 冠状位重建图像

图 5-12-2 胸腹裂孔疝
（A）示疝入胸腔的肠管；（B）、（C）清楚
显示胸腹裂孔大小及疝入胸腔的肠管（———）

③ 胸腹裂孔疝的影像表现与外伤性膈疝相似，但前者无外伤史且发病部位恒定。还需与膈下高位肾及胸腔异位肾鉴别，借助于 CT，不难做出诊断。

【特别提示】

① 胸腹裂孔疝是出生婴儿中最常见的膈疝，且病情常常十分严重；在出生婴儿中的发病率为 1/2200，好发于左侧（90％），是由于横膈和背侧系膜与胸膜、腹膜未完全融合所致，裂孔部位在膈肌的腰肋部之间，胸腹裂孔疝大小不一，较大膈疝，胃、左侧结肠、小肠与脾均可由此进入胸腔，致左侧肺膨胀不全，纵隔及心影向健侧移位，并可影响健侧肺膨胀。在临床上大的膈疝可有呼吸困难、发绀和呕吐等。

② 小的膈疝更多见于成年人而非婴儿，可无任何临床症状，常在体检时才发现，且随着年龄增长，发病率上升，提示发病与后天因素相关。

二、膈 膨 升

【CT诊断】

① 膈膨升多发生膈的一侧，左侧多见；可见患侧膈升高，膈穹窿部凸度增加，膈肌光滑完整，此征象在CT多平面重建图上显示尤为清楚；呼吸气时膈穹隆的形态无明显变化，横膈运动减弱多见，但运动完全消失少见；膈膨升可合并盘状肺不张或胃扭转。

② 膈膨升的诊断多无困难。对于局限性膈膨升，通过CT或B超检查可与膈肌肿瘤、膈疝相鉴别，膈膨升时，在升高的腹腔脏器、大网膜或腹膜后脂肪之上仍可见变薄但连续的膈肌（图5-12-3）。

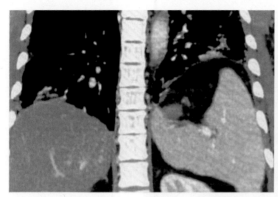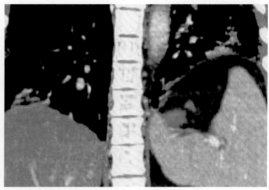

图 5-12-3　膈膨升

以上均为增强扫描冠状位重建图像，显示左膈升高，但膈肌连续性完整

【特别提示】

① 膈纤维先天性减少或后天性萎缩，可使膈一部分或全部向胸腔膨出，称膈膨升。见于任何年龄，以中老年较常见，男性较女性多见。左右侧膈均可发生，一侧膈全部膨升多见于左侧，限局性膈膨升多见于右侧膈内前方。

② 有时与膈麻痹难以鉴别。限局性膈膨升或一侧膈轻度膨升可无任何临床症状，一侧膈膨升高达第3前肋水平以上时，有时可有呼吸困难、胸痛、上腹部不适感及呕吐等。新生儿膈膨升可压迫心脏，引起纵隔摆动而出现呼吸困难及发绀等。

■■■ 第十三节　胸部外伤 ■■■

一、骨 折

① 第3～10肋腋段及背段是骨折好发部位。不全骨折与错位、不明显的骨折及膈下肋骨的骨折容易漏诊。发生于腋段的肋骨骨折也易遗漏。因肋骨骨折常伴发广泛皮下气肿、气胸、纵隔气肿及肺出血，肋骨骨折常显示不清楚。

② 第1～2肋由于受锁骨和肩胛骨保护较少发生骨折。第1～2肋发生骨折是胸部严重创伤的标志，可有2%的患者发生支气管断裂。

二、气胸和液气胸

(一) 气胸

【CT诊断】

① 肺窗上气胸表现为肺外围带状无肺纹理区，透亮度增高，其内侧可见被压缩肺脏的边缘，

以细线状弧形的脏层胸膜影为界，与胸壁平行。

② 根据气胸量的不同，肺组织有不同程度的受压萎陷，严重气胸时整个肺脏被压缩成球状，位于肺门处。气胸常引起纵隔向对侧移位，同侧的横膈下降。

【特别提示】

① 胸壁开放性外伤时，胸膜腔与外界相通，由于胸膜腔内压等于大气压力，患侧肺可完全萎陷。

② 在胸膜破裂处形成活瓣性阻塞时，气体只进不出或进得多出得少，使胸腔内气体逐渐增多，压力增大，形成张力性气胸，需要紧急处理。

（二）液气胸

【CT 诊断】

① 胸膜腔内液体与气体同时存在为液气胸。外伤引起肺撕裂、气胸合并肋间血管破裂时可发生血胸或血气胸，手术后及胸腔穿刺后也可产生液气胸。

② CT 检查可见由于重力关系，液体位于背侧，气体位于腹侧，可见明确的气-液平面及萎陷的肺边缘（图 5-13-1）。

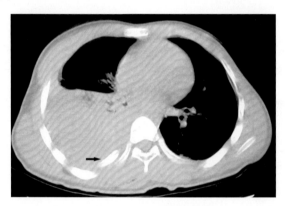

图 5-13-1　右侧胸腔液气胸
右侧肋骨骨折（——➤）

三、肺 挫 伤

【CT 诊断】

在 CT 上可呈范围不同的不规则斑片状或大片状阴影，密度中等，边缘模糊（图 5-13-2）。支气管与血管周围漏出液及出血可表现为肺纹理边缘模糊。这种改变多发生在直接暴力部位，气浪冲击伤两肺均可发生。于受伤即刻或伤后 6h 左右出现，伤后 24~48h 开始吸收，3~4 日左右可完全吸收。吸收较慢者可于 1~2 周后完全吸收。

【特别提示】

直接撞击胸部或气浪冲击胸部均可引起肺挫伤。肺挫伤可引起肺泡腔内水肿液及血液渗出，并可进入血管或支气管周围的肺间质内。据文献报道 72%~75.8% 的闭合性胸部外伤可有此种改变。

四、肺撕裂伤和肺血肿

【CT 诊断】

在 CT 上可表现为含气薄壁空腔，其中可有液体，出现液平面。肺血肿可呈边缘光滑清楚、

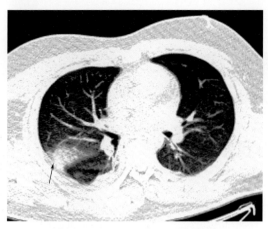

图 5-13-2　胸部外伤，右肺挫伤

煤气爆炸 2h，右肺可见模糊片影，胸腔积液（——）

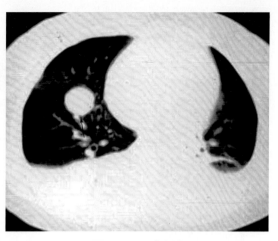

图 5-13-3　肺血肿

边缘光滑清楚、密度均匀的球形阴影（——）

密度均匀的球形阴影（图 5-13-3）。外伤性囊肿吸收较快，平均 6h 可消失，而血肿平均 7 周方可消失。

【特别提示】

肺撕裂伤和肺血肿多由胸部钝伤及震荡伤引起，肺撕裂伤发生在肺外周胸膜下肺组织时，可形成薄壁囊肿，受伤后常因肺挫伤漏出液或出血遮盖而不能显示，待漏出液或出血吸收后囊肿方可显出。

（林爱军）

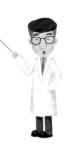

第六章

CT 在循环系统的应用

■ ■ ■ 第一节　心包疾病 ■ ■ ■

一、心包积液

【CT诊断】

① 心包积液的典型征象为心包腔内的液性区，少量时多位于左室侧后壁及心房外侧，大量时环绕整个心脏（图6-1-1）。

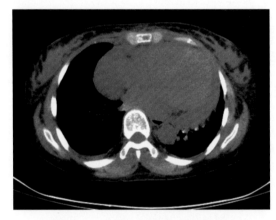

图6-1-1　大量心包积液伴胸腔积液

横断面平扫示心包腔内可见大量液体影环绕心脏。CT值约20Hu。双侧胸腔背侧亦见少量条带状液性区

② 液体密度取决于病因，漏出液密度接近水，感染性及肿瘤性心包积液密度较高。

③ 心包可有增厚、粘连或结节状增生等。心包粘连可使积液包裹局限。

④ 继发性心包积液可显示原发器质性心脏病的改变。

【特别提示】

① 心包内液体量>50ml 即为心包积液。

② 心包积液引起心包腔压力增高，导致心室舒张功能受限，使心房，体静脉、肺静脉回流受阻，心房和静脉压力升高，心脏收缩期排血量减少，甚至出现心脏压塞（心包填塞）。

③ 临床表现取决于积液增长速度、积液量及病程。患者可有乏力、发热、心前区疼痛等症状，大量积液时可有呼吸困难、发绀、端坐呼吸等症状。体征可有心音遥远，颈静脉怒张，静脉压升高，血液及脉压降低等。心电图表现为：T波低平，倒置或低电压。

二、缩窄性心包炎

【CT诊断】

① 直接征象为心包不规则增厚、粘连，心包厚度>4mm，形态不规则（图6-1-2）。

② 受累部位心室轮廓变形缩小，相对应心房扩张（图6-1-3）。

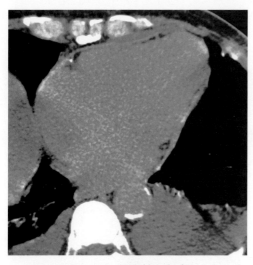

图 6-1-2　缩窄性心包炎
横断面平扫示双侧心室面心包增厚,以左室为著,心室受压变小,心房增大。合并双侧胸腔积液。右下肺基底段可见少量斑片影,提示炎症改变

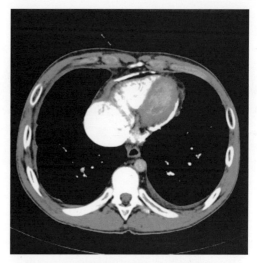

图 6-1-3　缩窄性心包炎,心包钙化(一)
横断面增强扫描示双侧心室面心包增厚伴广泛弧线样钙化,心室腔受压变小,右房增大。双侧轻度胸膜增厚

③ 腔静脉、奇静脉扩张和/或肺淤血、间质性肺水肿改变。

④ 部分病人可见心包条片样、斑片样钙化,多位于右室前缘,膈面和房室沟区(图 6-1-4)。

⑤ 胸膜粘连。

【特别提示】

① 缩窄性心包炎心包异常增厚,首先限制舒张功能,使体静脉、肺静脉压力升高,回心血量减少,心排血流降低,继而限制心脏收缩功能,导致心力衰竭。

② 病因以感染为多见,尤其是结核性心包炎。

③ 临床常有呼吸困难、腹胀、水肿伴心悸、咳嗽、乏力、胸闷等症状。体征为心音减弱,一般无杂音,心界不大或略有增大。颈静脉怒张,肝脏肿大、腹水、下肢水肿。有奇脉、脉压变小。心电图示 QRS 波低电压,T 波低平或倒置。

三、心包囊肿

【CT 诊断】

典型表现为心缘旁向外突出的边缘清晰的类圆形低密度影,右心膈角多见,单房,薄壁,内

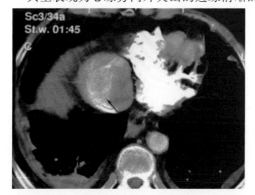

图 6-1-4　缩窄性心包炎,心包钙化(二)
横断面增强扫描示心膈面大量斑片样钙化(━━━),右房明显扩张,双侧胸腔积液

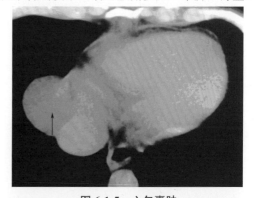

图 6-1-5　心包囊肿
横断面平扫示右心缘旁类圆形病灶,境界清晰,呈水样密度,较均匀,与右房关系密切(━━━)。手术证实为心包囊肿

部密度均匀，多呈水样密度，增强扫描无强化（图 6-1-5）。

【特别提示】

① 心包囊肿是最常见的心包原发肿瘤。

② 好发于右心膈角区，也可见于左心膈角、肺门、前上纵隔等。

③ 若病变密度较高或有强化，须注意恶性肿瘤的可能。

■■■ 第二节　大血管病变 ■■■

一、主动脉瘤

1. 真性动脉瘤

【CT 诊断】

① CT 平扫可显示主动脉瘤的部位、范围、大小。

② 增强扫描及三维重建示主动脉管径增宽＞4cm 或大于正常径线的 50％；瘤体形态可为囊状、梭形或梭-囊状（图 6-2-1）；管壁不规则增厚，可见钙化或附壁血栓（图 6-2-2）。

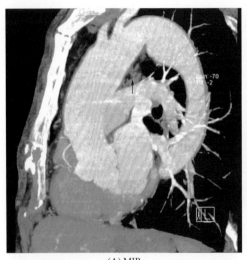

(A) MIP

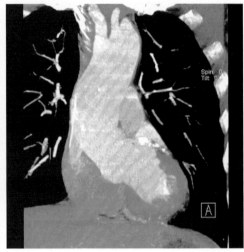

(B) MIP

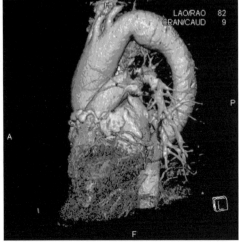

(C) VRT 重建

图 6-2-1　胸主动脉瘤（胸部增强 CT 三维重建）

　　MIP 重建显示升主动脉及主动脉弓部可见两处主动脉瘤，分别呈梭形及囊状（➡），以近侧病变为著，管腔直径约 50mm；容积漫游技术（VRT）重建显示升主动脉及主动脉弓部两处动脉瘤形成

③ 受累血管分支及周围器官受压。

④ 存在胸水、腹水，提示可能有动脉瘤破裂。

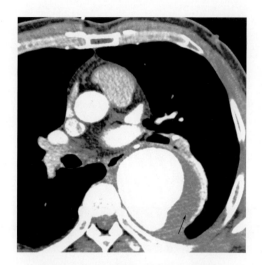

图 6-2-2　胸主动脉瘤附壁血栓形成

　　胸部增强扫描横断面示胸主动脉明显扩张，侧壁可见新月形低密度充盈缺损，为血栓形成（——）。周围肺组织受压成条带状增强影

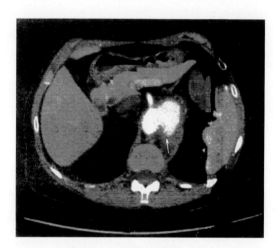

图 6-2-3　假性动脉瘤（——）

2. 假性动脉瘤

【CT 诊断】

① 平扫可显示动脉瘤范围，钙化程度及周围器官组织受压情况。

② 增强扫描及三位重建显示：与主动脉腔相连的囊状强化区，与主动脉破口之间常见狭颈形成，其内见大量血栓形成（图 6-2-3）；病史长者可见不规则钙化；可同时显示受累分支情况及周围组织器官压迫情况。

【特别提示】

① 主动脉局部的病理性扩张即为动脉瘤。

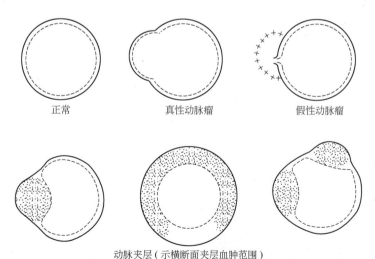

正常　　　　　　真性动脉瘤　　　　　　假性动脉瘤

动脉夹层（示横断面夹层血肿范围）

图 6-2-4　主动脉瘤及主动脉夹层模式图

② 多单发，可分为真性动脉瘤和假性动脉瘤两类，前者具有正常动脉壁的三层结构，后者系动脉壁破裂后，局部纤维包裹形成，无动脉壁结构（图 6-2-4）。

③ 较小者可无临床症状，较大者可因压迫邻近器官出现相应症状，常见为胸痛，背痛及搏动性肿块等。

④ 增强及三位重建能直观显示瘤体范围、大小、管壁情况及受累血管分支，以容积再现（VR）及多平面重组（MPR）重建应用价值最大，对手术有重要指导意义。

二、主动脉夹层

【CT 诊断】

① CT 平扫可显示主动脉钙化内移（图 6-2-5），假腔内血栓，纵隔血肿，心包和胸腔积液等征象。

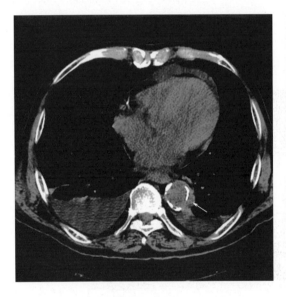

图 6-2-5 主动脉夹层钙化，内膜片内移

胸部 CT 平扫横断面示胸主动脉管壁环形钙化，可见部分钙化内移（——）。双侧胸腔积液，心包积液

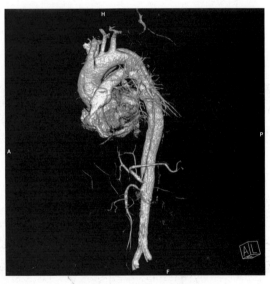

图 6-2-6 Ⅰ型主动脉夹层

（胸部增强扫描三维重建）

VRT 重建显示升主动脉至肠系膜上动脉水平主动脉撕裂，内膜分成双腔，真腔位于前内侧，较小，头臂动脉发自真腔

② 增强扫描及三位重建。a. 受累段管腔扩张，显示双腔主动脉（图 6-2-6）。一般真腔窄、血流快，假腔宽、血流慢。b. 撕裂的内膜片成条片状充盈缺损，夹层范围较大时，内膜片呈螺旋状漂浮于真假腔之间。c. 显示内膜破口及分支血管受累情况（图 6-2-7、图 6-2-8），分支血管受累时可见内膜片线状充盈缺损自血管开口部伸入腔内，对决定手术治疗及预后极为重要。d. 显示病变与周围器官的关系。e. 慢性者，假腔内可有附壁血栓形成（图 6-2-9）。

【特别提示】

① 主动脉夹层是指各种原因导致的主动脉内膜破裂或中膜弹力纤维病变，血液进入内膜、中膜之间，导致中膜撕裂，形成双腔主动脉。

② 好发于中老年男性，常以突发剧烈胸痛，向背部、腹部放射，甚至休克就诊。

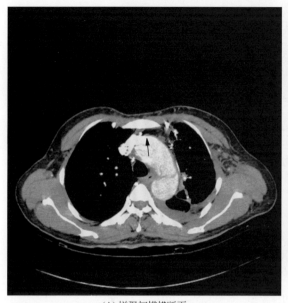

(A) 增强扫描横断面　　　　　　　　　(B) MPR 重建

图 6-2-7　Ⅲ b 型主动脉夹层

增强扫描横断面示主动脉弓部可见内膜破口，破损内膜呈条带状充盈缺损漂浮于腔内（➡），左侧胸腔积液；MPR 重建示主动脉弓部可见内膜破口，向上撕裂累及头臂动脉，向下至髂动脉；呈现双腔主动脉，真腔位于前内，较窄，双腔强化程度基本一致（——➤）

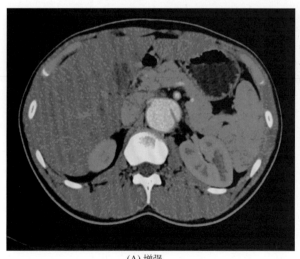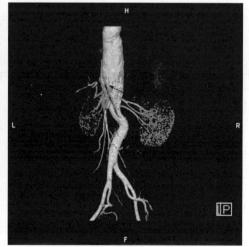

(A) 增强　　　　　　　　　　　　　　　(B) VRT

图 6-2-8　Ⅲ b 型主动脉夹层（腹部增强扫描及 VRT 重建）

增强扫描横断面示右肾下极水平的腹主动脉内可见内膜破口，及双腔主动脉；VRT 重建示腹主动脉夹层，右肾动脉起自假腔（——➤）

③ 按破口部位及血肿累及范围分为Ⅰ～Ⅲ型（DeBakey 分型）（图 6-2-10）。

④ 应用心电门控扫描有利于消除主动脉根部搏动伪影造成的假阳性，重建方式以多平面重组（MPR）重建显示最佳。

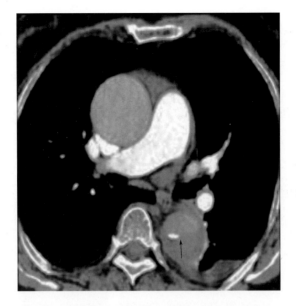

图 6-2-9　Ⅲ型主动脉夹层（胸部增强扫描横断面）

胸主动脉可见钙化内膜片移位，假腔位于背侧，其内见大量血栓形成，基本无强化（➔）。周围受压肺组织成弧线样强化带。左侧胸腔积液

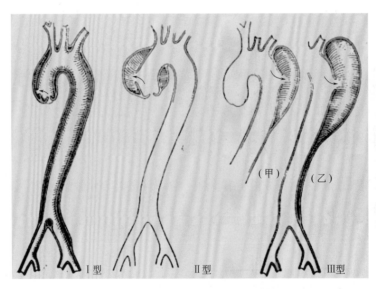

图 6-2-10　主动脉夹层 Debakey 分型模式图

三、主动脉壁内血肿

【CT 诊断】

① CT 平扫对主动脉壁钙化的显示较好，钙化影向主动脉腔内移位大于 4mm 的能提示主动脉壁内血肿或主动脉夹层。部分病人可显示主动脉壁呈新月形或环形增厚（厚度通常大于 5mm）（图 6-2-11）。

② 增强 CT 及三位重建。a. 主动脉真腔明显强化，主动脉壁内血肿在其衬托下表现为新月形或环形的中等密度区，偶尔可显示内膜片影（图 6-2-12）。b. 薄层扫描有时可显示小的渗漏

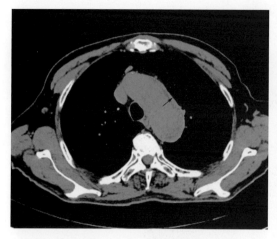

图 6-2-11　主动脉壁内血肿（一）
胸部 CT 平扫横断面示主动脉弓管壁呈环形增厚（➡）

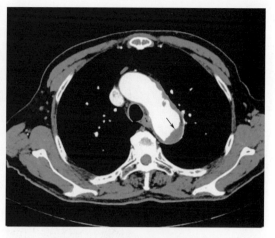

图 6-2-12　主动脉壁内血肿（二）
胸部 CT 增强扫描横断面示主动脉真腔明显强化，主动
脉壁内血肿在其衬托下表现为不规则的中等密度区（➡）

孔，真腔内含对比剂的血液可进入假腔并形成不规则形增强区。c. 显示并发症如心包和胸腔积
液（血）、纵隔血肿等。d. 与典型主动脉夹层鉴别的主要依据是内膜撕裂口的有无。壁内血肿
内膜上可有小的渗漏孔，与内膜撕裂口不同，另外壁内血肿表现为一长段光滑的新月形或同心
圆形主动脉管壁增厚，不伴有管腔受压变形（图 6-2-13）；而主动脉夹层假腔内完全被血栓充
满则表现为一长段光滑的新月形主动脉管壁增厚，伴有管腔受压变形，在 CT 上常显示内膜片
内移。

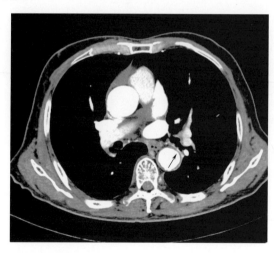

图 6-2-13　主动脉壁内血肿（三）
胸部 CT 平扫横断面示胸主动脉内膜可见溃
疡，主动脉管壁增厚呈同心圆形（➡）

【特别提示】

① 主动脉壁内血肿是指没有内膜撕裂口的主动脉夹层，多由主动脉内膜溃疡，血液渗入中
膜或主动脉中膜滋养血管出血，形成主动脉壁间血肿所致，也被称为不典型主动脉夹层。

② 主动脉壁内血肿病人的预后主要与血肿是否破入主动脉真腔有关。血肿可逐渐吸收，假
腔逐渐缩小甚至消失，其预后良好；血肿也可向主动脉真腔穿破而演变为"典型"主动脉夹层。

③ 区分主动脉壁内血肿和"典型"主动脉夹层具有重要的临床意义，在明确做出主动脉壁
内血肿诊断的情况下，采用影像学方法密切跟踪主动脉壁内血肿病人的主动脉形态学变化对其治
疗方案的调整具有重要价值。

四、大 动 脉 炎

【CT诊断】

CT 增强扫描及三维重建是诊断该病的首选方法，扫描范围尽量包括头臂动脉至髂动脉的主动脉全程。

① 早期或活动期，受累段动脉壁增厚（图 6-2-14），呈"双环征"，即主动脉内膜面因黏液样水肿或凝胶状水肿而呈现为低密度，为内环；主动脉中膜和外膜因血管增生等炎性改变而在增强扫描时呈现高密度为外环。

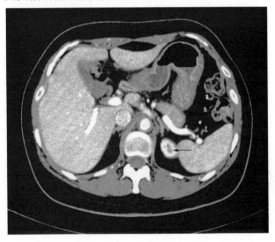

图 6-2-14 大动脉炎（一）

腹部增强扫描横断面示腹主动脉
管壁明显增厚（——）

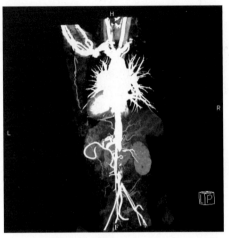

图 6-2-15 大动脉炎（二）

腹部增强扫描最大密度投影（MIP）重建示
降主动脉明显粗细不均匀，腹腔干发出后腹主动
脉及双侧肾动脉管腔明显狭窄，远端见长段闭
塞。周围大量迂曲血管网，为侧支循环形成

② 不同阶段可发生主动脉及其分支管腔不同程度的狭窄，显示为枯枝状、串珠状，严重者可完全闭塞（图 6-2-15、图 6-2-16）。

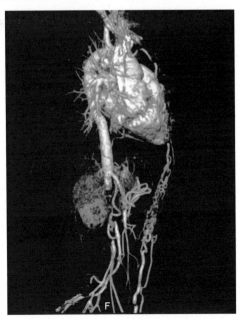

图 6-2-16 大动脉炎（三）

同上病例，腹部增强扫描 VRT 重建示腹主动
脉局部长段闭塞，右髂动脉狭窄伴侧支循环形成

③ 管壁可有钙化，全层钙化提示大动脉炎累及动脉全层，对病因诊断有一定价值（图 6-2-17、图 6-2-18）。

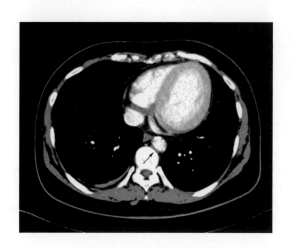

图 6-2-17 大动脉炎（四）
同上病例，胸部增强扫描横断面示胸主动脉
管壁增厚伴全层钙化（——）

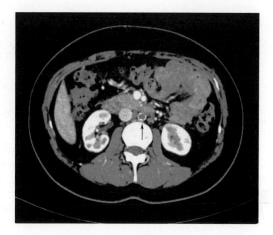

图 6-2-18 大动脉炎（五）
同上病例，腹部增强扫描横断面示右肾门水平
腹主动脉管壁环形钙化，管腔闭塞（——）

④ 累及主动脉瓣，可见升主动脉及冠状窦管壁不规则增厚及左心室增大。

【特别提示】

① 大动脉炎为主动脉及其分支的慢性、进行性、且常为闭塞性的炎症。

② 病因不明，一般认为与感染、自身免疫及遗传有关。本病好发于青年女性。

③ 病变多呈节段性，而两段病变之间的动脉壁可以正常。由于中膜平滑肌和弹力纤维组织的破坏，部分病例动脉壁变薄，管腔扩张可并发局部梭形和/或囊性动脉瘤形成。

④ 病人多因不同部位的动脉狭窄、阻塞或和动脉瘤所致的局部症状或体征而就诊。

■■■ 第三节 冠状动脉病变 ■■■

一、冠状动脉起源异常

【CT 诊断】

① CT 增强扫描及三维重建可以显示冠状动脉的起源、走行、分支情况及管腔病变情况。

② 冠脉起源异常可表现为冠状动脉起自对侧冠状窦（图 6-3-1）、肺动脉，窦口上方，左旋支起自右冠状动脉，单一冠状动脉（图 6-3-2），左旋支缺如，右冠状动脉起自前降支（图 6-3-3），旋支及前降支单独开口等。

③ 重建方式以 VR 最佳。

【特别提示】

① 冠状动脉起源异常发病率较低，国内资料报道其发病率在 $0.78\%\sim3.07\%$。

② 多数为良性变异，不影响心肌供血，没有临床症状，体检时偶然发现。

③ 少数影响心肌供血，可有心绞痛、心肌梗死、心律失常或猝死等表现。如右冠状动脉起自左冠窦，走行于主动脉和主肺动脉之间易受到压迫，尤其是运动时明显。应提示患者改变生活方式，避免严重心血管事件的发生。

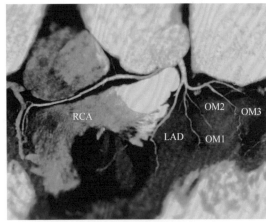

(A) 二维 MAP 重建

RCA—右冠状动脉；OM1—第一钝缘支；
OM2—第二钝缘支；OM3—第一钝缘支；LAD—左前降支

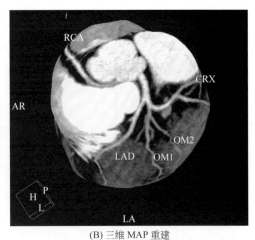

(B) 三维 MAP 重建

RCA—右冠状动脉；CRX—冠状动脉左旋支；
OM2—第二钝缘支；LAD—左前降支；
OM1—第一钝缘支；AR—右前方向；LA—左前方向

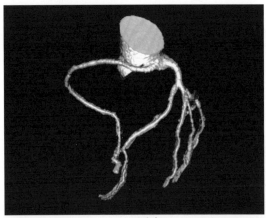

(C) VR 重建

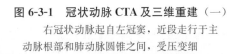

图 6-3-1　冠状动脉 CTA 及三维重建（一）

右冠状动脉起自左冠窦，近段走行于主
动脉根部和肺动脉圆锥之间，受压变细

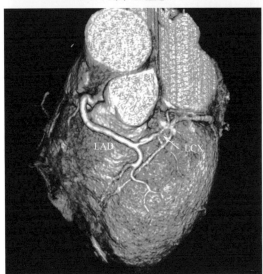

(A) VR 重建

LAD—左前降支；LRX—冠状动脉左旋支

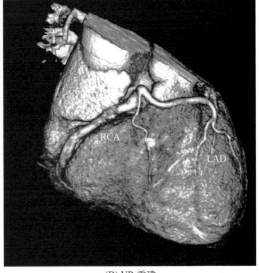

(B) VR 重建

RCA—右冠状动脉；LAD—左前降支

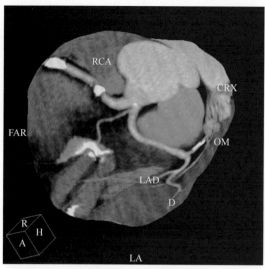

(C) 三维 MAP 重建

RCA—右冠状动脉；CRX—冠状动脉左旋支；
OM—钝缘支；LAD—左前降支；
FRA—右前斜位；LA 左前方向

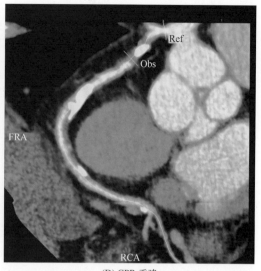

(D) CPR 重建

RCA—右冠状脉，Obs—狭窄段；Ref—参照血管段；
FRA—右前斜位

图 6-3-2　冠状动脉 CTA 及三维重建（二）

VR 重建及 3 维 MAP 重建显示左冠状动脉起自右冠状动脉近段，绕过肺动脉圆锥后行于前室间沟内并分出左旋支，右冠状动脉近段、中段多发粥样斑块；CPR 重建显示右冠状动脉全程多发混合斑块，以近段为著，重度狭窄

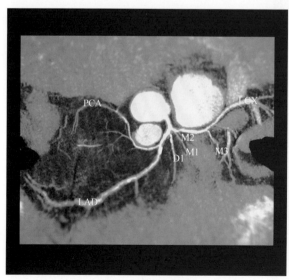

(A) 二维 MAP 重建

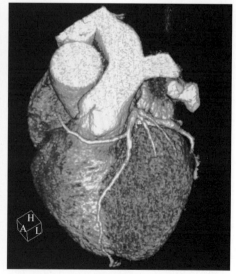

(B) VR 重建

图 6-3-3　冠状动脉 CTA 及三维重建（三）

VR 重建及二维 MAP 重建示冠状动脉分布呈左优势型，右冠状动脉起自前降支近段，绕过肺动脉圆锥行于右房室沟内，前降支近段、中段，旋支及第 1 对角支多发钙化斑块

二、先天性冠状动脉瘘

【CT 诊断】

① CT 增强扫描及三维重建可以显示异常血管的起源、走行及与周围心腔和大血管的空间位置关系。

② 受累动脉扩张、迂曲，延长，管壁薄，形似静脉。瘘口大、分流量多时，管腔明显扩张，一般粗细均匀，接近瘘口部呈明显瘤样扩张（图 6-3-4）。

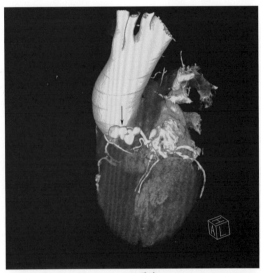

(A) VR 重建

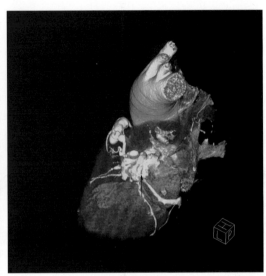

(B) VR 重建

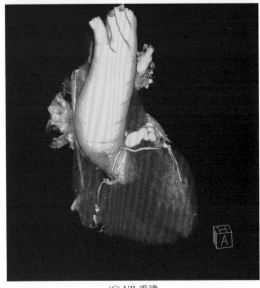

(C) VR 重建

图 6-3-4　冠状动脉 CTA 及三维重建（四）

VR 重建示肺动脉根部前方可见不规则迂曲的血管团影，部分管腔瘤样扩张，一侧与右侧圆锥支相连，右侧圆锥支粗大，血管团另一侧与主肺动脉根部及左心耳关系密切，远段引流至肺动脉根部（——➤）

③ 容积再现（VR）能显示异常血管的形态，走行及与周围心腔的位置关系，MPR 重建可进一步显示瘘口数量、大小及汇入部位的准确位置。

【特别提示】

① 先天性冠状动脉瘘是一种罕见的先天性心脏病，发病率为 0.27%～0.4%。

② 先天性冠状动脉瘘为冠状动脉主干或分支与心腔之间的直接沟通，形成左向右或右向左

分流。可发生于一侧冠状动脉，以右冠状动脉为多，或双侧同时发生。瘘口以右心为多。

③ 较小者，可不引起心肌缺血，无临床症状；较大者，可引起心肌缺血，产生心绞痛、心肌梗死及猝死等症状。

④ 行冠脉平扫可疑此病时，可扩大扫描范围（包括主动脉弓），以防上界遗漏。

三、冠状动脉粥样硬化及冠心病

【CT 诊断】

① CT 平扫可以显示冠状动脉钙化斑块，表现为冠状动脉走行区（房室沟、室间沟等）的斑点状、结节状或条索状高密度影（图 6-3-5、图 6-3-6），并可进行定量分析，其常用方法为 Agaston 法（以 CT 值＞130Hu 作为确定钙化的阈值，以钙化区的高峰衰减因子与钙化面积的乘积来计算冠状动脉的钙化积分）。

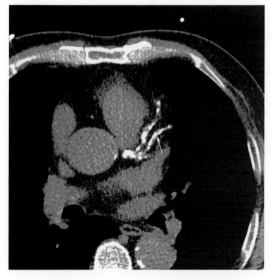

图 6-3-5 冠状动脉钙化斑块（一）

冠状动脉 CT 平扫横断面示冠状动脉左主干，前降支近段、中段及第 1 对角支散在多发结节状、斑条状钙化影（➡）

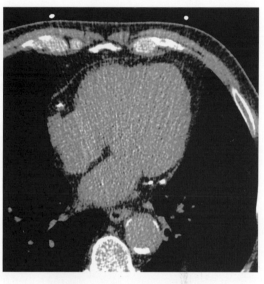

图 6-3-6 冠状动脉钙化斑块（二）

冠状动脉 CT 平扫横断面示右冠状动脉中段及钝缘支斑点状、结节状钙化灶

② 增强 CT 及三维重建。

a. 可直观显示冠状动脉狭窄的部位、范围、斑块性质及侧支循环情况（图 6-3-7～图 6-3-10）。

b. 冠脉狭窄的好发部位为心外膜冠状动脉，以前降支近段、中段，右冠状动脉中段最多，其次为回旋支。狭窄的测量方法多采用目测法，即（狭窄近心端管径-狭窄部位管径）/狭窄近心端管径×100%。根据狭窄程度可分为Ⅰ～Ⅳ级：Ⅰ级，狭窄在 25% 以下；Ⅱ级，狭窄在 25%～50%；Ⅲ级，狭窄在 51%～75%；Ⅳ级，狭窄在 76% 以上。

c. 根据多层螺旋 CT 与冠状动脉内超声的对比研究，有学者认为血栓 CT 值为 20Hu；＜40Hu 为脂质斑块；70～120Hu 为纤维斑块；＞130Hu 为钙化斑块，以此 CT 值划分斑块性质与冠状动脉内超声结果有较高的一致性。

d. 管腔闭塞表现为闭塞段管腔增粗，其内见低密度或等密度栓子充填，管壁显示为相对高密度，远段管腔无造影剂充盈，若存在侧支循环，远段管腔亦可显影（图 6-3-11）。

e. 心肌改变。心肌缺血，表现为受累心肌灌注减低；心肌梗死，表现为室壁变薄，灌注减

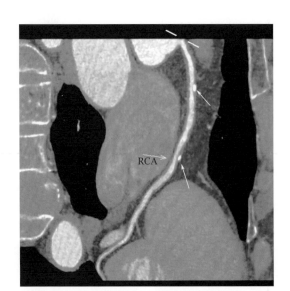

图 6-3-7　冠状动脉粥样斑块伴轻度狭窄（冠状动脉 CTA 及三维重建）

CPR 重建显示右冠状动脉全程多发条状、扁丘状软斑块形成，中段两处病变伴斑点状钙化（——▶），局部轻度狭窄

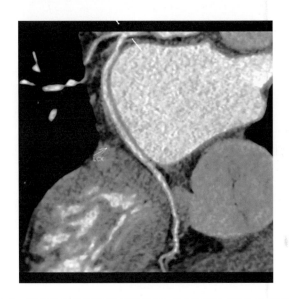

图 6-3-8　冠状动脉软斑块伴轻度狭窄（冠状动脉 CTA 及三维重建）

CPR 重建显示左旋支近段限局性软斑块形成，局部轻度狭窄

低，运动减低（图 6-3-12），合并室壁瘤时，心肌明显变薄，动态观察可有室壁运动减低、消失甚至矛盾运动（图 6-3-13）。

f. 心腔内可有附壁血栓形成。

【特别提示】

① 多层螺旋 CT（MSCT）尤其是 64 层 MSCT 是冠状动脉病变筛查的有效方法，具有较高的灵敏性和特异性。

② 平扫及增强扫描均需应用心电门控技术在屏气状态下进行，平扫主要用于观察冠脉钙化情况，大量文献证实冠脉钙化与血管狭窄程度呈正相关，冠脉钙化积分越高，则冠状动脉粥样硬

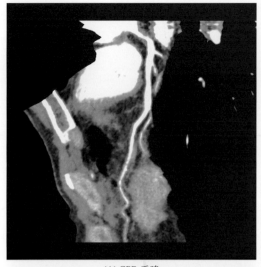

(A) CPR 重建

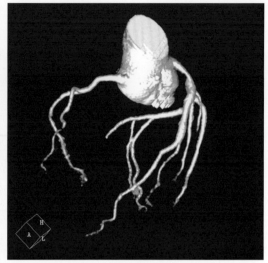

(B) VR 重建

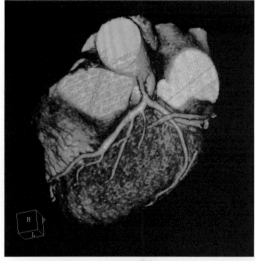

(C) VR 重建

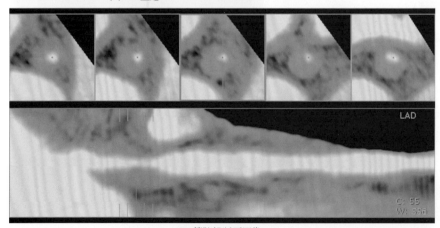

(D) 管腔横断面图像

图 6-3-9　冠状动脉软斑块伴重度狭窄（冠状动脉 CTA 及三维重建）

（A）～（D）示左主干软斑块伴管腔环形重度狭窄

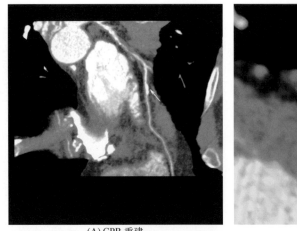

(A) CPR 重建　　　　　　　　　(B) 管腔横断面图像

图 6-3-10　冠状动脉混合斑块伴重度狭窄（冠状动脉 CTA 及三维重建）
　　CPR 重建及管腔横断面图像显示左前降支近段、中段散在多发斑点状钙化（——），近段条状混合密度斑块，以非钙化成分为主，局部弥漫重度狭窄

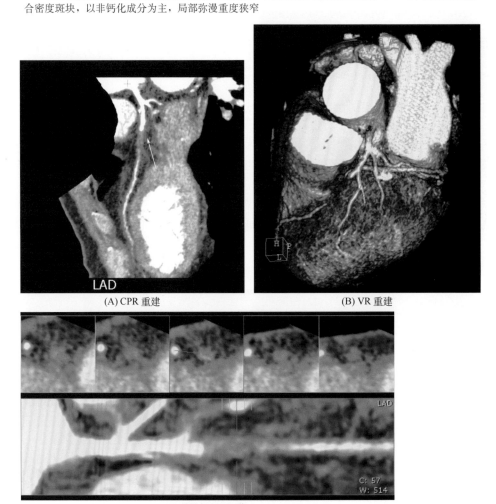

(A) CPR 重建　　　　　　　　　(B) VR 重建

(C) 管腔横断面图像

图 6-3-11　冠状动脉管腔闭塞（冠状动脉 CTA 及三维重建）
　　CPR 重建、VR 重建及管腔横断面图像显示左前降支中段管腔增粗，内见大量低密度栓子（——），远段可见显影，为侧支循环所致

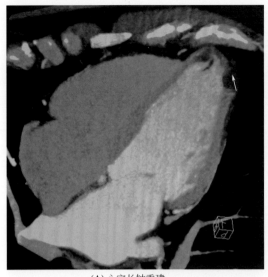

| (A) 心室长轴重建 | (B) 心室短轴重建 |

图 6-3-12　陈旧心肌梗死伴心尖部室壁瘤形成（一）

心尖部室壁变薄膨出，乳头肌及心尖部下壁灌注减低，呈低密度区（——）。动态观察可见局部室壁反向搏动

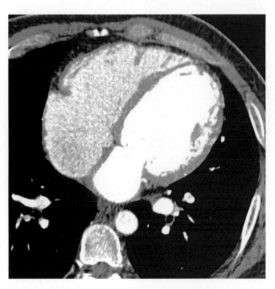

图 6-3-13　陈旧心肌梗死伴心尖部室壁瘤形成（二）

化程度越重，管腔狭窄的可能性越大，但是值得注意的是钙化与狭窄段无——对应关系，且随着年龄的升高，钙化积分对老年人冠脉狭窄的预测价值明显降低。随着 CT 技术的进展，直观显示管腔已成为可能，冠脉钙化积分的应用价值较小。以 64 层 MSCT 为例，最佳时间分辨率和空间分辨率分别可达到 83ms 及 0.4mm，结合曲面重组（CPR）、最大密度投影（MIP）、容积再现（VR）等重建方法，对于一般心率患者（<70 次/min）可获得较好的冠脉 CTA 图像。扫描前心率>70 次/min 者，可口服 β 受体阻滞剂降低心率。

③ 重建方法以 CPR 及 MIP 最常用，尤其是前者可直观显示管腔病变部位的斑块性质，对于疾病的治疗方法选择及危险度分层有重要价值。

④ 冠状动脉管壁严重钙化时，采用常规的重建函数，部分容积效应较大，易造成假阳性，可

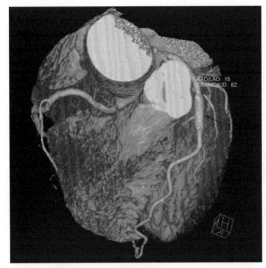

(A) VR 重建

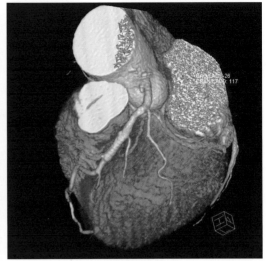

(B) VR 重建

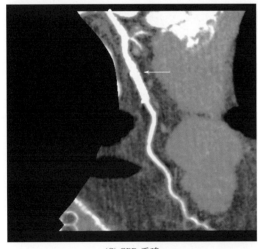

(C) CPR 重建

图 6-3-14 左前降支近段支架置入术后（冠状动脉 CTA 及三维重建）（一）
前降支支架形态规则，支架内未见确切充盈缺损，远端管腔充盈良好（——→）

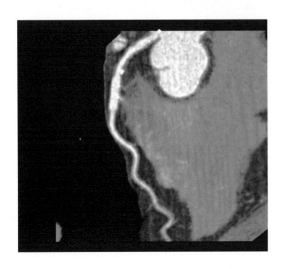

图 6-3-15 左前降支近段支架置入术后（冠状动脉 CTA 及三维重建）（二）
CPR 重建显示前降支支架形态规则，支架内未见确切充盈缺损，远端管腔充盈良好。支架近侧管壁增厚，见混合斑块，局部轻度狭窄

采用较锐利的重建算法显示。

四、冠状动脉内支架评价

【CT 诊断】

① MSCT 可全面显示狭窄段的位置、形态、范围、斑块性质、狭窄程度，筛选适宜行冠状动脉内支架术的病例。

② 对于术后复查病例，MSCT 可显示支架位置、支架内有无血栓形成，再狭窄，甚至闭塞。正常支架形态规整，血管轴位为环状，长轴位为"平行轨"状或"弹簧圈"状，其内无明显充盈缺损，远端血管显示良好（图 6-3-14～图 6-3-16）。再狭窄表现为支架变形或形态正常，其内见低密度充盈缺损（图 6-3-17），远端血管不显影或显影不良，明显变细或断续显影。

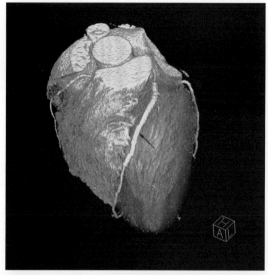

(A) VR 重建

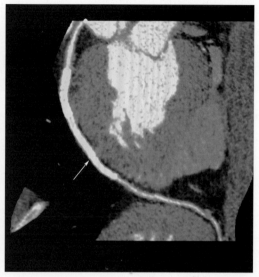

(B) CPR 重建

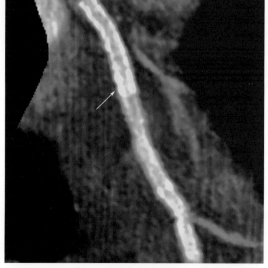

(C) CPR 重建局部放大

图 6-3-16　左前降支近段支架置入术后（冠状动脉 CTA 及三维重建）（三）

前降支近段、中段多个相连支架，支架形态规则，支架内未见确切充盈缺损，远端管腔充盈良好（——）

③ 复查病例可对比原有病变的进展情况。

④ 观察术后心功能的恢复情况。

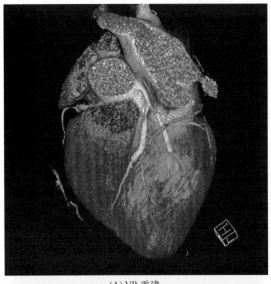

(A) VR 重建

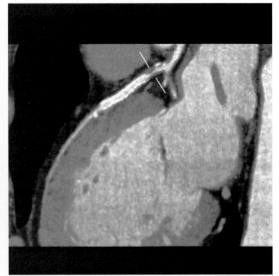

(B) CPR 重建

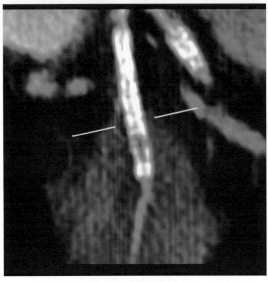

(C) CPR 重建局部放大

图 6-3-17　左前降支近段，第 1 钝缘支支架置入术后再狭窄（冠状动脉 CTA 及三维重建）

前降支支架形态规整，支架近侧见混合斑块形成，以软斑块为主，局部重度狭窄，支架内未见充盈缺损，支架远端可见钙化斑块伴轻度狭窄。第 1 钝缘支支架形态规整，支架内远端可见条状充盈缺损，为再狭窄

【特别提示】

①冠状动脉支架内腔的显示难度较大，显示程度与支架类型有关，长轴位为"平行轨道"状者显示较"弹簧圈"状者好（图 6-3-18）。

②无支架段及支架段血管应采用不同的重建算法及窗宽、窗位观察。支架内腔显示宜采用估算法重建，窗宽/窗位宜选择 1000/300Hu 或 1200/400Hu，依不同支架类型可做调整。

③观察支架内腔的局限性。支架内腔显示受到支架材质、金属丝排列方式影响，易产生部分容积效应及线束硬化伪影，不能准确显示支架内径，其显示值偏小，亦不能准确测量充盈缺损的 CT 值，因而只有对重度再狭窄或闭塞的诊断才较可靠。

④出现阴性结果尚需结合临床及其他检察手段综合评价。

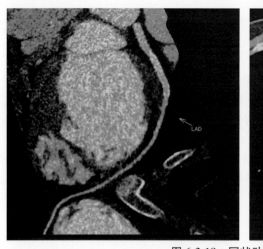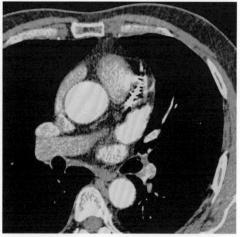

图 6-3-18 冠状动脉支架内腔

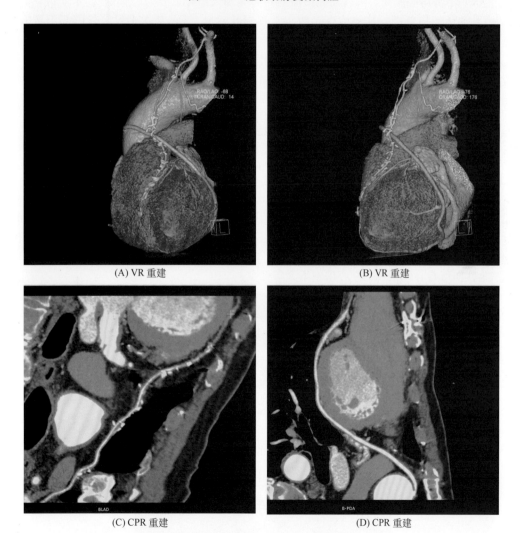

(A) VR 重建

(B) VR 重建

(C) CPR 重建

(D) CPR 重建

图 6-3-19 冠状动脉旁路移植（搭桥）术后（冠状动脉 CTA 及三维重建）
左侧内乳动脉桥血管搭于前降支远段，吻合口及远段血管密度减低，为吻合口狭窄所致。大隐静脉桥血管搭于后降支近段，吻合口及远段血管造影剂充盈良好，桥血管通畅

五、冠状动脉旁路移植（搭桥）复查

【CT 诊断】

① 术前评价。a. 了解冠状动脉病变的整体情况，筛选适宜旁路移植的病例。b. 了解升主动脉壁的厚度，粥样硬化的位置、程度，有无主动脉瘤、主动脉夹层等基础疾病，评价钳夹主动脉时斑块脱落的危险性。c. 了解内乳动脉及大隐静脉情况，为术式选择提供帮助。d. 了解心功能状况，若受累心肌节段无收缩或反常运动，则无存活心肌，无需旁路移植。

② 术后评价。a. 观察桥血管有无血栓、再狭窄，闭塞或吻合口瘘等情况（图 6-3-19）。b. 了解原有病变的进展情况。c. 了解心肌灌注和心功能状况。

【特别提示】

① 冠状动脉旁路移植术通常采用大隐静脉及内乳动脉作为桥血管。

② 检查前应询问病史，明确术式，据其术式确定扫描范围（大隐静脉桥血管扫描上界为主动脉弓上缘，下界为心膈面，内乳动脉扫描上界为胸廓入口，下界为心膈面）。术前评估时扫描范围同内乳动脉扫描范围。其他检查参数与常规冠状动脉 CTA 基本一致。造影剂用量需相应增加。

③ 桥血管评价的优势。桥血管较冠状动脉粗大，搏动较小，无钙化。

④ 桥血管评价局限性。扫描范围大，对患者屏气时间要求高，易有呼吸伪影；钳可影响管腔显示。

六、川崎病冠状动脉损伤

【CT 诊断】

① 增强及三维重建可显示冠状动脉狭窄、扩张，动脉瘤形成等病变。a. 冠状动脉狭窄定义为内径等于或低于邻近正常冠脉内径的 50%。b. 扩张定义为 5 岁以下患儿冠脉内径＞3mm，5 岁以上患儿＞4mm。c. 动脉瘤指冠状动脉扩张直径＞4mm，巨大动脉瘤指扩张直径＞7mm。动脉瘤可呈囊状或梭形（图 6-3-20、图 6-3-21），多发动脉瘤时，瘤体与正常或狭窄段交替相连，呈"串珠状"改变。

② 急性期可有心包积液、左心房室增大等征象。

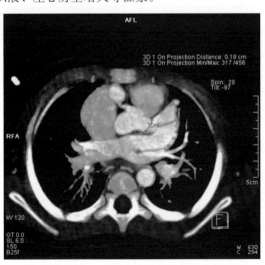

图 6-3-20 川崎病冠状动脉动脉瘤形成（冠状动脉 CTA 横断面）
左前降支近段及右冠状动脉近段梭形、囊状动脉瘤形成

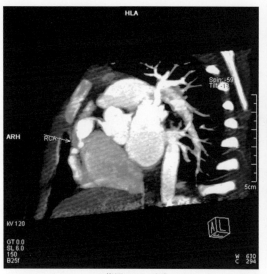

(A) 薄层 MPR 重建

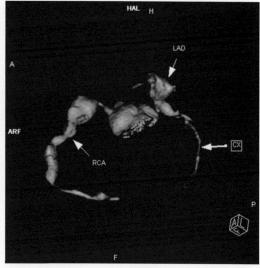

(B) VR 重建

图 6-3-21　川崎病冠状动脉动脉瘤形成（冠状动脉 CTA 三维重建）

前降支、旋支近段及右冠状动脉全程多发囊状、梭形动脉瘤形成，以右冠状动脉为著，形成"串珠状"改变（——→）

③ 病变部位可有血栓或斑块形成，慢性期动脉瘤壁可见钙化，局部管腔狭窄（图 6-3-22）。

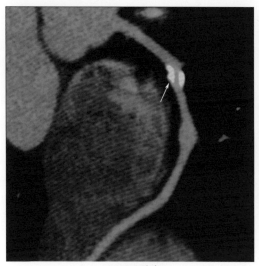

(A) CPR 重建

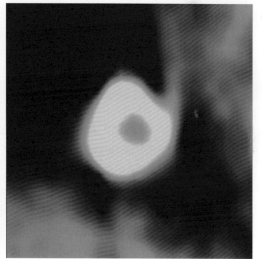

(B) 横断面像

图 6-3-22　川崎病慢性期，冠状动脉动脉瘤伴钙化狭窄（冠状动脉 CTA 三维重建）

右冠状动脉中段两处动脉瘤形成，近段瘤壁钙化（——→），伴轻度狭窄

【特别提示】

① 川崎病是一种原因不明的，多发生在 5 岁以下婴幼儿的全身性血管炎综合征，主要累及中小动脉，并特异性损害冠状动脉，其早期冠状动脉扩张和恢复期冠状动脉狭窄的发生率高达 10%～15%，是小儿最常见的后天性心脏病，也是小儿期缺血性心脏病的主要原因。

② 由于小儿心率快，且屏气不易控制，需采用 64 层 CT 或双源 CT 进行扫描，重建方式以薄层 CPR 重建为佳。

③ 在显示冠脉中远段病变上明显优于心脏超声，可作为心脏超声的补充或替代方法，用于

诊断及随访。

　　④ 局限性为心率、呼吸伪影及放射剂量较大。

第四节　心肌病变

一、扩张型心肌病

【CT 诊断】

　　① 在心脏舒张末期可见心室腔扩大，尤以左心室腔为著。

　　② 当有二尖瓣、三尖瓣关闭不全时，两心房可有不同程度增大（图 6-4-1）。

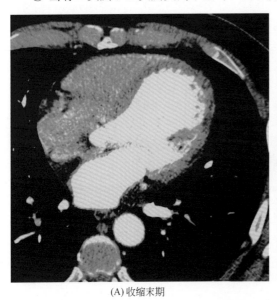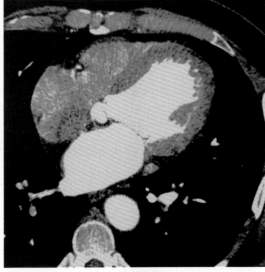

(A) 收缩末期　　　　　　　　　　　　　　　　(B) 舒张末期

图 6-4-1　扩张型心肌病（心脏增强扫描横断面）

心室腔扩大，尤以左心室为著；各部心肌呈普遍性运动减弱，尤以舒张期功能减弱为主

　　③ 各部心肌厚度大致正常或稍增厚。

　　④ 还可显示左室附壁血栓，表现为左室心尖部充盈缺损。

　　⑤ 心功能及室壁运动分析各部心肌呈普遍性运动减弱，尤以舒张期功能减弱为主。心室舒张末期心血容量增多，每搏输出量相对降低。

【特别提示】

　　① 扩张型心肌病多见于中青年男性。心脏球形增大，心肌松弛无力。主要侵犯左室。心腔扩大，室壁变薄，可有部分心肌的代偿增厚，室腔内有时可见附壁血栓。

　　② 血流动力学改变为心肌泵血功能减低，舒张期血量及压力增高，排血量降低。

　　③ 临床常以心悸、气短发病，突出表现为充血性心力衰竭、各种心律失常、栓塞。ECG 多样性或多变性为其特点。

二、肥厚型心肌病

【CT 诊断】

　　应用增强 MSCT 心电门控扫描有利于显示该病。

　　① 增强扫描显示左心室前壁、侧壁及室间隔非对称性肥厚，室间隔与左室后壁厚度之比

>1.5为诊断肥厚型心肌病的指标 [图 6-4-2(A)]。

② 明显肥厚的室间隔可引起左室流出道梗阻 [图 6-4-2(B)]，甚至引起右室体部及流出道下部受压移位。

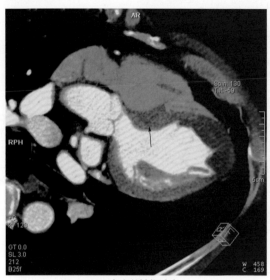 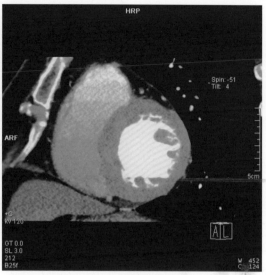

(A) 左室长轴位重建　　　　　　　　　　　　　　(B) 心室短轴位重建

图 6-4-2　肥厚型心肌病（心脏增强扫描）

室间隔及左室后壁不对称增厚，以室间隔为著，略凸向左室流出道，流出道略变窄（）

③ 心功能及室壁运动分析。心肌异常肥厚部分收缩期增厚率降低，心腔容积有不同程度减少，以舒张末期为主；左心室泵血功能下降，表现为心肌收缩时限延长，每搏输出量下降。

【特别提示】

① 此病多见于青少年，无性别差异。

② 病理上心肌肥厚，心腔不扩张，多缩小变形。最常累及肌部的室间隔引起非对称性肥厚。可分为梗阻性和非梗阻性两型。

③ 常有心悸、气短、头痛、头晕等症状，少数病例可发生晕厥，猝死。听诊于胸骨左缘或心尖部可闻及响亮的收缩期杂音。心电图示左室或两室肥厚，传导阻滞、ST-T 改变和异常 Q 波等。

三、心室憩室

【CT 诊断】

① 心室壁局限性膨出的囊腔（图 6-4-3）。

② 囊腔有大小不等的颈部，以狭颈多见（图 6-4-4）。

③ 随心室同步搏动，有明显的收缩功能。

后两点亦是心室憩室与后天获得性室壁瘤的鉴别点。

【特别提示】

① 心室憩室多累及左心室，是一种相当少见的心脏畸形。心脏造影发现率为 0.26%，大样本心脏超声发现率为 0.04%。

② 病理上可分为肌性憩室与纤维性憩室。

③ 约 70% 可有伴发畸形，如 Cantrells 综合征室间隔缺损，左室室壁瘤，右旋心，膈肌前部

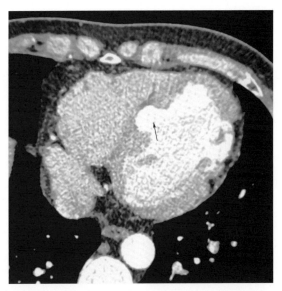

图 6-4-3 左心室憩室（心脏增强扫描横断面）
左室侧壁及室间隔多处心肌缺损，局部室腔膨出（——→）

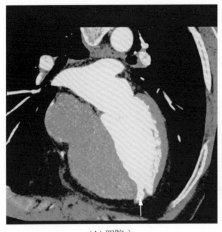

(A) 四腔心

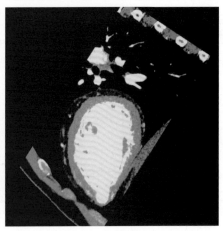

(B) 左室长轴位

图 6-4-4 左心室憩室（心脏增强扫描）
心尖部囊状膨出，有峡颈与心腔相连（——→）

缺损，伴有脐疝的腹壁正中缺损，心肌肥厚，主动脉瓣下狭窄，Ebsteins 畸形，二尖瓣关闭不全，二尖瓣、三尖瓣畸形或其他心内畸形（如房间隔缺损、矫正型大动脉转位、左冠起源异常等）。

④ 可无临床症状，或体现伴发病变的症状。

（侯　阳）

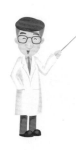

第七章

CT 在骨骼肌肉系统的应用

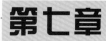

■■■ 第一节　骨与关节创伤 ■■■

一、骨　折

【CT 诊断】

(1) 骨折线　表现为规则或不规则线状低密度影（图 7-1-1），有些骨折可看不见明确的骨折线，表现为骨皮质皱褶、隆起、凹陷、错位或骨小梁中断、扭曲、嵌插，如青枝骨折、嵌插骨折、压缩性骨折和凹陷骨折。

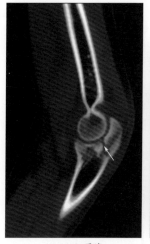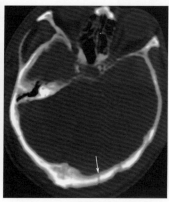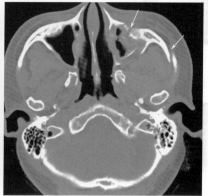

(A) MPR 重建　　　　　　　(B) 平扫　　　　　　　　(C) 平扫

图 7-1-1　骨折（一）

(A) 示尺骨鹰嘴骨质不连续，见线状透亮间隙，未见明显移位（——）；(B) 示左枕骨局部透亮间隙（——）；(C) 示左上颌窦前壁、外侧壁骨质断裂，轻度移位，左颧弓骨质断裂，轻度重叠移位（——）

(2) 骨折断端移位　可表现为横向移位、重叠移位 [图 7-1-1(C)]、嵌入、分离移位、旋转移位及成角移位。CT 三维重建有助于显示骨折断端的相互关系。

(3) 伴随表现

① 软组织损伤（图 7-3-1、图 7-3-2）。

② 邻近关节积液、脱位，脊椎骨折可伴有椎体滑脱 [图 7-1-2(A)]。

③ 鼻窦骨折大多伴有鼻窦积液。

④ 原发病变：见于病理性骨折 [图 7-1-2(C)]。

⑤ 骨膜反应：见于骨折修复期，表现为骨折断端周围与骨表面平行的弧线状高密度影 [图 7-1-2(B)、(C)]，继而形成骨痂。

(4) 骨折的类型

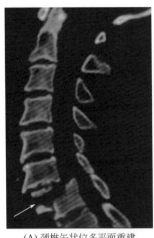
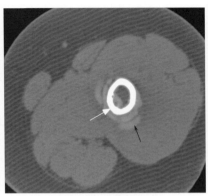
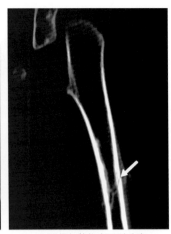

| (A) 颈椎矢状位多平面重建 | (B) 右股骨横断面扫描 | (C) 股骨矢状位多平面重建 |

图 7-1-2 骨折（二）

（A）示颈 7 椎体上缘骨质断裂，其前缘、上缘可见碎骨片，颈 6 椎体前滑脱，相应水平椎管狭窄（→）；（B）示围绕右股骨并与骨皮质平行的弧线样高密度影，髓腔内亦见条状相同密度影（→）；（C）示股骨上段斜行骨折线伴骨内膜、外膜增生（→）

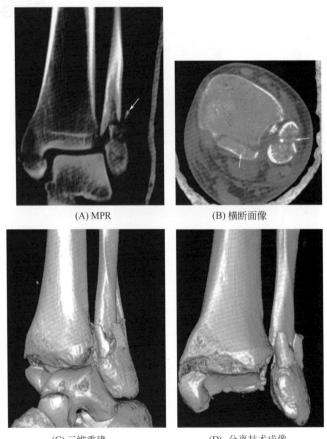

| (A) MPR | (B) 横断面像 |
| (C) 三维重建 | (D) 分离技术成像 |

图 7-1-3 腓骨粉碎性骨折

（A）、（B）踝关节冠状位 MPR 及横断面扫描显示胫骨内踝骨质不连续，可见横行骨折线，腓骨远端骨质断裂，并见多发碎骨片（→）；（C）三维重建及（D）分离技术可更好地显示骨折的立体观

① 分为完全性骨折和不完全性骨折。完全性骨折包括横行、斜行、螺旋形、粉碎性（图 7-1-3）、压缩、凹陷、嵌插和骺离性骨折；不完全性骨折包括裂缝骨折、青枝骨折。

② 椎体压缩骨折分为爆裂性骨折和单纯压缩骨折，前者 CT 横断面表现为椎体内不规则线状透亮影，骨皮质断裂，骨折碎片向前后左右各个方向移位［图 7-1-4(A)］；后者表现为骨松质密度增高，骨小梁稠密、模糊，椎体边缘显示"双边征"［图 7-1-4(C)］，但看不见明确骨折线及皮质断裂；矢状位多平面重建（MPR）显示椎体变扁呈楔形［图 7-1-4(B)］，骨质断裂或/和椎体中央横行致密线影。突入椎管的骨折碎片及椎体滑脱可导致脊髓损伤。

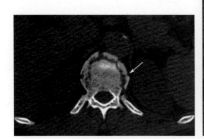 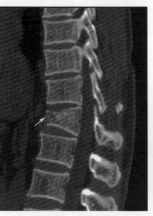 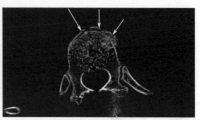

(A) 轴位平扫   (B) A 图的矢状位 MPR   (C) 轴位平扫

图 7-1-4　椎体压缩骨折

(A) 示胸椎边缘骨质断裂，可见多发碎骨片（──➤）；(B) 示椎体楔形变，上缘及前缘骨皮质不连续，上缘皮质下骨质密度略增高（──➤）；(C) 示胸椎骨松质密度增高，骨小梁模糊，前缘皮质的前方可见与平行的弧形皮质密度影（──➤）

③ 凹陷性骨折多见于颅骨，表现为颅板局部全层或仅内板向颅内凹陷（图 7-1-5）。

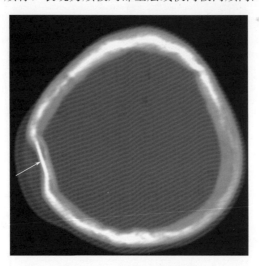

图 7-1-5　颅骨凹陷性骨折

右侧顶骨局部颅板内陷，其外方头皮下软组织肿胀（──➤）

④ 股骨颈可发生嵌插性骨折，表现为骨松质密度增高，骨小梁紊乱、模糊，皮质扭曲、错位，冠状位 MPR 可见与股骨颈大体垂直的线状高密度影（图 7-1-6）。

⑤ 骺离性骨折是儿童骨关节损伤中最常见的类型，是骺软骨板的骨折，表现为骨骺与干骺

端分离明显、骨骺滑脱（图7-1-7）或撕脱移位。

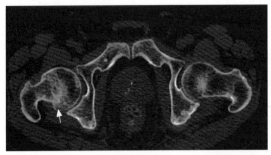
(A) 轴位平扫

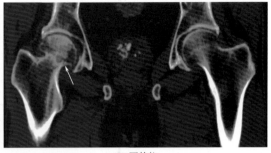
(B) 冠状位

图 7-1-6　股骨颈嵌插骨折

（A）示右股骨颈局部皮质不光滑，轻度嵌插（——→）；（B）示骨松质密度增高，骨小梁紊乱，局部可见与股骨颈垂直的线状高密度影（——→）

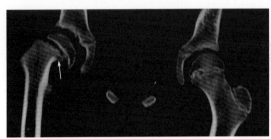
(A) 冠状位

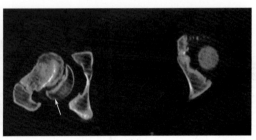
(B) 轴位

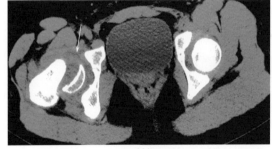
(C) 轴位

图 7-1-7　股骨头骺离性骨折

右股骨头骨骺与干骺端失去正常对应关系，向下后方移位，关节囊内见液体密度影（——→）

【特别提示】

CT检查不作为骨折常规检查方法，但对骨盆、脊柱、颅面骨、髋关节、肩关节等解剖结构复杂的部位的外伤及细小骨折的检查非常重要，可以了解这些部位有无骨折、骨折碎片的数目、位置和对邻近组织、结构的影响，三维重建可以立体显示骨折详情（图7-1-8）。

二、关 节 脱 位

1. 创伤性关节脱位

【CT诊断】

分为完全脱位和部分脱位。前者表现为组成关节诸骨的对应关系完全脱离或分离（图7-1-9）；后者表现为相对应的关节面失去正常关系，关节面分离、移位、关节间隙宽窄不均（图7-1-10）。猛烈的暴力可在关节脱位的同时引起骨端骨折或撕脱骨折（图7-1-11）。关节囊内可见积液。

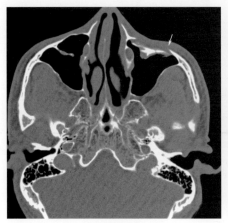

(A) 横断面像

(B) MPR

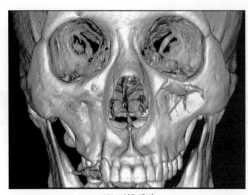

(C) 三维重建

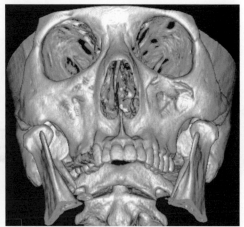

(D) 三维重建

图 7-1-8　上颌窦骨折

CT 横断面扫描及（B）矢状位 MPR 示左上颌窦前壁多处骨质断裂、轻度移位（——）；三维重建可从多个角度立体观察骨折情况

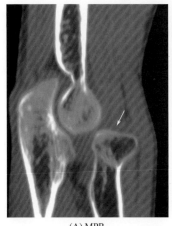

(A) MPR

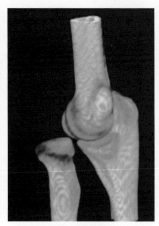

(B) 三维重建

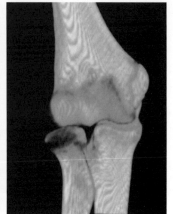

(C) 三维重建

图 7-1-9　关节脱位

桡骨小头向腹外侧移位，骨质未见异常（——）

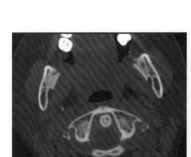 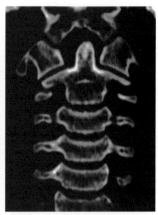

(A) 横断面 MPR   (B) 冠状面 MPR

图 7-1-10 关节半脱位

枢椎齿突与寰椎两侧块间距离不等，右侧大于左侧且超过 2mm

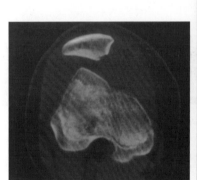 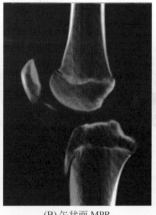 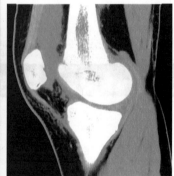

(A) 横断面 MPR   (B) 矢状面 MPR   (C) 矢状面 MPR

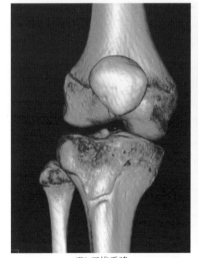 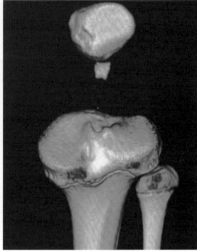

(D) 三维重建   (E) 分离技术成像

图 7-1-11 髌骨半脱位

横断面及矢状面 MPR 显示右侧髌骨后内缘骨质断裂，边缘锐利，右侧关节腔内见游离小骨块影，髌骨对位不良；右侧关节腔、髌上囊内见液体密度影，周围软组织肿胀；三维重建及分离技术可以立体显示髌骨骨折、半脱位情况及骨碎片的大小、位置

2. 病理性关节脱位

【CT诊断】

最多见于化脓性关节炎和关节结核。表现为关节周围软组织肿胀，诸骨关节面对应关系脱离，可发生骨质疏松，关节面及其下方骨质可见不同程度破坏（图7-4-3）。

三、软组织损伤

【CT诊断】

① 软组织肿胀。表现为皮下脂肪层增厚，见粗大条网状结构，皮下脂肪与肌肉界面模糊，肌束间脂肪层移位、模糊或消失，肌肉组织肿胀，密度均匀减低（图7-1-12）。

② 血肿。急性期和亚急性期表现为软组织内团块状高密度影，慢性期为境界清楚的低密度区。

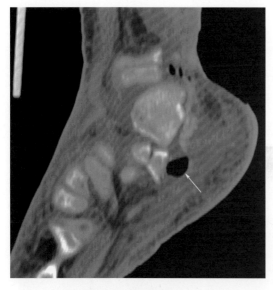

图7-1-12　软组织肿胀、积气

右足明显肿胀，跗骨骨折，皮下脂肪内及肌间可见索条状及片状模糊高密度影和散在多发气泡（——）

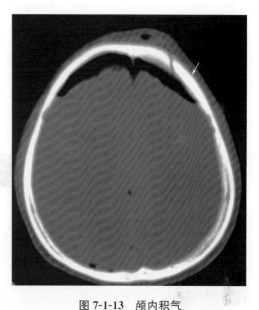

图7-1-13　颅内积气

额骨骨折，额部及右枕部颅板下、镰旁见点状及条片状气体密度影，左额部头皮下软组织肿胀、积气（——）

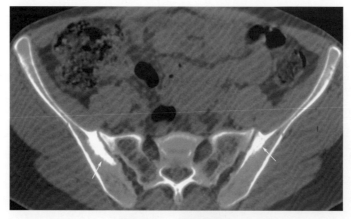

图7-1-14　致密性骨炎

双侧骶髂关节面可见条片状高密度影，以髂骨面为显著，双侧骶髂关节间隙正常（——）

③ 积气。多见于开放性骨折（图 7-1-12），鼻窦或乳突骨折可导致颅内积气（图 7-1-13）。

④ 异物。CT 可显示金属、玻璃等异物的形态、位置，可用于深部异物的术前定位。

四、致密性骨炎

【CT 诊断】

致密性骨炎好发于骶髂关节髂骨面中、下 2/3 区域，表现为密度均匀的局限性骨质增生硬化，大多为双侧性，关节面及关节间隙正常（图 7-1-14），此点可与强直性脊柱炎鉴别。

■■■ 第二节 骨软骨缺血坏死 ■■■

一、成人股骨头缺血坏死

【CT 诊断】

成人股骨头缺血坏死早期骨小梁星芒结构增粗、扭曲变形及斑片状硬化区和/或骨质疏松，股骨头承重部位明显 [图 7-2-1(A)]。随病程进展，骨小梁星芒结构消失，代之以斑片状骨硬化及囊状透光区，透光区边缘可见硬化，内呈软组织密度，可伴有气体。"新月征"（股骨头皮质下新月状低密度区）多显示于股骨头前侧皮质下，广泛的骨质吸收导致关节下支持结构减少，从而出现关节软骨下骨折、股骨头关节面断裂、微凹陷。严重的骨碎裂和关节面塌陷致股骨头变扁。晚期，股骨头及髋臼边缘增生肥大，关节面增生硬化，关节间隙变窄 [图 7-2-1(B)、(C)]。

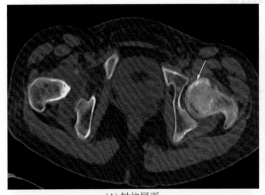

(A) 轴位层面一

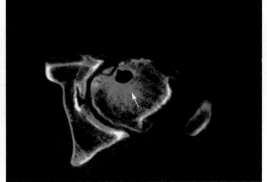

(B) 轴位层面二

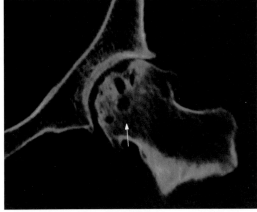

(C) 冠状位

图 7-2-1 成人股骨头缺血坏死

（A）示左股骨头骨小梁增粗、模糊，见片状骨质硬化影，局部骨皮质增厚（——）；（B）、（C）示左股骨头明显变扁、关节面塌陷，皮质局部吸收，以前上部显著，其内密度不均，可见多发大小不等囊状透光区及片状骨质硬化，股骨头及髋臼边缘骨质增生，髋臼关节面轻度硬化（——）

【特别提示】

① 成人股骨头缺血坏死是骨关节外伤后的常见后遗症。非创伤性股骨头缺血坏死病因复杂，其中使用皮质激素和酗酒是两个主要危险因素。

② 好发于 30～60 岁男性，50% 以上最终双侧受累。主要症状和体征为髋关节疼痛、压痛、活动受限、跛行及 "4" 字试验阳性。

二、月骨缺血坏死

【CT 诊断】

月骨密度增高，体积变小、变扁，可伴有裂隙样、囊状和不规则透光区，或呈现碎裂改变。周围腕骨密度正常或疏松，相邻关节间隙常有增宽，腕关节囊轻度肿胀。晚期出现退行性骨关节病改变（图 7-2-2）。

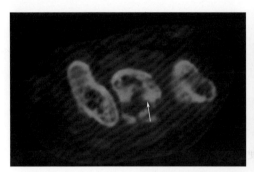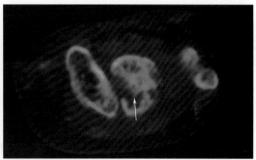

图 7-2-2　月骨缺血坏死

月骨碎裂，密度增高，并见不规则低密度区，周围软组织略肿胀

【特别提示】

① 本病好发于 20～30 岁的手工操作者，常见于腕部急性创伤和月骨骨折脱位之后。

② 临床主要表现为腕部逐渐加重的疼痛、无力和活动受限，并有局部压痛和肿胀。

三、剥脱性骨软骨炎

【CT 诊断】

病变早期为关节软骨下不规则形致密硬化，周围骨质疏松，病程进展硬化区皮质断裂，出现小骨块剥脱，形成典型改变，关节面下数毫米至数厘米的单发或多发凹陷性缺损区，边缘可有不同程度硬化，内可见圆形或卵圆形高密度碎骨块。骨块脱落可形成关节内游离体，相应部位长期留有局限透亮区，最后亦可成骨愈合（图 7-2-3）。

【特别提示】

① 本病为关节软骨下骨质的局限性缺血坏死，好发于青少年，16～25 岁居多，男性发病率为女性的 4 倍，大多与外伤有关。

② 常见症状为关节疼痛，异物感，少数有关节绞锁和运动障碍。

③ 最好发于股骨内侧髁、外侧髁，其次为股骨髌骨关节面、肱骨头、距骨滑车等处。大多为单侧发病，多发者常双侧对称性发生。

四、骨　梗　死

【CT 诊断】

急性期骨小梁细胞死亡，但骨小梁结构尚存，CT 上可无任何改变或仅出现骨质疏松。亚急

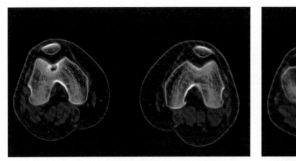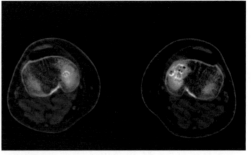

图 7-2-3　剥脱性骨软骨炎

右侧股骨内侧髁、外侧髁桥接处，双侧胫骨内侧髁关节面下可见局部骨质密度增高，内见多发小
囊状低密度区，边缘可见硬化缘

性期表现为小的虫蚀状低密度区和斑点状钙化，代表骨质吸收、反应性新骨形成。慢性期坏死组织被肉芽组织和纤维组织替代而发生纤维化和营养不良性钙化或骨化，CT 上呈不规则形硬化斑块，排列成串或散在分布，少数呈蜿蜒走行的条状钙化（图 7-2-4）。

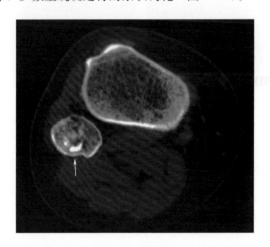

图 7-2-4　骨梗死

右腓骨近端多发斑点状、条状钙化及虫蚀状低密度影（——）

【特别提示】

① 骨梗死常发生于干骺端和骨干，多见于股骨下端、胫骨上端和肱骨上端，呈多发性和对称性改变。

② 常见于减压病，也见于闭塞性血管疾病、镰状细胞贫血、感染等。

③ 急性期可有局部疼痛症状，慢性期常无临床症状，多偶然发现。

■ ■ ■ 第三节　骨　髓　炎 ■ ■ ■

一、急性化脓性骨髓炎

【CT 诊断】

① 软组织肿胀。表现为患侧肢体增粗，皮下脂肪层增厚，见粗大条网状结构；皮下脂肪与肌肉界面模糊，肌束间脂肪层移位、模糊或消失，肌肉组织肿胀，密度均匀减低。可形成脓肿，

增强扫描脓肿壁环形强化。

② 骨质破坏。表现为干骺端松质骨内散在多发不规则低密度区，骨小梁模糊消失，病变逐渐融合扩大累及骨干，骨髓腔密度增高，皮质中断，形成骨膜下脓肿，皮质坏死形成死骨，表现为孤立的浓密骨块，被低密度脓腔包绕。

③ 骨膜增生。表现为环绕或部分附着骨皮质的弧线样高密度影，与皮质间可有狭细的软组织样低密度线，厚薄不一（图 7-3-1）。

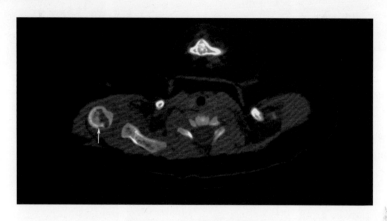

图 7-3-1　急性化脓性骨髓炎

右肱骨近端干骺端见不规则形低密度区，周围骨质轻度增生硬化，内后方局部皮质断裂，可见骨膜增生，周围软组织明显肿胀（——→）

【特别提示】

① 急性化脓性骨髓炎常见于儿童和青少年，感染途径以血源性多见，少数可因邻近组织感染蔓延或外伤性骨折使细菌直接侵及骨髓所致。常见致病菌是金黄色葡萄球菌，发病部位常见于四肢长骨干骺端和骨干。

② 临床多起病急，常先有全身不适，寒战高热。发病后 1~2 天内患肢出现功能障碍。局部出现红、肿、热、痛等症状。

二、慢性化脓性骨髓炎

【CT 诊断】

（1）软组织肿胀　慢性骨髓炎急性发作时，可有明显软组织肿胀。

（2）骨质破坏　表现为硬化区中类圆形或不规则形低密度灶，边缘不规整。

（3）骨质增生硬化　表现为骨小梁粗密、模糊，皮质增厚，髓腔变窄，密度增高。

（4）骨膜增生　广泛、薄厚不均，可形成骨包壳。

（5）死骨形成（图 7-3-2）。

【特别提示】

慢性骨髓炎多由急性骨髓炎治疗不彻底转变而来，全身症状轻微，一旦身体抵抗力低下，可再引起急性发作。

三、慢性硬化性骨髓炎

【CT 诊断】

一段骨干皮质梭形增厚但边缘光整，髓腔变窄甚至闭塞，骨干增粗，可有骨膜增生，无骨破坏或死骨形成（图 7-3-3）。

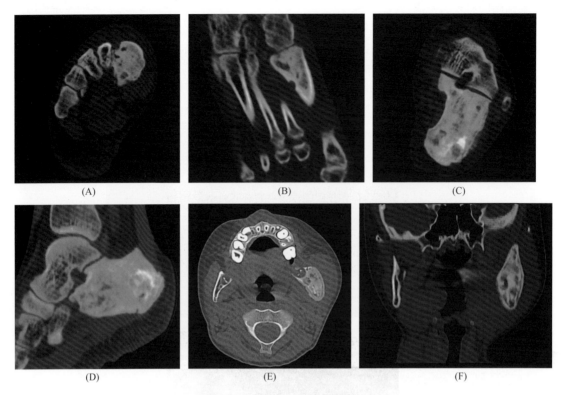

(A) (B) (C)

(D) (E) (F)

图 7-3-2 慢性化脓性骨髓炎

（A）、（B）示左足第1跖骨近端髓腔密度增高、硬化，呈磨玻璃样，内见多发小圆形低密度区，外侧皮质局部破坏；周围软组织肿胀；（C）、（D）示右足跟骨骨质增生硬化，密度不均匀增高，内见多发不规则低密度区，周围软组织肿胀；（E）、（F）示左侧下颌支增粗，密度增高，其内见不规则虫蚀样囊状破坏，可见骨膜增生，病灶周围软组织明显肿胀

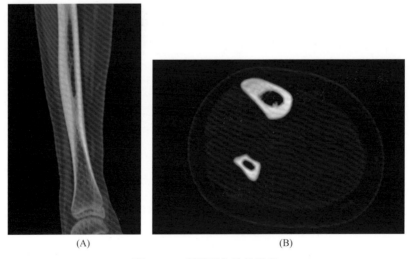

(A) (B)

图 7-3-3 慢性硬化性骨髓炎

右胫骨中下段前外侧皮质明显增厚，骨髓腔稍变窄，其内未见骨质破坏。周围软组织未见肿胀

【特别提示】

本病为一种低毒性骨感染，多见于抵抗力较强的青壮年男性，也可见于青少年或儿童。好发

于长管状骨干。本病发展缓慢，病史长，全身症状较轻，自觉患部持续性钝痛，久站或步行过多或过度疲劳时疼痛加剧，夜间尤甚，局部可有压痛。

四、慢性骨脓肿

【CT诊断】

本病好发于四肢长管状骨松质骨内，表现为干骺端中央或略偏一侧的局限性骨破坏，一般病灶较小，直径1～3cm，呈圆形或分叶状低密度区，以单囊性破坏最为多见，偶有多发性破坏，周围有硬化环围绕，腔内死骨少见。一般无骨膜反应，在干骺边缘部及骨干皮质内则可见骨膜增生（图7-3-4）。

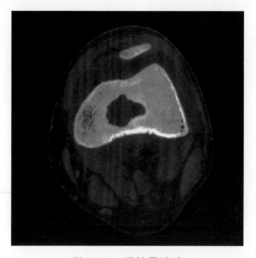

图 7-3-4　慢性骨脓肿
左侧股骨远端不规则囊状骨质破坏区，边界清晰，周围可见硬化缘

【特别提示】

慢性骨脓肿为骨内局限性化脓性病变，为血源性低毒性感染所致。临床症状一般较轻，表现为患肢不明原因的持续性隐痛，偶有加剧和局部压痛。除最多见于长骨干骺端外，也可发生于长骨骨干皮质内、髓腔中，指骨、跖骨等短管状骨的干骺端，以及其他不整形骨内。

■■■ 第四节　骨关节结核 ■■■

一、骨　结　核

【CT诊断】

主要表现为局部骨质破坏及周围软组织肿胀。病变早期为弥散的点状骨质吸收，逐渐扩大、融合呈圆形、椭圆形或不规则低密度区，边缘大多清楚，可伴有硬化缘，少数破碎不整，破坏区内可见小斑点状死骨或干酪物质的钙化点。软组织可形成局部脓肿，增强扫描边缘强化。长管状骨结核好发于骨骺、干骺端，病变常跨越骺线（图7-4-1）。儿童干骺端结核常伴发局限性骨膜增生。骨干结核发病率低，多呈偏侧侵犯，病变长径与骨干纵轴一致，侵犯骨皮质，可见骨膜增生，骨干呈梭形增粗，类似短管状骨结核的骨气臌改变。短管状骨结核多见于5岁以下儿童的指（趾）骨，病变常为双侧多发，呈多房性并向外膨隆，病变长径与骨干长轴一致，三维重建可见典型的骨气臌样改变，死骨少见，可有层状骨膜增生或骨皮质增厚。严重的骨破坏可延及整个骨干，但很少侵及关节（图 7-4-2）。

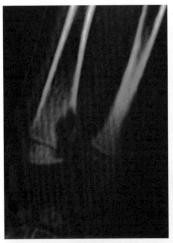

(A) 矢状位 MPR

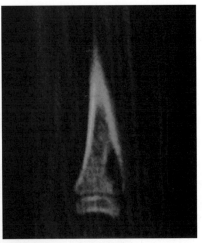

(B) 冠状位 MPR

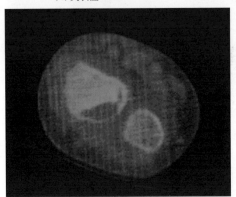

(C) 横断面平扫

图 7-4-1　骨结核（一）
　　横断平扫及冠状位、矢状位 MPR 示右桡骨远端尺侧干骺端及骨骺可见不规则形偏心溶骨性骨质破坏区，周围可见轻质硬化，累及关节面及骺软骨，周围软组织略肿胀

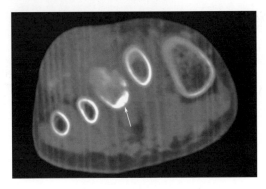

图 7-4-2　骨结核（二）
　　右足第 3 趾骨近端不规则膨胀性骨质破坏区，伴骨膜增生，足背部软组织肿块（冷脓肿），其内见点状钙化（——➤）

【特别提示】
① 骨结核一般为继发性结核，以骨质破坏为主，周围骨质疏松比较常见，骨质增生则不明显。
② 发生于骨骺、干骺端比较常见，且常横跨骺线。
③ 病变早期可仅表现为局部骨质疏松及周围软组织梭形肿胀。
④ 临床发病缓慢，除病变肢体或邻近关节疼痛、肿胀、脓肿、窦道形成、关节活动障碍等

局部症状外，还可出现全身结核中毒症状。

二、关 节 结 核

【CT诊断】

关节结核分为骨型及滑膜型，前者以髋关节、肘关节常见，系骨骺与干骺端结核病灶扩展而来。后者以膝关节、踝关节好发，结核杆菌先侵犯滑膜，但两者最终结果是相同的，即全关节受累。滑膜型早期表现为周围软组织肿胀，可见脓肿形成，关节腔积液，关节囊增厚，关节间隙正常或增宽，局限性骨质疏松，逐渐关节软骨和软骨下骨质侵蚀破坏，关节面模糊不规则，晚期关节狭窄。骨型关节结核除骨骺、干骺端骨质破坏外，其他改变类似滑膜型（图7-4-3）。

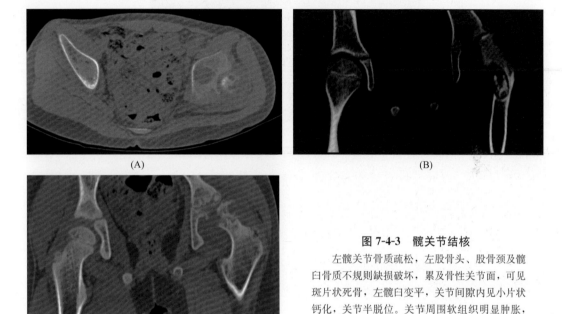

(A)

(B)

(C)

图 7-4-3　髋关节结核

左髋关节骨质疏松，左股骨头、股骨颈及髋臼骨质不规则缺损破坏，累及骨性关节面，可见斑片状死骨，左髋臼变平，关节间隙内见小片状钙化，关节半脱位。关节周围软组织明显肿胀，左侧臀肌群萎缩

【特别提示】

① 关节结核多见于少年儿童，好发于负重的大关节，如髋关节和膝关节，占80％左右，其次为肘关节、腕关节和踝关节。

② 骨质破坏发生于关节非承重面（骨端边缘），且关节上下边缘多对称受累。

③ 关节软骨破坏出现较晚且发展缓慢，关节间隙可因关节积液而增宽，晚期关节间隙不对称狭窄，严重者关节强直，多为纤维性强直。

④ 骨端骨质疏松，周围肌肉萎缩，但邻近软组织肿胀或脓肿形成。

三、脊 椎 结 核

【CT诊断】

（1）骨质破坏　主要累及椎体，附件结核少见，呈溶骨性破坏，边缘大多清楚，部分可见硬化缘，其内可见斑点状、片状死骨或干酪样物质的钙化。椎体塌陷变扁，呈楔形。

（2）椎间盘破坏　表现为局限性低密度灶，边缘不清，从而椎间隙变窄。

（3）椎旁冷脓肿　有两种表现。

① 脓液汇集在椎体一侧的骨膜下形成椎旁脓肿。

② 当脓液突破骨膜后，由于重力关系沿肌肉筋膜间隙向下垂方向流注，形成流注脓肿。在

腰椎可形成腰大肌脓肿，表现为腰大肌轮廓不清或呈弧形突出；在胸椎多表现为椎旁脓肿，在颈椎形成咽后壁脓肿。

（4）椎管狭窄 由于椎体后部骨质破坏，病变组织向椎管内突入，或脊柱向后成角畸形而压迫硬膜囊，前者表现为椎管前缘软组织密度影，其中混有细小死骨影。

（5）脊柱畸形 后突或侧弯畸形（图 7-4-4）。

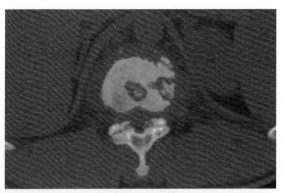

(A) 横断面 CT 平扫

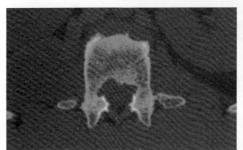

(B) 横断面 CT 平扫

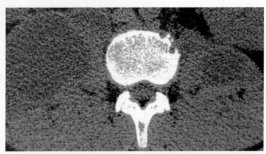

(C) 横断面 CT 增强扫描

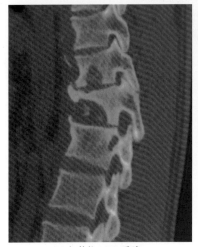

(D) 矢状位 MPR 重建

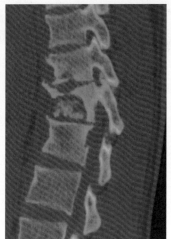

(E) 矢状位 MPR 重建

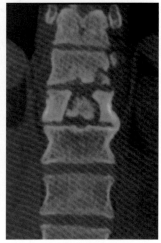

(F) 冠状位 MPR 重建

图 7-4-4 脊柱结核

胸 10～腰 1 椎体溶骨性破坏，边缘清楚，其内可见斑片状死骨。矢状位及冠状位 MPR 重建显示椎体略变扁，胸 11～腰 1 椎间隙明显变窄、椎管狭窄（可见软组织突入）。椎旁间隙广泛脓肿形成，内可见条状钙化，双侧腰大肌明显肿胀，以右侧明显，其内可见大片状低密度脓肿形成

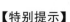

【特别提示】

① 脊椎结核在骨关节结核中最常见，约占 40%～50%，以 25 岁以上青壮年最多见。腰椎为最好发部位，胸椎次之，颈椎及骶椎较少见。

② 病变常累及两个以上椎体，可间隔分段发病。

③ 除全身结核中毒症状外，局部症状有腰背痛、脊柱畸形、脓肿或瘘管，压迫脊髓则出现相应脊髓神经感觉运动障碍。

■■■■ 第五节　骨肿瘤和瘤样病变 ■■■■

一、良性骨肿瘤

（一）骨瘤

【CT 诊断】

（1）致密型　大多突出于骨表面，表现为半球形、扁丘形或分叶状边缘光滑的高密度影，内部骨结构均匀致密，基底与骨皮质或颅板相连［图 7-5-1（A）］。发生于鼻窦者常呈分叶状，有蒂［图 7-5-1（B）］。

（2）疏松型　较少见，多发生于颅骨，表现为自颅板呈半球形或扁平状向外突出，边缘光滑，内部密度似板障或呈磨玻璃样改变。起于板障者可见内外板分离，外板向外突出较明显，内板多有增厚。

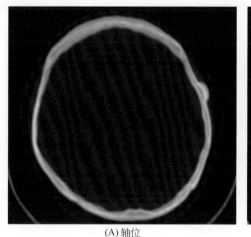 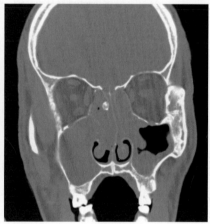

(A) 轴位　　　　　　　　　　　　　(B) 冠状位

图 7-5-1　骨瘤

（A）示左颞部颅骨外板有一扁丘状高密度影向外突出，边缘光滑；（B）示筛窦一结节状高密度影与骨壁相连

【特别提示】

骨瘤是一种良性成骨性肿瘤。好发于颅骨，其次为颌骨，多见于颅骨外板和鼻旁窦壁。

（二）骨样骨瘤

【CT 诊断】

① 表现为低密度的瘤巢及其周围不同程度的反应性骨硬化。瘤巢直径一般小于 2cm，为类圆形低密度灶，多位于病变中心，常为单个瘤巢，偶见 2 个以上的瘤巢，半数以上巢内可见钙化或骨化影。可伴有瘤巢周围软组织肿胀。

② 根据发病部位不同分为三型。a. 皮质型：瘤巢位于骨皮质，周围骨质增生硬化和骨膜反应明显而广泛，骨皮质呈棱形增厚，以瘤巢所在处最明显（图 7-5-2）。b. 松质型：瘤巢位于松质骨内，周围仅有轻度的硬化带，发生于末节指（趾）骨者可无骨质硬化。c. 骨膜下型：少见，瘤巢位于骨膜下或骨皮质表面，相应骨质可见凹陷，骨膜新生骨呈新月形，瘤巢周围的骨质硬化较皮质型轻。关节囊内的骨样骨瘤表现类似松质型，局部还可见骨质疏松及关节积液等。

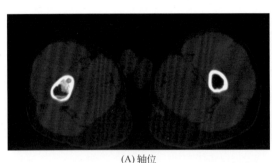

(A) 轴位　　　　　　　　　　　　　　　(B) 冠状位

图 7-5-2　骨样骨瘤

右股骨上段前内侧骨皮质内见小圆形低密度影，内见小片状钙化，周围可见片状增生硬化

【特别提示】

骨样骨瘤为良性成骨性肿瘤，多见于 30 岁以下的青少年，起病缓慢，以患骨疼痛为主，夜间加重。服用水杨酸类药物可缓解疼痛。本病常发生于长管状骨骨干，多见于胫骨和股骨，85% 位于骨皮质。发生于脊椎者大多位于附件。

（三）骨软骨瘤

【CT 诊断】

表现为局限性骨性突起，以蒂、宽或窄的基底与母体骨相连，发生于长管状骨者多背离关节生长。其骨皮质及骨松质均与母体骨相延续，突起顶端略微膨大，呈菜花状或丘状隆起。表面有软骨覆盖，软骨帽边缘多光整，其内可见点状或环形钙化。发生于扁骨或不规则骨的肿瘤多有较大的软骨帽，瘤体内常有多量钙化而突起相对较小。无骨质破坏、骨膜反应及软组织肿块。增强扫描无明显强化。邻近骨可因肿瘤压迫移位或畸形（图 7-5-3）。

【特别提示】

① 骨软骨瘤又称外生骨疣，分为单发和多发，多发者有家族遗传性。好发于长骨干骺端，随骨的生长而向骨干移行，以股骨下端和胫骨上端最常见。

② 早期无症状，肿瘤增大时可有轻压痛和局部畸形。

③ 恶变征象。肿瘤近期突然增大；肿瘤表面的环形钙化突然中断不连续，局部出现软组织肿块或软骨帽明显增厚；钙化模糊、密度减低；局部骨皮质破坏或出现骨膜反应；瘤体内发生象牙质样瘤骨。

（四）单发内生软骨瘤

髓腔内圆形或椭圆形异常软组织影，密度略低于肌肉，其内见小环形、点状或不规则形钙化，邻近皮质膨胀变薄，边缘光滑锐利，一般无中断，其内缘凹凸不平。偏心性生长者，可见硬化缘与正常骨质相隔。增强扫描肿瘤轻度强化（图 7-5-4）。

【特别提示】

① 软骨瘤分为内生软骨瘤（发生于髓腔）和外生软骨瘤（发生于皮质或骨膜下）。内生软骨

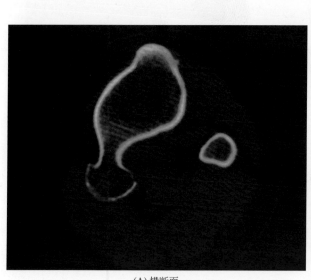

| (A) 横断面 | (B) 冠状面 |

图 7-5-3　骨软骨瘤

胫骨上端后方局部骨性突起，背离关节生长，其骨皮质及骨松质均与母体骨相延续

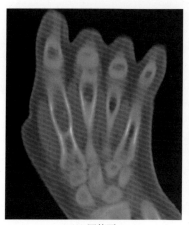 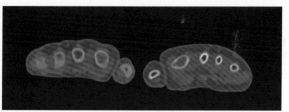

| (A) 冠状面 | (B) 横断面 |

图 7-5-4　单发内生软骨瘤

左手第 2 掌骨髓腔内长椭圆形膨胀性骨破坏，邻近皮质变薄

瘤又分为单发或多发，以单发最多见，多发生于手的掌指骨，其次是股骨、肋骨、胫骨和足骨。常开始于干骺部，随骨生长而逐渐移向骨干。多发者常累及双侧，以一侧为主。

② 本病生长缓慢，症状轻，主要为轻微疼痛和压痛，位于表浅者可见局部肿块，偶可并发、病理性骨折。

③ 根据其好发部位及肿瘤内钙化可与骨囊肿、上皮样囊肿、血管球瘤鉴别。

（五）成软骨细胞瘤

【CT 诊断】

骨骺或骨端圆形或不规则形局限性低密度区，轻度偏心性膨胀，少数呈分叶状或多房状，边缘常有硬化，病变可穿破骨皮质形成局限性软组织肿块。骨膜反应少见。病变内可见小点状、斑片状或团块状影。邻近软组织可出现肿胀，可有关节积液（图 7-5-5）。

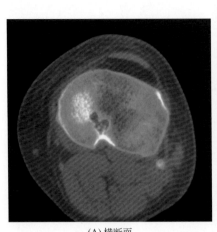
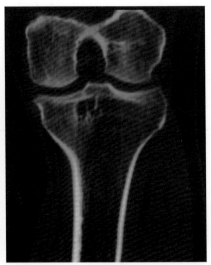

(A) 横断面　　　　　　　　　　　　(B) 冠状面

图 7-5-5　成软骨细胞瘤

胫骨上端分叶状低密度影，边缘硬化，其内可见点状钙化

【特别提示】

① 成软骨细胞瘤又称软骨母细胞瘤，大多为良性，但少数可表现出侵袭、复发和转移行为，或恶变为肉瘤。

② 80％以上发生于 11～30 岁，30 岁以上罕见，发病缓慢，症状轻微，主要为邻近关节不适，局部疼痛、肿胀。

③ 多发生于四肢长骨的骨骺或骨端，尤其是骨骺，以股骨、胫骨及肱骨最多，可突破骨端进入关节或跨越骺板向干骺端扩展。

(六) 非骨化性纤维瘤

【CT 诊断】

非骨化性纤维瘤分为皮质型和髓质型。

① 皮质型。多位于四肢长骨一侧皮质内或皮质下、距骺板 3～4cm 的干骺部，横断面呈圆形或椭圆形低密度区，突向髓腔，内可见骨嵴，肿瘤髓腔侧可见半弧状硬化，瘤周皮质可膨胀变薄或中断，无骨膜反应及软组织肿块。矢状位或冠状位 MPR 图像可见肿瘤沿患骨长轴扩展，呈椭圆形，长径约 4～7cm，最长可达 20cm，髓腔侧边缘多呈花边状硬化（图 7-5-6）。

② 髓腔型。少见，多位于长骨干骺端或骨端，在骨内呈中心性扩张的单囊状或多囊状低密度区，侵犯骨横径的大部或全部，密度均匀，边缘硬化。

【特别提示】

① 本病为骨结缔组织源性良性肿瘤，好发于青少年，8～20 岁居多，多位于四肢长骨干骺端，尤以胫骨、股骨、腓骨多见，随年龄增长逐渐移向骨干。

② 本病与纤维性骨皮质缺损有相同的组织学表现和发病部位，但后者常多发、对称，直径多小于 2cm，仅限于骨皮质，不侵犯骨髓腔，无膨胀性骨壳。

(七) 骨血管瘤

【CT 诊断】

边界清楚的膨胀性骨破坏区，其内可见放射状骨嵴或皂泡状骨性间隔。发生于颅骨者，表现为板障膨胀，外板变薄、消失，并可出现放射状骨针。椎体血管瘤 CT 横断面扫描表现为椎体局部骨松质

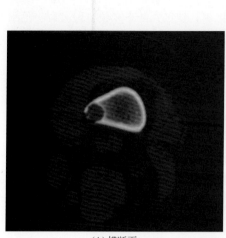

(A) 横断面   (B) 冠状位 MPR

图 7-5-6　非骨化性纤维瘤

横断面可见股骨下段皮质下圆形膨胀性骨破坏，髓腔侧可见硬化边，皮质膨胀变薄，部分消失；
冠状位 MPR 可见病变沿骨干长轴生长

呈粗大网眼状改变，残留骨小梁增粗，呈稀疏排列的高密度粗点状。骨小梁中间的基质呈脂肪密度、软组织密度或两者混合存在。病变边界清楚，可累及整个椎体及附件，显示椎体增大。矢状位或冠状位 MPR 可见破坏区内粗大骨小梁呈栅栏状或网眼状。增强扫描多有明显强化（图 7-5-7）。

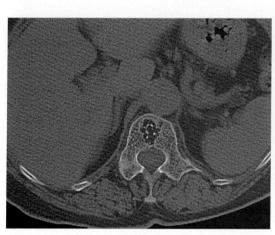
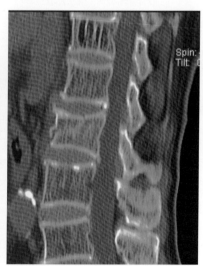

(A) 横断面   (B) 矢状位 MPR

图 7-5-7　骨血管瘤（椎体）

椎体局部低密度病变，边界清楚，内见稀疏、粗大骨小梁呈高密度点状；矢状位 MPR 显示病变
区骨小梁纵行呈栅栏状

【特别提示】

血管瘤分为海绵型和毛细血管型，前者好发于颅骨和脊椎；后者好发于扁骨和长骨干骺端。可发生于任何年龄，以中年多见。

（八）骨巨细胞瘤（破骨细胞瘤）

【CT 诊断】

好发于骨骺板已闭合的四肢长骨骨端，常直达骨性关节面下，表现为囊性膨胀性偏心性骨破坏，病变与正常骨小梁间分界清楚，大多无硬化缘，骨包壳基本完整，但可有小范围的间断，其内面凹凸不平，可见数量不等、粗细不均的骨嵴。破坏区内为软组织密度，无钙化和骨化影，肿瘤如发生坏死，可见更低密度区，有时可见液-液平面，可能是坏死组织碎屑或血细胞沉积所致。一般无骨膜反应。少数可形成骨外肿块，但边界清楚。增强扫描肿瘤组织可见不同程度强化，而坏死囊变区无强化（图 7-5-8）。

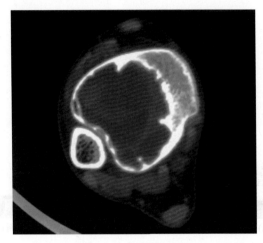

图 7-5-8　骨巨细胞瘤

胫骨骨端可见一囊状膨胀性骨破坏，偏心生长，其内可见粗细不等骨嵴，可见硬化边

【特别提示】

① 骨巨细胞瘤又称破骨细胞瘤，是一种有局部侵袭性的肿瘤，大部分为良性，部分生长活跃，也有少数一开始即为恶性。好发于 20～40 岁，以股骨远端、胫骨近端和桡骨远端多见。

② 主要症状为患部疼痛，局部肿胀或形成肿块及有关的压迫症状。骨质膨胀变薄时，压之可有捏乒乓球感。

③ 下列征象提示恶性。a. 有较明显的侵袭性表现，如边界模糊，虫蚀状骨破坏，骨性包壳和骨嵴残缺不全。b. 骨膜增生显著，可有 Codman 三角。c. 骨外软组织肿块，且较大。d. 瘤骨形成。e. 患者年龄大，疼痛持续加重，肿瘤生长迅速并有恶病质。

二、恶性骨肿瘤

（一）骨肉瘤

【CT 诊断】

① 骨质破坏。骨松质虫蚀状、斑片状破坏，缺损区为中等密度的肿瘤组织充填，边缘一般无硬化；骨皮质破坏呈虫蚀状、斑块状甚至大片状的缺损或不规则变薄。

② 骨质增生。骨松质内不规则斑片状高密度影和骨皮质增厚。

③ 瘤骨。分布于骨破坏区和软组织肿块内，形态多样，呈点状、斑片状、云絮状、针状及大片状，密度差别较大。

④ 骨膜反应。CT 横断面扫描表现为与骨干表面平行的弧线样、层状、垂直针状高密度影或与骨皮质分界不清而类似骨皮质增厚，矢状位及冠状位 MPR 可更好地显示各种骨膜反应及 Codman 三角。

⑤ 软组织肿块。骨破坏区和骨外软组织内中等密度的软组织肿块影，边缘清楚或模糊，光整或不规则，其内可见大小不等的坏死囊变区或出血，可侵犯邻近血管，表现为肿块紧贴或包绕血管，两者之间脂肪间隙消失。

⑥ 髓腔扩大，内为软组织密度影充填，或髓腔变细或消失，呈骨样密度。

⑦ 邻近关节积液、关节面破坏。

⑧ 增强扫描可见肿瘤非骨化部分明显不均匀强化（图7-5-9）。

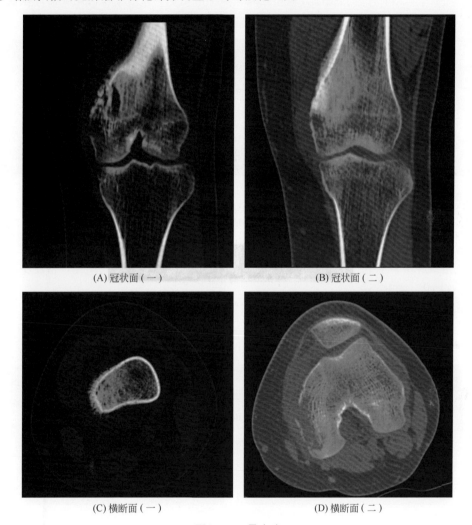

(A) 冠状面（一）　　　　　　　　　(B) 冠状面（二）

(C) 横断面（一）　　　　　　　　　(D) 横断面（二）

图7-5-9　骨肉瘤

左股骨远端内侧可见骨质破坏及磨玻璃样瘤骨，骨皮质不连续，周围可见垂直针状骨膜反应

【特别提示】

① 骨肉瘤好发于长骨干骺端，尤其是股骨远端和胫骨近端。

② 好发年龄为11～20岁，其次为21～30岁。年龄越大发病率越低。

③ 临床症状主要为局部疼痛、肿胀和运动障碍，病程进展可出现消瘦等全身症状。

④ 可有跳跃性转移，即位于与原发瘤同一骨内的或位于邻近关节对侧骨内的孤立转移结节。

⑤ 根据骨破坏和肿瘤骨的多寡，骨肉瘤可分为3种类型。a. 成骨型：有大量肿瘤新生骨形成，患骨密度增高，软组织肿块内也有较多的瘤骨，骨破坏不显著，骨膜增生明显。b. 溶骨型：以骨破坏为主，瘤骨及骨膜增生不显著。c. 混合型：成骨型和溶骨型征象并存。

（二）软骨肉瘤

【CT诊断】

按肿瘤的发生部位，可分为中心型和周围型，前者发生于髓腔，呈中心性生长，后者发生于骨表面。

（1）中心型

① 骨质破坏。溶骨性或膨胀性骨破坏，边界多不清楚，少数边缘可稍显硬化。邻近皮质可有不同程度的膨胀、变薄或断裂（图7-5-10）。

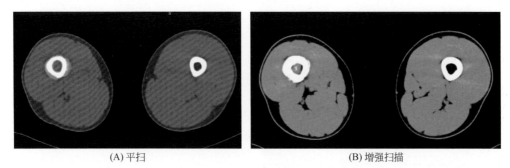

(A) 平扫　　　　　　　　　　　　　　　(B) 增强扫描

图 7-5-10　软骨肉瘤（一）

平扫示右股骨髓腔轻度扩大，内见软组织密度影，周围可见骨膜反应；增强扫描可见病变明显强化

② 骨膜反应。偶见骨膜反应和Codman三角。

③ 软组织肿块。常呈分叶状、结节状，体积往往较大，轮廓清楚或模糊，密度不均，可见坏死囊变及钙化、骨化。

④ 软骨钙化和软骨内骨化。表现为骨破坏区及软组织肿块内点状、斑片状、环形或半环形高密度影。

⑤ 增强扫描病变非骨化部分明显不均匀强化（图7-5-11）。

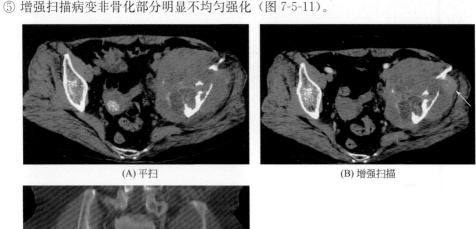

(A) 平扫　　　　　　　　　　　　　　　(B) 增强扫描

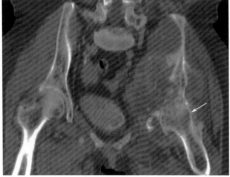

(C) 冠状位

图 7-5-11　软骨肉瘤（二）

左侧髂骨可见弥漫性溶骨性破坏以及骨膜反应，可见 Codman 三角（——），周围可见较大软组织肿块形成，其内密度不均，并见点状、条状及半环状钙化影；增强扫描肿块呈明显不均匀强化（——）

（2）周围型

① 软组织肿块。边缘清楚或模糊，密度不均，可见坏死囊变区。

② 瘤内钙化。环形、绒毛状或不规则形钙化，钙化边缘清楚或模糊。

③ 周围骨质改变。邻近骨质呈侵蚀性或压迫性骨质破坏，继发于骨软骨瘤者，原来的骨性基底可被破坏，甚至消失。

④ 骨膜反应较少见，如有也较轻。

⑤ 增强扫描病变非骨化部分明显不均匀强化。

【特别提示】

① 软骨肉瘤发病年龄较大，发病高峰为 40～60 岁。发病部位以股骨和胫骨最多见，其次是除骶骨以外的骨盆，指（趾）骨少见。

② 周围型软骨肉瘤以继发性为多，常见继发于骨软骨瘤，尤其是多发性骨软骨瘤。

③ 瘤软骨的环形钙化具有确定其为软骨来源的定性价值，分化差的肿瘤可能仅见数个散在的点状钙化甚至不见钙化。

（三）骨髓瘤

【CT 诊断】

① 广泛的骨质疏松。

② 多发性骨质破坏。破坏区呈穿凿状［图 7-5-12（C）］、鼠咬状或蜂窝状、皂泡状改变［图 7-5-12（A）］，边缘清楚，无硬化边和骨膜反应，胸骨、肋骨破坏多呈膨胀性，椎体常发生病理性骨折，椎间隙多不受侵犯。

③ 骨质硬化。见于硬化性骨髓瘤，表现为单纯硬化和/或破坏和硬化并存，破坏区周围有硬化缘，病灶周围有放射状骨针及弥漫多发性硬化。骨髓瘤治疗后也可出现硬化改变［图 7-5-12（D）］。

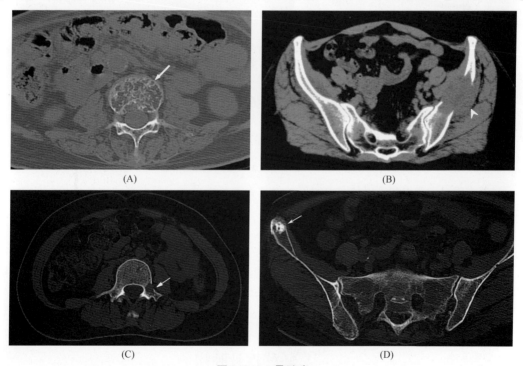

（A）　　　　　　　　　　　　　　　（B）

（C）　　　　　　　　　　　　　　　（D）

图 7-5-12　骨髓瘤

（A）示椎体内皂泡状骨破坏，椎体后缘皮质中断（——）；（B）示左侧髂骨溶骨性破坏，周围可见软组织肿块（▶）；（C）示腰椎左侧椎弓根可见小圆形骨质破坏区（——）；（D）示右髂骨可见结节状增生硬化灶（——）

④ 软组织肿块［图 7-5-12(B)］。

【特别提示】

① 骨髓瘤为起源于骨髓网织细胞的恶性肿瘤，单发或多发，多发者占绝大多数。

② 本病 40 岁以上多见，好发于富含红骨髓的部位，临床表现复杂，可有多个系统的症状。实验室检查有本一周（Bence-Jones）蛋白尿。

③ 脊柱、肋骨常发生病理性骨折。

④ 多发者需与多发转移瘤鉴别，后者多不伴有骨质疏松。

⑤ 经皮椎体成形术（PVP）是一种新兴的脊柱微创手术，是在影像装置监视下，经皮穿刺向椎体注射骨水泥以达到减轻疼痛、增加椎体稳定性及防止恶性肿瘤病变进一步发展为目的，治疗脊柱溶骨性破坏及钙缺失病变的介入治疗技术。可用于治疗各种原因引起的椎体压缩骨折。如骨质疏松症、转移瘤、骨髓瘤、侵袭性血管瘤、外伤性椎体压缩性骨折。

（四）脊索瘤

【CT诊断】

① 脊索瘤只发生于从颅底至尾椎的中轴骨，骶尾部发病最多。

② 骶尾部脊索瘤多侵犯骶 3 及以下骶椎、尾椎，表现为膨胀性骨破坏，位于中线但可偏向一侧发展；有完整或不完整的骨包壳，破坏区内可见破坏残存的骨碎片及斑片状钙化灶，肿瘤与正常骨分界不清，并可见肿瘤在骨皮质下潜行生长。于骶前、骶后可见软组织肿块，肿块密度多不均匀，直肠受压前移（图 7-5-13）。

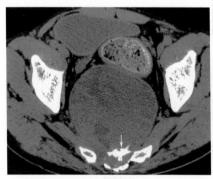
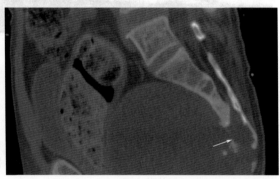

(A) 横断面　　　　　　　　　　　　　　　　(B) 矢状面

图 7-5-13　脊索瘤

骶 3 水平以下各骶椎、尾椎椎体及附件广泛骨质破坏，骶前可见软组织肿块向盆腔内突出（──▶）

③ 颅底部脊索瘤多起于斜坡，向四周扩展，为溶骨性破坏，局部形成密度不均匀的软组织肿块，其内少见钙化。

④ 增强扫描呈轻至中度强化。

【特别提示】

① 脊索瘤是来自骨内残留的迷走脊索组织的一种较少见的恶性肿瘤，可发生于任何年龄，于骶尾部者多见于 50～60 岁，于颅底者多在 30～60 岁。

② 发生于骶尾部者须与骨巨细胞瘤鉴别，后者多发生于上部骶椎，肿瘤内无钙化，一般无侵袭性生长表现。

三、转移性骨肿瘤

【CT诊断】

转移性骨肿瘤常多发，多见于躯干骨，尤其是脊柱，长骨通常以膝、肘以上好发，其远侧少见。最好发生于红骨髓区或松质骨内，按病变的密度和形态分为溶骨型［图 7-5-14（C）］、成骨型［图 7-5-14（A）、（B）］、混合型和囊状扩张型。溶骨型最多见，表现为骨松质中多发或单发小的虫蚀状骨破坏区，边缘不规则，无硬化边，病变发展，破坏融合扩大，形成大片溶骨性骨质破坏区，骨皮质也被破坏，但一般无骨膜增生。可形成局限软组织肿块。增强扫描可有不同程度的强化。常并发病理性骨折。脊椎广泛受侵常易并发病理性压缩骨折，椎旁多可见局限性对称性软组织肿块。椎间隙正常。椎弓根多受侵蚀、破坏。成骨型少见，见于前列腺癌、乳腺癌、肺癌、膀胱癌等的转移。表现为骨松质中斑片状或结节状高密度影，密度均匀一致，常多发，境界清楚或模糊。骨皮质多完整。常发生在腰椎与骨盆。骨外形大多不变。混合型兼有溶骨型和成骨型的骨质改变。囊状扩张型很少见，转移灶呈囊状膨胀性骨破坏。边界清楚，皮质膨出，可薄厚不均。

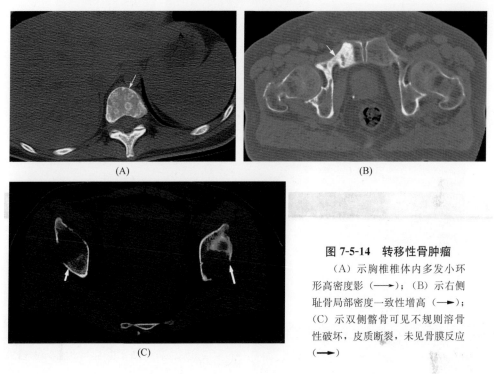

<table>
<tr><td>(A)</td><td>(B)</td></tr>
</table>

图 7-5-14　转移性骨肿瘤

（A）示胸椎椎体内多发小环形高密度影（——）；（B）示右侧耻骨局部密度一致性增高（——）；（C）示双侧髂骨可见不规则溶骨性破坏，皮质断裂，未见骨膜反应（——）

(C)

【特别提示】

① 转移性骨肿瘤是恶性骨肿瘤中最常见者，常发生在中老年，主要经血行转移。

② 病变常多发，引起广泛性骨质破坏时，血清碱性磷酸酶可增高，这有助于同多发性骨髓瘤鉴别，后者正常。

③ 单发转移性骨肿瘤少见，诊断有一定困难，尤其是发生于长骨的溶骨性转移性骨肿瘤，需与原发肿瘤鉴别。通常，转移性骨肿瘤病史短、发展快，多无骨膜反应，很少出现软组织肿块，易发生病理性骨折，发病年龄高等有助于诊断的确立。

四、骨肿瘤样病变

（一）骨纤维异常增生症

【CT 诊断】

① 骨纤维异常增生症可发生于单骨、单肢、单侧或多骨多发。单骨型多见，好发于四肢骨；躯干骨以多骨型常见。

② 发生于四肢管状骨者病变多始于干骺端或骨干并逐渐扩展，较少累及骨骺。主要表现为

各种形态的密度减低和骨的弯曲畸形。

　　a. 囊状膨胀改变。可为单囊性、多囊性膨胀。单囊者常表现为长圆形或浅分叶状膨胀性低密度区，边缘清楚稍有硬化。骨皮质向外膨胀、变薄［图 7-5-15（A）、（B）］，囊内外常同时见少许纵行索条状或斑点状高密度影。多囊者表现为大小不一的圆形或椭圆形低密度区，边界清楚，

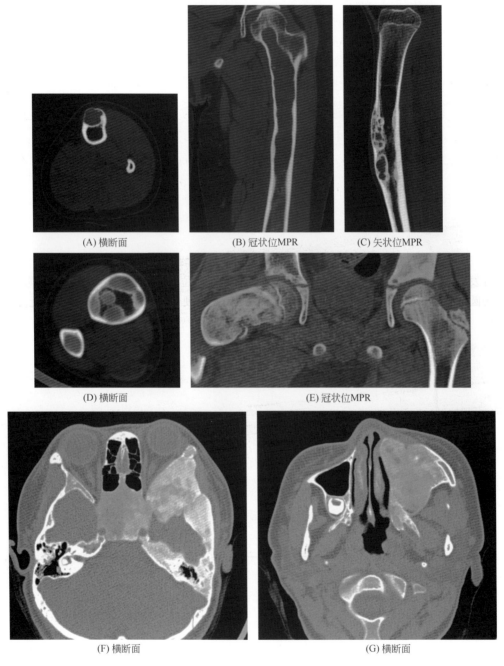

　　(A) 横断面　　　　　　(B) 冠状位MPR　　　　　　(C) 矢状位MPR

　　(D) 横断面　　　　　　(E) 冠状位MPR

　　(F) 横断面　　　　　　　　　　　(G) 横断面

图 7-5-15　骨纤维异常增生症

　　（A）示胫骨前缘骨皮质内囊状低密度区；（B）示股骨中上段长椭圆形低密度区，边缘硬化；（C）示胫骨中段多发囊状低密度影，大小不等，边界清楚，可见硬化边；（D）示胫骨、腓骨远段髓腔内磨玻璃样密度影；（E）示右股骨干骺端膨胀性病变，内呈磨玻璃样密度，并散在斑点状低密度影；（F）、（G）示左侧颞骨、上颌骨及蝶骨膨胀改变，内主要呈磨玻璃样密度，并散在囊状低密度和点状高密度影

有硬化边［图 7-5-15(C)］。

b. 磨玻璃样改变。主要指囊状膨胀性改变中的密度均匀增高，如磨玻璃状［图 7-5-15 (D)、(E)］。

c. 丝瓜瓤样改变。常见于肋骨、股骨和肱骨。患骨膨胀增粗，皮质变薄甚至消失。骨小梁粗大扭曲，表现为沿纵轴方向走行的粗大骨纹，颇似丝瓜瓤。

d. 虫蚀样改变。多发点状溶骨性破坏，常与丝瓜瓤样改变并存。

e. 硬化改变。常见于肋骨，长管状骨少见。

③ 发生于颅骨者常多骨受累，主要表现为骨质硬化和颜面畸形。累及颅面骨者主要为板障膨胀、增宽，外板增厚，呈磨玻璃样、囊状或明显硬化。内板较少受累或仅有硬化、增厚。颅底骨及上颌骨主要为硬化改变，下颌骨多为混合型改变［图 7-5-15(F)、(G)］。

【特别提示】

① 骨纤维异常增生症为正常骨组织被异常增生的纤维组织所代替的一种疾病。

② 好发于 30 岁以下。发生于四肢骨者可引起肢体畸形，出现跛行或疼痛，侵犯颅骨者表现为头颅或颜面不对称，突眼等，称"骨性狮面"，还可有头痛、鼻塞以及嗅觉、听力和视力减退等神经受压改变。

③ 本病可发生病理性骨折和恶变。

（二）骨囊肿

【CT 诊断】

好发于长管状骨干骺端的松质骨或骨干的髓腔内，多位于中心，一般为单囊，少数为多囊。表现为圆形或卵圆形密度均匀的水样密度影，边缘清楚有硬化边，内壁偶有骨嵴。邻近皮质可膨胀变薄，但其膨胀程度一般不超过干骺端宽度，病变长轴与骨干平行。一般无骨膜反应［图 7-5-16(A)、(B)］。骨囊肿可发生病理性骨折［图 7-5-16(C)］。

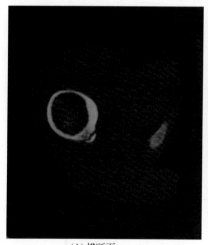 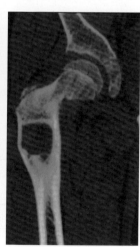 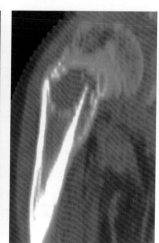

(A) 横断面　　　　　　　　(B) 冠状位MPR　　　　　　　　(C) 矢状位MPR

图 7-5-16　骨囊肿

（A）、（B）示右股骨近端干骺端可见一囊状透光区，边缘可见硬化，邻近皮质轻度膨胀；（C）示右股骨近端干骺端骨囊肿并发病理性骨折

【特别提示】

骨囊肿常见于 20 岁以下的青少年，一般无明显症状，或仅有间歇性隐痛，好发于长管状骨，尤其是肱骨和股骨上段，扁骨发病多见于成人。

（三）动脉瘤样骨囊肿

【CT 诊断】

好发于长骨干骺端，表现为囊状膨胀性骨破坏，骨壳薄，其内面凹凸不平，见较多骨嵴。病变与正常骨交界区可见硬化，病变内可见多个含液囊腔，并可见液-液平面。囊腔间隔为软组织密度，并可见钙化和/或骨化（图 7-5-17）。增强扫描间隔强化。

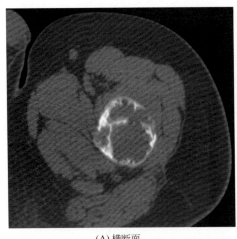 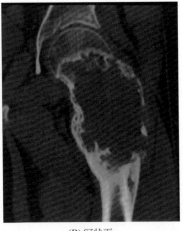

(A) 横断面   (B) 冠状面

图 7-5-17 动脉瘤样骨囊肿

股骨近侧干骺端可见一囊状膨胀性低密度区，骨壳内壁凹凸不平可见多发骨嵴，并见骨性间隔

【特别提示】

① 动脉瘤样骨囊肿是一种原因不明的肿瘤样病变，大多认为可能是静脉压增高导致静脉窦腔隙扩大，邻近骨质吸收，形成膨胀性骨缺损。

② 多见于 10～20 岁青少年，好发于长骨干骺端，60%～70% 发生于股骨上端、椎体及附件。常偏心性生长。病变长轴平行或垂直于骨干。

（四）朗格汉斯组织细胞增生症

朗格汉斯组织细胞增生症是一组原因不明的局部或全身朗格汉斯细胞系统的异常组织细胞增生症，包括勒-雪病、韩-薛-柯病和嗜酸细胞肉芽肿 3 种疾病。

【CT 诊断】

（1）嗜酸细胞肉芽肿 好发于颅骨，股骨次之，再次为脊柱、肋骨、骨盆等。表现为边界清楚、单发或多发圆形或卵圆形溶骨性破坏 [图 7-5-18（A）]，内为软组织密度，周围无或轻度硬化，病变穿破骨皮质可形成软组织肿块。可伴有骨膜反应。增强扫描肿块可见强化。发生于颅骨者，多个病灶可融合，病变可跨越颅缝。发生于脊柱者可侵犯单个或多个椎体，椎体呈楔形或平板状（扁平椎），其横径及前后径均超出相邻椎体，相邻椎间隙多正常或稍增宽，椎旁可见局限性软组织肿块。在长骨，病变多累及干骺端和骨干，极少数累及骨骺。病变部位常有层状骨膜增生，且大多超越骨破坏范围。

（2）韩-薛-柯病 CT 表现与嗜酸细胞肉芽肿相似，但本病常多发且多骨发病，病变范围亦较嗜酸细胞肉芽肿广。颅骨为最好发部位，其次为眶骨、骨盆、股骨、脊柱、肋骨、下颌骨等。颅骨多个病灶融合可形成大而不规则"地图样"骨缺损。眶骨病变常位于眼眶外上缘 [图 7-5-18（B）、（C）]。下颌骨病变常表现为齿根周围单囊状或多囊状破坏。

（3）勒-雪病 主要累及颅骨、躯干骨和长管骨的近端，病变范围广泛，表现为多骨多发大小不等的圆形、类圆形或广泛弥漫性虫蚀样溶骨性骨破坏，病变边缘不规则，常互相融合，发

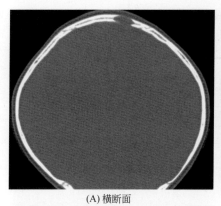

(A) 横断面

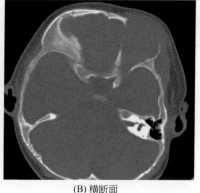

(B) 横断面

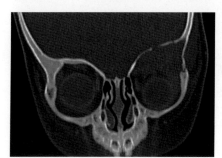

(C) 冠状位MPR

**图 7-5-18 朗格汉斯组织
细胞增生症**

（A）示颅骨板障内椭圆形骨质缺损，边界清楚，内外板受累；（B）（横断面）及（C）示左眶外上壁溶骨性破坏，局部可见软组织肿块

生于长骨者，病变可累及长骨全长，皮质菲薄，呈镂空状。骨膜反应轻微。

【特别提示】

① 嗜酸细胞肉芽肿为良性局限性组织细胞增生，好发于青少年及儿童，主要表现为骨损害，临床主要症状为局部疼痛、肿胀或肿块。病变大多单发，少数多发者可出现全身症状，如低热、食欲不振和乏力等。本病预后良好，治疗后可修复，也可自愈。

② 韩-薛-柯病又称黄瘤病，为慢性进行性疾病，多见于 5 岁以下儿童。颅骨缺损、突眼和尿崩症为三大典型症状，且常有全身症状如发热、贫血、肝脾肿大和咳嗽等。本病治疗后可缓解，也可自行修复，少数病人转为勒-雪病而死亡。

③ 勒-雪病为急性弥漫性病变，常表现为恶性过程，大多在 1 年内死亡，多见于 2 岁以下婴幼儿，发病迅速，全身症状明显，有发热、肝脾、淋巴结肿大、皮疹、贫血等。

■■■ 第六节 关节病变 ■■■

一、化脓性关节炎

【CT诊断】

① 血源性感染者，早期表现为关节囊增厚、囊内积脓，密度增高，关节间隙增宽。周围软组织及肌肉束模糊。邻近关节面的骨小梁模糊。病程进展，关节软骨及骨性关节面破坏，关节间隙变窄。骨端破坏严重者可继发病理性脱位。病变好转治愈后，可出现纤维性强直或骨性强直。

② 邻近软组织感染所致的化脓性关节炎，关节周围软组织肿胀为早期改变，后出现关节积液和关节软骨、骨端的病变。

③ 来自关节囊内骨骺或干骺端化脓性病灶感染的关节炎，在早期骨骺或干骺端的骨破坏已很明显，同时可见关节积液及关节软骨破坏所致的关节间隙变化（图 7-6-1）。

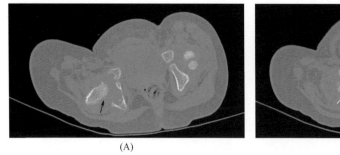

（A）　　　　　　　　　　　　　（B）

图 7-6-1　化脓性关节炎

右侧股骨头骨骺形态不整，边缘可见虫蚀状破坏，右髋臼骨性关节面溶骨性破坏，关节囊肿胀、积液（➡）

【特别提示】

① 化脓性关节炎起病急、进展快，骨及关节软骨破坏出现早，骨侵蚀主要位于关节承重面，可伴有增生硬化，常出现骨性强直，可与结核鉴别。

② 以儿童和婴儿多见，常为单关节受累，以膝关节和髋关节多见。

③ 感染途径有血行感染、邻近骨髓炎蔓延及关节穿通伤或手术后感染。

④ 临床表现主要为发热，局部红、肿、热、痛、活动受限，重者可出现全身中毒症状。

二、类风湿关节炎

【CT诊断】

① 病变呈双侧多个关节对称性分布，通常累及手足小关节、膝关节、腕关节等。

② 软组织肿胀，晚期出现肌肉萎缩。

③ 骨质疏松。

④ 关节囊增厚、关节积液。

⑤ 关节间隙变窄、甚至消失，形成纤维性强直，最终可能出现骨性强直。

⑥ 骨质破坏。早期出现于关节边缘，为关节面下局限性小囊状低密度区，近而骨端关节面出现虫蚀状或钻凿状小的骨质凹陷破坏。

⑦ 关节脱位或半脱位。

⑧ 颈椎是类风湿关节炎另一常见累及部位，在寰枢关节表现为半脱位，寰椎齿突侵蚀。在

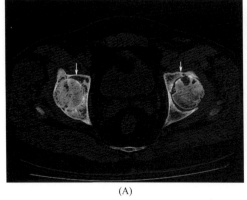
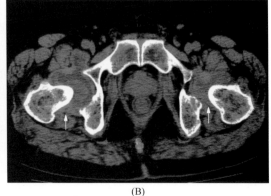

（A）　　　　　　　　　　　　　（B）

图 7-6-2　类风湿关节炎

双侧髋关节关节间隙变窄、部分消失，可见骨小梁通过，关节面下见多发囊状透光区（➡），关节囊增厚，关节积液（➡）

第2颈椎以下部位表现为颈椎半脱位或脱位，小关节间隙狭窄和关节面侵蚀，椎间隙狭窄及棘突侵蚀（图7-6-2）。

【特别提示】

① 类风湿关节炎是一种自身免疫性疾病，以关节非化脓性滑膜炎为主要特征。

② 常为隐袭发病，关节症状主要为疼痛、肿胀和晨僵。

③ 首发部位是手（近端指间关节、掌指关节）和足（趾关节），也可累及周围大关节。

④ 骨质疏松和关节间隙变窄早于骨性关节面侵蚀。

⑤ 影像表现与关节结核相似，但后者常累及单一大关节，关节间隙变窄较晚。

三、创伤性关节炎

【CT诊断】

① 继发性退行性骨关节病变。

② 原发骨关节损伤的痕迹，如骨折畸形愈合，关节面不规则等。

③ 急性期可见关节积液、关节间隙增宽（图7-6-3）。

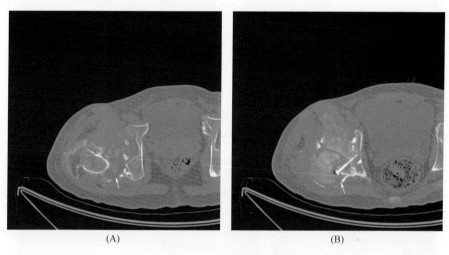

(A)　　　　　　　(B)

图7-6-3　创伤性关节炎

右髋关节骨折术后，右髋臼可见金属固定钉影，右髋臼及股骨头、股骨颈形态不规整，多发骨赘生成，关节囊内见多发游离体及碎骨片，关节间隙变窄（——）

【特别提示】

创伤性关节炎是继发于骨或关节外伤后的关节炎，属退行性骨关节病范围。

四、退行性骨关节病

【CT诊断】

① 关节间隙狭窄、关节内积气。

② 骨端硬化。

③ 关节软骨下囊变。

④ 边缘性骨赘形成。

⑤ 关节面塌陷。

⑥ 关节内游离体。

⑦ 关节变形（图7-6-4）。

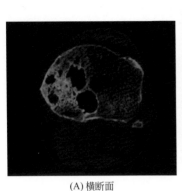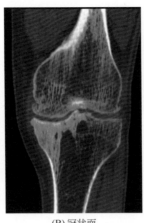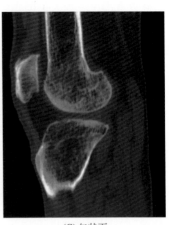

(A) 横断面 (B) 冠状面 (C) 矢状面

图 7-6-4 退行性骨关节病

左侧胫骨平台关节面下见多发大小不等的囊性改变，边缘硬化，周围骨质密度增高；冠状面重建
见内侧关节面密度增高，关节间隙略变窄，髁间隆起变尖，股骨髁、胫骨平台及髌骨骨赘生成

五、髌骨软化症

【CT 诊断】

髌骨软化症是髌骨的软骨性关节面退变，主要表现为髌骨关节间隙变窄或髌骨外移、髌骨关
节面下骨硬化及囊变、关节腔积液以及髌骨关节边缘骨赘生成，尤以髌骨上极为著（图 7-6-5）。

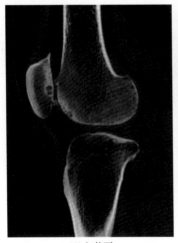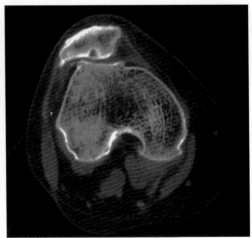

(A) 矢状面 (B) 横断面

图 7-6-5 髌骨软化症

左髌骨及相应股骨髁部关节面下骨质硬化，并见多发囊状透光区，关节边缘骨刺样增生

六、滑膜骨软骨瘤病

【CT 诊断】

关节囊、滑囊、腱鞘内大小不一、形态不规则、数目较多的游离体，呈钙化或骨化密度，较

大者边缘钙化或骨化，中心呈低密度。滑膜增厚并呈局限性绒毛状或结节状隆起，关节内积液及轻微的骨关节病改变（图7-6-6）。

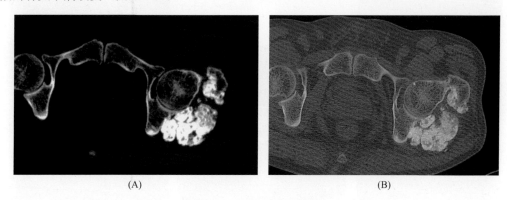

(A)   (B)

图 7-6-6 滑膜骨软骨瘤病

左侧髋臼后外侧缘见一范围较大的多发钙化结节融合影，结节密度不均，周围高密度，中心低密度，形状不规整，周围骨质未见破坏

【特别提示】

① 滑膜骨软骨瘤病是一种关节滑膜自限性增生性疾病，以在滑膜面形成软骨性小体或骨软骨性小体为特征，最后可脱落形成关节内游离体。

② 本病男多于女，30～50岁多见，单关节发病最常见，好发部位为膝关节，其次髋关节、肘关节、踝关节等处。

③ 临床表现为关节钝痛，随时间加重，可出现关节绞锁，运动障碍，有时可扪及关节游离体。

■ ■ ■ **第七节   脊柱病变** ■ ■ ■

一、椎 管 狭 窄

【CT诊断】

（1）先天性骨性椎管狭窄 椎管矢径、横径变短，椎板发育短小。

（2）继发性椎管狭窄

① 椎管狭窄。按部位分为3种。a. 中央椎管狭窄：椎管矢径、横径变短。b. 椎间孔狭窄。c. 侧隐窝狭窄：前后径≤2mm。

② 硬膜囊变形。

③ 硬膜外脂肪间隙狭窄、消失。

④ 神经根受压扭曲、移位。

⑤ 原发病改变。椎间盘脱出、脊柱退行性变、骨折、脱位及手术后遗改变等（图7-7-1、图7-7-2、图7-7-3）。

二、椎缘骨和椎体后缘软骨结节

【CT诊断】

（1）椎缘骨 大多位于椎体前缘正中，其中前上缘占绝大多数。横断面扫描呈长条状游离骨块，骨块周边硬化，内为骨松质。相应椎体前缘局部骨质缺损，边缘硬化。椎体与骨块间为椎间

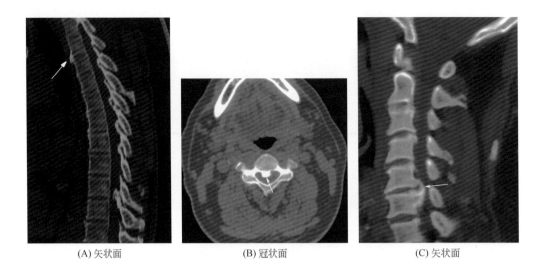

(A) 矢状面   (B) 冠状面   (C) 矢状面

图 7-7-1　椎管狭窄

（A）示胸椎多个关节突关节骨赘生成（➞）；（B）、（C）示颈椎后缘骨赘生成（⟶）

盘密度。矢状位 MPR 骨块呈三角形，其上缘和前缘分别平行于椎体上缘和前缘，斜面与椎体斜面相对应，其间有一薄厚一致的透亮带（图 7-7-2）。

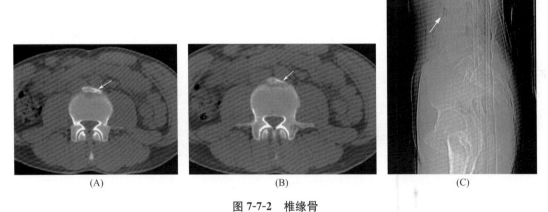

(A)   (B)   (C)

图 7-7-2　椎缘骨

（A）、（B）示椎体前缘条状骨块，可见硬化缘，相应椎体前缘不规则缺损，边缘硬化，其间呈间盘密度（⟶）；（C）为腰椎侧位 CT 定位像，显示腰 3 椎体前上缘三角形骨块影（➞）

（2）椎体后缘软骨结节

① 椎体后下缘正中或正中偏外侧局限性骨缺损，呈类圆形或不规则形，缺损区密度与椎间盘相似，边缘可见不同程度硬化带。

② 椎后可见骨块横置于椎体缺损区后并突向椎管内，骨块形态不一，呈弧状或弓形条块状，与椎体相连、一侧分离或完全分离。

③ 椎管及侧隐窝狭窄（图 7-7-3）。

【特别提示】

① 椎缘骨又称永存骨骺，与椎体后缘软骨结节的病因类似，可能是在特殊的解剖缺陷基础上，在漫长的日常活动中，脊柱不断承受外力作用，使髓核冲击缺陷区进入椎体骨板而形成。

② 好发于腰椎。临床表现不特异，主要为腰、腿痛，活动障碍。

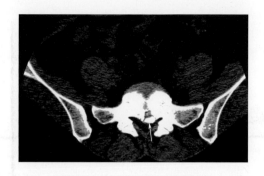

图 7-7-3　椎体后缘软骨结节

腰椎后下缘软骨结节，骨块成长条状，横置于椎体缺损区后并突向椎管内，致椎管狭窄（➡）

三、脊椎退行性变

【CT诊断】

① 椎体小关节及椎肋关节退变。边缘性骨赘形成、关节软骨下硬化、囊变、关节间隙狭窄、关节内积气。

② 椎间盘退变。椎间盘突出、钙化，甚至出现真空征，椎间隙狭窄，Schmorl 结节形成，椎体边缘骨赘生成。

③ 韧带退变。韧带增厚、钙化。

④ 钩椎关节退变。骨赘生成，椎间孔狭窄。

⑤ 骨质疏松。

⑥ 脊柱退变可导致椎体滑脱、中央椎管及侧隐窝狭窄（图 7-7-4）。

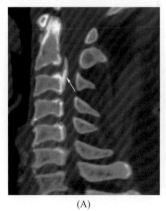 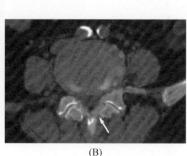 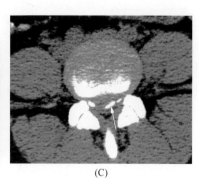

(A)　　　　　　　　　　　(B)　　　　　　　　　　　(C)

图 7-7-4　脊椎退行性变

（A）示颈椎椎体边缘骨刺样增生，后纵韧带条状钙化（➡）；（B）示关节突关节边缘骨刺样增生，黄韧带钙化（➡）；（C）示椎间盘突出、伴后缘钙化，相应水平硬膜囊受压，椎管狭窄（➡）

四、椎间盘突出

【CT诊断】

① 椎间盘突出于椎体呈环形或局限弧形软组织密度影，CT 值大于硬膜囊。

② 硬膜囊受压变形，硬膜外脂肪间隙变窄或消失。

③ 神经根受压移位或消失（淹没征）。

④ 脊椎退行性变。后纵韧带钙化（表现为椎间盘脱出后缘点状钙化影），黄韧带肥厚，关节突关节退变，椎体后缘骨赘，椎管狭窄（中央椎管狭窄、侧隐窝狭窄、椎间孔狭窄）等。

⑤ 椎间盘钙化（位于突出间盘边缘的点块状或弧状高密度影）及真空征（椎间盘内不规则斑片状低密度气体影）。

⑥ 当髓核经破裂的纤维环疝入椎管内，表现为髓核呈孤立状位于硬膜囊外，其边缘与椎体后缘呈锐角，在硬膜外脂肪间隙可产生滑移。

⑦ Schmorl 结节。髓核向椎体脱出，压迫椎体形成结节，CT 表现为椎体上缘或下缘结节状软组织密度影，周围可见硬化（图 7-7-5）。

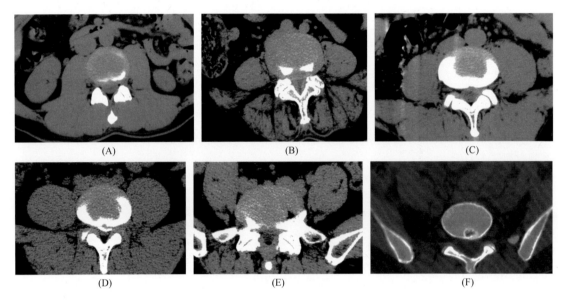

(A)　　　　　　　(B)　　　　　　　(C)

(D)　　　　　　　(E)　　　　　　　(F)

图 7-7-5　椎间盘突出

（A）示椎间盘后缘局部向右后方突出，硬膜囊受压；　（B）示椎间盘向四周膨出，椎管狭窄；（C）示椎间盘向左侧椎弓根处突出，侧隐窝狭窄；（D）示椎间盘向正后方突出，伴边缘钙化，椎管狭窄；（E）示真空征，椎间盘内可见斑片状气体密度影；（F）示 Schmorl 结节

【特别提示】

① 主要发生于颈椎和腰椎，以下部腰椎为最多，其发病机制为椎间盘及小关节退变，外伤是椎间盘突出的诱因。

② 椎间盘突出有 3 种病理改变。a. 椎间盘膨出：椎间盘变性，纤维环向后膨出，椎体后面骨膜与后纵韧带完整。b. 椎间盘突出：纤维环后缘破裂，髓核向后突出。c. 椎间盘脱出：椎间盘组织由纤维环后缘破裂处脱出，游离在神经根周围或椎体后方。

③ 椎间盘突出按椎间盘局部疝出的位置可分为 3 型。a. 中央型：椎间盘向正后方突出［图 7-7-5(D)］。b. 旁中央型：椎间盘向后外侧突出［图 7-7-5(A)］。c. 外侧型：椎间盘向椎弓根处突出［图 7-7-5(C)］。

五、强直性脊柱炎

【CT 诊断】

① 双侧骶髂关节对称性增生硬化，关节面模糊、不规则，可见虫蚀状或毛刷状破坏，严重者呈结节状或串珠状破坏，以髂骨面为明显，关节间隙狭窄，甚至骨性强直。

② 脊椎小关节增生硬化、间隙变窄或骨性强直。

③ 椎体周围韧带和软骨骨化，椎体边缘骨桥形成。

④ 四肢关节（如髋关节、肩关节、踝关节等）可受累，表现相似（图 7-7-6）。

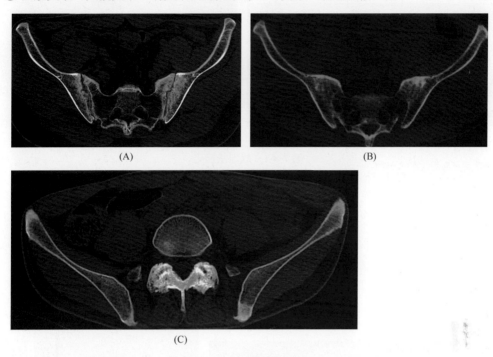

图 7-7-6　强直性脊柱炎

（A）示双侧骶髂关节面及其下骨质对称性增生硬化，密度增高，关节面虫蚀状破坏，关节间隙变窄；（B）示双侧骶髂关节骨性强直，关节间隙消失，有骨小梁通过；（C）示关节突关节增生硬化，间隙变窄，部分消失

【特别提示】

① 强直性脊柱炎又称竹节状脊柱，是一种病因不明的慢性炎症。本病好发于 30 岁以下，最初症状为间歇性下腰痛，活动期血沉可加快，类风湿因子常为阴性，晚期出现脊柱和关节强直。

② 好发于躯干，尤其是骶髂关节、椎间关节、椎间盘及肋椎关节，四肢关节也可受累。

③ 本病往往自骶髂关节开始，双侧对称性受累，病变向上逐渐发展至全脊柱，此可与累及骶髂关节的类风湿关节炎进行鉴别，且后者骨质疏松明显，增生硬化少见。

■■■ 第八节　软组织病变 ■■■

一、软组织钙化和骨化性疾病——骨化性肌炎

软组织钙化 CT 表现为密度均匀或不均匀的无结构致密影（图 7-8-1）。软组织骨化则可见有排列不规则的骨松质结构（图 7-8-2）。骨化与钙化往往是一个病理过程的不同阶段，骨化之前总先有钙化。软组织钙化的病因很多，如组织变性、坏死或出血、外伤、感染、代谢性疾病、肿瘤等。

【CT 诊断】

骨化性肌炎早期仅表现为受累肌肉肿胀、密度减低，肌间隙模糊；之后病灶出现点状、斑块状钙化，逐渐融合呈环形，位于病灶周边并向中心渐行性发展，与邻近的骨皮质间有透亮间隙相

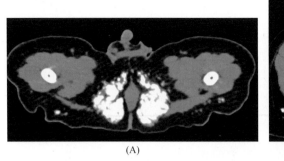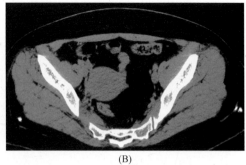

(A)　　　　　　　　　　　　　　　　　　(B)

图 7-8-1　软组织钙化

（A）示甲状旁腺功能低下，可见双侧臀部皮下脂肪层内大量不规则钙化斑点影，聚集成团；
（B）图为肌肉注射后钙化，可见双侧臀部皮下脂肪层内斑点状钙化

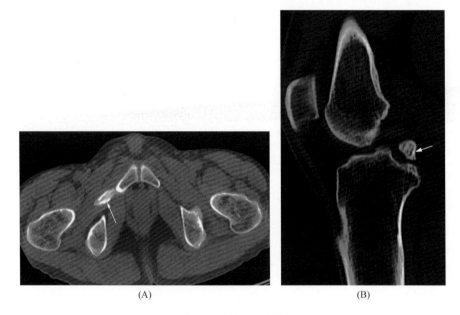

(A)　　　　　　　　　　　　　　　　　　(B)

图 7-8-2　软组织骨化

（A）示右侧闭孔内肌条状骨化（———）；（B）示后交叉韧带骨化（———）

隔，可出现骨膜反应；再之后骨化开始，肿块逐渐缩小，软组织成分逐渐减少，最终形成片状或块状骨块病变，周围肌肉呈受压萎缩改变（图 7-8-3）。

【特别提示】

骨化性肌炎多发生于外伤或烧伤后，尤其是外伤后，由于软组织内出血、血肿机化、钙化以至骨化所致。骨化性肌炎与邻近的骨骼有透亮间隙相隔，钙化或骨化位于病变周边，且不侵犯周围软组织，可与皮质旁骨肉瘤、骨外软骨肉瘤鉴别。

二、软组织炎症

【CT 诊断】

患侧肢体增粗，皮下脂肪层增厚，密度增高见粗大条网状结构；皮下脂肪与肌肉界面模糊，肌束间脂肪层移位、模糊或消失，肌肉组织肿胀，密度均匀减低。可形成脓肿，增强扫描脓肿壁环形强化。如软组织炎症由产气杆菌感染引起，可有软组织内积气（图 7-8-4）。

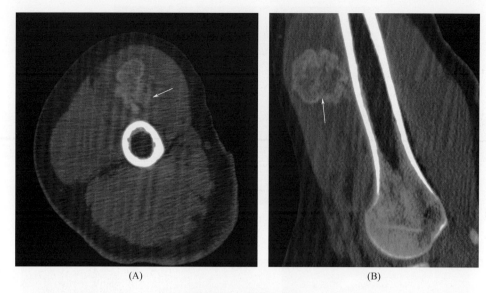

(A)　　　　　　　　　　　　　　　(B)

图 7-8-3　骨化性肌炎

右肱骨中段前方软组织内可见不规则混杂密度肿块影，周边环形钙化（——），中心 CT 值平均约为 58Hu，病灶周围软组织肿胀，与肱骨皮质不相连。

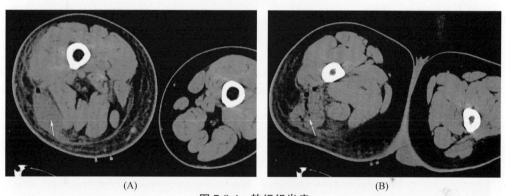

(A)　　　　　　　　　　　　　　　(B)

图 7-8-4　软组织炎症

右大腿明显肿胀，皮下脂肪内及肌间可见索条状及片状模糊高密度影和散在多发气泡（——）

三、软组织肿瘤

（一）脂肪瘤

【CT 诊断】

平扫软组织内边界清楚的低密度区，类圆形或略呈分叶状，有包膜，CT 值−130～−80Hu，内可见纤细软组织密度分隔，肿瘤增强后无强化（图 7-8-5）。

（二）淋巴管瘤

【CT 诊断】

平扫多为均匀一致的囊性低密度肿块，也可为囊实性肿块，内可有分隔，边界清晰，规则或不规则，可沿组织间隙蔓延生长，增强扫描无强化（图 7-8-6）。

【特别提示】

根据组成淋巴管瘤的淋巴管大小，可将淋巴管瘤分为单纯型、海绵状和囊状 3 种，囊状淋巴管瘤最多见，主要位于颈部和腋部。

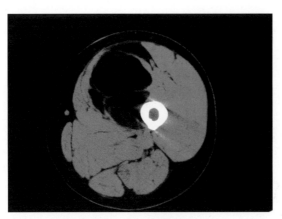

图 7-8-5　脂肪瘤

左大腿前部低密度肿块，边界清楚，可见纤细分隔

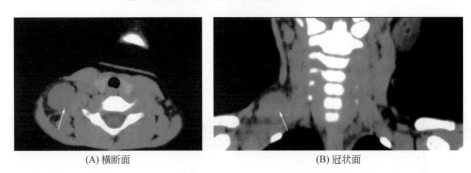

(A) 横断面　　　　　　　　　　　　　(B) 冠状面

图 7-8-6　淋巴管瘤

右锁骨下窝类圆形囊实性占位，向锁骨上窝突入，其内密度不均，边界清晰、规则（➡）

（三）血管瘤

【CT诊断】

平扫病变呈结节状、分叶状、条索状或团块状软组织密度影，局限或侵犯广泛，其内密度多

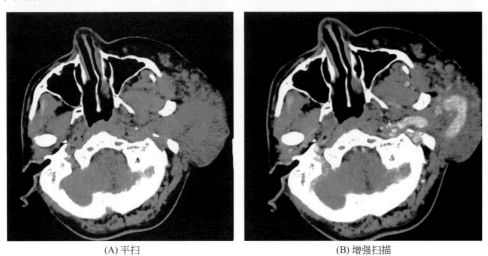

(A) 平扫　　　　　　　　　　　　　(B) 增强扫描

图 7-8-7　血管瘤

平扫示左侧颌面部可见结节状及团块状软组织密度影，其内可见点状钙化，病变与正常组织间分
界不清；增强扫描示病变明显不均匀强化，其内可见迂曲扩张血管影

不均匀，可见脂肪或液化坏死呈低密度，亦可见出血、钙化、静脉石所致高密度影。边界清晰或不清晰。邻近骨可见局部受压、增生、硬化或侵蚀改变，可见骨膜反应。增强扫描明显强化，其内可见粗大、扭曲成团的血管影（图7-8-7）。

【特别提示】

血管瘤为先天性良性肿瘤或血管畸形，多发生于年轻人。病理学上分为毛细血管型、海绵状、静脉型和混合型。主要由血管成分和非血管成分组成，其中海绵状血管瘤含较多非血管成分。

（四）神经纤维瘤

【CT诊断】

平扫常表现为卵圆形或梭形的低密度肿块，密度均匀，边界清楚。邻近骨可见受压、侵蚀改变。脊神经发生者，可见病变穿过扩大的椎间孔。增强扫描肿块轻度强化或强化不明显（图7-8-8）。

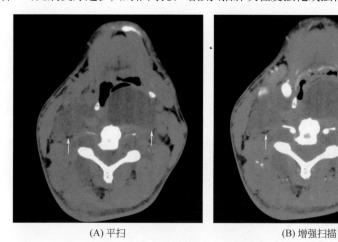

(A) 平扫　　　　　　　　　(B) 增强扫描

图 7-8-8　神经纤维瘤

平扫示颈部双侧咽旁间隙、颈后肌间隙可见多发类圆形低密度灶，并沿扩大的椎间孔进入椎管内，下咽部受压变形，气道变窄（——→）；增强扫描示病变未见明显强化

（林　楠）

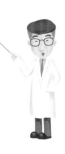

第八章

CT 在消化系统的应用

■■■ 第一节 消 化 道 ■■■

一、食 管 癌

【CT诊断】

① 食管管壁增厚（管壁厚度＞5mm 为异常），早期为不对称性增厚，进而演变为全周增厚。CT 轴位像上下层面食管周围局部脂肪线消失时应该高度怀疑肿瘤浸润（图 8-1-1）。

② 食管肿块侵犯气管或支气管，出现局部管壁增厚，腔内形成肿块，气管后壁受压移位等。

③ 当肿块侵犯气管、支气管可造成食管气管瘘，同时尚可以造成肺不张和吸入性肺炎。

④ 食管癌可以转移至纵隔及膈下淋巴结。

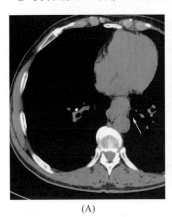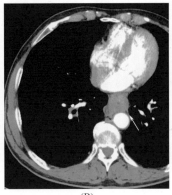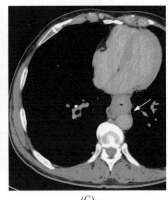

| (A) | (B) | (C) |

图 8-1-1 食管癌

男患者，60 岁，平扫示食管中下段局限性管壁增厚，范围为 8.4cm，其右后方见一肿大淋巴结影。增强扫描示食管中下段局限性管壁增厚处明显不均匀强化，静脉期强化程度增加（——→）。淋巴结环形强化（⇒）。病理证实为食管鳞状细胞癌（高分化）

【特别提示】

① 食管癌患者进行 CT 检查主要目的为分期，以便制定治疗方案和判断预后。

② CT 上显示的食管壁增厚不能单独作为食管癌的诊断标准，应该与食管其他肿瘤包括良性病变鉴别。

③ 应该注意的是，当食管潴留重度扩张时，吸气位食管中下段气管受压内凸，不应将其视为气管受侵。

二、食管平滑肌瘤

【CT诊断】

① CT 可清楚显示平滑肌瘤的大小、范围、生长方式（壁内型、壁内外型和壁外型），也可

以显示其内的坏死、出血、钙化等导致的密度差异。

② 平滑肌瘤表现为食管壁偏侧性肿块，肿块密度均匀，边缘光滑，邻近食管壁正常，与周围心包和大血管界线清楚（图 8-1-2）。

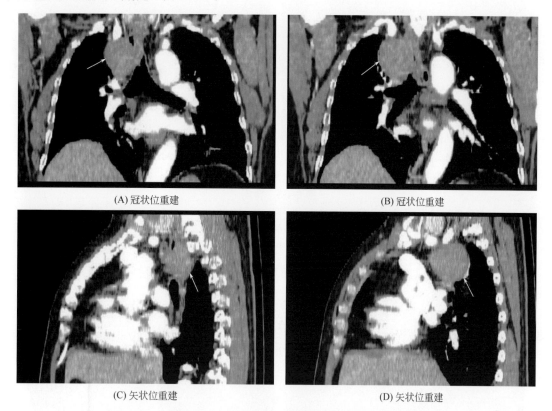

(A) 冠状位重建

(B) 冠状位重建

(C) 矢状位重建

(D) 矢状位重建

图 8-1-2　食管上段平滑肌瘤（手术证实）

食管上段右侧腔外生长为主的均质性肿块，边缘光滑，均匀中等度强化（——）

③ 环绕食管壁生长者，CT 表现为食管壁断面呈马蹄形软组织肿块。

④ 增强后肿块均匀强化。

⑤ 如肿块形态不光滑、密度不均，中心出现坏死，有较深的溃疡则应考虑为平滑肌肉瘤的可能。

【特别提示】

① 食管平滑肌瘤是起源于管壁肌层的肿瘤，肿瘤呈膨胀性生长，被覆黏膜，肿瘤可向腔内（黏膜下）或腔外突出，形如哑铃状。

② 主要需与纵隔肿瘤鉴别，纵隔肿瘤与食管间脂肪间隔存在，而食管平滑肌瘤包绕在食管内。

③ 也需要与覃伞型食管癌鉴别，覃伞型食管癌自黏膜面突入管腔内，肿瘤表面多有溃疡或表浅的糜烂，可出现黏膜中断。

三、胃　癌

【CT 诊断】

1. 早期胃癌

① CT 主要表现为胃壁多层结构破坏（图 8-1-3）。

② 胃壁增厚，一般超过 1cm，病变部位明显强化。

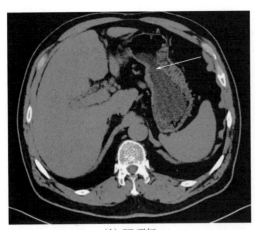 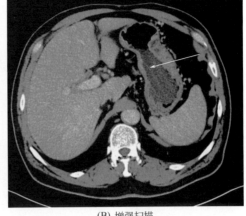

(A) CT 平扫　　　　　　　　　　　　(B) 增强扫描

图 8-1-3　胃癌

　　男患者，66 岁。胃体小弯侧局部溃疡型早期胃癌。平扫示胃体部小弯侧可见局部胃壁稍厚，层次模糊，表面略凹陷（——）。增强扫描示胃体部小弯侧局部胃壁动脉期明显强化，内表面黏膜线不连续（——），其余各层延迟强化。病理证实为胃黏膜内腺癌

　　③ CT 增强扫描早期明显强化的病变基底部有一完整的低密度带，对应于黏膜下层。

　　2. 进展期胃癌

　　① 病变区胃壁增厚多不规则，可见溃疡形成的凹陷；增强扫描肿瘤呈中度或重度不均一强化，肿瘤沿胃壁扩展范围容易显示（图 8-1-4、图 8-1-5）。

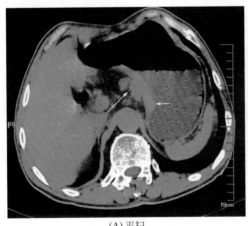 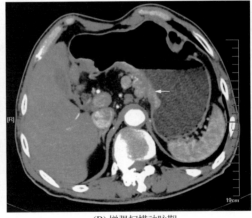

(A) 平扫　　　　　　　　　　　　(B) 增强扫描动脉期

图 8-1-4　胃体小弯侧-胃角区胃癌，伴周围淋巴结转移

　　(A) 示胃体小弯侧-胃角区可见胃壁局限增厚，最厚处约 1.7cm，邻近小弯侧见多个肿大淋巴结影（——）。
　　(B) 示增厚胃壁不均匀强化，层次不清，浆膜层模糊消失，肿大淋巴结明显强化（——）

　　② 病变累及贲门，可导致贲门癌。分为浸润型、团块型和混合型。

　　③ 进展期胃癌往往突破浆膜侵及邻近的组织和器官，表现为病变区胃轮廓不清，浆膜面毛糙，胃周脂肪层模糊不清或消失。胰腺、肝左叶、横结肠、食管下段及脾均可直接受侵，以胰腺受侵最为常见。

　　④ 淋巴结转移。多将 8～15mm 作为正常淋巴结的上限（平均 10mm）。淋巴结增大，转移阳性率就增高，>14mm 的淋巴结，转移阳性率达 80% 以上。淋巴结表现为圆形高密度影时，转移阳性的可能性就很大（图 8-1-4）。

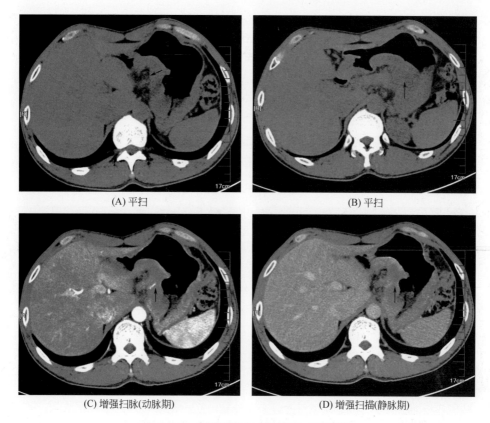

(A) 平扫

(B) 平扫

(C) 增强扫脉(动脉期)

(D) 增强扫描(静脉期)

图 8-1-5　贲门及胃小弯侧胃癌（溃疡型）

男患者，53 岁。平扫示贲门附近及胃小弯侧胃壁弥漫性增厚，层次不清，局部表面凹陷，可见
溃疡形成，周围脂肪间隙模糊。增强扫描示增厚胃壁可见不均匀轻度强化，并见延迟强化（——）

⑤ 远处转移。晚期胃癌可经血行播散到肝、肺、肾上腺；也可经腹膜种植转移。腹水的出
现常作为腹膜转移的主要征象。

【特别提示】

① 胃癌术前准确分期对制定合理的治疗方案、选择最佳手术方式及判断预后有重要的指导
意义，胃癌的分期一般均采用美国癌症联合委员会制定的 TNM 分期方法。

② CT 不仅能观察胃腔内肿块的情况，达到明确诊断的目的，而且能清晰显示肿块与邻近脏
器的关系，有无淋巴结或远处转移，对手术切除的估价有着十分重要的意义。

③ CT 各种重建逐渐被放射学工作者所认识，其价值正在不断被发掘。其中的 MPR 可以观
察到肿瘤本身及胃内外结构，提供比轴位像更多的信息。

四、胃平滑肌瘤和胃平滑肌肉瘤、胃间质瘤

【CT 诊断】

1. 胃平滑肌瘤

① 胃腔内、肌壁间或向胃腔外生长的类圆形软组织密度肿块，边缘光整，直径常小于
5.0cm，密度均匀，肿块与胃壁相连。

② 增强扫描病灶明显强化，瘤内可有钙化。

③ 溃疡形成时胃腔内表面不规则，可见凹陷。

④ 少数情况下合并出血、坏死时肿块内部密度不均匀。

2. 胃平滑肌肉瘤

① CT 表现及好发部位与平滑肌瘤相似。

② 平滑肌肉瘤一般大于 5.0cm，呈结节状或分叶状；瘤体内常见变性、坏死、出血、囊变区；病灶边缘不规整。

③ 多侵犯周围脏器，并易血行转移至肝、肺等处。

3. 胃间质瘤

① CT 表现与胃平滑肌瘤和胃平滑肌肉瘤相似，多发生于胃体或胃底，少见于胃窦（图 8-1-6）。胃间质瘤不沿邻近胃壁浸润蔓延，也不直接浸润侵犯邻近器官，不发生淋巴结转移，可发生肝转移（图 8-1-7）。

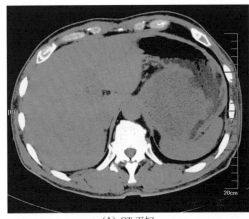 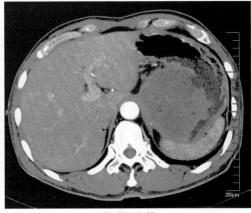

(A) CT 平扫 　　　　　　　　　　　　　(B) 增强扫描

图 8-1-6　间变性胃间质瘤

男，58 岁。平扫示胃小弯侧腹腔内巨大占位，大小为 8.3cm×9.3cm，内部密度不均匀，局部胃小弯侧胃壁与其粘连，被破坏。增强扫描示胃小弯侧局部胃壁缺失凹陷，黏膜中断破坏。

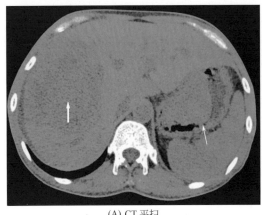 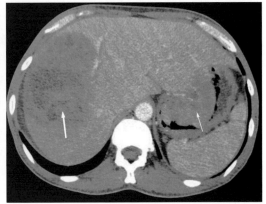

(A) CT 平扫 　　　　　　　　　　　　　(B) 增强扫描

图 8-1-7　胃间质瘤，肝转移

平扫示胃贲门下区肿块，肝脏右叶转移。增强扫描动脉期可见胃贲门下区肿块向胃腔突出，不均匀较明显强化（———➤），肝脏右叶转移灶边缘轻度强化，中心大面积坏死不强化（———➤）

② 肿块≤5cm 时表现为形态规则、边界清楚、密度及强化均匀并倾向于向腔内生长；≥5cm 时表现为形态不规则，出血、囊变、坏死显著并倾向于胃腔外生长。

【特别提示】

① 胃平滑肌瘤是胃间叶组织来源的肿瘤中最为常见的一种，约占胃良性肿瘤的1/4。肿瘤好发于胃体部，其次为胃窦部。

② 胃平滑肌肉瘤发病年龄稍大。半数病例有出血。病理上胃平滑肌肉瘤可由良性平滑肌瘤恶变而来，也可为原发平滑肌肉瘤。

③ 胃间质瘤以往多归为平滑肌肿瘤。近年来，随着免疫组化及电镜超微结构研究的进展，证实胃肠道间质瘤实为一组独立的起源于胃肠道壁的间叶性肿瘤。一般认为起源于胃肠间叶组织分化的原始细胞或多能间叶干细胞。分为4种类型：平滑肌分化型、神经分化型、平滑肌和神经混合分化型、未分化型。所有胃间质瘤均为低度恶性，均存在局部复发和转移可能性。免疫组化检查表现为 CD117 和/或 CD34 阳性，据此可以确诊。

五、胃 淋 巴 瘤

【CT诊断】

（1）弥漫浸润型　胃壁不规则增厚，最厚可达8cm；胃壁较柔软，外轮廓大部分光整，胃周脂肪间隙多清楚，胃内壁极不规则，向腔内突出；病灶密度均匀，也可出现不规则的低密度区；胃腔不规则向心性狭窄（图8-1-8）。

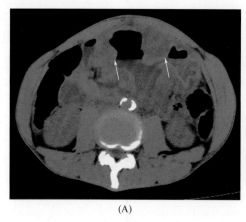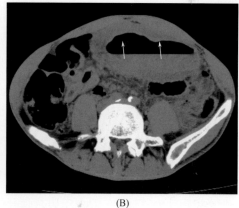

(A)　　　　　　　　　　　　(B)

图 8-1-8　胃霍奇金病

男患者，54岁。平扫示胃体及胃窦部胃壁弥漫性增厚，向腔内突出，表面凹凸不平，黏膜下层密度较低（➡）。病理证实为胃霍奇金病

（2）结节型　突入胃腔内多发软组织肿块，广基与胃壁相连，边缘光整或分叶；密度为等或低密度，直径一般在3cm以内，邻近胃壁局限性增厚。

（3）溃疡型　多见于胃窦部，在增厚的胃壁内见单个不规则造影剂充盈区，边界不清。

（4）巨块型　少见，多发生于胃窦部，呈不规则突入胃腔内的软组织肿块，以广基与胃壁相连，体积较大者密度多不均匀，直径多为5～10cm。

【特别提示】

① 胃淋巴瘤占胃恶性肿瘤的1%～5%，可以原发于胃，也可以是全身淋巴瘤的一部分。本病早期发生于胃黏膜下的淋巴滤泡，病变进展可出现胃壁增厚，而黏膜表面正常。晚期可侵犯胃壁全层。组织学类型包括霍奇金病（HD）和非霍奇金淋巴瘤（NHL），其中90%为NHL，以B细胞NHL多见。

② 本病须与胃癌及胃平滑肌肉瘤进行鉴别。胃癌胃壁僵直，形态固定，易形成梗阻和胃腔变形。胃平滑肌肉瘤多形成分叶状软组织肿块，直径多＞5cm，常直接侵犯胃周围组织并易血行

转移。而胃淋巴瘤胃壁相对柔软，侵犯范围较广。

③ CT 检查的主要目的是了解病变的范围、胃腔外情况及邻近脏器及淋巴结是否有转移，对其进行准确的分期。CT 还可以评价疗效和发现肿瘤复发。

六、十二指肠乳头旁憩室

【CT 诊断】

① 憩室位于十二指肠降部，CT 表现为胰头右后方半圆形含气或气-液腔影，突出轮廓外，可有气-液平面，与胰头交界部边缘锐利，增强扫描显示更明显，一般囊壁较厚（图8-1-9）。

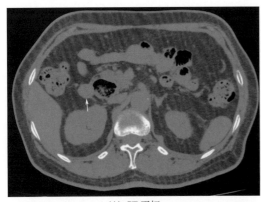 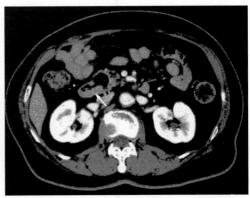

(A) CT 平扫　　　　　　　　　　　　　　(B) 增强扫描

图 8-1-9　十二指肠降段乳头旁憩室

平扫示胰头处类圆形低密度影，直径约 2.7cm×2.0cm，内见气体和不规则有形成分，密度不均匀，与十二指肠降段管腔相通（──→）。增强扫描示胰头含气囊腔的囊壁强化（──→）

② 肝内外胆管呈内轻外重型扩张，可并发胆管结石、胆管炎和胰腺炎。

③ 憩室内对比剂长时间存留。

【特别提示】

① 十二指肠乳头旁憩室一般位于胆总管开口处 2.5cm 范围，也称为肝胰壶腹（法特壶腹）周围憩室（PAD），总发病率为 0.16%～27%。

② 一般多无典型症状及体征，由于其解剖结构关系，可引起胰胆系统并发症，临床上称为 PAD 综合征（Lemmel's 综合征）。临床表现与胆囊炎、胰腺炎、胆石症相似，易误诊、漏诊甚至导致治疗失败。

③ 以 50～60 岁多发，女性多于男性。PAD 与胆胰系病变关系密切，0.8% 梗阻性黄疸由 PAD 引起。

④ 当有下列情况时应怀疑本病。a. 中老年患者反复出现上腹部疼痛、间歇性黄疸，B 超等检查所见均无法解释其症状者。b. 胆道手术中无异常发现，但术后症状再发，且有反复发作的胆管炎，而无结石者。c. 反复发作的慢性胰腺炎。d. 反复发作原因不明的胆道感染。

七、十二指肠恶性肿瘤

【CT 诊断】

① 肠壁增厚，肠腔不规则狭窄、变形，肠腔内结节状软组织块影，狭窄以上肠管扩张。

② 局部类圆形软组织肿块，密度不均，造影剂进入瘤内坏死区或溃疡内可有高密度影，肿块边缘环状或不规则线样强化。肿块向周围浸润，可与肠系膜上静脉及下腔静脉分界不清，且侵

犯胰头。

③ 梗阻性黄疸，胆总管下端中断。

④ 周围淋巴结及肝脏多发转移（图 8-1-10、图 8-1-11）。

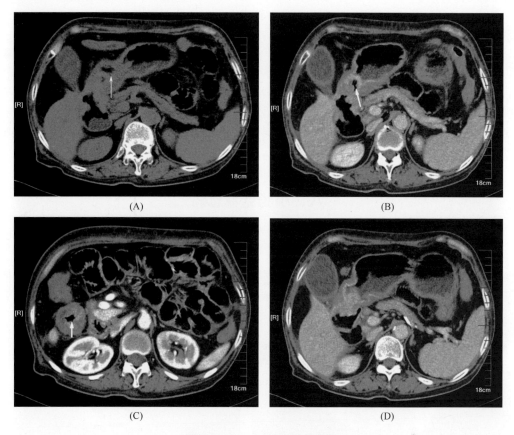

图 8-1-10　十二指肠恶性肿瘤

平扫示十二指肠球后及降段上部形态不规整，肠壁局限性增厚，见软组织肿块突入肠腔，范围约为 4.1cm，局部管腔狭窄（——）。增强扫描示十二指肠占位明显强化（——），可见胃大弯及幽门左侧淋巴结肿大。病理证实为十二指肠中分化腺癌

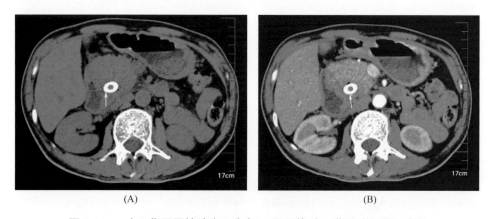

图 8-1-11　十二指肠恶性肿瘤（腺癌），胆总管-十二指肠支架置入术后

男患者，61 岁。十二指肠降部-水平部肠壁弥漫增厚，见不规则软组织密度影向腔内突起，增强后明显强化，肠腔变窄（——）

【特别提示】

① 十二指肠恶性肿瘤占胃肠道恶性肿瘤的 0.5%，其中腺癌约占 70%~84%，发病部位以降段最多，约占 50%。

② 十二指肠降部腺癌按其发生部位可分为乳头上部癌、乳头周围癌和乳头下部癌，乳头周围癌最多见，约占 65%，常呈溃疡型及息肉型，病程经过较短。

③ CT检查不仅可显示十二指肠腔内病变，也可以显示向腔外突出的形态，同时可显示继发的胰胆管扩张、胰腺炎等改变。

④ 对于不同病理类型或特殊部位的恶性肿瘤，如下表现具有一定意义：十二指肠球内充盈缺损，应考虑腺癌；若向壁外生长明显，可考虑平滑肌肉瘤或恶性间质瘤；若充盈缺损，伴有偏心性壁厚，龛影坏死，肠梗阻症状不明，同时可见腹主动脉旁淋巴结肿大，应考虑淋巴瘤的可能。

⑤ 十二指肠乳头区腺癌有时与壶腹癌很难鉴别，需要最终的病理诊断。

八、小肠克罗恩病

【CT诊断】

① 主要为回肠多节段病变，肠壁增厚（图 8-1-12），增强明显并呈分层现象。

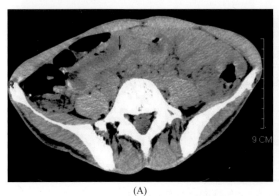
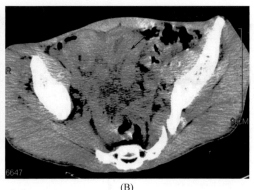

(A)　　　　　　　　　　　　　(B)

图 8-1-12　小肠克罗恩病癌变

小肠克罗恩病（末端回肠两处）癌变（——）。盆腔壁广泛结节状转移

② 肠系膜浑浊、条索影。进入肠壁的直小血管明显增加，即所谓"梳子征"。这些征象表明处于活动期。

③ 系膜缘肠壁受累明显，纤维脂肪增生是该病特殊的表现，表明进入临床稳定期。

④ 并发症。瘘管表现为明显强化的通道。脓肿通常发生于肠系膜或后腹膜，常由窦道与病变肠管相连。

【特别提示】

① 克罗恩病（Crohn病）是原因不明的慢性胃肠道炎性肉芽肿性疾病，为多源性综合性疾病，现认为是全身系统性疾病，除胃肠道外还可累及关节、眼、肝、肾及皮肤黏膜等。

② 需要注意的是在增强扫描动脉晚期，空肠强化程度要高于回肠，塌陷的肠管要高于扩张的肠管。因此，判断肠管是否异常强化要与邻近扩张的正常肠管比较。增强扫描显示肠壁分层，其中黏膜层及浆膜层增强明显，其间肠壁的强化程度可能不同，壁内脂肪的出现指示炎症进入慢性期或炎症后期。壁内水肿（水样密度）指示为活动性炎症。壁内软组织密度则是代表炎性浸润，造成小肠壁双层现象。

③ 除了瘘管和脓肿等肠外并发症之外，其他肠外并发症尚有骶髂关节炎、肾结石、胆石症、

原发性硬化性胆管炎和淋巴瘤。

九、十二指肠和小肠良性肿瘤

【CT诊断】

① 圆形或类圆形肿物，边缘光滑，与周围分界清楚，脂肪瘤在CT上有特征性表现，为脂肪密度肿瘤。

② 小肠腺瘤表现为肠腔内圆形软组织密度肿块，表面光滑或呈浅分叶状，在造影剂衬托下形成充盈缺损，肿块周围肠壁厚度及密度正常；增强扫描早期即均匀中度强化。

③ 小肠平滑肌瘤表现为由肠壁向腔内或壁外突出的圆形或类圆形软组织肿块，多单发，直径<5cm；肿块边缘光滑，密度均匀；腔内表面可形成溃疡；肿块多为偏心性生长；多呈明显均匀强化。增强后可见强化的黏膜层与强化的肿块之间有未强化的较低密度的黏膜下层，是黏膜下肿瘤的特点，腔外型肿块可引起邻近肠袢受压移位。

【特别提示】

① 十二指肠良性肿瘤少见，好发于十二指肠球部，是引起球部典型充盈缺损最常见的疾病之一。其他小肠肿瘤良性肿瘤多位于回肠，以腺瘤最常见，平滑肌瘤（现多认为是良性间质瘤）次之。

② 小肠腺瘤中少见的绒毛状腺瘤表面呈密集的乳头状，恶变率较高。小肠腺瘤需与小肠炎性增生性息肉鉴别，后者常为多发性，直径多不超过1cm，高度低于5mm。

③ 小肠平滑肌瘤以腔外型和哑铃型多见。以空肠发生率最高。如下情况应注意恶变可能，

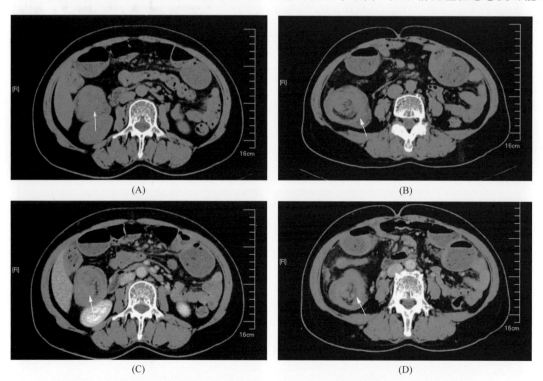

图8-1-13 小肠良性肿瘤合并肠套叠（回结型），升结肠肠壁水肿，低位小肠梗阻

平扫示右侧腹部回肠末端肠管滑入盲肠及升结肠近段，呈同心圆改变，套入部可见脂肪密度肠系膜影（——）。部分小肠肠管扩张，积气、积液，可见气-液平面。增强扫描示升结肠套叠鞘层肠壁水肿增厚，分层状强化，黏膜下层强化程度减低，套入部肠系膜血管强化，套入部头端可见较明显强化结节（——）。病理证实为小肠促纤维增生性血管瘤

瘤体大于 5cm；较深溃疡，中央坏死；肿瘤轮廓不规则或分叶；增强扫描动脉期肿瘤血管明显不规则、迂曲或粗细不等。其他小肠良性肿瘤很少见，影像检查缺乏特征性，肠套叠的患者，应该注意套入部头端，可能合并肿瘤（图 8-1-13）。

十、小肠恶性肿瘤

【CT诊断】

1. 小肠腺癌

① 单发肿块；局部肠壁不规则增厚且密度不均匀减低；肠壁增厚，肠腔向心性狭窄或不规则狭窄；肿块表面溃疡形成；增强扫描早期即强化，肿块及不规则增厚肠壁轻度不均匀强化。

② 癌肿浸润性生长，肠管浆膜面模糊，周围脂肪层消失。

③ 小肠不全或完全梗阻，局部淋巴结转移，常出现在肠系膜根部。

2. 小肠淋巴瘤

① 小肠肠壁增厚或肠腔内肿块呈软组织密度影，轮廓光整，分界清，肿块较大时，可推移周围肠管。

② 肠管扩张，直径＞4.0cm。

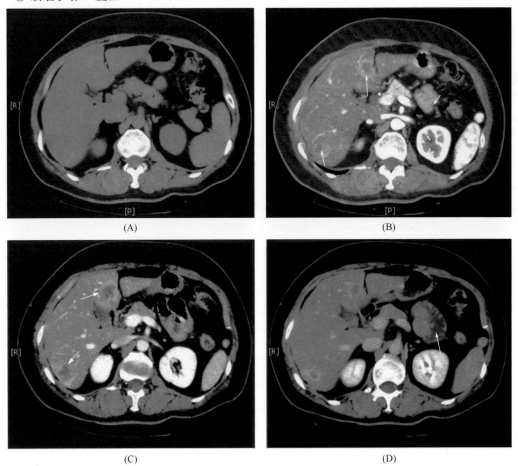

(A)　　　　　　　　　　　　　　　(B)

(C)　　　　　　　　　　　　　　　(D)

图 8-1-14　小肠恶性间质瘤，肝内转移

上段空肠腔内肿块，平衡期均匀强化（——→）。肝内多发稍低密度结节，边缘呈稍高密度，增强扫描呈环形强化（——→）

③ 肠套叠。早期为系膜环绕的肿块，进展出现特征性的分层状、环状包块，套入部除了肠管之外，还可见含有脂肪成分的肠系膜和其内的血管。

3. 小肠平滑肌肉瘤和/或恶性间质瘤

① 由肠壁向肠腔内或肠壁外突出的圆形或类圆形软组织密度肿块，直径可大可小，较大者一般＞5cm（图8-1-14）。

② 肿块分叶状或不规则形，内部密度不均匀，囊变、坏死常见，偶见钙化；肠腔内表面常有溃疡；偏心性生长。

③ 多趋向于腔外生长，肿块较大，推移肠管及邻近器官。增强扫描肿块周边明显强化，中心坏死、囊变区无强化。

④ 肿瘤可侵犯邻近组织或有肝脏等部位的远处转移。

4. 小肠类癌

① CT表现为壁内黏膜下小结节，肿瘤较大时表现为腔内充盈缺损或肠壁内肿块，可伴有钙化；进一步出现肠壁增厚，浆膜和肠系膜浸润时周围出现星芒状索条，较具特征。

② 癌肿穿破肠系膜时导致肠管粘连、梗阻，表现为不规则的软组织密度肿块，周围放射状索条，肠管受压、推移或与肠管粘连固定。

③ 腹膜后淋巴结肿大，30%的病例淋巴结肿大可能是唯一表现；肝脏转移灶多呈低密度，偶见钙化。

【特别提示】

① 小肠腺癌好发于十二指肠及空肠近端，其次为回肠远段。多见于40岁以上患者，常见症状为腹痛、出血、梗阻和腹部肿块。

② 小肠淋巴瘤以非霍奇金淋巴瘤最常见。发病部位以回肠末端最多，其次为空肠。小肠淋巴瘤主要侵犯黏膜下层及固有膜，较少向肌层和浆膜外浸润。HD的病变可有明显的成纤维反应，引起邻近肠管的牵拉移位。NHL无成纤维反应现象。鉴别诊断：a. 小肠腺癌多发生于十二指肠，回肠最少，小肠淋巴瘤与之相反；b. 小肠平滑肌瘤常较大，以向腔外生长为主，多无侵犯表现；c. Crohn病呈节段性、轻度、对称性、顽固性肠壁增厚，构成高低密度相间的同心环影，淋巴结炎性增生，轻度增大，不如淋巴瘤显著。

③ 小肠平滑肌肉瘤现多诊断为间变性间质瘤或恶性间质瘤。空肠最多，十二指肠最少。a. 与平滑肌瘤鉴别：平滑肌瘤一般较小，边缘光滑，呈圆形或类圆形，密度均匀，较少形成溃疡。而平滑肌肉瘤一般直径大于5cm；分叶状或不规则形状。密度不均匀，囊变、坏死多见；溃疡常见且较深。b. 与腺癌鉴别：腺癌局限，肿块突向腔内，向心性环形狭窄或不规则狭窄；平滑肌肉瘤肿块较大，腔外型为多，仅造成局部管腔轻度狭窄；增强扫描腺癌早期即可强化；平滑肌肉瘤多于平衡期出现周边明显强化；腺癌早期肠系膜淋巴结转移，小肠平滑肌肉瘤很少经淋巴道转移。

④ 类癌为少见病，主要见于阑尾、末段回肠和直肠。小肠类癌又称嗜银细胞瘤，可分泌5-羟色胺等生物活性物质，出现"类癌综合征"。类癌生长缓慢，病程长，大于2cm的肿块多发生转移，而小于1cm的肿块很少转移。CT诊断价值在于显示病变的范围，特别是肠系膜、淋巴结及肝脏等的有关信息。

十一、小肠转移肿瘤

【CT诊断】

① 肠壁黏膜下多发结节，向肠腔内隆起，肠壁边缘锯齿状，可伴有多发粘连及条索状影。

② 沿肠壁弥漫浸润的肿瘤可引起小肠壁增厚，管腔不规则狭窄。

③ 溃疡及空洞，表现为肿瘤表面的凹陷或肿瘤中心气-液腔，腔内表面不光滑（图 8-1-15）。

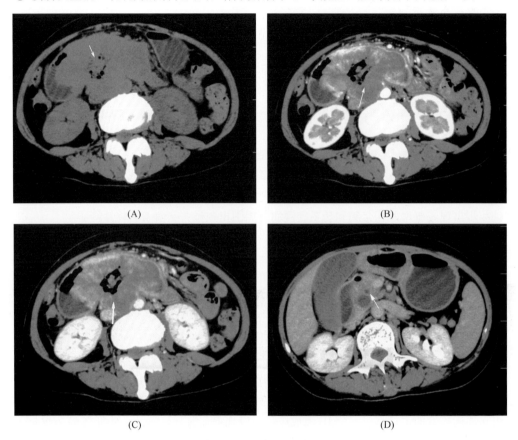

(A)   (B)

(C)   (D)

图 8-1-15　十二指肠转移瘤

患者有子宫内膜癌病史。十二指肠转移瘤（低分化腺癌），侵及腹膜后，胰头部受累，低位胆道梗阻，胰胆管扩张。平扫示十二指肠降段、水平段腔内软组织肿块影，形态不规则，密度欠均匀，内见气体（⟶），病变与腹膜后大血管分界不清，胰头受累，胆总管下段梗阻。增强扫描上述肿块不均匀强化，中心坏死腔不强化（⟶），可见胰胆管扩张之"双管征"（⟶）

④ 肠梗阻和肠套叠。

⑤ 含黏液较多的肿瘤可在浆膜、肠系膜和网膜上形成多发结节，并在肠系膜和腹腔脂肪内浸润。

⑥ 血行转移性肿瘤还可在肠系膜上形成较大的肿块，引起周围肠管受压移位和粘连。

⑦ 周围脏器肿瘤对小肠的直接浸润多先侵犯小肠的浆膜层，呈偏心性，之后再向内侵犯，易发生溃疡及穿孔，肿块多较大，形成与原发灶相连续的不规则团块影，邻近肠管受压移位，肿瘤侧肠壁有外压及侵蚀性改变。

【特别提示】

① 小肠转移瘤来源

a. 血行转移，见于血供丰富的肿瘤如肺癌、乳腺癌、恶性黑色素瘤等。

b. 腹腔种植，多来源于腹腔或盆腔含黏液成分较多的肿瘤，如卵巢、阑尾的黏液瘤或黏液癌。

c. 直接侵犯，源于邻近器官如肾、肾上腺、胰腺等恶性肿瘤的侵犯。

② CT 可以明确病变的范围，确定肿瘤的分期，检查前口服阳性造影剂充盈肠管是必需的。

③ 小肠转移瘤需与多发性原发小肠肿瘤鉴别，如淋巴瘤、腺癌等。

a. 淋巴瘤好发回肠末段，而转移瘤与血管分布一致或与腹水流向有关。

b. 淋巴瘤多为全周性或局部肠壁增厚，而转移瘤一般表现为肠壁多发结节、肠系膜肿块等。

c. 小肠淋巴瘤受累肠壁增厚，受累管腔不窄，甚至扩张；转移瘤环绕管腔生长或形成腔内息肉样肿块，多致局部管腔不规则狭窄。

d. 非霍奇金淋巴瘤引起肠系膜侵犯与小肠转移瘤形成系膜浸润或肿块不易区分，但小肠淋巴瘤增大淋巴结包绕肠系膜血管及其周围脂肪，形成"三明治征"较具特征。

十二、结肠结核

【CT 诊断】

① 病变以回盲部为中心，肠壁轻度增厚，病变累及范围较长。

② 回盲部及盲肠、升结肠变形较明显，肠管缩短，甚至可使回盲部发生明显上移。

③ 受瘢痕影响，回盲瓣可明显缩窄或明显增宽。

④ 口服造影剂后扫描，回盲部常不能很好充盈，盲肠、升结肠可呈细线状，而横结肠和小肠却能很好充盈，此即"跳跃征"。

⑤ 邻近肠系膜淋巴结增大（图 8-1-16）。

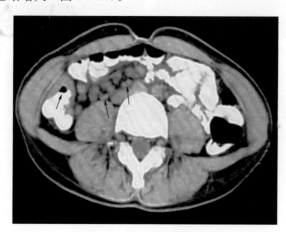

图 8-1-16　回盲部结核

盲肠肠壁增厚，肠腔稍狭窄（——→），结肠系膜内散在淋巴结（——→）

【特别提示】

① 结肠结核绝大多数继发于肠外结核，主要是肺结核，无特异性症状和体征，分为溃疡型、增殖型和混合型。

② 结肠结核应与下列疾病鉴别。

a. 回盲部 Crohn 病。Crohn 病多见裂隙性溃疡、纵行溃疡，病变偏侧分布，肠壁增厚明显；结核多为表浅溃疡，病变侵犯四周，病变累及范围长。

b. 溃疡性结肠炎多侵犯左侧结肠，结肠结核多侵犯右侧结肠和回盲部；溃疡性结肠炎溃疡细小呈锯齿状，较弥漫，结肠结核溃疡不常见且局限；溃疡型结肠炎多见假性息肉，形状不规则，结肠结核的增殖型肉芽肿局限且较光滑；晚期溃疡性结肠炎肠管呈细管状瘢痕狭窄，左侧结肠为主，结肠结核回盲部短缩变形。

c. 结肠癌。应注意与增殖型结肠结核鉴别，结肠癌多为移行段较短的充盈缺损，呈蕈伞状或环形肿块，结肠结核病变与正常结肠的移行段较长，境界不清，增殖型肉芽肿相对光滑；结肠结核影响到结肠系膜时可出现盲肠上移，且回肠随之上移并向盲肠靠拢，结肠癌不具有此征象。

十三、结（直）肠癌

【CT 诊断】

① 肠壁增厚。结肠癌肠壁增厚可达 0.9~2.5cm，增厚肠壁黏膜面凹凸不平，浆膜面受侵则表现为毛糙不光滑。

② 腔内肿块。多为偏心性，呈分叶状或不规则形，表面可有溃疡凹陷，较大瘤体内见低密度坏死区（图 8-1-17~图 8-1-19）。

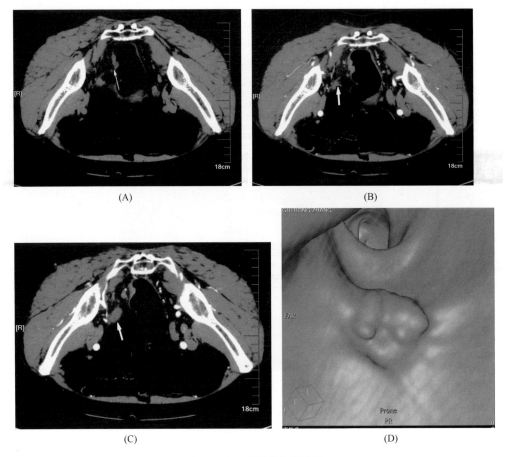

(A)

(B)

(C)

(D)

图 8-1-17 直肠高分化腺癌

女患者，53 岁，平扫示直肠右侧肠壁局限性菜花样增厚，范围约 2.1cm，表面凹陷，邻近盆壁内侧多发肿大淋巴结影（——）。俯卧位增强扫描示直肠增厚肠壁呈中等程度强化，邻近肿大淋巴结轻度强化（——）。仿真内镜示直肠黏膜扁丘状隆起，表面不光滑

③ 肠腔狭窄。当癌肿侵犯肠管环周 3/4 以上时可引起肠腔不规则狭窄，肠壁非对称性增厚，失去正常结肠袋结构（图 8-1-20）。

④ 肠壁异常强化。肠壁增厚和肿块较明显强化，癌肿较大时强化可不均匀。

⑤ 癌性溃疡。进展期结肠癌约 80% 形成溃疡，表现为火山口状，同时环周狭窄。

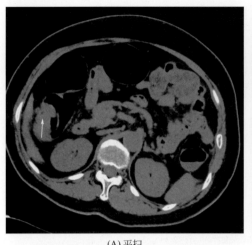

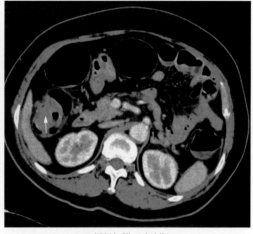

(A) 平扫 (B) 增强扫描（动脉期）

图 8-1-18 结肠癌（Borrmann Ⅰ型）

平扫示结肠右曲突向腔内肿块，表面不光滑（——）；增强扫描动脉期可见肿块明显强化（——）

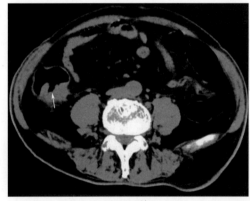

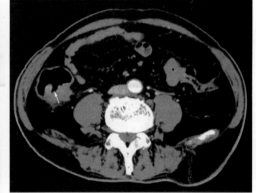

(A) CT 平扫 (B) 增强扫描（动脉期）

图 8-1-19 结肠癌（Borrmann Ⅱ型）

平扫示升结肠突向腔内肿块，表面凹陷，浆膜层毛糙受侵。增强扫描动脉期可见肿块明显强化（——）

【特别提示】

① 结（直）肠癌是常见的消化道恶性肿瘤之一，最多见于直肠和乙状结肠，近年来结肠癌比例增加。最常见的症状为排便习惯及粪便性状改变及便血、慢性肠梗阻等。组织学上结肠癌以腺癌为主。

② CT 对结（直）肠癌诊断具有重要作用。

a. 明确病灶周围肠壁增厚的程度与范围及肠腔内肿块和肠壁浸润性病变的性质。

b. CT 可发现局部淋巴结转移，其他脏器浸润破坏或转移。

c. 明确结肠癌 TNM 分期。结肠癌的正确分期对于决定治疗方案及判断预后均有重要意义。

d. 判断结（直）肠癌有无复发。

③ 主要需要与正常变异、结肠痉挛、结肠正常收缩区鉴别，此外尚需要与结肠良性肿瘤及息肉、结核性病变、结肠孤立性淋巴瘤等鉴别。应该注意的是，其他肿瘤可通过直接蔓延、血行播散、腹膜种植和淋巴系统转移向结肠侵袭蔓延或转移，需要和原发肿瘤鉴别，发现原发灶很重要。

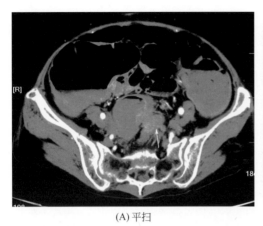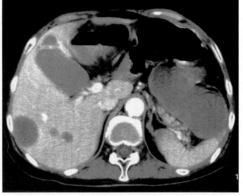

(A) 平扫   (B) 增强扫描

图 8-1-20 结肠癌（BorrmannⅣ型）

女，69岁，腹痛加重1个月。乙状结肠下段癌，周围淋巴结转移，低位肠梗阻。肝内多发转移瘤。乙状结肠中段管壁局限性不均匀增厚，管腔明显狭窄（———），增强扫描明显强化，周围可见多发肿大淋巴结，其近端结肠明显扩张，其内可见大量气体和稍高密度内容物潴留，且可见宽大气-液平面，小肠普遍积气。肝内可见多发大小不等类圆形低密度影，边界不清，较大者位于肝右叶，最大者直径4.0cm，增强扫描可见病灶周边强化

十四、结肠息肉和息肉综合征

【CT诊断】

① 息肉CT表现为结肠腔内的结节和团块，增强扫描明显强化，邻近结肠壁柔软，浆膜层和腔外脂肪间隙清晰（图8-1-21）。

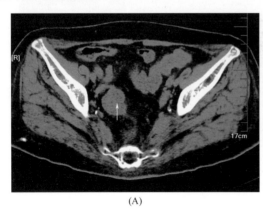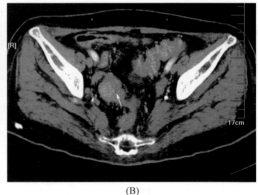

(A)   (B)

图 8-1-21 乙状结肠腺瘤性息肉

女患者，74岁。乙状结肠肠腔内隐约见一类圆形结节影，大小约2cm×1.5cm，边界较清晰，与平扫相比有较明显强化（———）

② CT仿真内镜可显示局限性隆起病变，借助计算机可以对结肠内粪便进行标记，以便和息肉区别，还可以去除潴留液，使被潴留液掩盖的息肉得以显示。

③ CT可发现直径5mm以下的病灶，对10mm以上的病灶发现率很高。

【特别提示】

① 结肠息肉是指隆起于结肠黏膜上皮表面的限局性病变。若结肠内有数量较多的息肉存在，则称为息肉综合征。组织学上分为腺瘤性息肉、错构瘤性息肉、炎性增生性息肉等。

② 家族性息肉综合征是常染色体显性遗传病，多为管状腺瘤，非常密集，可以恶变。Gardner综合征常伴有结肠外病变，如骨瘤、表皮样囊肿、牙齿异常等。幼年性息肉综合征多为留滞性息肉或炎性息肉，一般不恶变。

③ 应用螺旋CT检查胃肠道息肉对于高龄体弱不能耐受内镜和双对比造影检查者具有较大价值。由于CT具有显示肠壁增厚和强化程度变化等方面的优势，故可在息肉监测中发挥一定作用。

十五、阑尾炎和阑尾周围脓肿

【CT诊断】

1. 急性阑尾炎

① 阑尾增粗（直径＞6mm），壁厚，边缘模糊，密度接近或略高于邻近肌肉组织。

② 阑尾管状结构消失，阑尾壁与周围炎症分界不清。有时增厚的阑尾壁表现为分层状。

③ 阑尾-盲肠周围炎，阑尾区及盲肠周围脂肪间隙模糊，密度增高，出现索条状影，并伴有盲肠壁的局部增厚。阑尾周围可见少量渗液（图8-1-22）。

④ 炎症蔓延造成盲肠与腰大肌之间的脂肪间隙模糊，肠系膜脂肪密度增高，出现纤维索条影，甚至形成蜂窝织炎，呈不均匀、模糊的软组织密度影。

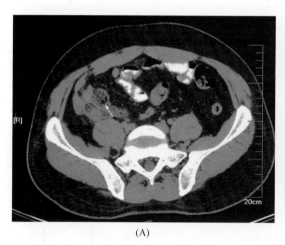
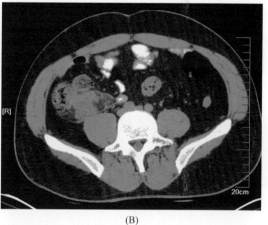

(A) (B)

图8-1-22　急性阑尾炎

男患者，41岁，右下腹痛3天。右下腹部盲肠内侧可见阑尾增粗，壁厚，周围脂肪密度增高，可见片状影，肠系膜淋巴结增大（——）

2. 阑尾周围脓肿

① 脓肿形成的局限团块状影大小不一，中心为液体形成的低密度影，壁较厚且厚薄不均，有时脓肿内可出现气-液平面，增强扫描囊壁明显强化。

② 可能见到阑尾石，呈点状、结节状或指环状的高密度影，位于阑尾腔内或脓肿内或蜂窝织炎内。

3. 慢性阑尾炎

① 阑尾及盲肠周围的慢性炎症，阑尾不同程度增粗、变形，阑尾腔闭塞，边缘毛糙，多伴有钙化或阑尾石。

② 慢性阑尾炎反复发作形成脓肿包块，与盲肠周围的筋膜、腹膜粘连，增厚且密度增加。

③ 脓肿包块可对周围器官产生压迫，使其变形和移位。

【特别提示】

① 阑尾动脉起自回结肠动脉，为无侧支的终末动脉，当血液循环发生障碍时，容易引起阑尾炎。

② 阑尾炎可分为急性阑尾炎和慢性阑尾炎。约 50% 的急性阑尾炎发生穿孔后出现阑尾周围脓肿，脓肿常见于盲肠周围、结肠后、右髂区等处。

③ 阑尾内出现钙化和结石对于阑尾炎的诊断有重要意义。当发现钙化或阑尾石同时合并阑尾周围炎时即应考虑阑尾炎。

④ 阑尾末梢炎是阑尾炎的一个特殊类型，盲肠和阑尾的近段正常，阑尾远端肿胀，局部边缘轮廓毛糙。

十六、阑尾黏液囊肿

【CT 诊断】

① 典型表现为右下腹阑尾区的低密度或近似水样密度囊性肿块影，可为卵圆形或长管状结构，囊内液体从近水样密度至软组织密度均可见到，CT 值的高低取决于囊肿内黏蛋白的含量（图 8-1-23）。囊肿内可有或无分隔，囊肿壁薄，轮廓光滑规则，囊壁可见点状或弧线状钙化。

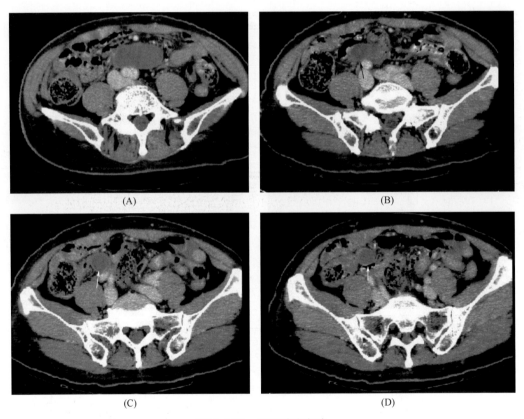

(A)   (B)

(C)   (D)

图 8-1-23　阑尾黏液囊肿

右下腹部囊性病变，多层面观察呈管状，囊壁可见强化，其内容物不强化（⟶）

② 合并感染时囊内可出现气体影。

③ 肿块与盲肠壁相连，盲肠局部受压可形成充盈缺损，但表面光滑，不伴有溃疡。

④ 增强扫描囊肿无强化。

【特别提示】

① 阑尾黏液囊肿多继发于阑尾炎，炎症使阑尾腔闭锁，其远端的黏膜腺体继续分泌黏液，形成囊肿。囊肿内充满黄色黏液，囊壁纤维化、钙化。囊肿大小不一，多数类似阑尾炎症状。

② 需要和阑尾术后残端、阑尾周围脓肿和盲肠癌鉴别，阑尾黏液囊肿为黏膜外病变，光滑锐利，其他病变病史和CT表现各有特点。此外，尚需和黏液囊腺瘤和黏液囊腺癌鉴别，黏液囊腺瘤和黏液囊腺癌直径一般多较大，囊壁不规则并可出现壁结节，增强扫描可见囊壁和壁结节强化。黏液腺癌可出现腹膜种植转移，形成假黏液瘤，肝缘、腹壁、肠袢可以见到腹膜种植形成的压迹，肠间距增宽，肠袢分离。黏蛋白结节可以形成钙化。

■■■ 第二节　肝脏、胆系、胰腺和脾 ■■■

一、肝　　脏

（一）肝硬化

【CT诊断】

① 不同程度的脂肪变性，遍及全肝或灶状分布。

② 各肝叶不均匀萎缩和代偿增大，通常方叶和右叶萎缩，左叶外侧段、尾叶代偿增大，肝脏各叶比例失常。Cantlie线顺时针或逆时针旋转。

③ 肝门和肝韧带裂的开大。

④ 再生结节和不规则的纤维化，可致肝表面凹凸不平，失去正常时光滑的曲线。

⑤ 70%～80%伴有脾大，脾大于5个肋单元。脾脏明显增厚也有意义。

⑥ 胃冠状静脉、脾静脉和腹膜后静脉曲张，可呈簇状、分叶状或条索状影，增强扫描易于显示。

⑦ 腹水多少不一，早期在肝周围表现为低密度带状影（图8-2-1）。

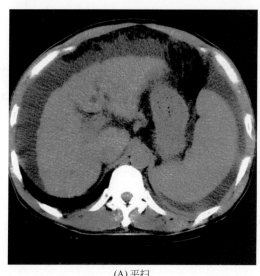 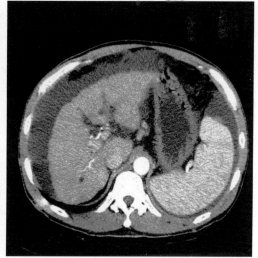

(A)平扫　　　　　　　　　　　　(B)增强扫描

图 8-2-1　肝硬化

平扫示肝脏右叶缩小，左叶及尾叶增大，肝脏表面不光整，呈波浪状，肝内小囊肿；脾增大，近9个肋单元；肝脾周围见水样密度影；增强扫描示肝脏不均匀强化，肝内动脉普遍变细，走行迂曲，门脉主干直径为1.7cm

【特别提示】

① 肝硬化可分为3型。a. 小结节型：再生结节2～5mm，有严重的脂肪变性、早期肝脏肿大，继而瘢痕形成，最后进入以纤维增生为主的萎缩期。b. 大结节型：再生结节在10mm至数十毫米之间，脂肪变性不明显，肝外形缩小，各叶病变程度差别较大。c. 混合型：兼有上述两型特征。

② 一般认为由肝炎引起者多为大结节型；酒精中毒引起者多为小结节型。

（二）肝弥漫性疾病

【CT诊断】

（1）脂肪肝　主要为密度改变，脂肪肝累及部位密度降低，一般较均匀，CT值与脂肪沉积量呈负相关。CT诊断脂肪肝的标准一般参照脾脏的CT值，若肝脏的CT值低于脾即可诊断脂肪肝。随脂肪肝的严重程度增加，肝内血管影的密度从低于肝实质到等于肝实质再到高于肝实质。脂肪肝在增强扫描时与正常肝脏一致，但仍保持相对低密度，肝内血管影无移位等占位效应改变（图8-2-2）。

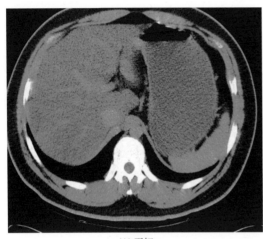 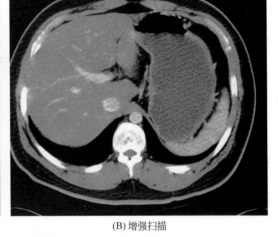

(A) 平扫　　　　　　　　　　　　　　　(B) 增强扫描

图8-2-2　弥漫性脂肪肝

平扫示肝脏形态饱满，表面光滑，各叶比例协调。肝实质密度明显低于脾脏，CT值约为10Hu，肝内血管影呈高密度影；增强扫描示肝实质强化均匀，肝内血管显示无异常

（2）肝豆状核变性　其CT所见与病毒肝炎后的肝硬化相同。

【特别提示】

① 脂肪肝见于肥胖、糖尿病、营养过剩、酗酒、化学药品毒性反应等情况，节段性脂肪肝以节段性脂肪浸润为特点。

② 肝豆状核变性是由于铜代谢障碍，造成过多的铜累积于肝、脑及角膜，铜沉积于肝门周围沿肝窦分布，造成炎性反应，如病人有神经系统障碍症状，检查肝脏表现为肝硬化者应想到有此病的可能性。

（三）肝脓肿

【CT诊断】

① 平扫。低密度占位，中心密度略高于水而低于正常肝组织，边缘多不清楚，周围有不同密度环形带，称环形征。

② 增强扫描。中心液化区无强化，周围脓肿壁环形明显强化，强化环外有一层低密度带，为不强化的水肿带。

③ 多房脓肿可见房内单个或多个分隔，分隔常有强化，增强后呈蜂窝状改变（图8-2-3）。

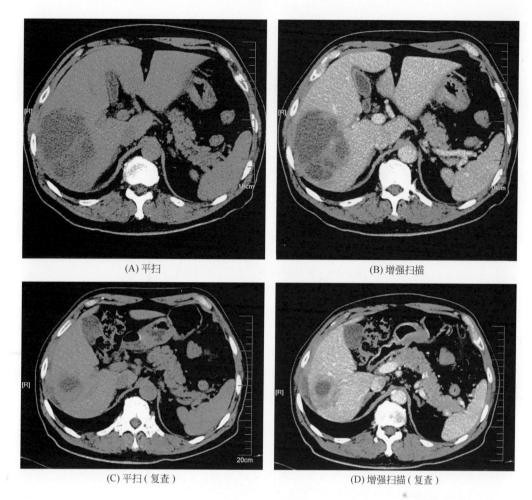

(A) 平扫

(B) 增强扫描

(C) 平扫（复查）

(D) 增强扫描（复查）

图 8-2-3 肝脓肿

男患者，74 岁，（A）、（B）示肝脏右后叶巨大低密度灶，密度不均，呈多房及分隔状，边缘模糊，大小约 10.4cm×7.7cm，中心低密度区 CT 值约 10Hu。增强扫描肝右叶巨大病灶边缘强化明显，内部分隔强化明显，延迟扫描呈壁样强化，周围伴稍低密度带，中心始终未见强化。（C）、（D）为 50 天后介入治疗后复查，肝脓肿病灶较前缩小，相应部位被膜下积液。平扫示肝脏右叶后下侧段病灶明显缩小，大小约 2.2cm×3cm；相应部位肝外侧间隙内见弧形液性密度影，内密度不均，CT 值 22～57Hu。增强扫描示肝脏左叶病灶边缘及内部分隔强化，其内低密度区未见强化

【特别提示】

① 常发生于败血症或患有糖尿病的老年人。细菌性肝脓肿的致病菌最常见梭状芽孢杆菌和大肠杆菌，上行性胆管炎和门静脉炎为细菌性肝脓肿的最常见原因。

② 阿米巴肝脓肿源于阿米巴原虫感染，在世界范围内均常见；真菌性肝脓肿最常由白色念珠菌引起，临床症状与是否有败血症和肝脏病变的占位效应有关。

（四）肝寄生虫病

【CT 诊断】

（1）肝棘球蚴病（包虫病）

① 肝棘球蚴囊肿大小不一，单发或多发，圆形或类圆形，边缘光整、清晰。囊壁密度略高于肝组织，钙化常见，呈弧形或蛋壳样。囊液密度均匀呈水样，合并感染时升高，囊内也可有钙化。囊肿增强扫描无强化（图 8-2-4）。

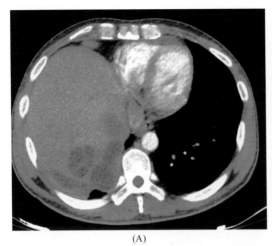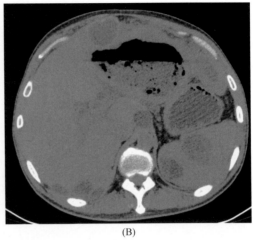

(A)　　　　　　　　　　　　　　(B)

图 8-2-4　肝棘球蚴病，腹腔棘球蚴病

肝内多发囊性病灶，壁稍厚，部分有分隔。肝脏被膜下和脾脏也有相似病灶

② 囊内囊为肝棘球蚴囊肿的特征表现，子囊的数目和大小不一，密度低于母囊，与母囊可呈多房状或车轮状表现。

③ 母囊因感染、损伤等破裂时可有以下几种表现。a. 双边征：内、外囊部分分离。b. 水上百合征：内囊完全分离、塌陷、卷缩并悬浮于囊液中。c. 飘带征：由完全脱落的内囊散开所致。

（2）肝吸虫病

① 肝内小胆管弥漫性扩张在肝外围更明显。

② 胆囊郁张，胰管扩张，肝外胆管受累时可有胆总管扩张。

【特别提示】

（1）肝棘球蚴病肿　棘球蚴病可发生于人体任何脏器，但发生于肝脏者最多见，占60％～70％，处于不同时期的囊肿影像学表现不同。患者多分布于牧区。

（2）肝吸虫病　患者多分布在中国东北部、朝鲜、韩国及东南亚地区。当人摄入含有囊蚴的生鱼肉，囊蚴可进入胆管，发育为成虫并寄宿于胆管，形成机械性阻塞及炎性反应、胆管周围纤维化。如仅有肝内小胆管扩张，则应与多囊肝鉴别。增强扫描小胆管周围可见强化，表明胆管周围炎性反应，可与多囊肝鉴别。如不能及时治疗有发生癌变者。

（五）肝血管瘤

【CT 诊断】

① 平扫多为低密度，边界清楚，少数为等密度或高密度。病灶较大时，中央可见不规则形、裂隙状或星形更低密度区。

② 增强扫描典型表现为动脉期边缘强化，呈结节状、片状或环状，密度接近主动脉。门脉期强化向病灶中央扩展，延迟后病灶呈等密度或略高密度（图 8-2-5）。

③ 血管瘤填充的时间与病灶大小有关，越小填充越快。少数仅在门脉期和/或延迟期出现点状强化，称为"点状征"，也是典型表现。

【特别提示】

① 肝血管瘤多为单发，9％～22％为多发。

② 增强扫描应用高压注射器注射足够量的造影剂，采用动脉期、门脉期和延迟期扫描，对95％的血管瘤病灶的诊断可以满足要求。延迟扫描的时间一般为 3～5min，甚至更长。

③ 较小的血管瘤如果强化表现不典型，容易误诊，比如门脉期和/或延迟期呈等密度的情

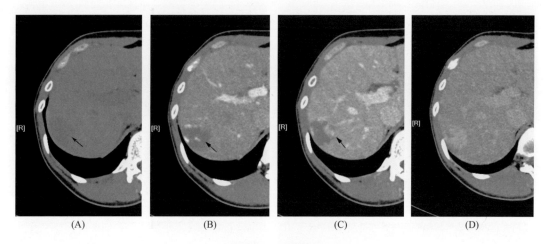

(A)　　　　　　　(B)　　　　　　　(C)　　　　　　　(D)

图 8-2-5　肝血管瘤

女患者，42 岁。肝脏 S6 段被膜下见类圆形低密度灶，边界清楚，CT 值约 40Hu，大小约为 2.7cm×3.0cm（——）。增强扫描动脉期边缘结节状强化，随后逐渐向病灶中心填充，至延迟期强化高于周围肝实质（——）

况，和肝细胞肝癌（HCC）及肝局灶性结节增生（FNH）易于混淆。

④ 血管瘤动脉期扫描有时能见到高灌注异常的表现，表现为病灶周围环状略高密度或楔形高密度，后者提示有动静脉瘘形成。

⑤ 中重度脂肪肝时，平扫血管瘤表现为等或高密度，易漏诊，增强扫描表现与一般血管瘤一致。

⑥ 较小的血管瘤（<3cm）增强表现多样化，主要有以下几种表现。a. 早期整个病灶均匀强化，强化持续到门脉期和/或延迟期。b. 病灶一部分明显强化，随时间延长，强化区逐步扩大，直至完全充填。c. 增强早期病灶无强化，门脉期和延迟期强化，常为边缘或中心点状强化，和血管密度接近。d. 增强扫描动脉期病灶均匀强化，门脉期和/或延迟期呈等密度，属不典型血管瘤。e. 病灶始终未出现强化表现。上述 5 种表现以前 2 种多见，后 3 种少见。后 2 种强化方式的血管瘤定性诊断较难。

（六）肝脏良性肿瘤——局灶性结节增生和肝腺瘤

【CT 诊断】

（1）局灶性结节增生（FNH）　CT 平扫为均匀的密度略低或接近周围正常肝组织的肿块。增强扫描动脉期病灶迅速强化，而病灶中心的瘢痕组织无强化，呈低密度区，静脉期及延时期病灶强化逐渐消退与肝密度相仿或仍轻度强化，中央瘢痕轻度强化（图 8-2-6）。

（2）肝细胞腺瘤　CT 平扫，无出血病例的肿瘤密度与正常肝实质接近或略低，边缘清晰，呈球形。肿瘤中心若有陈旧出血可为低密度。若为新鲜出血则呈高密度，若为不同时期出血，病灶可呈不均匀混杂密度，且边界变得模糊不清。动态增强 CT 可反映其富血管肿瘤的特点，早期病灶呈均匀强化，密度高于正常肝组织，随后病灶密度下降，与正常组织呈等密度，延迟扫描变为低密度（图 8-2-7）。

【特别提示】

局灶性结节增生（FNH）常见于妇女（85%）并有口服避孕药历史，男∶女=1∶（2~8）。在病理上肿瘤内含有正常的肝细胞，库普弗（Kupffer）细胞，边界清楚，没有真性包膜，中央有瘢痕，是由小动、静脉及小胆管组成。80%病变为单发，少数可多发，常位于肝包膜下。FNH 是中央向外围的供血，有一支或多支中央供血动脉向周围呈放射状排列如车轮状，FNH 的静脉引流也十分典型，中央瘢痕、肿瘤内、肿瘤附近正常肝组织均可见到大的引流静脉。病

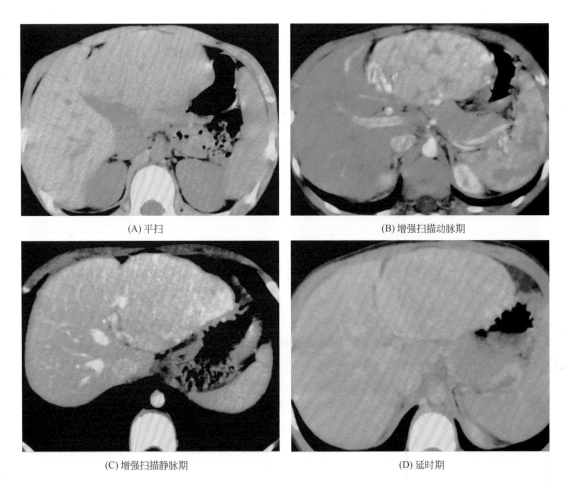

(A) 平扫 (B) 增强扫描动脉期

(C) 增强扫描静脉期 (D) 延时期

图 8-2-6 局灶性结节增生

男，7岁，腹部隆起，无其他不适。（A）示肝左叶巨大包块；（B）示左叶巨大包块明显强化，其内有多个结节聚集而成；（C）示巨大包块呈等信号；（D）示肿块呈等信号。

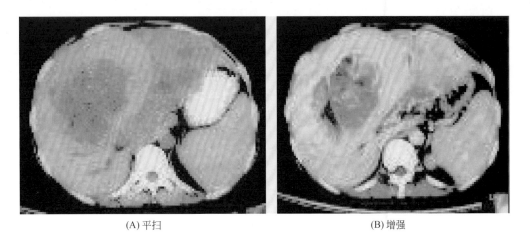

(A) 平扫 (B) 增强

图 8-2-7 肝腺瘤

女 38 岁，（A）示肝右叶巨大肿块稍高密度，中央低密度，肝左叶有多个小肿块；（B）示病变明显强化，中央低密度区也有不均匀强化，肝左叶病变也可见强化

灶中心动态连续 CT 增强扫描观察到 FNH 中心瘢痕中从中央到周围供血动脉以及引流静脉，乃是本病的典型所见，有助于诊断 FNH，尤其是其他影像学上不能肯定诊断时这一征象十分有用。

肝细胞腺瘤是少见的肝脏良性肿瘤，口服避孕药的妇女与发生肝腺瘤有关，多不伴有肝硬化，在病理上为圆形肿瘤，境界清楚，常有完整包膜也可无包膜，血管丰富，瘤内有出血坏死。肝腺瘤有恶变的可能。

（七）肝癌

【CT 诊断】

① 平扫多数病灶为低密度，少数为高密度，脂肪肝背景下病灶呈相对高密度。小病灶密度较均匀，大病灶中心常发生坏死、出血或脂肪变性，密度不均匀。

② 增强扫描动脉期可见强化，大病灶强化不均匀，周边强化明显，中心无强化。显示"快进快出"的强化特征（图 8-2-8）。此外，尚可显示动静脉瘘，表现为门脉与肝动脉同步强化，相

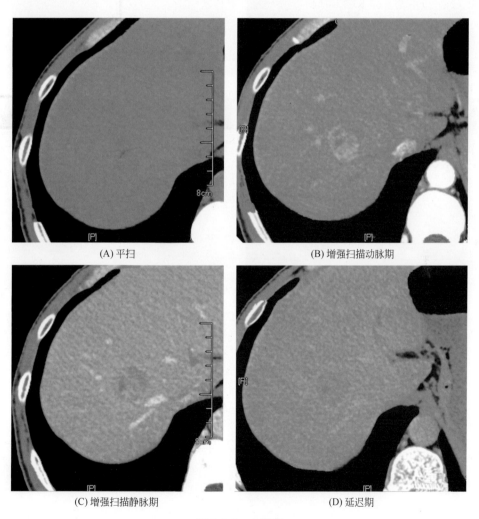

(A) 平扫

(B) 增强扫描动脉期

(C) 增强扫描静脉期

(D) 延迟期

图 8-2-8 小肝癌

（A）示肝脏 S8 段可见结节状稍低密度影，边缘模糊，直径约 2.7cm，内部密度欠均匀，可见小
片状更低密度影；（B）示肝脏 S8 段病变于动脉期明显不均匀强化；（C）、（D）示静脉期及延迟扫描
强化程度减低，低于周围肝实质

应叶、段实质显著强化。肝癌供血动脉常细小、扭曲，CTA 能更好地显示。MSCT 扫描（多层螺旋 CT）速度加快，采用薄层扫描，微小病灶易于发现。

③门脉期肝实质强化达峰，肝癌病灶密度下降，多数为低密度。包膜呈低密度，强化呈高密度环影。门脉期易于判断血管有无受侵和癌栓形成，癌栓表现为门脉内充盈缺损，可以为局部结节状缺损影、条状影、分枝状、分叉状及半月形充盈缺损影。肝静脉和下腔静脉也常受到侵犯并有癌栓形成（图 8-2-9）。

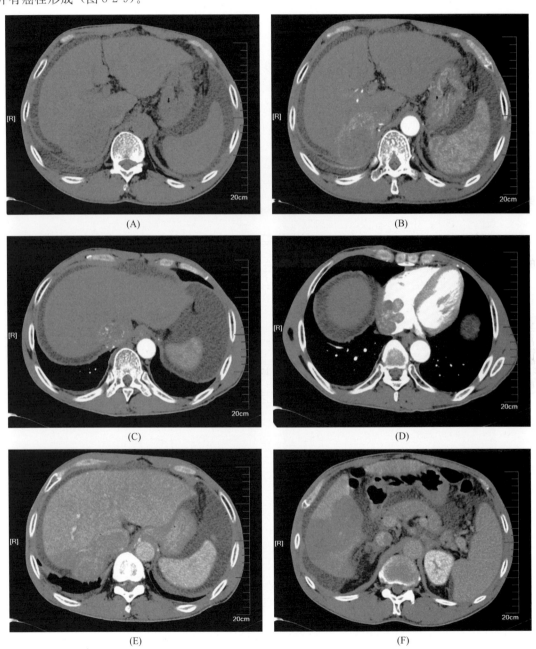

(A)   (B)   (C)   (D)   (E)   (F)

图 8-2-9　肝右后叶肝癌，门脉右支、下腔静脉及右心房内癌栓

男患者，60 岁，肝硬化，脾大，腹水。平扫示肝右后叶团块状低密度影。增强扫描示肝右后叶病变动脉期不均匀强化，门脉期及延迟扫描强化程度下降；门脉右支可见小结节状充盈缺损；右心房及下腔静脉内亦见充盈缺损，并可见强化

④ 肿瘤侵犯肝门区或胆管内有癌栓形成时，可造成肝门区和肝内胆管扩张。胆管内的癌栓可以和原发肿瘤一样，动脉期有明显强化，而门脉期为低密度，易于和血管影鉴别。有时肝门淋巴结肿大压迫胆管，以及近肝门区肿瘤直接侵犯或压迫胆管也可造成肝门区及肝内胆管扩张。

【特别提示】

① 肝癌经典分型为巨块型、结节型和弥漫型。全国肝癌病理协作组分为以下几型。

a. 弥漫型。

b. 块状型：单块状、多块状和融合块状。

c. 结节型：单结节、多结节或融合结节。

d. 小癌型。

② 特殊类型肝癌。

a. 纤维板层样肝：发病与乙型肝炎、肝硬化无明显关系，多见于青年。瘤体中央纤维条索增强各期均无强化，与 FNH 不同。

b. 脂肪肝伴肝癌：CT 平扫病灶呈相对高密度，仍有"快进快出"的强化特点，可与其他占位和肝岛鉴别。

c. 外生型肝癌：需要与胃平滑肌瘤或间质瘤、肾上腺来源肿瘤、胆囊癌或结肠肝曲肿瘤鉴别，三维重建可多方位观察，有助于定位。

d. 混合型肝癌：由肝细胞性肝癌和胆管细胞性肝癌混合而成。其 CT 表现也具有这两种肝癌的特征。

③ 肝癌术后随访。术后短时间内可见肝脏局部体积缩小，肝包膜模糊，包膜下或腹腔内有积液。术后瘢痕无强化表现。局部肝包膜凹陷。术后复发 CT 表现同原发病灶，动脉期有强化表现，呈高密度，而术后残腔及瘢痕无强化，仍为低密度。CT 也是最常用的介入治疗后随访手段，能显示治疗前后肝内病灶大小和数目的变化、碘油沉积的形式、门脉受累以及邻近脏器转移等情况。

（八）胆管细胞癌

【CT 诊断】

① 胆管细胞癌病灶以单发为主，多位于肝左叶，病灶多数大于 5cm。多发病灶可见到主灶周围的卫星灶。

② 平扫表现为边缘欠清的低密度实质病灶，部分病灶内可见不规则点状或斑片状钙化，数目多而小，密度较高，形态不规则。

③ 增强扫描多数病例含纤维成分较多，早期强化不明显。增强中晚期可见到病灶有不均匀强化，其中坏死区域无强化（图 8-2-10）。增强扫描还可显示主灶周围的小卫星灶。

④ 病灶内或周围可见到扩张的胆管，其中以延迟强化区内见到扩张的胆管为其典型表现。

⑤ 胆管细胞癌伴有肝门及后腹膜淋巴结的转移较肝细胞性肝癌多见。

【特别提示】

① 胆管细胞癌是指原发于肝内胆管上皮的恶性肿瘤。其发病率较低。化脓性胆管炎、肝内胆管结石和胆管细胞癌的发生有关，华支睾吸虫感染也与胆管细胞癌有关。另外，还和先天性肝内胆管扩张或先天性纤维化有关。

② 胆管细胞癌来源于肝内胆管上皮细胞，在大体标本上肿块呈灰色，质硬，坏死多见，无肝硬化。癌肿中纤维结缔组织丰富，部分病例可见到钙化成分。

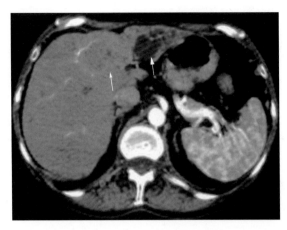

图 8-2-10　肝左叶胆管细胞癌

肝左叶肿块增强扫描动脉期和门脉期均呈轻度强化（——→），门脉期强化程度低于肝实质，远端胆管扩张（——➤）

③ 增强扫描对于胆管细胞癌的诊断有很大价值。

（九）肝转移瘤

【CT诊断】

① 平扫肝转移瘤的大小、数目和表现差别较大，多数为圆形，少数呈不规则形，多数为低或等密度，脂肪肝背景者密度相对较高。病灶内钙化多见于结肠黏液癌、胃黏液癌等。

② 门脉期检出病灶最佳。动脉期能反映病灶血供情况。a. 增强早期病灶强化不明显，门脉期和延迟期病灶边缘强化，这种表现最为常见。b. 动脉期病灶部分增强或整个病灶增强，门脉期病灶表现为低密度，周边环形强化。c. 少数转移瘤血供丰富，动脉期、门脉期甚至延迟期可持续强化。d. 乳腺癌肝转移表现较特殊，早期轻度强化或不强化，门脉期和/或延迟期常见到周边或中心强化，后者更为常见。

③ "牛眼征"是肝转移瘤的特征性表现，表现为病灶中心为低密度，周围环状增强，最外层呈增强不明显的低密度带，低于肝实质密度（图8-2-11）。

④ 囊变少见，增强扫描表现为囊壁厚薄不一，壁内缘不规则，有一定强化。囊内容物密度不均匀。

⑤ 可能同时显示原发灶、转移灶及淋巴结转移等。

【特别提示】

① 肝转移瘤是肝脏最常见的恶性肿瘤，与原发性肝癌发病率相近。肝转移瘤来自消化系统最多，特别是胃肠道肿瘤。转移途径主要有血行播散、直接蔓延和种植转移等。

② 按血供情况，肝转移性瘤分为3类。a. 血供丰富：来源于肾癌、绒癌、恶性胰岛细胞瘤、平滑肌肉瘤等。b. 血供中等：来源于结肠癌、乳腺癌、肾上腺癌等。c. 血供稀少：来源于胃癌、胰腺癌、食管癌及肺癌等。

③ "牛眼征"的病理学基础为中央低密度的液化坏死区，中间高密度为肿瘤组织，外层低密度系正常肝组织和血管的受压改变。囊样表现见于两种情况，一种是中央液化，另一种由原发肿瘤的生物学特性决定，多为囊腺癌转移。

二、胆　系

（一）结石症

【CT诊断】

① 可见肝内外胆管或胆囊内单发或多发的圆形、多边形或泥沙状高密度影（图8-2-12）。少

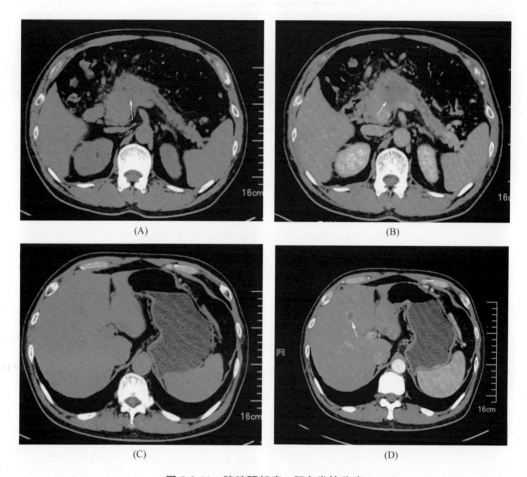

图 8-2-11　胰腺颈部癌，肝多发转移瘤

男患者，57 岁，平扫示肝脏多发小结节样低密度影，边界不清。胰腺颈部明显增大，呈团块状软组织密度影，内部密度略不均。增强扫描示胰胰颈部占位动脉期强化程度弱于体尾部正常胰腺组织，肿物大小约 5.1cm×4.5cm（——►）。肝脏内多发低密度灶，动脉期周边强化（——►）

数情况下 CT 也可显示低密度结石，其 CT 值低于胆汁（图 8-2-13）。

② 胆总管结石可见上部胆管扩张（图 8-2-14）。结石部位的层面上，扩张的胆管突然消失，同时见到高密度结石呈"靶征"或"半月征"。

③ 合并急性胆囊炎时表现胆囊增大，胆囊壁弥漫性增厚超过 3mm，并有明显均匀强化，胆囊周围有低密度水肿带或积液。慢性胆囊炎则表现为胆囊缩小，胆囊壁增厚，可有钙化，增强扫描有强化。

【特别提示】

① 在胆汁淤滞和胆道感染等因素的影响下，胆汁中物质析出、凝集而形成胆结石。胆结石分为胆固醇性、胆色素性和混合性。胆囊炎和胆石症往往互为因果。

② CT 对胆石症的正确诊断率可达 95％。胆结石和慢性胆囊炎常见的症状为反复、突然发作的右上腹绞痛，并放射至后背和右肩胛下部。急性胆囊炎常表现持续性疼痛，伴有高热、墨菲（Murphy）征阳性。

③ 胆管结石或炎症引起胆道梗阻，应与胆管肿瘤等鉴别。

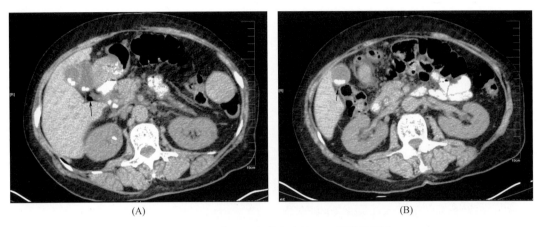

(A) (B)

图 8-2-12 胆囊、胆囊管多发结石，慢性胆囊炎

胆总管下段多发结石，伴肝外胆管轻度扩张。肝总管及胆总管轻度扩张，胆总管下段可见2个结石影，直径约0.7cm（——）。胆囊、胆囊管内多发高密度结节影，胆囊壁略增厚

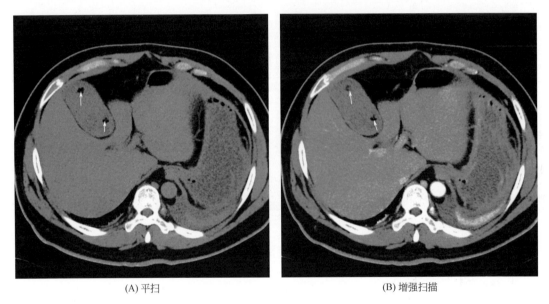

(A) 平扫 (B) 增强扫描

图 8-2-13 胆囊多发低密度结石

男，33岁。胆囊增大，胆囊壁不厚，胆囊内胆汁密度稍高，胆囊内可见数个不规则形低密度或极低密度影，后者周围有稍低密度环绕（——）

（二）胆囊炎

1. 急性胆囊炎

【CT诊断】

① 常见胆囊扩大，其横径可达5cm以上，但不具有特异性。

② 胆囊壁增厚，是胆囊炎的重要依据，通常表现为弥漫性、向心性增厚，增强扫描强化明显，且持续时间较长，偶可呈结节状增厚，难与胆囊癌鉴别。增强扫描动脉期胆囊窝邻近肝实质可出现一过性强化。

③ 胆囊周围可见低密度水肿带；还可见胆囊内结石，积气，出血，穿孔及合并肝内脓肿等

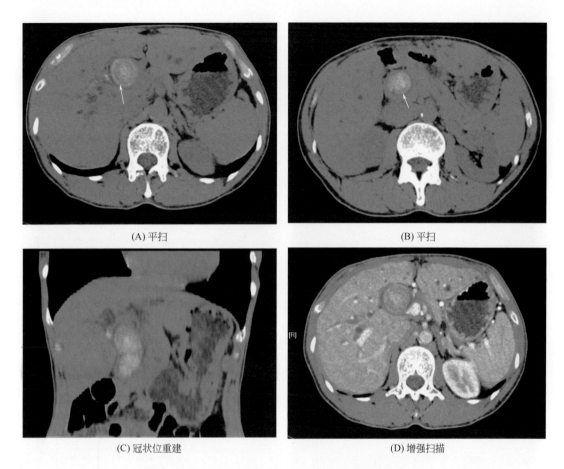

(A) 平扫   (B) 平扫

(C) 冠状位重建   (D) 增强扫描

图 8-2-14　肝外胆管多发结石，伴肝内胆管多发小结石

男，39 岁。胆总管扩张，内见巨大结石影，最大横截面约为 3.1cm×3.0cm（——），冠状位重建显示结石纵向走行，约 6.6cm，肝内胆管轻度扩张，右肝内胆管可见多发高密度结石影。增强扫描肝内胆管扩张显示更清晰，胆总管结石不强化

（图 8-2-15）。

④ 急性坏疽性胆囊炎有时出现胆囊穿孔，可见到胆囊周围积气（图 8-2-16）。

【特别提示】

① 急性胆囊炎的主要病因是梗阻与感染，90％以上的梗阻由胆结石引起，感染则主要由肠道革兰阴性杆菌及厌氧菌引起。

② 病理分为急性单纯性胆囊炎、急性化脓性胆囊炎和急性坏疽性胆囊炎。CT 检查可有相应表现。急性胆囊炎经内科治疗后炎症可消退，也可反复发作，形成慢性胆囊炎。临床表现以右上腹疼痛为主，还可有腹膜炎表现，严重者可有发热，畏寒，Murphy 征阳性，部分病例可出现黄疸。

2. 慢性胆囊炎

【CT 诊断】

① 胆囊壁增厚，胆囊结石，但胆囊壁厚度个体差异较大，充盈与排空时相差也很大，若充盈良好，壁厚大于 3mm 有一定意义，但一般不能作为诊断标准，若无结石，仅发现胆囊壁增厚不能作出明确诊断，有时可看到胆囊壁钙化，这是慢性胆囊炎的典型表现，但非常少见（图

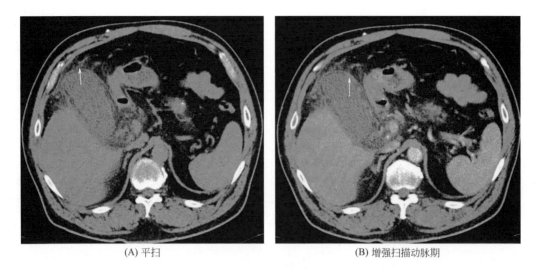

(A) 平扫 (B) 增强扫描动脉期

图 8-2-15 急性胆囊炎

（A）示胆囊壁水肿增厚，胆囊窝渗出，脂肪密度增高。（B）示胆囊壁分层强化，黏膜下层水肿不强化（——→）

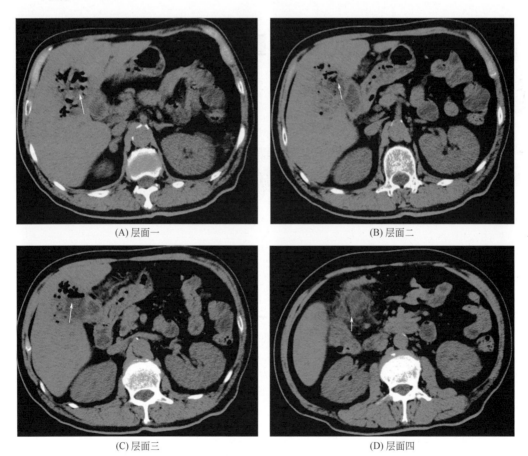

(A) 层面一 (B) 层面二

(C) 层面三 (D) 层面四

图 8-2-16 急性坏疽性胆囊炎，胆囊穿孔伴肝脓肿形成，限局性腹膜炎

男，58 岁。图 A～D 分别为平扫从上向下的几个层面，肝脏 S4 段邻近胆囊窝处蜂窝状气体密度影，胆囊轮廓部分不清，胆囊窝可见液体影、气体影及液-气平面，邻近脂肪密度增高（——→）

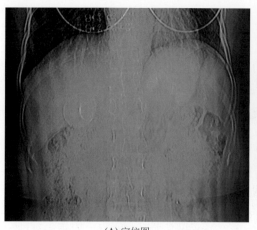
(A) 定位图

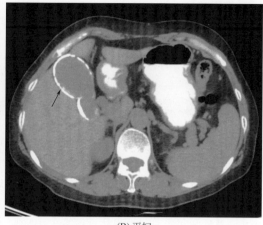
(B) 平扫

图 8-2-17 慢性胆囊炎（瓷胆囊）

（A）示右上腹部环形钙化影；（B）示胆囊壁广泛钙化（——→）

8-2-17）。

　　② 胆囊体积多缩小，表示胆囊壁纤维化（图 8-2-18）。少数可增大，表示胆囊积液，但均无特征性。

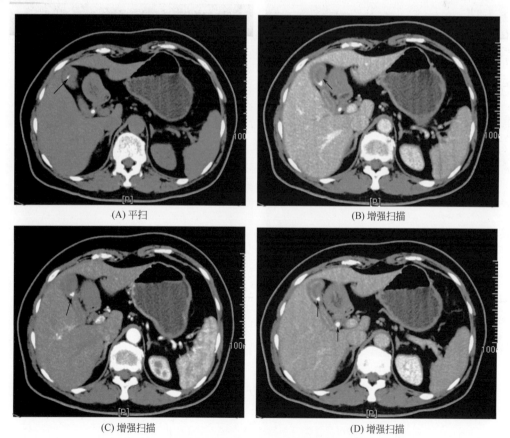
(A) 平扫　　　　　　　　　　　　(B) 增强扫描

(C) 增强扫描　　　　　　　　　　(D) 增强扫描

图 8-2-18 慢性胆囊炎、胆囊结石

　　女，58 岁，右上腹不适半年。平扫示肝脏未见异常。肝内外胆管未见扩张，胆囊不大，胆囊壁增厚（＞3mm），边缘毛糙，内见多个不规则形高密度影（——→）。增强扫描示：增厚的胆囊壁均匀持续强化

【特别提示】

① 慢性胆囊炎以女性多见，临床表现不典型。本病基本病因为感染，胆汁排空受阻及化学刺激。95％以上的病人合并胆囊结石。

② 部分病例因胆囊管完全堵塞，胆汁不能流出，若无细菌感染，则胆汁内的胆红素被胆囊吸收，形成胆囊积水。

③ 口服胆囊造影剂后行CT检查，对于胆囊结石的显示及慢性胆囊炎的诊断较普通CT为佳。

（三）胆管炎

【CT诊断】

（1）急性梗阻性化脓性胆管炎　CT可显示胆管内的结石或蛔虫，以及胆管壁充血、水肿、增厚，尚可发现肝内脓肿。肝内胆管结石合并胆管扩张，胆管壁增厚，增强扫描明显强化，动脉期尚可见邻近肝实质一过性强化（图8-2-19）。产气菌感染者可见胆管内积气。胆管内脓性分泌物CT值高于胆汁。

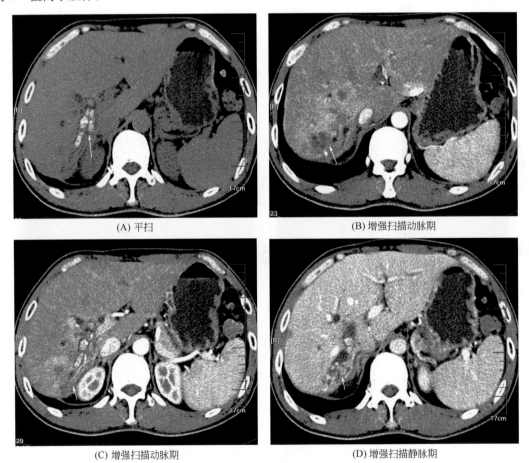

(A) 平扫

(B) 增强扫描动脉期

(C) 增强扫描动脉期

(D) 增强扫描静脉期

图8-2-19　肝内胆管结石合并胆管炎、胆源性肝脓肿

(A) 示右肝内胆管结石（ —→ ）；(B)～(D) 示肝内胆管扩张，管壁增厚且明显强化，肝内多发

环形强化小脓肿（ —→ ）

（2）慢性胆管炎　CT无特征性，可见肝外胆管结石，有时可见胆管壁弥漫性增厚。

（3）慢性硬化性胆管炎　局限于肝外胆管者表现为低位胆管梗阻，受累胆管壁增厚，近段胆管扩张；病变广泛者，肝内胆管呈跳跃式扩张，扩张胆管之间为狭窄胆管，管壁明显增厚，增强后强化明显，合并结石非常少，胆囊壁可有增厚。

【特别提示】

（1）急性梗阻性化脓性胆管炎　主要病因为胆管梗阻及急性细菌感染，梗阻主要由胆结石引起，主要病理改变为肝实质及肝内胆管的胆汁淤积和化脓性改变。肝内可出现小脓肿，肝内胆管壁充血，水肿，溃疡形成，反复发作可引起胆总管壁增生变厚，胆管狭窄及狭窄近段扩张，肝内纤维化等。急性梗阻性化脓性胆管炎是胆道感染的最严重的阶段，起病急骤，以 Charcot 三联征或五联征为特征。

（2）慢性胆管炎　可以是急性胆管炎反复发作的结果，也可为一开始即呈慢性过程。慢性胆管炎表现不典型。

（3）慢性硬化性胆管炎　与感染及自身免疫有关，常伴有 Crohn 病及溃疡性结肠炎，以胆道黏膜下慢性纤维化为特征，最终引起管壁增厚及管腔狭窄。胆管的外径很少变化，肝内外胆管、胆囊均可受累，胆管黏膜萎缩或斑块状坏死，胆管周围纤维组织增生，最终可引起胆汁性肝硬化。

（四）胆囊癌

【CT诊断】

（1）浸润型　胆囊壁局限性或非均匀性弥漫性增厚，边缘毛糙、消失或显示不清，与正常肝组织分界不明确，常伴有早期邻近肝组织低密度转移灶。

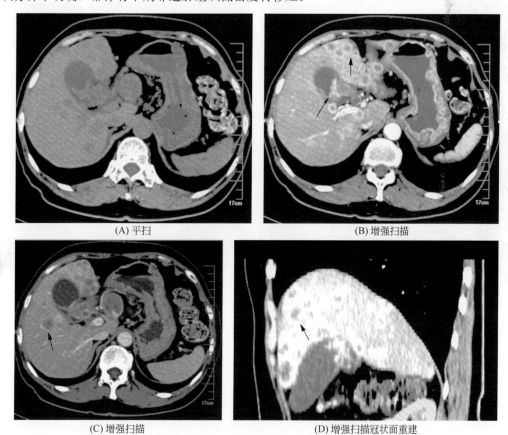

（A）平扫　　　　　　　　　　　　　（B）增强扫描

（C）增强扫描　　　　　　　　　　（D）增强扫描冠状面重建

图 8-2-20　胆囊癌累及胆囊颈，伴多发肝转移瘤、腹腔淋巴结转移

女，57 岁。平扫示肝内多发圆形稍低密度灶，边界欠清。胆囊后壁增厚，胆囊颈部稍低密度肿块，CT 值 28Hu。肝门部、小网膜囊处淋巴结肿大融合。增强扫描示胆囊后壁、胆囊颈部病灶及肿大淋巴结环形强化（ ——→ ），肝内多发类圆形病灶周边强化，内部有更低密度区（ ▲ ）

（2）结节型　胆囊壁向腔内突出的乳头状或菜花状肿物，单发或多发，肿块强化明显，伴胆囊壁增厚而囊腔仍可显示。

（3）肿块型　胆囊窝内实质性密度不均匀肿块，胆囊腔消失或显示不清，此型多为浸润型癌进一步发展的晚期表现。

（4）梗阻型　多见于胆囊颈癌肿，早期引起胆囊管阻塞。胆管扩张，可使胆囊积液增大或胆囊萎缩变小，增强扫描，有时可见胆囊颈或胆囊管处结节影。

（5）肝脏转移　表现为胆囊周围肝组织密度不规则减低，边缘不清楚；或出现肝脏血行转移灶，边缘强化；较少情况下，可出现腹腔种植转移（图8-2-20、图8-2-21）。

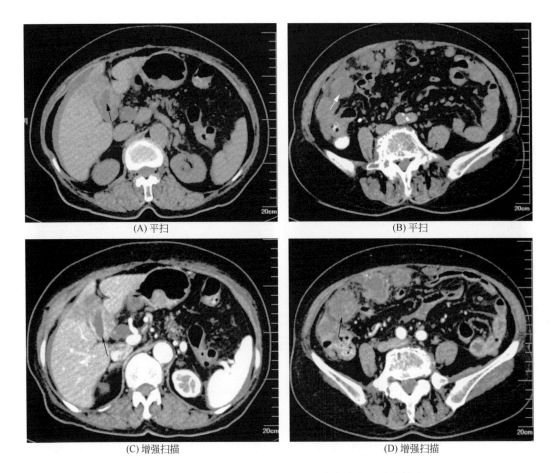

(A) 平扫　　　　　　　　　　　　　　　(B) 平扫

(C) 增强扫描　　　　　　　　　　　　　(D) 增强扫描

图 8-2-21　胆囊癌侵犯邻近肝实质，伴腹腔广泛种植转移

女患者，75岁。平扫示胆囊壁不均匀增厚，局部突向腔内，向外生长侵犯邻近S4段肝实质，密度不均匀减低（➡）。大网膜、肠系膜间隙多发大小不等不规则团块影，最大者约3.9cm×3.1cm，密度不均。增强扫描示胆囊肿物及邻近S4段病灶明显不均匀强化（➡），大网膜、肠系膜间隙多发病变周边强化

【特别提示】

① 胆囊癌是胆系恶性程度最高的肿瘤之一，一般认为可能与胆囊炎、胆结石的慢性长期刺激有关。80%～90%为腺癌，少数为鳞癌，腺鳞癌等。胆囊癌的生长方式可分为浸润型，乳头状型，黏液型3种类型，以浸润型常见，约占70%。

② 胆囊癌有时需要与肝癌、胆囊炎和胆囊肿瘤样病变鉴别。肝癌多有肝硬化，多伴有门脉癌栓，肝内外胆管扩张明显少于胆囊癌；肝癌甲胎蛋白（AFP）升高，而胆囊癌近2/3的血清碱

性磷酸酶（ALP）升高。

③ 某些肉芽肿性胆囊炎（如黄色肉芽肿性胆囊炎，结核性胆囊炎）虽不常见，但在临床和影像学表现上酷似胆囊癌，故术前很少能作出诊断。

④ 应该注意的是，胆囊癌常合并胆囊炎、胆石症，而且由于癌肿累及胆管，肝门区淋巴结或沿十二指肠韧带延及胰头等，可出现肝内外胆管扩张，此外尚可出现局部淋巴结肿大。

（五）胆管癌

【CT诊断】

（1）肝门部胆管癌　浸润性生长的肿瘤平扫仅见肝门结构不清，肝内胆管扩张，左右肝管突然中断，增强后肿块一般显示不清，少数可见密度不均匀减低的肿块，尚可显示阻塞近端肝外胆管或肝左、右管壁增厚，息肉型肿瘤呈结节状突入腔内，可见强化（图8-2-22）。

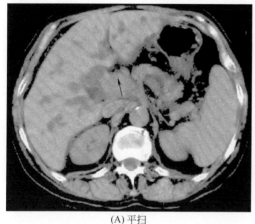
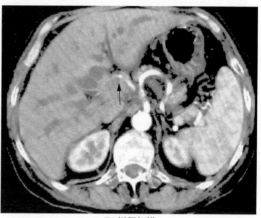

(A) 平扫　　　　　　　　　　　　　　　(B) 增强扫描

图 8-2-22　肝门部胆管癌
平扫示弥漫性肝内胆管扩张，肝门部结构紊乱，可见软组织肿块（——➤）；增强扫描示肝门部肿块边缘轻度强化，包绕压迫肝动脉（——➤）

（2）胆管中下段癌　表现为胆管壁局限性偏心性增厚，胆管内充盈缺损和大小不等的软组织块影及其伴发的胆管扩张，胆管壁增厚可达5mm以上。

（3）胆管癌转移　癌肿向腔外生长突破胆管壁后，造成胆管外的脂肪层的消失或界限不清，常转移至肝脏，胰头，十二指肠和邻近淋巴结。

【特别提示】

① 胆管癌指发生在肝外胆管的恶性肿瘤，与结石的慢性刺激、先天性胆总管囊肿和乳头状瘤等因素有关。主要症状是进行性黄疸。病理上多为分化较好的腺癌，生长方式为结节状，乳头状和浸润性生长，以浸润性生长常见。

② 肝门部是胆管癌发生的常见部位，占40%～57%，肝门部胆管癌是指发生于肝左、右管及其汇合部和肝总管上段2cm内的癌肿，Bismuth将其分为4型。Ⅰ型：肿瘤位于肝总管，但未侵犯肝左、右管分叉部。Ⅱ型：肿瘤侵及肝总管和肝左、右管分叉部。Ⅲ型：又分为2个亚型，Ⅲa型肿瘤侵及肝总管和肝右管，Ⅲb型肿瘤侵及肝总管和肝左管。Ⅳ型：肿瘤同时侵及肝总管和肝左、右管。肝门部胆管癌以Ⅳ型最常见。

（六）胆囊和胆管的良性肿瘤及瘤样病变

【CT诊断】

① 对于胆囊良性肿瘤及瘤样病变，CT除可发现胆囊局部增厚或息肉样突起外均无特征性发现。

② 胆管良性肿瘤的 CT 表现也无特异性，CT 胆道成像可显示胆道腔内的充盈缺损，增强扫描可见强化（图 8-2-23）。

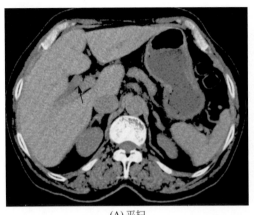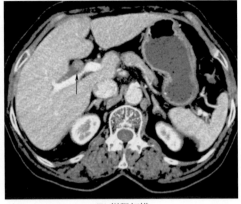

(A) 平扫　　　　　　　　　　　(B) 增强扫描

图 8-2-23　右肝管乳头状腺瘤伴重度非典型增生

(A) 示肝左、右管汇合部及上段肝总管内似可见软组织密度影（——➤），CT 值 35Hu，肝内胆管未见明显扩张。(B) 示汇合部胆管及肝总管内软组织影均匀强化（———➤），CT 值增至 53Hu

【特别提示】

① 胆囊腺瘤和胆囊间叶组织良性肿瘤为真性肿瘤，胆囊息肉和增生性病变为胆囊瘤样改变，这类病变呈息肉状或乳头状生长，影像学表现相似。

② 胆管良性肿瘤较少见，最常见的是乳头状瘤和腺瘤，其次为脂肪瘤、纤维瘤和类癌等。乳头状瘤好发于乏特乳头处，一般直径小于 2cm，多无症状，仅当增大造成胆总管阻塞时才出现黄疸和上腹部疼痛等症状，部分乳头状瘤可转变为胆管癌。

③ 造影检查需与结石、血凝块、胆泥和节段性括约肌收缩引起的假性肿瘤相鉴别，但 CT 检查鉴别不难。

(七) 胆系梗阻

【CT 诊断】

① 判断有否阻塞　CT 首先发现间接征象即胆管扩张，增强扫描可更清晰显示局限或弥漫的低密度肝内胆管扩张。肝外胆管扩张一般以肝门平面肝总管的直径为标准，大于 10mm 有病理意义。

② 判定阻塞水平　一般将胆道阻塞分为肝门部，胰上段，胰头段及壶腹部 4 个平面。CT 是根据扩张胆管与正常胆管的交界点来确定阻塞的部位。先找到阻塞点，而后确定阻塞平面，CT 重建直接显示扩张与正常胆管的交界点，因此定位容易（图 8-2-24）。

③ 判断阻塞性质及原因

a. 阻塞点形态。移行性变细是良性阻塞的可靠表现，突然中断并伴有肿块者绝大多数见于恶性阻塞。

b. 直接发现结石。

c. 阻塞平面与阻塞原因密切相关，肝门部阻塞多为胆管癌及转移瘤，胰头部阻塞多为胰头癌及胰腺炎，壶腹部阻塞多为嵌顿结石及癌肿。

d. 阻塞点胆管壁改变。胆管结石，均匀向心性环状增厚是良性阻塞的较可靠征象。局限性、偏心性不规则增厚多数提示胆管癌或其他恶性阻塞。

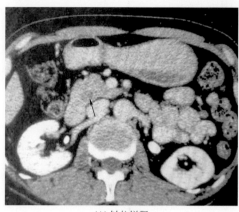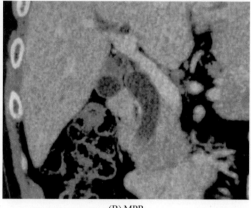

(A) 轴位增强	(B) MPR

图 8-2-24　胆总管癌，低位胆道梗阻

（A）示胆总管远端腔内可见强化软组织影（——），（B）示胆总管远端梗阻，断端不规则，且有软组织占位

e. 同时发现胆管外器官肿瘤或转移灶是胆道恶性阻塞的重要佐证。

f. 肝内外胆管扩张程度与阻塞性质有一定关系，恶性阻塞多表现为均匀一致的肝内外胆管扩张，而良性阻塞一般肝外胆管扩张明显，肝内胆管扩张相对较轻。

【特别提示】

① 胆道阻塞是临床上的常见病，多发病，轻者无明显临床症状，重者出现程度不同的阻塞性黄疸。胆道阻塞的原因纷繁复杂，大致分为胆管腔外，胆管壁及胆管腔内病变 3 类，影像学检查一直是估价胆道阻塞的主要手段，也是治疗方法选择的重要依据。

② CT 的空间分辨率不如直接胆管造影，但可以同时显示腔内外结构，对于梗阻病因诊断具有很大价值。

③ 梗阻性黄疸的鉴别诊断首先要判断是高位梗阻还是低位梗阻，其次是判断良恶性，在排除胆石症的诊断的前提下，出现无痛性梗阻性黄疸，应高度怀疑恶性肿瘤。

三、胰　　腺

（一）胰腺炎

1. 急性胰腺炎

【CT 诊断】

（1）急性水肿型胰腺炎

① 轻度水肿型胰腺炎 CT 检查部分病例可表现正常。

② 胰腺增大。局限性增大常见于胰头和胰尾，多为弥漫性增大，胰腺水肿导致胰腺密度减低，轮廓不规则，胰腺实质正常羽毛状结构消失。

③ 肾周筋膜增厚。70%急性胰腺炎可显示胃壁局限性增厚，炎症浸润肾旁间隙而无肾周间隙受累，CT 形成"肾晕征"。

④ 水肿型胰腺炎偶有胰内或胰周少量积液（图 8-2-25）。

（2）急性出血坏死型胰腺炎

① 胰腺明显增大，实质内出血使局部呈高密度，CT 值大于 60Hu，部分病例见胰周弥漫性出血。

② 胰周水肿和炎性浸润与水肿型胰腺相比一般更为广泛，常有胰内和胰外积液，其 CT 值大于 30Hu。

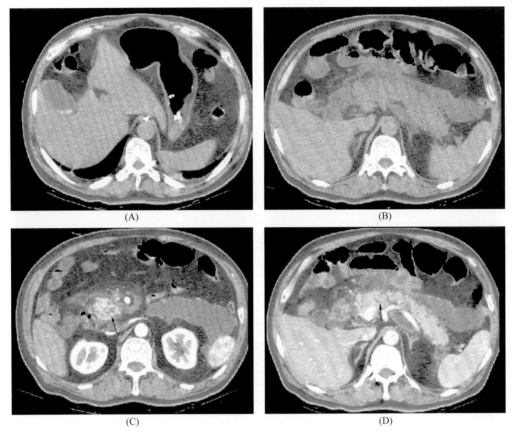

(A)

(B)

(C)

(D)

图 8-2-25 急性胰腺炎

胰腺肿大，边缘模糊，可见积液，增强扫描胰腺强化不均匀，有小块低密度坏死改变（——）

③ 增强后动态扫描，坏死胰腺实质几乎无强化。

④ 假性动脉瘤等血管并发症。脾静脉受压可致脾脏充血增大。

（3）急性胰腺炎的并发症 胰内和胰外积液，蜂窝织炎、脓肿和假性囊肿等。

【特别提示】

① Balthazar 将急性胰腺炎的 CT 改变分为 5 级。A 级：正常胰腺。B 级：胰腺局限性或广泛性增大，轮廓不规则，胰腺不均匀强化，胰内局限性液体贮留，胰周脂肪层尚无异常，无胰周渗液出现。C 级：胰腺肿大，炎症累及胰周，表现为胰周脂肪层模糊，呈网状或条索状水肿窝或脂肪层消失。D 级：除上述表现外有单个胰外液体贮留或蜂织炎。E 级：2 个或 2 个以上胰外液体贮留灶，胰内或胰外气体出现，脓肿形成。

② 上述 CT 分级对临床选择治疗方法及判断预后有一定价值。

2. 慢性胰腺炎

【CT 诊断】

① 胰腺缩小或增大，少数轻型慢性胰腺炎表现正常。

② 胰腺弥漫性或局限性增大。轮廓不规则者与肿瘤难以鉴别。晚期慢性胰腺炎可致胰腺萎缩、变小。

③ 胰腺钙化，呈结节状、斑点状、条状或星状，沿着胰腺管分布（图 8-2-26）。

④ 胰管扩张，典型者呈串珠样改变，整个胰腺管及其分支呈不规则扩张。慢性胰腺炎的胰管扩张程度常轻于胰腺癌，而管腔更不规则。扩张的胰管内可有结石。

⑤ 胰内、胰周假性囊肿或积液、胰周筋膜增厚、邻近血管受累如假性动脉瘤形成和阻塞性静脉曲张。

⑥ 慢性胰腺炎炎性肿块及假性囊肿可压迫胆总管下端，导致胆管扩张。

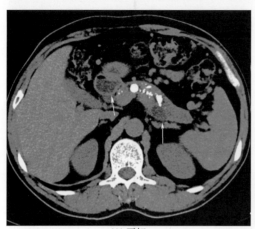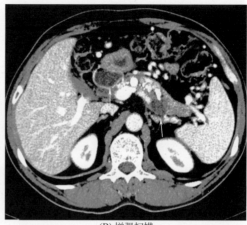

(A) 平扫　　　　　　　　　　　　　　　　　(B) 增强扫描

图 8-2-26　慢性胰腺炎

（A）示胰腺多发钙化伴假性囊肿；（B）示假性囊肿不强化（⟶）

【特别提示】

① 慢性胰腺炎是复发性或持续性炎症病变。主要原因是长期酗酒、胰腺管阻塞（如胰腺结石、胰腺癌等）。

② 慢性胰腺炎发展为胰腺癌的概率明显提高。

③ CT 对于慢性胰腺的诊断具有重要价值。

（二）胰腺癌

【CT 诊断】

① 胰腺肿块、轮廓改变。肿瘤呈局部突出。当胰头癌引起胰体、胰尾部萎缩时，胰头增大容易识别，钩突正常呈楔形，有肿瘤时呈分叶状增大（图 8-2-27）。

② 密度改变。肿瘤平扫呈等密度，增强后呈相对低密度区。坏死区不规则，边界不清，液化坏死边界清楚。

③ 管道扩张。肿瘤阻塞引起胰管或胆管扩张或两者均扩张，50％以上的胰腺癌可见胰管扩张，管径为 5～10mm。胰管和胆管均有扩张时呈"双管征"。

④ 邻近组织和器官的侵犯。胰腺癌的周围侵犯导致胰周脂肪层消失，胰腺癌直接向胰后蔓延，可侵犯并包绕腹膜后血管。胰腺癌的淋巴结转移以腹腔动脉和肠系膜上动脉周围淋巴结肿大最为常见。胰腺癌的发展可侵犯邻近器官，如胃、十二指肠等。

⑤ 肝转移和腹水。

【特别提示】

① 胰腺癌占整个胰腺恶性肿瘤的 95％。多数发生在胰头部，约占 2/3，胰体、胰尾部约占 1/3，5％为弥漫性胰腺癌。

② 胰腺癌由于部位隐蔽，症状出现迟，不宜早期发现。

③ 胰头癌常侵犯胆总管导致黄疸，发现较早。

④ 胰腺转移瘤与原发肿瘤表现相似（图 8-2-28）。

（三）胰腺囊腺瘤和囊腺癌

【CT 诊断】

① 囊腺瘤由许多小囊和间隔混合组成，一般小于 2cm，轮廓清楚，增强扫描显示囊壁和间

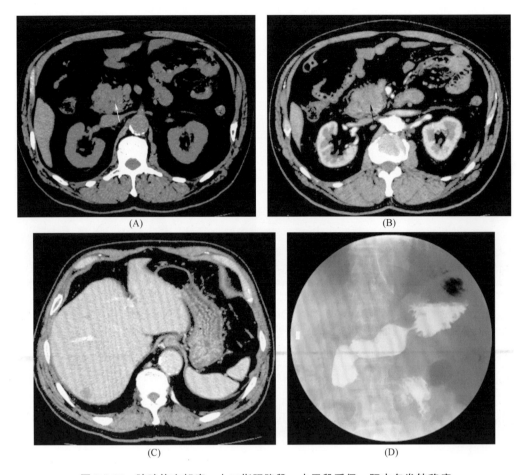

(A)   (B)

(C)   (D)

图 8-2-27　胰腺钩突部癌，十二指肠降段、水平段受侵，肝内多发转移瘤

肝内多发圆形稍低密度灶边缘轻度强化，中心强化略差。胰腺钩突部增大，不均匀强化（————），但始终低于同期胰腺实质，胰头肿瘤与十二指肠降段分界不清，肠壁增厚，边缘毛糙，造影显示该段肠管狭窄，不全梗阻

隔，囊壁很薄。病灶中央和囊壁钙化占 38% （图 8-2-29）。

② 黏液囊腺瘤或黏液囊腺癌多位于胰体、胰尾部，常为单发，CT 表现为圆形或不规则卵圆形低密度影，边界清楚，病灶直径一般为 10cm 左右。少数肿瘤呈多囊水样密度，伴壁结节，壁结节可见强化。

③ 黏液囊性肿瘤若伴有淋巴转移、肝转移的征象有利于囊腺癌的诊断。

【特别提示】

① 胰腺囊腺瘤和囊腺癌在病理上分为微小囊腺瘤（浆液囊腺瘤）和大囊腺瘤（黏液囊腺瘤和黏液囊腺癌）。

② 微小囊腺瘤直径一般小于 2cm，边界清楚，呈多房型小囊。

③ 大囊腺瘤具有高度潜在恶性，瘤体越大，癌的可能性也越大，多数位于胰体胰尾处。

(四) 胰岛细胞肿瘤

【CT 诊断】

① 单发或多发。如未引起胰腺形态改变，平扫难以发现。动态增强扫描肿瘤结节强化明显，呈高密度，轮廓甚为清楚，若肿瘤小，密度比较均匀，若肿瘤较大，肿块周围强化较著，密度可不均匀（图 8-2-30）。

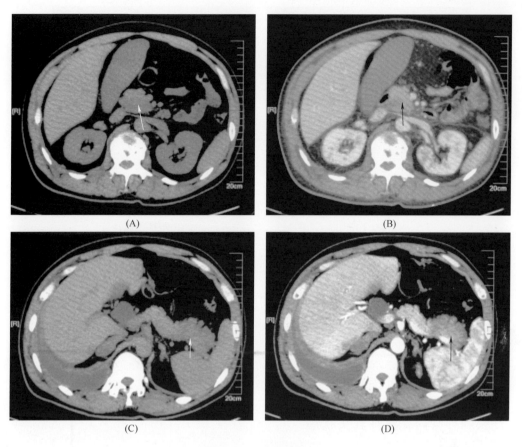

图 8-2-28　胰腺转移瘤

男患者，34 岁，右肺癌，出现黄疸。胰头和胰尾转移瘤（——→）。胰头和胰尾部增大，增强扫描可见强化程度低于正常胰腺的肿块

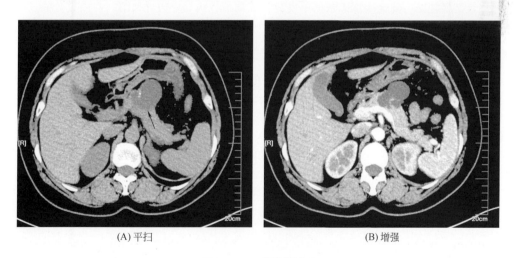

(A) 平扫　　　　　　　　　　　　　　　　　(B) 增强

图 8-2-29　胰腺囊腺瘤

女患者，45 岁，体检发现胰腺颈部囊性占位，头颈交界部不规则低密度影，边界较清，其内见分隔，周边可见点状钙化影（——→），大小约 3.0cm×4.8cm，CT 值约 6Hu。病灶未见明显强化，其内分隔可见轻度强化

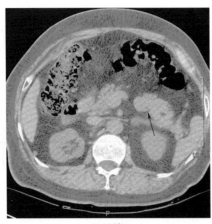
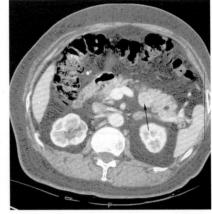

(A) 平扫　　　　　　　　　　　　　(B) 增强动脉期

图 8-2-30　胰岛素瘤

（A）示胰体、胰尾交界部背侧可见圆形等密度影，略突出胰腺表面，边界较清（——），直径为
2.3mm；（B）示病灶明显均匀强化

② 较大的功能性胰岛细胞肿瘤可发生坏死，并伴有胰胆管阻塞后扩张而容易发现。

③ 恶性胰岛细胞肿瘤可以侵犯邻近组织，可有淋巴结转移和肝转移。

【特别提示】

① 胰岛细胞肿瘤主要发生在胰体、胰尾部，有丰富的血窦，约 90% 为良性。

② 选择性动脉造影可以显示肿瘤血管和肿瘤染色。胰腺静脉插管抽血检查，可以诊断小的功能性胰岛细胞肿瘤。

（五）胰腺导管内黏液性乳头状瘤

【影像诊断】

（1）主胰管型　主胰管局限性或弥漫性扩张，扩张的主胰管可见大小不等多发附壁结节或肿块，CT 上结节呈稍高密度，肿块密度不均匀。

（2）分支胰管型　分支胰管扩张呈单发囊状或葡萄状病灶，边界欠清。腔内见分隔及结节样突起，也可为单发大囊，内可见肿块。CT 上结节呈稍高密度，囊状病灶密度较低且不均匀。

（3）混合型　病灶位于胰头、钩突，主胰管扩张和分支胰管囊性病变合并存在，内附壁结节呈稍高密度，并见较厚纤维分隔（图 8-2-31）。

（4）增强 CT　胰管结节动脉期即有强化，但较弱，与强化明显的正常胰腺组织对比明显，胰腺期强化略有加强，但不均匀且弱于正常胰腺，延迟期强化减弱。囊性病灶内分隔强化与正常胰腺组织相似，强化较壁结节及肿块明显，胰腺不同程度萎缩，十二指肠乳头可有膨大。

【特别提示】

胰腺导管内黏液性乳头状瘤为罕见肿瘤，多见于老年男性，预后相对较好，5 年生存率超过 80%。肿瘤起源于胰腺导管上皮细胞，以主胰管和/或分支胰管的囊性扩张为特征，以发生于胰腺头、钩突多见，胰腺导管壁增厚，呈结节状或乳头状，质硬，主胰管或分支胰管内可见局限颗粒状、绒毛状或乳头状肿瘤，近端胰管扩张，内见黏液，肿瘤周围的胰腺组织萎缩。

临床表现多为上腹部不适或疼痛、背痛、体重减轻和黄疸等，部分患者会长期血淀粉酶过高而类似轻中度胰腺炎。有的病例表现为糖尿病，也有病例出现慢性胰腺炎和 /或脂泻的症状。

术前准确判断良恶性较困难，以下 CT 征象有助于诊断：①主胰管明显扩张，直径在 7.0mm 以上；②胰管内附壁结节为多发或最大直径超过 5mm 或形成明显肿块，增强后动脉期有强化，但不明显，胰腺期有所加强，但弱于正常胰腺组织及其内分隔，且强化不均匀；③囊实性肿瘤病灶直径在 30mm 以上；④病灶囊腔内存在不规则的厚隔膜，厚隔明显强化；⑤胰周界限不清，淋巴结肿大或胰腺实质受侵。

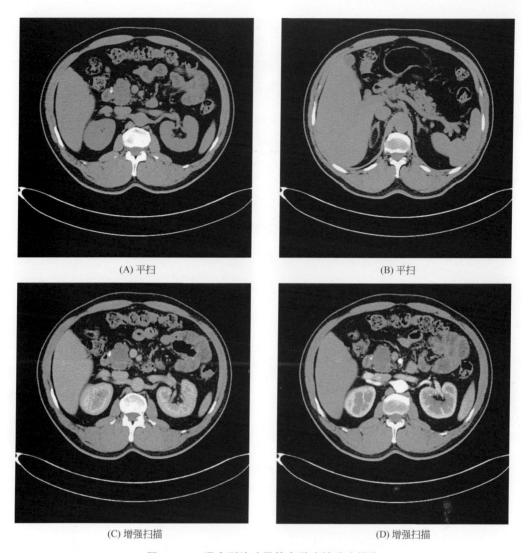

(A) 平扫

(B) 平扫

(C) 增强扫描

(D) 增强扫描

图 8-2-31 混合型胰腺导管内黏液性乳头状瘤

(A)、(B) 示胰腺萎缩，胰管扩张，胰头部可见多发小囊状低密度影聚集；(C)、(D) 示较小的附壁强化结节，囊壁、分隔强化。病理证实为交界性胰腺导管内黏液性乳头状瘤

四、脾　脏

（一）脾先天性发育异常

【CT诊断】

（1）副脾　脾门附近圆形或卵圆形软组织肿块，边界清楚，密度和正常脾脏一致，增强后与正常脾脏强化一致。

（2）无脾综合征　常伴先天性心血管异常和内脏异位，CT 显示脾缺如。增强 CT 可见主动脉和下腔静脉位于同一侧。

（3）多脾综合征　CT 可显示右侧多个小脾、下腔静脉肝段缺如及奇静脉连接。其他征象还有对称肝及胃肠道畸形（图 8-2-32）。

（4）游走脾　正常脾区无脾影，其他部位显示脾脏密度软组织影（图 8-2-33）。如发生扭转，脾密度可减低。

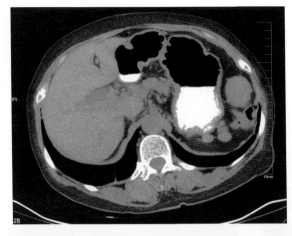

图 8-2-32　多脾综合征

平扫示脾窝未见正常形态的脾脏，可见多个均匀软组织密度结节，大小不一

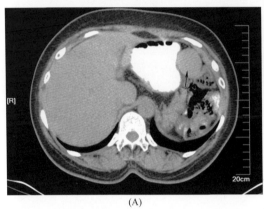
(A)

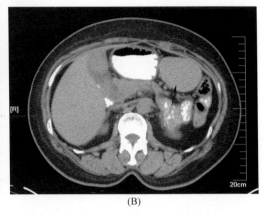
(B)

图 8-2-33　游走脾

女患者，46岁，因胆囊炎和胆囊结石就诊。左上腹部胃大弯外侧见椭圆形等密度肿块，边缘光滑，最大横截面约6.0cm×4.1cm，内部密度均匀（——），CT值约为55Hu。脾区未见脾脏影像

【特别提示】

（1）副脾　先天性异常中最常见的一种，约占正常人的10%~13%，多位于脾门附近，也可见于胰尾及悬韧带。不要误认为肿块。CT及血管造影特点可以明确诊断，并对鉴别诊断有重要作用。

（2）无脾综合征　无脾伴先天性心血管异常（特别是发绀型肺动脉狭窄类复杂畸形）和内脏位置异位称为无脾综合征，多见右侧异构，脾脏可以完全缺如或有少量脾脏残迹。

（3）多脾综合征　也是一种十分少见的先天性多系统畸形组成的综合征。多见双侧、左侧异构，内脏位置不定。多脾常位于右侧，与无脾综合征比较，多脾综合征伴复杂心肺畸形较少，死亡率也低。

（4）游走脾　即脾位于正常位置以外的腹腔其他部位，临床多无症状。增强扫描可以确诊并与其他腹部肿块鉴别。

（二）脾脏增大

【CT诊断】

① 平扫表现为脾大，增强后表现则决定于脾大的病因。淤血性脾肿大者脾灌注减少，增强早期脾增强区较小，晚期则增强区增大，密度均匀。结节病增强后呈不均匀强化，淀粉样变性增强后轻度强化。

② CT对判断脾肿大原因有一定帮助，如门脉高压性脾肿大除脾大外，CT还可显示肝硬化门脉高压侧枝循环征象及增粗的脾静脉及属支（图8-2-34）。

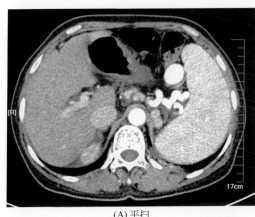 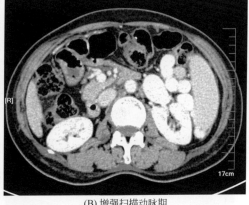

(A) 平扫 (B) 增强扫描动脉期

图 8-2-34 肝硬化，脾大，门脉高压伴侧支血管迂曲、扩张

女，60 岁，脾大，贫血。肝脏边缘不光滑，脾脏明显肥厚、增大，达 11 个肋单元。脾门处见多个条状、结节状软组织密度影，边界清晰。增强扫描动脉期显示脾动脉分支明显迂曲增粗，门静脉主干直径约 1.7cm，脾门处软组织病灶明显强化呈血管形态，并迂曲扩张至左肾前外侧

【特别提示】

① 多种病因均可导致脾脏增大。a. 心血管病变，如心功能不全，脾静脉血栓形成可导致淤血性脾大。b. 全身感染性疾病，如败血症。c. 血液病。d. 肿瘤。e. 门静脉高压，因肝硬化及门脉病变如门静脉血栓形成等引起。f. 其他，如结节病、淀粉样变性等。

② 临床资料对判断脾脏增大原因具有十分重要的意义。

③ 增强扫描可显示脾脏实质的强化方式，有利于鉴别淤血性脾大、结节病和淀粉样变性等。增强扫描还可显示门静脉、脾静脉及属支，分析门脉高压等间接征象。

（三）脾脓肿

【CT 诊断】

① 脾内局限性低密度灶，形态不规则，密度不均匀（图 8-2-35），内可见液-气平面。脓肿壁常较厚，平扫为等密度，增强后脓肿壁强化。

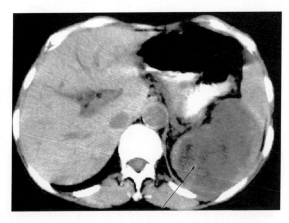

图 8-2-35 脾脓肿

患者发热伴左上腹疼痛 2 周，叩痛阳性。平扫显示脾脏较大肿块，呈不均匀低密度（——）。术后病理证实为脾脓肿

② 多发性脾脓肿可表现为多而小的低密度灶。增强后中心无强化。

【特别提示】

① 脾脓肿发病率低，但病死率较高。多见于男性青壮年。外伤、全身感染性疾病、脾梗死及脾周脏器感染为易患因素。

② 临床表现为高热、腹痛、白细胞增高。临床特点对诊断很重要。

③ CT 检查显示脾内气-液平面更为敏感，对本病的诊断与鉴别诊断有重要价值。

(四) 脾脏良性肿瘤

【CT 诊断】

(1) 脾囊肿　平扫呈边缘光滑、境界清晰的圆形低密度影，密度均匀，CT 值近于零。合并感染及出血时，密度可稍高或不均匀。囊壁可有条状钙化。增强后病变无强化，囊肿压迫周围血管可形成环形密度增高改变（图 8-2-36）。

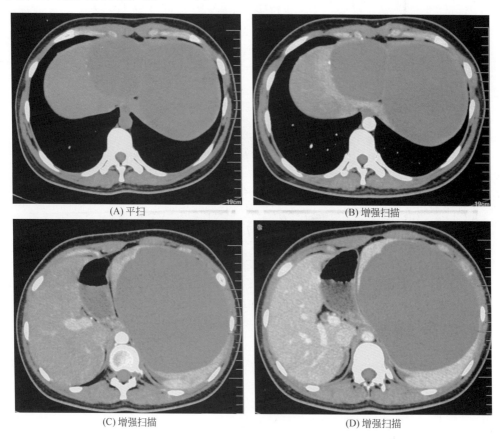

(A) 平扫

(B) 增强扫描

(C) 增强扫描

(D) 增强扫描

图 8-2-36　脾多发囊肿

平扫示脾区可见多发巨大囊状低密度影，其内密度较均匀，边界清晰，CT 值约 15Hu，整体大小约 18.5cm×13.5cm，右外侧壁可见少许钙化，邻近结构受压。增强扫描示脾内病变未见任何强化，未见囊壁强化，其内"分隔"结构与脾实质强化一致，病变周围可见强化的脾实质

(2) 脾血管瘤　平扫呈低密度，边界清晰，密度均匀，中心因含纤维组织、坏死或出血，表现为更低密度或不规则高密度灶。增强扫描病灶周边见团状或粗斑点状强化灶，动态增强扫描显示病灶逐渐向中心增强，延迟扫描与正常脾组织呈等密度。如肿瘤内有出血、坏死或纤维组织则病灶内见相对低密度区，无强化（图 8-2-37）。

(3) 脾错构瘤　平扫表现为混杂密度肿块，其内可见脂肪密度和水样密度。边界不清，偶见钙化。增强后肿瘤明显不均匀强化，也可呈渐进性强化，延迟期大部分密度与脾实质一致。

(4) 脾淋巴管瘤　平扫显示脾内多发低密度灶，边缘不清。增强扫描可见边缘及分隔轻度强化，病变更清楚。

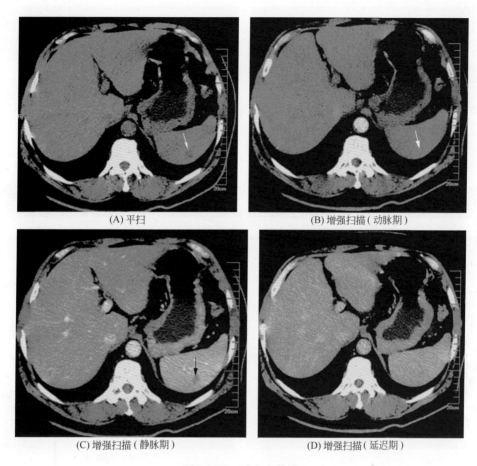

| (A) 平扫 | (B) 增强扫描（动脉期） |
| (C) 增强扫描（静脉期） | (D) 增强扫描（延迟期） |

图 8-2-37　脾小血管瘤

平扫示脾脏可见小圆形低密度灶，病灶边界模糊（——➤），直径约 1.3cm。增强扫描脾脏病灶缓慢强化（——➤），最终于延迟期扫描呈等密度

【特别提示】

（1）脾囊肿　与肝、肾囊肿相同，表现极为典型。

（2）脾血管瘤　少见，平扫定性较难，增强扫描具有一定特征性，与肝血管瘤相似。

（3）脾错构瘤　为正常脾脏组织的异常构成，单发多见，少数病例有钙化及脂肪成分。

（4）脾淋巴管瘤　是一种少见的先天畸形，组织学上分为毛细血管型、海绵型和囊肿型 3 类，以囊肿型淋巴管瘤最常见。

（五）脾脏恶性肿瘤

【CT 诊断】

（1）脾淋巴瘤　主要表现为脾脏肿大，脾内多发或孤立低密度占位，边界清楚或不清楚且形态不规则，或整个脾脏密度不均匀；最具特征的是多个结节病灶互相融合，形成地图样表现。增强扫描病灶显示更清楚，无强化（图 8-2-38）。

（2）脾血管肉瘤　平扫显示脾脏不均匀增大，分叶状，病灶呈低密度，境界不清，增强扫描酷似血管瘤，囊变区不强化。可出现肝内转移及后腹膜淋巴结转移。

（3）脾转移瘤　脾内多发低密度灶，大小不一，增强后病灶更明显，环形或不均匀强化，强化程度不及脾实质（图 8-2-39）。乳腺癌脾转移可表现为脾大、脾梗死及脾包膜增厚。

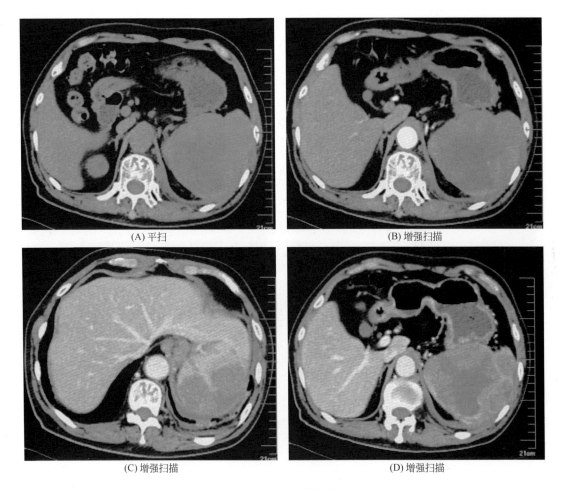

(A) 平扫　　　　　　　　　　　　　　　　　(B) 增强扫描

(C) 增强扫描　　　　　　　　　　　　　　　(D) 增强扫描

图 8-2-38　脾淋巴瘤

男，72 岁，乏力半个月。脾脏增大、增厚，其内多发片状低密度影，界限模糊，脾、肝、胃间
多发肿大淋巴结。增强扫描示脾内病灶周边可见轻度强化，其内强化不明显，可见更低密度坏死，肿
大淋巴结中等强化，部分结节内可见低密度无强化区

【特别提示】

(1) 脾淋巴瘤　原发性的极少见，在淋巴瘤中＜1%。多起源于 B 淋巴细胞，低度恶性为主，
大体形态有 4 种表现：弥漫均质型、粟粒状结节型（直径 1～5mm）、多发肿块型（直径 2～
10cm）、巨块型（直径＞10cm）。本病与转移性淋巴瘤鉴别点在于后者可见明显的腹膜后肿大淋
巴结，或累及胃、左侧肾上腺或肾脏。同时伴有全身多处淋巴结病变。

(2) 脾血管肉瘤　是一种高度恶性的血管源性肿瘤。起源于脾脏窦壁内皮细胞，预后极差。
肿瘤生长迅速，早期发生肝、肺、骨、淋巴结、网膜及腹膜转移，患者常伴有自发性脾破裂。

(3) 脾转移瘤　脾是肿瘤转移相对少见的部位。如果发生脾脏转移，多并发全身多器官转
移，卵巢癌、恶性黑色素瘤、淋巴瘤常侵犯脾脏。脾转移瘤需要和脾灌注异常或缺损鉴别，后者
多呈楔形，边缘模糊，无强化，前者呈圆形或不规则形，边缘常不同程度强化或部分强化。

（六）脾梗死

【CT 诊断】

① 脾梗死早期表现为脾内三角形低密度影，基底位于脾的外缘，尖端指向脾门，边缘可清
晰或略模糊。增强后病灶无强化，但轮廓较平扫时清楚（图 8-2-40）。

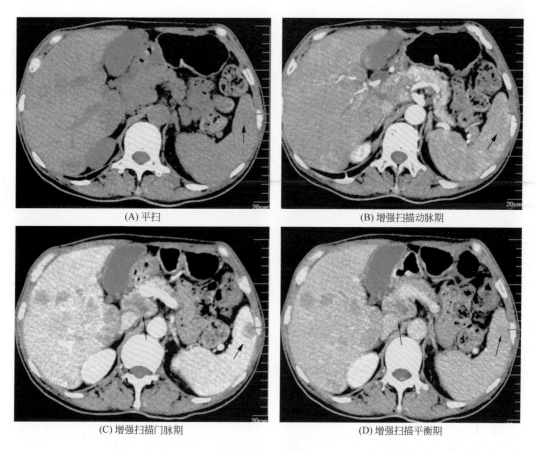

(A) 平扫　　　　　　　　　　　　　　　(B) 增强扫描动脉期

(C) 增强扫描门脉期　　　　　　　　　　(D) 增强扫描平衡期

图 8-2-39　脾转移瘤

　　2 个月前 CT 诊断多发肝转移瘤，现脾脏发现占位病变，原发灶不清。平扫示肝内散在多发圆形均匀稍低密度灶，大小不等，边界欠清。脾脏新见一圆形低密度灶，直径约为 2.0cm（──►）。增强扫描示肝内多发病灶周边强化。脾脏内病灶动脉期周边强化，内部有更低密度区，与肝脏病灶强化模式相似。腹膜后多发环行强化的肿大淋巴结影（───►）

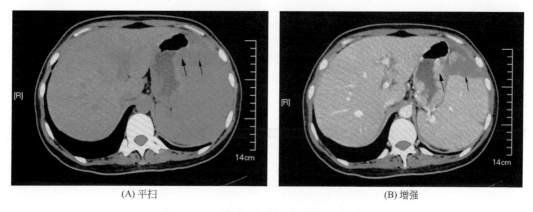

(A) 平扫　　　　　　　　　　　　　　　(B) 增强

图 8-2-40　胃癌，肝转移，局灶性脾梗死

　　女患者，41 岁，平扫示胃体部胃壁不均匀增厚，内表面凸凹不平（──►）。脾大，前缘可见略低密度区。增强扫描示脾前缘略低密度区未见强化，呈三角形（───►）

②　少数梗死灶可呈不规则形。大的梗死灶中央可以伴有囊变。

③　陈旧性梗死灶因纤维收缩，脾脏可略缩小，轮廓呈分叶状。

④ 当病灶内伴有出血时可见到高密度不规则影。

⑤ 少数脾梗死可伴有包膜下积液，表现为脾周新月形低密度影。

【特别提示】

① 脾梗死是指脾内动脉分支阻塞，造成局部组织的缺血坏死。脾梗死的发生率较其他脏器高。梗死原因主要有血栓形成、动脉粥样硬化、慢性髓性白血病等。肝癌碘油栓塞治疗过程中由于导管位置不当，或因门脉高压而使碘油栓子逆流到脾动脉内，都是造成脾梗死的因素。

② 大体病理上梗死分为贫血性和出血性两类，后者梗死区周围有充血或出血带。梗死区常有大量含铁血黄素沉着。梗死后坏死脾组织被纤维组织所取代，梗死灶较大，其中央可出现液化囊腔。

③ 不典型形态的脾梗死需与脾脓肿、脾破裂出血相鉴别。脾脓肿壁可有强化，且可见水肿带，典型病例病灶内可有气体和液平面。脾破裂出血多有外伤史，CT 表现为脾脏轮廓不规则并可见透亮裂隙，同时常合并包膜下出血和积液。

■■■ 第三节　急　腹　症 ■■■

一、胃肠道和肠系膜急腹症

(一) 胃肠道穿孔

【CT 诊断】

① 胃肠道穿孔局部管壁不规则，境界不清。周围脂肪层模糊，邻近脂肪间隙内有小气泡影。胃壁穿孔部位周围可有密度不均匀的软组织块影。

② 膈下或腹腔内散在游离气体影，此征象是胃肠道穿孔的定性诊断依据。

③ 腹腔积液，广泛性或局限性腹膜增厚及腹腔脓肿。CT 可以对液体定性，对于新鲜外伤可以确定是否有血液游离到腹膜腔（图 8-3-1）。

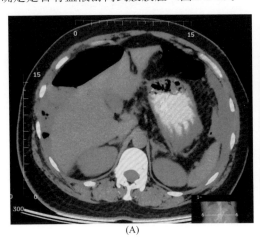
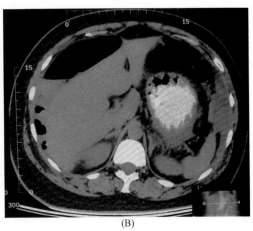

(A) 　　　　　　　　　　　　　　　(B)

图 8-3-1　气液腹

急腹症来诊。肝脾周围积液，肝前间隙同时有积气，且见气-液平面

④ 十二指肠破裂的 CT 特征。十二指肠腔外、右肾前间隙游离气体和/或液体积聚，右肾周明显模糊，十二指肠扩张。

⑤ 腹部其他脏器的复合损伤，小肠及肠系膜损伤等。

【特别提示】

① 胃肠道破裂或穿孔为急腹症，主要原因有胃溃疡、创伤及胃处置检查等。十二指肠破裂或穿孔最常见的原因是溃疡病，外伤引起者少见。

② 穿孔很小或穿孔被堵塞临床症状多不典型。胃后壁穿孔不导致弥漫性腹膜炎，需要与急性胰腺炎、急性胆囊炎等鉴别。小肠破裂导致气液腹及急腹症等临床影像表现不清。

③ 对临床症状较轻，穿孔较小，X线显示膈下无游离气体的患者，CT可依据腹腔内散在游离气体做出诊断，还能清晰地显示腹腔内脏器及其与周围组织的关系。

④ 腹部手术后、输卵管造影通水术后及腹腔诊断性穿刺后，常可在腹腔内留有少量游离气体。此时CT检查如发现有此征象，应密切结合临床表现，以免误诊。

（二）肠梗阻

1. 机械性肠梗阻

【CT诊断】

（1）肠梗阻的判断　小肠扩张内径＞2.5cm，结肠扩张内径＞6.0cm；近侧肠管与塌陷或正常的远侧肠管之间有"移行带"（图8-3-2）。

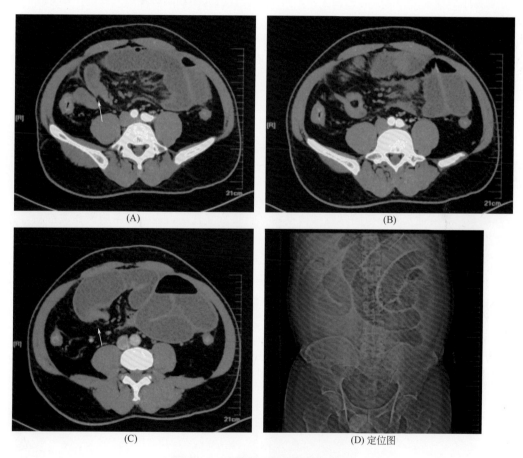

图 8-3-2　末段回肠粘连扭转性梗阻

男患者，44岁。结肠空虚。右下腹回盲部附近，肠袢交错，肠系膜血管略扭曲，局部肠管狭窄（——），其余肠管积液积气扩张，可见气-液平面形成。增强扫描示右下腹肠系膜及肠壁可见明显强化。定位图示空肠积气扩张，形成集中的肠袢

（2）肠梗阻的部位　从远侧逆行追踪，直至见到扩张肠管即可确定梗阻部位，通过比较扩张

肠管与塌陷或正常肠管的分布及多少来判断梗阻平面的高低。

（3）肠梗阻的病因 "移行带"发现明确病变并初步判断为肿瘤、肠套叠、肠扭转、疝、炎症或胆石等，"移行带"未发现明确病变则考虑为粘连性肠梗阻。①肿瘤。梗阻部位软组织肿块或肠壁不规则增厚。②粘连。梗阻部位肠壁光滑，无器质性病变。③疝。腹外疝表现为突出于腹壁的囊袋状影，内见肠管和肠系膜。腹内疝表现为腹腔内成团肠系膜及局限性明显扩张的肠管。④胆结石。胆结石直径可达 4cm，梗阻部位一般在回肠下段。粪石表现为肠腔内表面光滑的圆形肿块，中部呈低密度。

【特别提示】

① 急性机械性肠梗阻发生原因很多，如肠壁受粘连带压迫，肠腔内肿物、胆结石或毛粪石等，以肠粘连引起者最为常见。梗阻上方小肠肠腔扩张，充满气体及液体。

② 临床上为急性腹痛、呕吐、停止排气及腹胀 4 大症状。

③ 小肠梗阻的及时诊断及鉴别诊断很重要。一些危重病人在确诊为肠梗阻后必须立刻进行外科手术治疗；如果延误时间，则病死率很高。

④ CT 有助于肠梗阻的病因的诊断。对没有特殊病史（如手术、外伤、感染等）的老年患者，一定要仔细观察梗阻部位有无新生物；对于肠套叠引起的梗阻，在成人要进一步寻找隐匿的原发病灶；结肠梗阻多为恶性肿瘤所致。

⑤ 区分良性和恶性肠梗阻对临床治疗有指导意义，以下 CT 表现支持恶性肠梗阻的诊断，手术部位或之前出现肿块，淋巴结增大，移行带狭窄不规则，肠壁不规则增厚。良性肠梗阻常发生在术后早期阶段（3 个月内）。

2. 绞窄性肠梗阻

【CT 诊断】

① 梗阻点近侧肠腔扩张，积气、积液，并出现气液平面。

② 扩张肠袢及肠系膜血管以梗阻部位为中心呈放射状分布，或见扩张积液的肠曲呈"U"形或"C"形。

③ 闭锁肠袢缺血水肿导致肠壁增厚（扩张肠袢壁厚＞2mm），密度升高，肠壁强化减弱。

④ 肠系膜积液或水肿导致肠系膜结构模糊，脂肪密度升高，表明肠系膜淤血或渗血，为肠缺血表现。

⑤ 肠套叠显示为靶征，表现为三层高低密度相间的同心环状软组织密度影。

⑥ 肠系膜扭转可显示小肠系膜和血管扭转的涡旋状改变（图 8-3-3）。

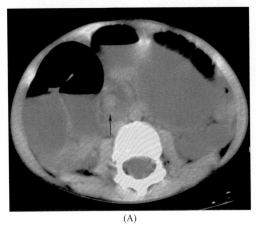
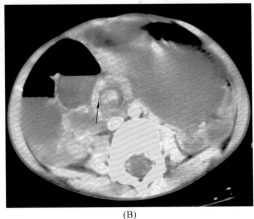

（A）   （B）

图 8-3-3 肠系膜扭转，肠梗阻

小肠重度积气、积液、扩张，小肠系膜扭转呈涡旋状改变（———）

【特别提示】

① 绞窄性肠梗阻由于肠系膜血管发生狭窄，血液循环发生障碍，易引起小肠坏死，临床症状比较更为危重。

② CT确诊肠梗阻的正确率接近100%，CT能及时发现肠肿瘤并分期、及早诊断肠绞窄及发现肠外肿块，有助于及早选择外科治疗。

③ 在显示梗阻原因方面，CT可以提出如下诊断，小肠肿瘤，转移性腹腔肿瘤，肠粘连，肠套叠，内疝，肠系膜根部扭转等。

④ 当平扫显示肠壁增厚，密度增高，肠腔大量积液多于积气，腹腔广泛性积液，肠系膜水肿，肠壁坏死积气，门静脉含气等强烈提示绞窄性肠梗阻。

⑤ 常规CT检查发现肠管异常扩张应扩大扫描范围，往往能发现引起肠梗阻的病因。肠梗阻或疑有肠梗阻的病人在平片、B超提示诊断信息不足时尽早行CT检查，对于明确病因、选择治疗及改善预后有较大意义。

⑥ 绞窄性肠梗阻应与单纯性肠梗阻鉴别，也应与含气闭锁肠袢与腹部胃肠源性重复畸形和包裹性气-液腹鉴别。

（三）肠套叠

【CT诊断】

① 肠套叠典型者肿块自外向内分为6层，即鞘部外层肠壁、鞘部内层肠壁及两者间的造影剂，其余3层为偏心位套入的肠系膜脂肪、套入部肠壁和套入部肠管内的气体或造影剂。CT表现多为类圆形边缘光滑、密度不均的肿块，呈靶环状。

② CT表现分为3型。Ⅰ型最常见，为肠腔内软组织肿块（套入部）伴偏心性脂肪密度区（套入的肠系膜）（图8-3-4）。Ⅱ型为肾型或双叶型肿块，周围增厚的肠壁密度较高，中心为低密度套入部。Ⅲ型为高、低密度相间的香肠状肿块。

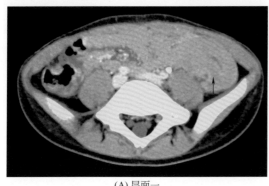
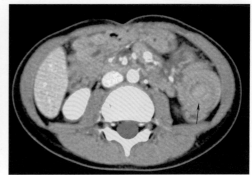

(A) 层面一　　　　　　　　　　　　　(B) 层面二

图 8-3-4　小肠淋巴瘤，肠套叠

男，4岁，增强扫描示空肠下段肠壁明显增厚，中等度强化，其上方层面显示同心圆样改变，呈靶环状表现（──►），其间可见少量肠系膜脂肪和血管

③ 当肠系膜及其内血管被嵌入套入管和反折管两层之间较长时间，将导致肠壁供血障碍，CT表现为肠壁增厚，常大于4mm，肠袢扩张积液，肠黏膜水肿。

【特别提示】

① 肠套叠属于绞窄性肠梗阻。根据肠管蠕动方向分顺行性套叠和逆行性套叠，前者多见。最常见的是回结肠型和回盲结肠型套叠，临床占总数的80%以上。

② 肠套叠由三层肠壁所组成，相互折叠的肠管分别称为外筒、中筒和内筒，外筒又称外鞘；中筒和内筒合称套入部；套入部两筒的远端反折称为头部，套鞘的近端肠管反折处称为颈部。

③ 成人肠套叠按病因分为 4 种类型。a. 肿瘤。约占 90％以上，结肠套叠中恶性肿瘤发生率极高，小肠套叠中良性肿瘤占 40％，以脂肪瘤最多见，多发生在回肠末端。b. 手术。c. 腹茧症、梅尼埃憩室等。d. 特发性肠套叠罕见。

④ 肠套叠的 CT 表现主要和其长轴与层面间角度有关。当套入部长轴与层面垂直时表现为圆形或类圆形肿块，呈靶状，类似Ⅰ型。当套叠部长轴与层面倾斜或平行时，表现为肾形或香肠状，类似Ⅱ型、Ⅲ型。

（四）肠系膜血管栓塞

【CT 诊断】

① 肠系膜动脉栓塞的 CT 表现为肠系膜动脉性肠梗阻。平扫显示小肠积气积液、扩张，范围大且程度重。受累肠袢环形增厚，形成"双边"征象，可出现少量腹水。

② 增强扫描及 CTA 可显示肠系膜上动脉主干或分支狭窄甚至闭塞，或者显示栓子形成的充盈缺损（图 8-3-5）。多数情况下增强扫描可以显示受累肠袢强化程度减低，甚至完全不强化，正常明显强化的黏膜线消失。

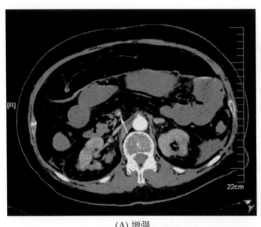
(A) 增强

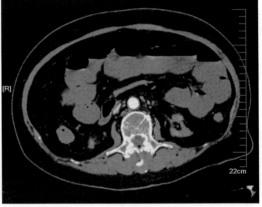
(B) 增强

图 8-3-5　肠系膜上动脉栓塞，继发肠管扩张积气、积液改变

女患者，75 岁。中上腹肠管明显扩张积液，可见多发宽液-气平面。增强扫描示肠系膜上动脉主干中远段内可见长条状充盈缺损影（⟶），双肾不均匀强化，厚薄不均，多处局部向内凹陷

【特别提示】

① 肠系膜动脉梗死多由于心脏病血栓脱落而使肠系膜动脉发生栓塞。肠系膜上动脉栓塞较下动脉多见。动脉硬化也可以由于动脉管腔狭窄而形成血栓。

② 肠系膜动脉发生栓塞后先出现小肠缺血性痉挛，以后产生水肿。随后静脉发生栓塞，肠壁毛细血管充血甚至发生破裂、出血，继而产生肠坏死，最终可发生穿孔。

③ 病人主诉腹痛，但体征多不明显，早期诊断较困难，应及时行增强扫描检查确诊并行外科手术治疗。

④ 应与绞窄性小肠梗阻相鉴别，小肠梗阻以小肠扩张为主，右侧结肠不扩张，为主要鉴别点。

二、腹部实质脏器闭合性损伤

（一）脾脏损伤

【CT 诊断】

① 包膜下血肿。新月形或半月形，受压脾缘扁平或呈锯齿状。第 1～2 天呈等密度；10 天以上呈低密度；增强扫描血肿不强化。

② 脾实质内血肿。脾实质内圆形或卵圆形不同程度高、等或低密度区。

③ 脾撕裂。单一者呈线状低密度区，平扫或外伤早期边缘不清，增强扫描或愈合期边缘清楚；多发撕裂表现为多发低密度区。

④ 增强扫描不强化部分为挫伤或血栓所致。常伴腹腔积血或脾周围血肿。

⑤ 脾脏损伤常分为4级。一级：局限性包膜破裂或小包膜下积血。二级：较小的外周撕裂及脾实质内血肿，直径<1cm。三级：撕裂伸延至脾门及脾内血肿直径>3cm（图8-3-6）。四级：粉碎脾及血管撕裂（图8-3-7）。

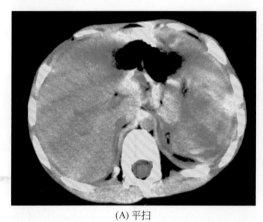

| (A) 平扫 | (B) 平扫 |

图 8-3-6　脾脏损伤三级

平扫示脾脏增大，密度高低不均匀，可见较大高密度血肿，直径大于3cm

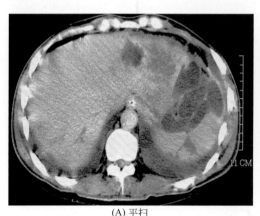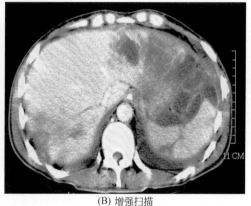

| (A) 平扫 | (B) 增强扫描 |

图 8-3-7　脾脏损伤四级，粉碎脾

脾脏多发撕裂裂隙，增强扫描不强化，可见多个碎裂脾块

【特别提示】

① 脾脏本身血运丰富，质地较脆，在腹部创伤中脾损伤最常见，约占整个腹部闭合性损伤的40%。

② 脾脏完全性破裂可出现弥漫性腹痛及腹膜刺激症状，大量失血可导致休克；中心破裂及脾脏包膜下出血疼痛及压痛可局限在左上腹部，可扪及脾脏增大。

③ 应该注意的是，约1/4的脾脏损伤在CT上无直接征象。

（二）肝脏损伤

【CT诊断】

① 肝脏损伤多发生于肝右叶后上段，最常见的类型为沿右、中静脉分支和门静脉右后分支

血管周围撕裂，或伴门静脉主干或下腔静脉段周围的出血及右半横膈下肝裸区的包膜下血肿。

② 肝脏损伤分级。一级：包膜撕裂，表面撕裂深度＜1cm，包膜下血肿直径＜1cm，肝静脉血管周围轨迹。二级：表面撕裂深 1～3cm，中央和包膜下血肿直径 1～3cm。三级：表面撕裂深度＞3cm，实质和包膜下血肿直径＞3cm（图 8-3-8）。四级：实质和包膜下血肿直径＞10cm。肝叶组织破坏，血供阻断。五级：两个肝叶组织破坏或血供阻断。

③ 肝脏破裂的特殊表现。a. 门脉周围轨迹征：门静脉周围出血。b. 伴行淋巴管受损或受压导致梗阻扩张、水肿或淋巴液外溢。c. 胆汁瘤：位于肝包膜下或肝周，表现为大而薄壁的均匀液性囊肿，CT 值＜20Hu，位于肝实质内者呈较小低密度囊状影。d. 动脉瘤：表现为瘤样扩张且明显强化的血管结构（图 8-3-9）。e. 肝内积气：肝组织坏死区和/或包膜下积气，有时血管、胆管内也可出现气体。

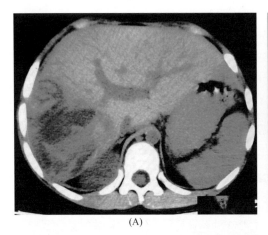
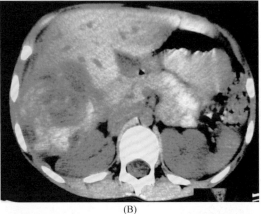

(A) (B)

图 8-3-8　肝脏右叶挫裂伤（三级）
平扫显示低密度裂隙、坏死和高密度血肿，血肿直径＞3cm

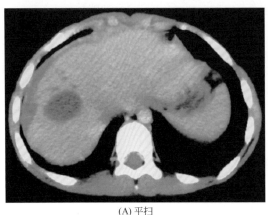
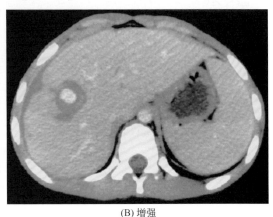

(A) 平扫 (B) 增强

图 8-3-9　肝脏右叶挫裂伤（胆汁瘤和动脉瘤）
平扫显示被膜下积血，肝右叶椭圆形低密度影为胆汁瘤。增强扫描胆汁瘤下方层面的密度影中可见圆形明显强化影，与腹主动脉密度相似，为外伤性动脉瘤

【特别提示】

① 肝脏是腹内的最大器官，体积约占腹腔容积的 1/2，右下胸部及右上腹部的直接暴力可以导致肝脏损伤。如果外伤后有右下第 10～12 肋骨折，患者主诉右上腹疼痛，血红蛋白下降明显，

均为肝脏裂伤的指征。

② 一般根据肝脏破裂是否突破被膜将其分为两大类，第一类为中心性破裂及肝包膜下血肿，第二类为肝破裂伴肝脏包膜撕裂，后者血液及胆汁可以进入腹膜腔，严重者引起腹膜炎及失血性休克症状。

③ 由于肝脏为人体最重要的器官之一，临床上应尽量保留肝脏，行保守治疗。

（三）胰腺损伤

【CT诊断】

① 局限水肿型。胰腺挫伤导致胰腺部分肿胀，密度不均匀，边界欠清。

② 弥漫性急性胰腺炎型。胰腺组织挫裂伤，造成胰液外漏，引起胰腺弥漫肿胀，体积增大，边缘模糊，肾前筋膜增厚，以左侧多见。

③ 胰腺断裂型。平扫可见胰腺边缘不完整，周围模糊，增强扫描可见裂隙。

④ 胰腺炎伴假性胰腺囊肿形成型。CT上既有胰腺炎的征象，又有胰腺前方筋膜下积液或胰后条带状积液而造成的假性胰腺囊肿形成。第4种类型最多见，实际是前3种类型的演变（图8-3-10）。

⑤ 胰腺损伤CT分级。Ⅰ级：胰腺挫伤，胰腺形态、密度无异常或轻度增大。Ⅱ～Ⅲ级：胰腺裂伤，胰腺内低密度裂伤灶或局限高密度血肿，小网膜内及脾周高密度灶。Ⅳ级：胰腺横断，胰腺内低密度灶长径等于胰腺厚度，肾前间隙密度增高、积液或肾前筋膜增厚，增强扫描显示胰腺完全断裂。

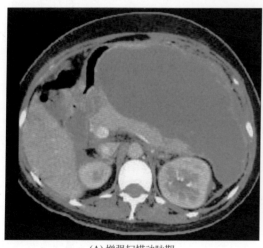
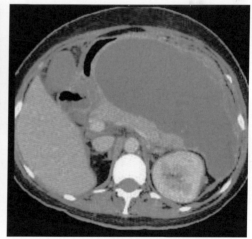

(A) 增强扫描动脉期   (A) 增强扫描静脉期

图 8-3-10　胰腺撕裂伤

动脉期可见胰腺尾部前缘撕裂，裂隙未贯穿胰腺，静脉期显示更清晰胰腺前方巨大假性囊肿

【特别提示】

① 腹部闭合性损伤中胰腺损伤约占 1%～5%，但病死率可高达 20%，车祸伤多见。胰腺损伤典型临床三联征为腹痛、血白细胞升高和血清淀粉酶升高。胰腺外伤包括胰管断裂、挫伤、外伤性胰腺炎等。1/3 的生存者合并假性囊肿、脓肿、出血、急性胰腺炎、胰漏等。

② CT 对诊断胰腺损伤的诊断价值很大，动态增强薄层扫描对于诊断胰腺闭合性损伤十分必要，CT 上胰腺裂伤灶超过其厚度的 50% 则可能有主胰腺管损伤，胰内高密度血肿灶高度提示胰腺裂伤，是胰腺损伤的直接征象。

③ 即使胰腺形态无异常，胰周脂肪间隙密度增高或积液，尤其脾脏形态及密度无异常，而有脾周积血者，应想到胰腺损伤的可能性。

■■■ 第四节 腹 膜 腔 ■■■

一、腹膜炎和腹腔脓肿

(一) 腹膜炎

【CT 诊断】

① 腹膜急性炎症水肿、充血及纤维蛋白沉着，CT 显示壁层、脏层腹膜增厚，表面不光滑。胃肠道浆膜层增厚粘连；腹腔弥漫性或局限性积液、积气，粘连导致积气。

② 腹膜炎引起肠郁张，表现为普遍肠管积气。严重者腹膜壁层外脂肪间隙可见水肿增厚，模糊，密度升高（图 8-4-1）。

③ 胸部继发改变。胸腔积液、下肺炎症、盘状肺不张等。

④ 局限性腹膜炎表现为腹膜增厚、腹腔积液、腹壁水肿、肠壁增厚及粘连以及肠郁张等征象均局限于某一区域。

⑤ 原发灶征象。如阑尾增粗、结石、周围粘连、软组织肿块等。

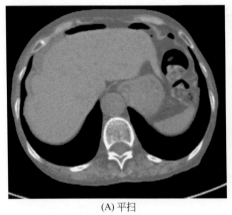 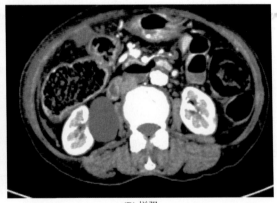

(A) 平扫	(B) 增强

图 8-4-1　腹膜炎

女患者，80 岁，腹痛 10h，消化道穿孔来诊。平扫示肝脏表面见少量游离气体影和液体。腹腔内
脂肪间隙模糊，右侧腹膜增厚，腹壁增厚，层次模糊。增强扫描示右侧增厚腹膜和腹壁明显强化

【特别提示】

① 腹膜病变除了腹腔脏器穿孔造成的炎性病变外，还有结核性腹膜炎、腹膜肿瘤转移及腹膜原发肿瘤等。

② 急性腹膜炎主要表现为磨玻璃样改变与粗乱条索样改变，CT 特点为病变纤细模糊，结节改变主要见于肿瘤。

③ 肝硬化所致的腹膜水肿多于肠系膜根部、腹膜后见结节样、片状高密度区，边缘模糊。线条状腹膜增厚既见于炎症，也见于肿瘤转移，需要观察原发病以资鉴别。软组织肿块与饼状腹膜多由肿瘤所致。

④ 少数情况下，腹膜炎也可表现为粗乱条索与结节、软组织肿块及饼状腹膜，主要由于纤维瘢痕与肉芽组织增生粘连所致，但炎症性病变边缘模糊不清，与肿瘤性病变腹膜与周围脂肪分界清楚，结节边界也较清楚有所不同。

(二) 腹腔脓肿

【CT 诊断】

① 腹腔脓肿早期平扫为软组织密度块影，增强扫描无明显强化。当脓肿坏死液化后结缔组

织包绕，平扫脓肿中央为低密度，CT 值与水近似，而周边密度稍高，边界尚清，增强扫描见环形强化。

② 邻近脏器结构受压移位。左膈下脓肿使胃受压。胸腔可见反应性胸水，甚至出现脓胸、肺脓肿或支气管胸膜瘘。

③ 腹腔脓肿内气体出现率约 25%～50%，虽然气泡影的出现不具特征性，但可高度提示诊断（图 8-4-2）。多数情况下，低密度、边界欠清的病灶内出现气泡首先应考虑脓肿。肠外液体内较大气-液平面多代表肠瘘，偶为脓肿唯一表现。

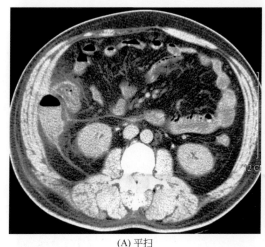 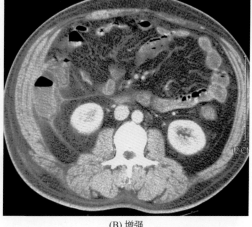

(A) 平扫   (B) 增强

图 8-4-2　腹腔脓肿

右腹腔局限包裹积液，位于右肾前旁间隙，其内液体密度较高，且可见气-液平面。邻近腹膜（包括肾前筋膜、肾后筋膜、侧锥筋膜）增厚；邻近脂肪内网状、片絮状密度升高。增强扫描示囊壁及邻近增厚筋膜明显强化

【特别提示】

① 腹腔脓肿系指腹腔内某一间隙或部位的局部积脓，常由腹腔内肠曲、内脏、腹壁、网膜或系膜等包裹粘连而形成。常继发于腹部手术、创伤、肠道穿孔等。

② 腹腔脓肿以膈下和盆腔脓肿较常见，膈下脓肿较常见的原因有以下几点。a. 膈下腹膜具有丰富淋巴网，易使感染液体引向膈下。b. 膈下脏器多易使脓液聚积其间。c. 横膈参与呼吸运动而产生膈下负压。膈下脓肿大多数位于右肝下间隙。

③ 腹部手术后脓肿的发生一般在术后 1 周至 1 年。盆腔脓肿全身症状较轻而局部症状相对明显。肠间脓肿有不同程度的腹胀或不完全肠梗阻表现。

④ CT 对于腹腔脓肿的诊断和鉴别诊断有很大价值，但有时需密切结合临床表现综合分析，要与肿瘤坏死液化、囊肿继发感染、包裹性腹腔积液、未能充盈造影剂的肠管等区别。CT 引导下经皮穿刺引流腹腔脓肿为一种重要诊断和治疗方法。

二、腹　膜　肿　瘤

（一）腹膜假性黏液瘤

【CT 诊断】

① CT 表现为盆腔或和下腹部低密度肿块，密度均匀，CT 值与水近似或略高，呈多囊状，有明显分房和厚度不一的囊壁，边缘强化。有的病灶边缘有钙化，呈斑点状或曲线状。

② 上腹部于肝外缘可见波浪状或扇形压迹，与包囊性积液或局限性腹水相似。大量黏液形

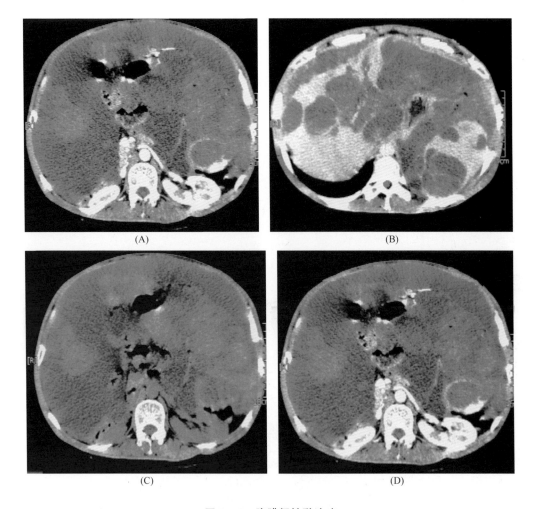

(A)　　　　　　　　　　　　　　(B)

(C)　　　　　　　　　　　　　　(D)

图 8-4-3　腹膜假性黏液瘤

平扫示中上腹部肝、脾周间隙可见多房囊性病灶，侵及肝、脾，肝、脾边缘受压不光滑，其内可见多发囊性病变。肝、脾周围及下腹部可见大量液性密度影。肝外胆道及胆囊与腹腔囊性病变分界不清。胰腺、双肾受压向后移位。增强扫描示肝、脾周围及内部囊性病灶未见强化，可见分隔轻度强化，邻近腹膜增厚。胰腺前缘受压，双肾受压

似大量腹水，但肠管因粘连不能漂浮达前腹壁（图 8-4-3）。

③ 慢性病例可见钙化的网膜饼。本病可发展为腹腔脓肿。

【特别提示】

① 腹膜假性黏液瘤系少见病，以腹腔内充以大量黏蛋白，形成假性腹水为特点，主要见于卵巢的黏液性囊腺瘤或黏液性囊腺癌及阑尾黏液囊肿，本病实际上是一种分化好的低度恶性病变。

② 聚积于腹腔的块状黏液是产生黏液的腺癌或囊肿破裂种植到腹膜所致，生化检测此黏液内含黏蛋白。

③ 患者腹部渐胀大，一般情况尚可，病程可长达数年。有的表现为急腹症如肠梗阻、阑尾炎的症状，恶心、呕吐、体重减轻亦常见。

④ 有时 CT 表现无特征性，与单纯腹水、腹膜炎、腹腔肿瘤不易区别。

（二）腹膜间皮瘤和肠系膜硬纤维瘤

【CT诊断】

（1）腹膜间皮瘤

① 腹水。

② 腹膜弥漫性不规则增厚，增厚的网膜和系膜密度升高，有时可见钙化。系膜间血管影模糊。

③ 结节或肿块形成，肝缘、脾缘压迫呈扇形。

④ 网膜或系膜肿块呈薄饼状，肠系膜僵硬、收缩呈星状放射，肠曲固定、集中，呈扇形分布。

⑤ 大网膜受累呈不规则软组织块，大网膜密度普遍增加（图8-4-4）。

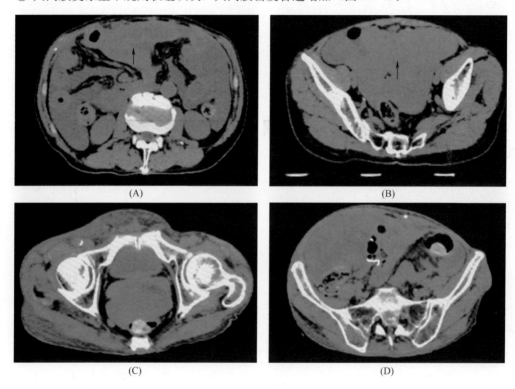

(A)　　　　　　　　　　　　(B)

(C)　　　　　　　　　　　　(D)

图 8-4-4　腹膜间皮瘤

盆腔内膀胱、直肠间可见不规则形肿物影，密度不均（——），CT值19～32Hu，最大截面大小约8.4cm×9.0cm。病灶与膀胱、直肠边界清。复查（D图）示盆腔肿物术后复发，下腹部肠管可见金属吻合器影，盆腔多发团块状软组织密度影，部分融合，病变与邻近肠管分界不清。该患同时有胸腔恶性间皮瘤

（2）肠系膜硬纤维瘤　边界清楚的软组织肿块，多数较大，密度均匀或中心出现低密度坏死区。肿块周围见纤维组织增生形成条状影，呈星芒状，邻近肠管被推移。

【特别提示】

① 腹膜原发恶性肿瘤以间皮瘤稍多见，组织学分分3型。上皮型占50％、结缔组织型和混合型各占25％。累及腹膜腔的间皮瘤占30％～45％，本病好发于男性，临床上主要需与腹膜继发性肿瘤鉴别，在除外继发性肿瘤（转移瘤）之后可考虑该肿瘤。

② 肠系膜硬纤维瘤起源于肠系膜的纤维组织，质硬、光滑、边界清。鉴别诊断要考虑以下系膜肿瘤。a.肠系膜平滑肌瘤，以回肠系膜多见，一般位于中腹部，密度不均，边界

光滑，有不均匀强化。b. 脂肪肉瘤，少见，密度不均匀，含脂肪、水和软组织密度，有的仅呈软组织密度。因为是无痛性肿块，因而常可长得较大，侵犯邻近结构，肿块有不同程度的强化。

（三）腹膜转移瘤

【CT诊断】

① 最常见的表现是腹水，其次为腹膜增厚和钙化，腹膜、网膜的脂肪密度消失，被软组织密度取代，呈多发结节状，在腹水衬托下小结节得以显示。

② 肠壁增厚呈鞘状包埋在转移灶中。

③ 大网膜弥漫性肿瘤浸润产生"网膜饼"征，表现为结肠或小肠与前腹壁之间正常大网膜的脂肪密度消失，由软组织块取代。

④ 卵巢肿瘤腹膜转移常见钙化，低密度区为黏液、水或坏死。种植灶多见于Douglas窝、近回盲瓣区的低位小肠系膜、乙状结肠系膜和右结肠旁沟等处。右膈下间隙、肝门区较脾门区多见（图8-4-5）。如果转移灶很小，包裹性腹水可能为腹腔种植的唯一CT表现。脏层腹膜转移的继发表现有肠管移位、肠壁增厚和肠梗阻。

⑤ 淋巴播散主要见于淋巴瘤，表现为单个或多个软组织肿块，可融合成团或环绕动脉构成"夹心饼"征或"三明治"征，伴腹膜后淋巴结肿大。

⑥ 瘤栓血行扩散最常见的原发肿瘤是乳腺癌、肺癌及恶性黑色素瘤，肠系膜血管将瘤栓带到系膜游离缘，在此种植生长。

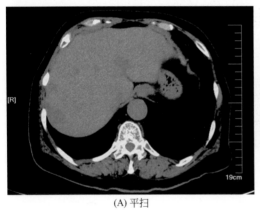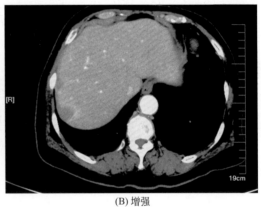

|（A）平扫|（B）增强|

图8-4-5 腹膜转移瘤

女患者，69岁，卵巢癌术后3年，因脐部包块就诊。卵巢癌多发种植转移。（A）示肝脏右叶被膜下可见多发模糊低密度结节。（B）示肝脏右叶被膜下多发病变可见边缘轻度强化

【特别提示】

① 腹膜转移瘤常有4种来源。a. 原发癌瘤经系膜和韧带附着处直接向腹膜蔓延。b. 肿瘤已侵犯到脏器的浆膜面，肿瘤细胞脱落而产生腹膜种植。c. 经淋巴扩散转移到大网膜和肠系膜，原发灶多在卵巢、胃、胰和结肠。d. 瘤栓经血行播散。

② 腹膜表面直接扩散主要见于生殖系统和胃肠道的肿瘤破溃到原发器官的包膜外，沿脏层腹膜、系膜、韧带播散到邻近或远处肠管、腹壁等。以卵巢癌、胃和结肠黏液癌常见。

③ 大网膜弥漫性肿瘤浸润需要与结核性腹膜炎鉴别，鉴别诊断困难时需要活检确诊。

④ 一般认为，对已知或疑有肠系膜或腹膜转移的患者或治疗随访者，首选CT检查。

第五节 腹膜后间隙

一、腹膜后肿瘤

（一）腹膜后原发肿瘤

【CT诊断】

① 脂肪肉瘤 分化良好者以脂肪密度为主，黏液样脂肪肉瘤呈囊性，密度均匀近似水，混合型脂肪肉瘤内常有坏死，呈密度不均匀之肌肉密度肿块，夹杂有散在脂肪灶。

② 平滑肌肉瘤 不均匀性肿块，直径多在10cm以上，内部多见坏死、囊变，若坏死腔较大很像厚壁囊肿，环形增强。较小的平滑肌肉瘤密度均匀。

③ 神经母细胞瘤 位于肾上腺区或脊柱旁，外形不规则，境界模糊，其内可有钙化，形状多样。强化不明显。肿瘤较大时常跨越中线。起源于交感神经链者可侵犯椎管及脊髓的神经根。

④ 神经鞘瘤 表现为密度不均匀的肿块，肿块内密度从接近水的密度到肌肉组织的密度均可，边界光整，不均匀增强。

⑤ 神经纤维瘤 通常为双侧性，平扫呈边缘光滑的软组织密度均质肿块，常位于脊柱两侧。均匀增强或增强不明显。

⑥ 横纹肌肉瘤 为软组织肿块，常伴中央坏死、壁较厚、可有瘤内出血，肿瘤多与肌肉关系密切，骨转移常见。

⑦ 脂肪瘤 有比较特征性的CT表现，肿瘤呈均质脂肪密度，边界光整，不强化。

⑧ 畸胎瘤 多数为囊性肿块，边界光滑，囊内含有大量油脂，为CT值为负值。囊内可含有毛发、牙齿，CT上可见相应的表现。畸胎瘤的囊壁上可见壁结节，可有强化，结节内可有钙化以至骨化的组织（图8-5-1）。

【特别提示】

① 腹膜后肿瘤来源较多，可来源于腹膜后的固有器官，也可来源于腹膜后的间叶组织、骨骼肌肉组织、神经组织和淋巴系统等，以起源于间叶组织的肉瘤更为常见。其他肿瘤还有神经源性肿瘤，血管瘤等。另一大类为淋巴系统的恶性肿瘤，如淋巴肉瘤等。

② 原发性腹膜后肿瘤通常在发现时已相当大，影像学表现多种多样，缺少特异性，多推压腹膜后脏器致肾脏、大血管移位，根据腹膜后器官的移位情况有助于对腹膜后肿瘤的定位。

③ 肿瘤在腹膜后生长的部位、血供丰富程度及CT的一些密度特征，有助于鉴别诊断。神经源性肿瘤偏向于沿脊柱中线生长，双侧发生较多，尤其是神经纤维瘤。增强后有显著强化表现的，以平滑肌肉瘤、神经鞘瘤、异位嗜铬细胞瘤多见。平滑肌肉瘤多有大片坏死区；神经鞘瘤囊变较多，信号较均匀。脂肪肉瘤具有侵袭性生长方式，常可伸入各组织间隔，是其特征；另外，脂肪肉瘤的分化程度是决定CT密度变化的关键，对一些低分化脂肪肉瘤，见到条索状或局灶脂肪密度有助于诊断。神经母细胞瘤多见于婴幼儿患者。恶性纤维组织细胞瘤、神经母细胞瘤伴有钙化。腹腔内及腹膜后淋巴瘤一般多为密度均匀的肿块，这一点在后腹膜肿块的鉴别诊断上较有帮助。

（二）腹膜后转移瘤

【CT诊断】

① 腹膜后转移瘤CT上最常见有两种表现，即实质性肿块和淋巴结增大。实质性肿块表现多样，无特征性，部分由脊柱转移瘤扩展而来。

② 卵巢癌转移常表现为"网膜饼"样软组织肿块，邻近的正常脂肪层消失，结肠癌转移也

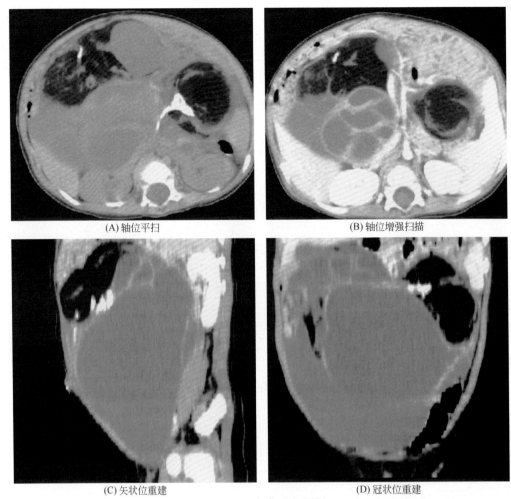

(A) 轴位平扫   (B) 轴位增强扫描

(C) 矢状位重建   (D) 冠状位重建

图 8-5-1　腹膜后畸胎瘤

腹膜后巨大囊实性肿块，有极低密度脂肪成分和骨化高密度影

可有类似改变。

③ 大的种植转移灶表现为软组织肿块，内见肿瘤坏死所致的低密度区，并常伴有腹水。淋巴转移多位于腹主动脉旁淋巴结（图 8-5-2），偶尔也有侵犯腰肌、肾门或肠系膜处的淋巴结。

④ 睾丸肿瘤是后腹膜转移瘤中较常见的原发肿瘤，淋巴转移和血行播散可发生，但以淋巴转移更为多见。

【特别提示】

① 腹膜后转移瘤大都来自胃、肝、结肠、胰腺、胆道及卵巢和子宫等脏器的恶性肿瘤。

② 转移途径可有淋巴转移、瘤栓血行播散、经肠系膜和韧带附着处直接扩散或种植，但以一种途径为主。

③ CT 是检出后腹膜转移瘤最敏感而有效的方法，对于制定治疗方案及随访都有积极意义。

二、腹膜后血管病变

（一）腹主动脉瘤

【CT 诊断】

① 主要表现为腹主动脉扩张，增强扫描，尤其是 MPR 等多种重建图像可显示腹主动脉瘤直

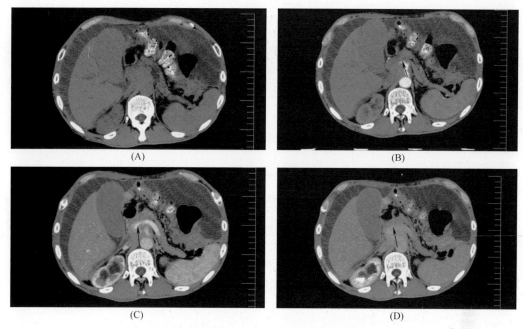

图 8-5-2　胃癌术后，胰头部后方腹膜后转移瘤

男患者，58 岁，平扫示胃体部分缺失，食管下段可见环形高密度吻合器影。胰头饱满、体积增大，与周围组织界限不清。增强扫描示胰头部强化尚均匀，未见异常强化灶，其后方软组织肿块延迟强化，包绕腹腔干（➡）

径及瘤体远近端的范围（图 8-5-3）。

②腹主动脉瘤的诊断标准为直径大于 3cm，或超过病变近端主动脉管径的 1/3 以上。

③瘤壁钙化和附壁血栓形成，血栓可为环形、半月形或新月形。增强扫描主动脉腔明显强化，血栓表现为腔内低密度充盈缺损，血栓内钙化位于其内。

④部分腹主动脉瘤累及肾动脉或髂总动脉等分支。

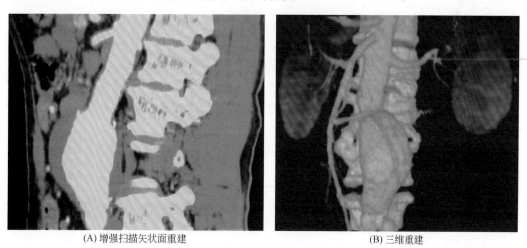

|(A) 增强扫描矢状面重建|(B) 三维重建|

图 8-5-3　腹主动脉瘤

腹主动脉下段，双肾动脉下方水平瘤样扩张，矢状面重建可见附壁血栓，前壁明显

【特别提示】

①腹主动脉瘤的附壁血栓内钙化贴近主动脉壁，须与主动脉内膜钙化相鉴别，前者钙化粗

大，中心性分布；后者钙化呈细弧线形，为瘤壁周围性分布。

② 大部分腹主动脉瘤由粥样硬化引起，腹主动脉大分支往往有狭窄或扩张。

③ 腹主动脉瘤破裂的可能性随瘤体的增大而增加。动脉瘤直径大于7cm，破裂的可能性增至72%~83%。对腹主动脉瘤的首次随访应在诊断后3~6个月内进行。以后每隔1年复查一次。

④ 对于疑有动脉瘤破裂而临床状况稳定的病人，CT为首选检查，可清楚显示腹膜后血肿或出血的部位和范围。

（二）腹主动脉夹层

【CT诊断】

① 内膜片及钙化。主动脉中层撕裂的内膜常为横形，平扫易于显示内膜片钙化，偶尔内膜片局部断裂，真、假腔相通。

② 真、假腔。腹主动脉假腔以左后方为多，真腔可被假腔推压变形，亦可呈向心性狭窄，真腔一般比假腔大，增强后因血流动力学差异，真、假腔同时强化或假腔强化，排空均较缓慢（图8-5-4）。

③ 附壁血栓。多见于血流较缓的假腔，血栓巨大可充满假腔，此时增强扫描难以显示假腔，易误诊为真性动脉瘤。螺旋CT血管造影有时能显示破口与再入口。

④ 腹主动脉夹层急性破裂形成腹膜后积血，以肾周间隙最为多见。腹主动脉瘤慢性破裂、渗漏可导致腹膜后纤维化，下腔静脉、输尿管可受压牵扯狭窄。

【特别提示】

① 主动脉中层退变，内膜撕裂，血流进入动脉中层形成夹壁血肿。主动脉夹层急性破裂死亡率甚高，需要急诊检查。

② 主动脉夹层的诊断主要依赖影像学检查，增强扫描为最基本成像方法。增强扫描能快速、准确显示病变范围，真、假腔及内膜等情况，还可了解血管外病变。螺旋CT血管成像辅以三维重建或二维重建更能全方位地观察病变。

③ 增强扫描显示内膜瓣和双腔影可以确诊主动脉夹层，如果一个腔内有血栓形成，则它与附壁血栓性动脉瘤鉴别困难。

（三）下腔静脉先天性发育异常和畸形

【CT诊断】

① 下腔静脉肝段缺如伴奇静脉或半奇静脉连接　增强扫描未见下腔静脉肝段，右膈脚后奇静脉扩张，或膈脚后主动脉两侧奇静脉和半奇静脉均扩张。部分病例合并肝静脉阻塞，造成继发性Budd-Chiari综合征。

② 下腔静脉易位（左位下腔静脉）　肾静脉水平以下，下腔静脉位于腹主动脉左侧，在肾静脉水平，左位下腔静脉跨过主动脉前方或后方到达其右侧。

③ 双下腔静脉或下腔静脉重复畸形　肾静脉水平以下可见左、右两支下腔静脉。肾静脉水平，一支跨过主动脉的前方或后方。在肾静脉水平上方仅见单支右位下腔静脉。双下腔静脉者左、右下腔静脉延续到分叉与髂静脉相连（图8-5-5）。

④ 环腔静脉输尿管（下腔静脉后输尿管）　右侧输尿管近端位于下腔静脉内后方，然后绕到下腔静脉之前，导致输尿管梗阻积水。

【特别提示】

① 大部分下腔静脉先天性发育异常或畸形的病例并无临床症状和体征，仅为影像学检查过程中偶然发现。多数无临床意义。

② 正确认识各种下腔静脉畸形的CT表现可以避免与其他病变混淆，也有利于发现有关的合并畸形。

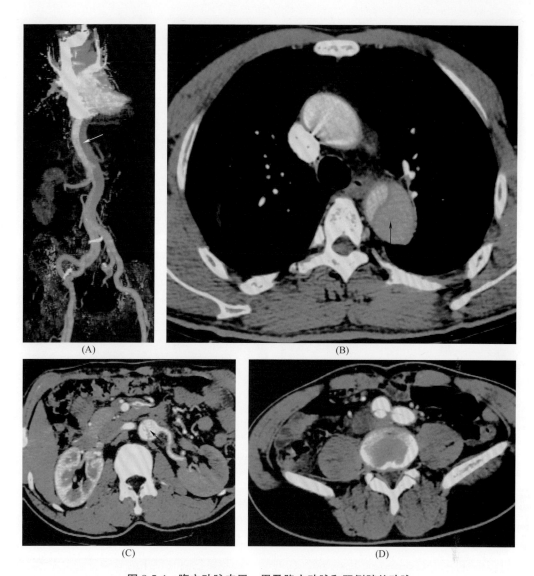

(A)   (B)

(C)   (D)

图 8-5-4　腹主动脉夹层，累及降主动脉和双侧髂总动脉

增强扫描可见内膜片和真、假腔。三维重建可见主动脉夹层在腹主动脉段的范围，横断面显示血
管分支（双侧髂总动脉）的夹层更清晰（——）

③ 下腔静脉在胚胎发育过程中发生任何一种发育障碍或正常退化中断，均可产生不同的畸形。

（四）下腔静脉血栓或癌栓形成

【CT诊断】

① 主要表现为下腔静脉腔内充盈缺损和局部管腔扩大，平扫示癌栓形成的充盈缺损的密度通常比周围血液的密度低，新鲜血液形成的血栓密度与循环血液类似，而陈旧血栓的密度则比周围血液低。

② 增强扫描癌栓、血栓均表现为低密度充盈缺损。癌栓周边密度增高，为肿瘤血管导致的癌栓强化（图 8-5-6）。有的癌栓可超出下腔静脉壁的范围。

③ 下腔静脉完全阻塞时增强扫描可显示广泛侧支循环形成，包括椎旁静脉系统及其与腰升静脉和奇静脉、半奇静脉之间的交通等。

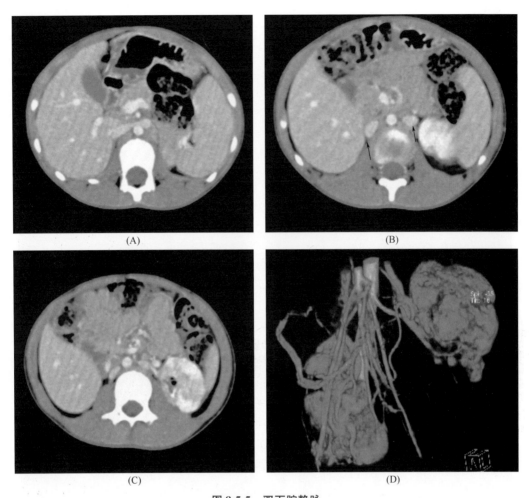

(A)　　　　　　　　　　　(B)

(C)　　　　　　　　　　　(D)

图 8-5-5　双下腔静脉

女患者，7 岁，血管三维重建示下腔静脉于第二肝门处分叉（——➤），左、右肾静脉分别汇入下腔静脉的左、右分支。腹主动脉中下段走行于脊柱右侧

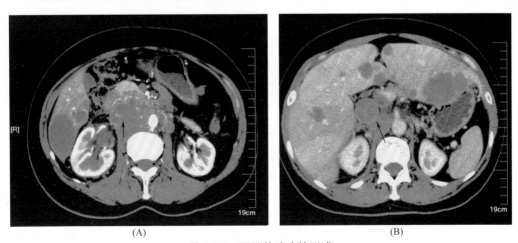

(A)　　　　　　　　　　　(B)

图 8-5-6　下腔静脉癌栓形成

女患者，46 岁。卵巢癌术后，肝内多发转移、腹膜后多发淋巴结转移、下腔静脉内癌栓形成。增强扫描示肝内多发病灶呈明显环形强化。腹膜后多发肿大淋巴结明显不均匀强化，下腔静脉显影不良，内见软组织密度影（——➤）

【特别提示】

① 下腔静脉血栓或癌栓形成是下腔静脉梗阻的最常见原因。肿瘤侵及下腔静脉是腹部肿瘤的重要并发症，可累及下腔静脉的肿瘤包括肾癌、肾上腺肿瘤、腹膜后肉瘤、肝细胞癌、淋巴瘤等。

② 下腔静脉血栓或癌栓形成的腔内充盈缺损需要与层流现象区别，后者出现在增强早期，延迟扫描消失，而血栓或癌栓的充盈缺损持续存在。

③ 下腔静脉充盈缺损很少为原发肿瘤，主要为静脉来源的平滑肌肉瘤。多见于 60 岁以上妇女，平滑肌肉瘤乏血供，增强扫描前后无明显改变。

（王　玉）

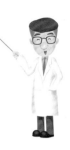

第九章

CT 在泌尿生殖系统的应用

■■■ 第一节　泌尿系统 ■■■

一、泌尿系统先天性发育异常

(一) 肾脏先天性发育异常

【CT 诊断】

（1）数目异常

① 肾脏缺如。表现为一侧无肾，另侧肾脏代偿性肥大。需除外异位肾。

② 额外肾。在两侧正常肾脏之外，一侧腹膜后有额外肾影，强化特征与正常肾脏相同。

（2）位置异常　肾脏异位 CT 可以明确诊断，多位于下腹部和盆腔，也可位于胸腔。增强扫描异位肾脏具有正常肾脏的强化特征。

（3）旋转异常　通过 CT 轴位扫描和重建可清楚反映出旋转异常肾脏的位置以及与同侧输尿管的关系，判断并存的其他畸形。

（4）形态异常　肾脏融合畸形 CT 可以确诊。

① 马蹄肾。表现为双肾下极于脊柱前方融合，峡部厚薄差别较大。肾盂位于前方，可有轻度积水（图 9-1-1）。

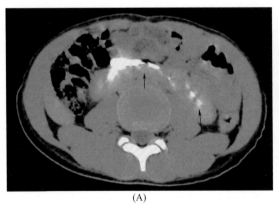 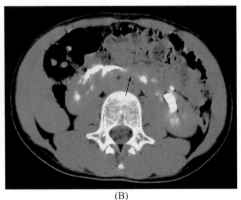

(A)   (B)

图 9-1-1　马蹄肾

双侧肾盂、肾盏内可见造影剂充盈，双肾下极在下腔静脉与腹主动脉前方可见实质相连，双肾实质内未见异常密度病灶（──→）

② S 形肾。两肾凸缘相连。

③ L 形肾。交叉异位肾横卧于正常肾的下极，位置低。

④ 盘状肾。显示双肾内缘相对，上下极均融合。

⑤ 块状肾。两肾广泛融合。

⑥ 肾叶形态发育不良。增强扫描能判断异常肾叶的大小、形态。

⑦ 胎儿分叶状肾脏。增强扫描具有正常肾脏的强化表现，皮质期显示皮质切迹处与伸向肾实质的强化肾柱相连。

（5）大小异常

① 肾发育不全。CT 显示患肾均匀性缩小，缩小至 1/2 或更小。肾脏表面光滑，肾实质较正常略薄，肾小盏和肾乳头的数目减少，肾盂缩小且靠近脊柱。对侧肾脏可代偿性肥大（图9-1-2）。

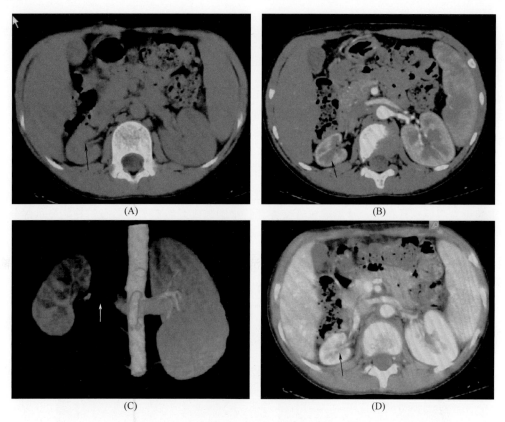

图 9-1-2　右侧肾发育不全

平扫示右肾缩小，左肾代偿增大，增强扫描示右肾实质及集尿系统整体缩小，肾皮质和实质强化程度与左侧相似；三维重建显示右肾动脉细小（———➤）

② 肾发育不良。CT 仅可见肾窝内蚕豆大小软组织结节，增强扫描检查轻中度强化。

③ 发育不全性肾发育不良。分为以实性为主或以囊性为主两种，增强扫描检查可见不同特征。

【特别提示】

肾脏的先天性发育异常包括肾脏数目异常、位置异常、旋转异常、形态异常和大小异常，这些异常既可单独存在，也可合并发生。

（1）数目异常　孤立肾常合并生殖系统畸形，单侧肾脏缺如需要与单侧肾发育不全、异位肾、交叉融合肾鉴别。额外肾不同于单一肾被膜包绕的重复肾和双输尿管畸形，它的输尿管可与正常肾的输尿管完全分开或两者呈分叉状。

（2）位置异常　肾脏异位是胚胎发育肾上升过程中的停顿或上升过度所致，多较固定。

（3）旋转异常

① 不旋转肾。肾盂朝向腹侧。

② 不完全旋转肾。肾盂朝向腹内侧。

③ 相反旋转肾。肾血管围着肾前方扭转，肾盂指向外侧，肾盏指向中线。

④ 过度旋转肾。肾异常旋转 180°，肾盂面向背侧。

（4）形态异常　较常见的肾脏融合畸形指双侧肾组织的广泛性或局限性互相融合，可合并骨骼系统、心血管系统、消化系统及生殖系统畸形。

（5）大小异常

① 肾发育不全。肾外形正常，但体积小于正常肾的一半，输尿管发育正常，主要与慢性萎缩性肾盂肾炎和先天性肾动脉狭窄鉴别。

② 肾发育不良。为没有完全发育成熟、体积较小、肾收集系统发育不良的肾脏。单侧肾发育不良时对侧肾脏可代偿肥大。

（二）肾盂和输尿管先天性发育异常

【CT 诊断】

① 肾盂输尿管重复畸形。轴位扫描及重建可显示一侧或两侧有两套肾盂、输尿管，尤其在静脉尿路造影（IVU）上上部积尿系统积水扩张、显影不良或不显影时更有价值。横断面可显示并行输尿管圆形影，输尿管充盈良好时，可见异位开口的输尿管在较低的膀胱颈或后尿道层面仍可显示。CT 还可以检出肾盂输尿管重复畸形合并的多种畸形。

② 先天性输尿管狭窄。先天性输尿管狭窄主要位于肾盂输尿管交界部或其下方，增强扫描结合重建可直观显示肾积水、肾盂输尿管交界部狭窄圆钝或突然变窄的形态，并能显示部分输尿管狭窄的原因。下方输尿管常充盈不全（图 9-1-3）。

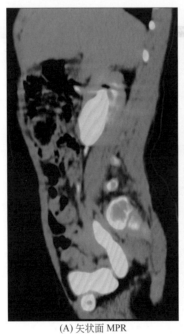
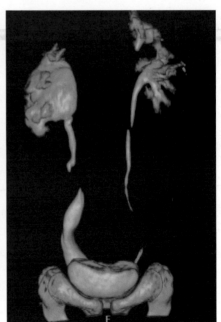

(A) 矢状面 MPR　　　　　　　　(B) 三维重建

图 9-1-3　右侧肾盂输尿管交接部狭窄伴右侧先天性巨输尿管

③ 下腔静脉后输尿管。增强扫描和重建可显示右肾积水，右侧输尿管走行迂曲呈 "S" 状，同时可显示输尿管与下腔静脉的关系。

④ 巨输尿管。CT 尿路造影（CTU）可显示肾盂和输尿管全程扩张，盆腔段扩张较重，一般输尿管远端在进入膀胱前狭窄（图 9-1-3）。

⑤ 输尿管囊肿。CT 可显示突入膀胱的囊性肿块，若囊内充有对比剂则囊壁呈软组织密度线状影，如果不充盈造影剂则成为充盈缺损。CTU 表现类似静脉尿路造影，同样可显示输尿管囊

肿的"蛇头征"以及输尿管扩张积水。

⑥ 输尿管异位开口。CT可显示扩张输尿管全程走行和异常较低位的开口，增强扫描如果输尿管内造影充盈良好，可见位于膀胱颈部或后尿道的异位开口。

【特别提示】

（1）肾盂输尿管重复畸形　上半肾常有积水和发育不良，双输尿管"Y"形融合或完全重复，重复输尿管常下位开口，可异位开口或伴输尿管囊肿。

（2）先天性输尿管狭窄　主要为肾盂输尿管交界部狭窄，梗阻原因包括局部肌纤维减少、先天性管腔狭窄、局部黏膜和肌层折叠形成瓣膜或纤维束带或迷走血管压迫等。重度肾积水在静脉尿路造影时常不显影或显影浅淡，CT可以确诊。

（3）下腔静脉后输尿管　本病与下腔静脉胚胎发育异常有关，右侧输尿管于下腔静脉后方绕行。需要与输尿管狭窄、瓣膜、外压迫等鉴别。

（4）巨输尿管　巨输尿管分为反流性、梗阻性、非反流非梗阻性三大类。先天性巨输尿管的远端存在功能性狭窄，影像学特点是输尿管远段扩张较近段明显，输尿管迂曲延长，肾盂积水程度相对较轻。

（5）输尿管囊肿　又称输尿管膨出，开口位于膀胱内者为单纯性囊肿，开口位于膀胱颈部、尿道、子宫等处者为异位输尿管囊肿。70%的病例合并肾盂输尿管重复畸形。

（6）输尿管异位开口　异位开口多位于尿道，少数位于阴道前庭、阴道、子宫、直肠等。本病常合并肾盂输尿管重复畸形（占 3/4）及异位肾、马蹄肾等。异位开口的输尿管及肾盂常有扩张（图 9-1-4）。

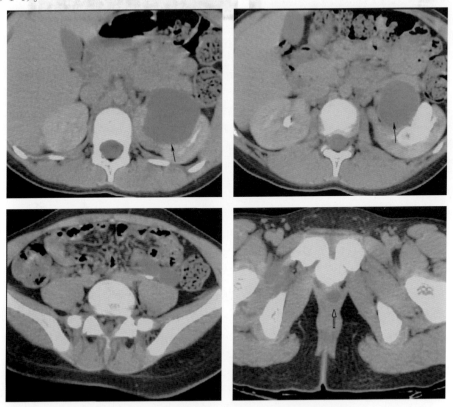

图 9-1-4　肾盂输尿管重复畸形合并输尿管异位开口

左侧肾盂输尿管重复畸形，上位肾盂和输尿管积水扩张（——），合并输尿管异位开口，输尿管开口于较低的位置，即后尿道（⇨）

（三）膀胱和尿道先天性发育异常

【CT诊断】

① 膀胱憩室　CT表现为膀胱外突囊袋影，可合并结石和感染，增强可明确憩室内合并的肿瘤等。

② 重复膀胱　CT能直接显示重复膀胱的分隔和交通情况，还可了解上尿路有无扩张积水，后尿道有无畸形。同时可显示合并的双子宫、双阴道畸形。

③ 膀胱外翻　CT检查的目的主要为明确是否合并其他畸形。

④ 梅干状腹部综合征　CT可发现膀胱肌层缺损、泌尿系统畸形和睾丸未降三联征的相应表现。主要表现为膀胱胀大，膀胱顶部向腹壁膨出延伸。

⑤ 脐尿管异常　脐尿管囊肿表现为膀胱底部与脐部之间的囊性肿块。完全未闭和脐端或膀胱端部分未闭时，膀胱增强扫描或瘘口造影能确切显示残存脐尿管及其与邻近结构的关系（图9-1-5）。继发感染时可同时显示畸形部位和腹腔感染的情况。

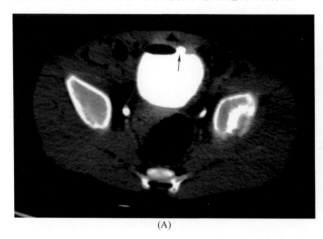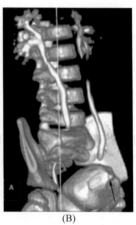

(A)　　　　　　　　　　　　　　(B)

图 9-1-5　膀胱脐尿管性憩室

男患儿，4岁，逆行造影和IVU后CT平扫，膀胱饱满，充盈良好，前壁内见气体密度影。膀胱
前壁见一局限性突起（——→）。该患有前尿道瓣膜和狭窄

⑥ 膀胱直肠瘘　增强延时扫描可能显示膀胱与直肠间瘘管，可显示其位置、走行及与膀胱和直肠的关系。

⑦ 后尿道瓣膜　CT重建可显示瓣膜以上尿道明显扩张延长，也可显示双侧上尿路积水扩张、膀胱假性憩室和小梁增生。严重病例可导致肾萎缩甚至尿外渗和尿性腹水（图9-1-6）。

⑧ 椭圆囊肿　为前列腺椭圆囊扩张所致，CT可显示前列腺部位的囊性影。

【特别提示】

（1）膀胱憩室　分为先天性和获得性两类，先天性憩室好发于膀胱底部及后侧，较少见。获得性憩室常因膀胱出口梗阻而造成，为假性憩室，可多发。憩室内可并发感染、结石和肿瘤。本病应与膀胱耳鉴别，后者见于婴幼儿，系对比剂充盈不全或部分膀胱一过性疝入腹股沟管所致，充分充盈时可消失。

（2）重复膀胱　重复膀胱分为完全性双膀胱或部分相通的双膀胱（膀胱分隔），重复膀胱可有输尿管开口异位和狭窄，肾盂积水，亦可伴有重复直肠和重复尿道。

（3）膀胱外翻　本病少见，常伴有尿道上裂或其他先天畸形。由于脐下腹壁及膀胱前壁缺损，使膀胱后壁黏膜外露。本病需与泌殖腔外翻鉴别，后者是膀胱与回盲部同时外翻。

（4）梅干状腹部综合征　特点是腹壁肌层缺损、泌尿系统畸形和睾丸未降三联征。还可合并

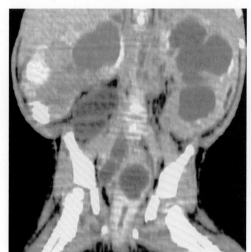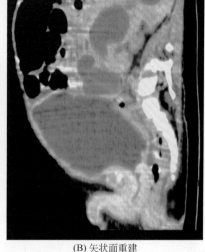

(A) 冠状面重建　　　　　　　　　　(B) 矢状面重建

图 9-1-6　后尿道瓣膜

后尿道膜部梗阻，其上方尿道、膀胱及双侧上尿路积水扩张

肺发育不良、髋关节发育不良、耻骨联合分离和足部畸形等。影像学检查目的是了解泌尿生殖系统畸形程度和类型以及合并的其他部位畸形。

（5）脐尿管异常　根据闭合不全的程度可形成脐尿管开放或脐尿管瘘、脐尿管窦、脐尿管囊肿以及膀胱脐尿管憩室。其中的脐尿管囊肿则需与腹腔其他囊性病变鉴别，其在中线的特征性位置常有助于诊断。

（6）膀胱直肠瘘　膀胱直肠瘘是指膀胱与直肠之间存在异常通道，尿液经过直肠排出。本病在儿童患者常合并肛门闭锁。

（7）后尿道瓣膜　本病是男婴下尿路梗阻的常见原因。主要临床表现为排尿困难、滴尿、尿线细。可继发泌尿系感染、肾功能衰竭。

（8）椭圆囊肿　椭圆囊肿为前列腺椭圆囊扩张所致。囊肿常压迫膀胱颈部、尿道和射精管。

二、泌尿系统结石

（一）肾结石

【CT 诊断】

① 平扫即能确切发现位于肾盏和/或肾盂内的高密度结石影（图 9-1-7）。

② 某些平片难以发现的阴性结石也可在 CT 检查中得以显示。

③ CT 除了发现肾结石外，尚可观察合并的肾积水和感染性病变，如肾盂炎症和肾周渗出，表现为肾盂壁增厚、肾周筋膜增厚和肾周脂肪囊内密度增高。

【特别提示】

① 不同成分肾结石的发生率不同，其密度和形态也各不相同。a. 以草酸盐为主的结石占 $70\%\sim80\%$，密度高，多为类圆、椭圆或星形。b. 磷酸盐为主的结石较常见，常较大，密度高，可呈鹿角状、圆形或沙粒状。c. 尿酸盐为主的结石常较小，呈圆形或椭圆形，单纯尿酸盐结石密度较低，若为混合性结石，其密度常高低相间，切面上呈分层表现。d. 胱胺酸为主的结石，少见，为小圆形，可多发，密度低。

② 肾结石在泌尿系结石中居首位，易发年龄 20～50 岁，男多于女。肾结石典型症状为疼

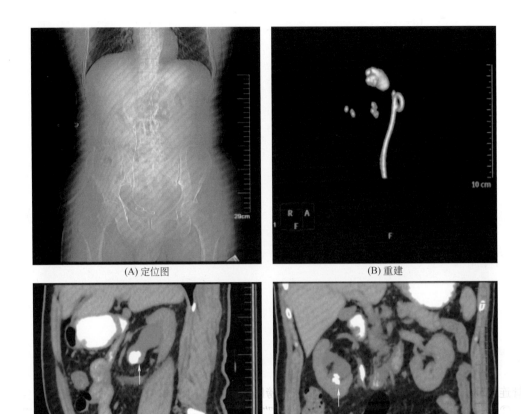

(A) 定位图   (B) 重建

(C) MPR 矢状面   (D) MPR 冠状面

图 9-1-7 右侧肾盂输尿管交界部结石伴右肾积水

男患者，51 岁。右肾下组肾盏内多发小结石。右肾体积增大，肾盏、肾盂扩张积水，肾盂近肾盂输尿管交界部内可见一不规则形高密度影，大小约为 25mm×21mm，下组肾盏内可见多发高密度结石影（——→），右侧输尿管内可见引流管影

痛、血尿。

③ 通常以尿路平片（KUB）检查或超声作为初查方法，若诊断困难则需行 CT 检查，CT 检查能准确诊断出平片难以发现的阴性结石。

④ 肾结石主要应与髓质海绵肾和肾钙质沉着症鉴别，后两者钙化均位于肾锥处，且为双侧多发性。较小肾盂、肾盏结石不需要与肾窦区肾动脉壁钙化影鉴别，特别是当病人年龄较大而有动脉壁多处钙化时，增强早期扫描有助于鉴别。

（二）输尿管结石

【CT 诊断】

① 平扫显示输尿管走行区内的高密度影，横断面呈点状或结节状，其上下径一般大于横径和前后径。

② 上方的输尿管常有不同程度扩张，并于高密度影处突然截断，局部输尿管壁水肿增厚，形成"软组织边缘征"。

③ 当上方尿路扩张积水不明显时，需行增强延迟扫描，平扫的高密度影与强化的输尿管腔相重合，从而确定其位于输尿管内。

④ CT 各种二维重建和三维重建对于直观显示结石和继发的梗阻、积水更有帮助（图 9-1-8）。

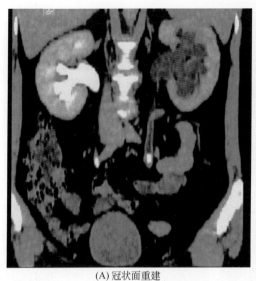
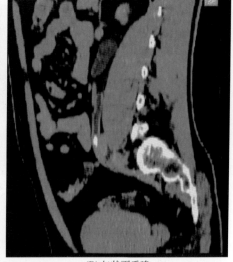

(A) 冠状面重建   (B) 矢状面重建

图 9-1-8　左侧输尿管中段结石

结石上方左输尿管和左肾积水，造影排泌延迟，积尿系统未见造影剂充盈

【特别提示】

① 输尿管结石大多数由肾结石下移而来，且易停留在输尿管的三个生理狭窄处，即肾盂输尿管连接部、输尿管与髂血管交叉部及输尿管膀胱入口处。

② 输尿管结石刺激黏膜出血，使其上方尿路积水扩张，主要症状为突发性胁腹部绞痛并向会阴部放射，同时伴有血尿。

③ 输尿管结石多因典型临床表现而行影像学检查。常以 KUB 作为初查方法，当发现前述阳性结石典型表现时，诊断不难。

④ 若平片诊断困难时，CT 检查多能确诊，CT 重建可以直观显示结石部位和导致的梗阻积水。

（三）膀胱结石

【CT 诊断】

① CT 能准确显示膀胱结石，但不作为常规检查方法。

② CT 检查结石表现为膀胱腔内致密影，典型者可显示同心圆状改变（图 9-1-9）。

③ 即使是阴性结石，密度也显著高于其他病变。

【特别提示】

① 膀胱结石主要见于男性，多为 10 岁以下儿童和老年人。结石分原发和继发两种，后者由肾或输尿管结石下行而成。

② 临床表现为排尿疼痛、尿流中断、尿频、尿急和血尿等。当结石梗阻膀胱出口时，可致上方尿路积水扩张。

③ 膀胱结石的诊断主要依赖于 X 线平片和超声，平片表现不典型者，应与前列腺钙化、子宫肌瘤钙化及静脉石等鉴别。

④ CT 检查能明确诊断。阴性结石在膀胱造影时表现为充盈缺损，应与血块、气泡或肿瘤鉴别，CT 检查根据其密度和增强表现，可以鉴别。

（四）尿道结石

【CT 诊断】

① 表现为尿道高密度钙化影（图 9-1-10）。

② 同时可显示其上方积水扩张的相应表现。

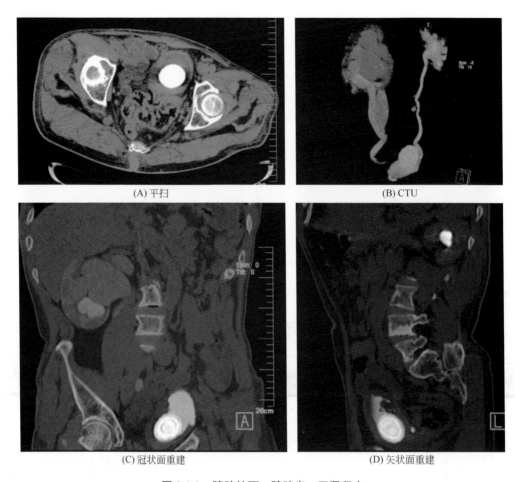

(A) 平扫　　　　　　　　　　　　　　(B) CTU

(C) 冠状面重建　　　　　　　　　　　(D) 矢状面重建

图 9-1-9　膀胱结石，膀胱炎，双肾积水

男患者，47 岁，平扫示膀胱壁增厚，容积缩小，腔内阳性结石。CTU 重建显示双侧上尿路积水，膀胱结石偏左侧，密度高于造影剂。冠状面和矢状面重建（增加窗宽至 1534，窗位至 500）显示结石内部结构呈同心圆状改变

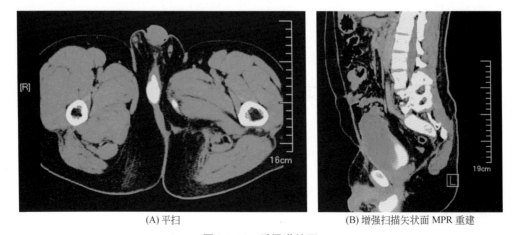

(A) 平扫　　　　　　　　　　　　　　(B) 增强扫描矢状面 MPR 重建

图 9-1-10　后尿道结石

平扫示尿道形态扭曲，其内可见不规则高密度结节影。增强扫描矢状面重建后尿道结石显示更清晰

【特别提示】

① 尿道结石占全部泌尿系结石＜10％。男性多见，常见于后尿道、尿道球部和舟状窝内，多为膀胱结石下行至尿道的继发性结石；但尿道憩室内也可原发结石，主要见于女性。

② 排尿疼痛和排尿困难是主要症状。尿道结石临床症状、体征和X线平片表现均多典型，诊断不难。

③ 平片检查，尿道结石需与前列腺结石、阴茎静脉石及阴茎海绵体钙化鉴别，尿道造影和CT可进一步提供鉴别依据。

三、泌尿系统结核

（一）肾结核

【CT诊断】

① 肾结核常见表现有肾盏扩张、肾实质瘢痕、钙化等。

② 有37％的病例可出现肾实质坏死及空洞，表现为低密度、无强化区，洞壁有强化。

③ 结核进展可引起典型肾盏、肾盂变形和肾盏积水扩张，呈多囊状改变（图9-1-11）。

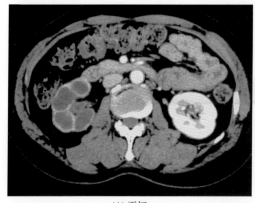 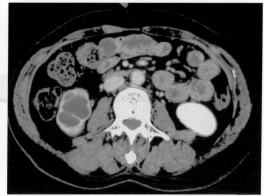

(A) 平扫　　　　　　　　　　　　　　　　(B) 增强

图 9-1-11　右肾结核

右侧肾盏扩张呈多囊状改变，肾盂狭窄，壁增厚。输尿管壁增厚。增强扫描灌注减低

④ 肾结核终末期，表现为肾脏变形、萎缩。部分病例可合并腰大肌脓肿，伴部分性或完全性钙化，后者即肾自截（图9-1-12）。

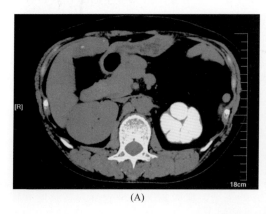 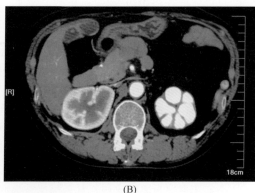

(A)　　　　　　　　　　　　　　　　(B)

图 9-1-12　左肾自截

女患者，53岁。左肾广泛钙化，呈花瓣状

【特别提示】

① 泌尿系统结核为肺外结核最常见的类型，泌尿系统结核中以肾结核最常见，多发病于 20～50 岁，男性约为女性的 1 倍。

② 泌尿系统结核多先感染肾、然后再扩散到泌尿系统的其他部分。

③ 泌尿系统结核是否出现临床症状及症状的特点取决于病变所累及的部位及病变的程度。

④ 肾结核主要应与肾脓肿和肾乳头坏死鉴别，肾脓肿少有钙化，脓腔内有特征性气-液平面；肾乳头坏死表现为乳头边缘不规则破坏，乳头内多发米粒大小的含对比剂腔洞，多有止痛类药物滥用、糖尿病、镰状细胞贫血等病史。

⑤ CT 对显示钙化、无功能肾脏和肾外侵犯情况，优于尿路造影。

（二）输尿管结核

【CT 诊断】

① CT 检查可清楚显示输尿管壁增厚，增强扫描可见强化，尚可见管腔扩张及管壁钙化，有的管腔内干酪样物质也可出现钙化（图 9-1-13）。

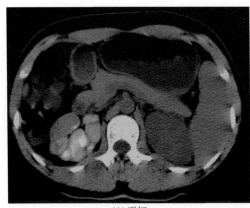
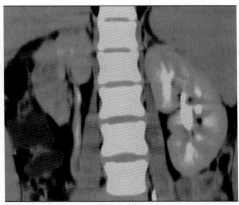

| (A) 平扫 | (B) 增强扫描 MPR |

图 9-1-13　右肾及右输尿管结核

平扫示右肾相对缩小，边缘不光滑，肾内可见高低混杂密度影，其内似见分隔，CT 值为 60～240Hu，右上段输尿管内见不均匀高密度影。增强扫描 MPR 示右肾未见强化，右输尿管壁增厚，上段腔内可见钙化密度影

② 当肾脏显影功能丧失又非逆行尿路造影适应证时，对显著肾盂、肾盏、输尿管扩张的输尿管结核，CT 的 MPR 及 MIP 重建效果较佳，前者可观察输尿管扩张及管壁增厚，后者可观察粗细不均，即多发性狭窄与扩张并存的形态，类似造影表现。

【特别提示】

① 输尿管结核多继发于肾结核，当泌尿系统结核病变累及肾盂、肾盏，尤其是累及输尿管、膀胱时，出现尿频、尿急、尿痛、血尿、脓尿等典型症状。

② 输尿管结核的早期病变多发生在输尿管下端而非上端，后期可累及输尿管各段。开始管腔出现痉挛性狭窄，以后因管壁增厚、纤维化与收缩，使管径变窄、管壁僵直。狭窄好发于肾盂输尿管交界部或膀胱输尿管交界部。

③ 输尿管结核的影像表现不具有特异性，影像学检查未发现明显肾结核时，多难以判断为输尿管结核。

④ 本病主要应与血吸虫病、肾盂输尿管炎性囊肿鉴别。血吸虫病典型表现为膀胱壁和输尿管远端管壁蛋壳样或轨道样钙化；肾盂输尿管炎性囊肿则表现为肾盂、输尿管、膀胱壁内多发边缘清楚的低密度小囊性病灶。

（三）膀胱结核

【CT诊断】

① CT诊断膀胱结核并无特异性，可见膀胱壁较均匀或不均匀增厚，外形轮廓不光滑，膀胱挛缩，容积变小（图9-1-14），晚期可见膀胱壁的点条状钙化。

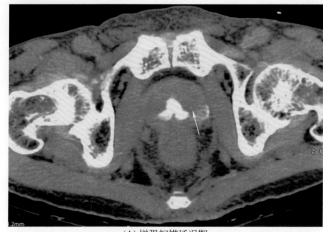

(A) 增强扫描延迟期   (B) 三维重建

图 9-1-14　膀胱结核

（A）示膀胱腔内可见造影剂充盈，内壁不光滑，容积明显缩小，膀胱壁增厚（——→）；（B）示
右侧上尿路不显影，左侧上尿路积水、扩张，膀胱明显挛缩（——→）

② 必须行整个泌尿系的CT检查，可以显示相应的肾结核征象。

③ 患侧输尿管下端僵硬、狭窄及其上方积水、扩张。膀胱输尿管反流导致健侧肾盂、输尿管积水、扩张。

【特别提示】

① 泌尿道结核病人中膀胱结核者高达1/3，常发生在病程晚期，从输尿管开口处开始。

② 围绕输尿管口的肉芽组织纤维变性引起患侧和健侧输尿管口狭窄与闭锁不全，发生膀胱输尿管反流，导致上尿路积水、扩张，同时发生膀胱挛缩。

③ 本病主要应与血吸虫病鉴别，后者典型表现为膀胱壁和输尿管远端管壁的蛋壳样或轨道样钙化。

四、泌尿系统炎症

（一）肾盂肾炎

1. 急性肾盂肾炎

【CT诊断】

① 患肾体积增大，肾实质增厚，内见单发或多发、楔形或圆形低密度区，尖端指向肾门。

② 增强扫描局部肾实质强化减弱或呈楔形、圆形无强化区，肾实质密度不均匀。延迟扫描病变区持续强化，对比剂廓清延迟。

③ 肾脏筋膜增厚，肾周围脂肪水肿呈分隔状，肾盂壁水肿增厚（图9-1-15）。

【特别提示】

① 急性肾盂肾炎多为下尿路逆行感染所致，初期少数肾叶受累，后期蔓延至全肾，进而出现肾脓肿，后期形成瘢痕、肾萎缩。本病女性多于男性，约50%病人无明显临床表现。

② 急性肾盂肾炎诊断主要依靠临床表现和实验室检查，约1/4的病人可出现异常影像学改

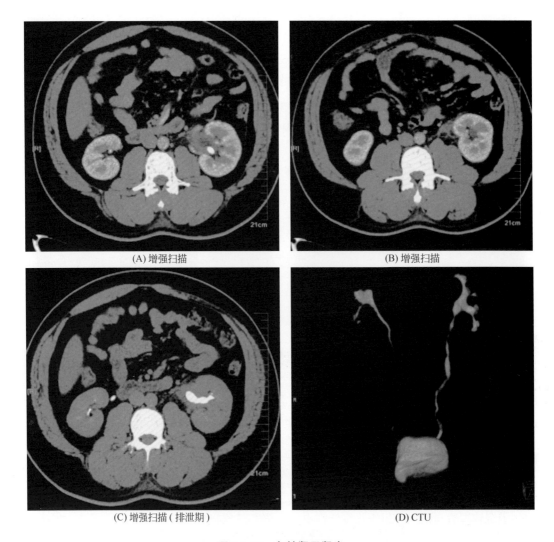

(A) 增强扫描

(B) 增强扫描

(C) 增强扫描 (排泄期)

(D) CTU

图 9-1-15　急性肾盂肾炎

男患者，37 岁，左腰不适 1 年，伴血尿 2 个月。左肾结石伴轻度积水。左侧肾盂、输尿管炎症改变。平扫示左肾体积增大，肾盂内可见高密度结节，肾盂增宽，壁增厚，边缘毛糙，左输尿管上段亦见管壁增厚，轻度扩张，边缘毛糙，左输尿管中下段也略显扩张，未见异常密度影。增强扫描示增厚的左肾盂壁可见轻度强化。三维重建示左肾盂轻度扩张，左输尿管稍显扩张且宽窄不等。右侧集尿系形态未见明显异常

变，但这些表现缺乏特征性。影像学检查在本病中的主要价值为协助检出病因、潜在病变，动态观察病变的转归过程及评价肾功能状况等。

③ 气肿性肾盂肾炎很少见，CT 显示肾实质、肾周间隙积气，集合系统、输尿管或膀胱腔内积气，可出现气-液平面。本病常同时合并气肿性膀胱炎，为产气菌感染所致。多见于糖尿病、恶病质病人，病死率高。

2. 慢性肾盂肾炎

【CT诊断】

① 肾脏体积缩小，轮廓凸凹不平，肾实质不规则变薄，肾窦脂肪低密度区扩大，集合系统扩张。

② 增强扫描示肾实质不均匀强化，强化程度减弱，肾皮质厚薄不均，瘢痕区无强化（图 9-1-16）。

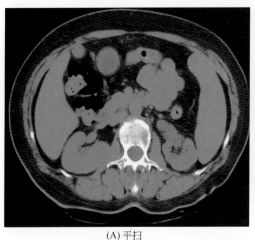
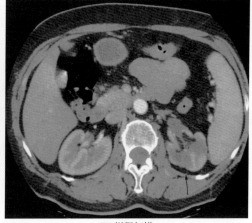

(A) 平扫　　　　　　　　　　　　　　　　(B) 增强扫描

图 9-1-16　左侧慢性肾盂肾炎

平扫示左肾体积缩小，肾实质不均匀变薄，轮廓不整，可见肾盂、肾盏轻度扩张，肾盂部分位于
肾轮廓外。增强扫描示皮质强化期及实质强化期左肾皮质不均匀萎缩变薄（——）

【特别提示】

① 慢性肾盂肾炎是一种以间质改变为主的细菌性肾炎，常合并肾实质瘢痕形成。有 50%～80% 的原发性肾盂肾炎合并膀胱输尿管反流。病肾萎缩，终末动脉及肾盂周围脂肪组织增生。对侧健康肾脏可出现代偿性肥大。

② 慢性肾盂肾炎一般无明显临床表现，急性发作则出现类似急性肾盂肾炎的表现，并发肾脏和肾盂萎缩或晚期肾功能衰竭时，可出现高血压、贫血和尿毒症等表现。

③ 慢性肾盂肾炎诊断主要依靠临床表现和实验室检查。

（二）肾脓肿与肾周脓肿

【CT 诊断】

① 患肾体积增大，肾筋膜增厚，脂肪囊模糊，其内常可见条纹状高密度影，尤以肾周脓肿时明显。脓肿通常呈单房或多房状液性低密度区，脓肿壁厚而模糊（图 9-1-17）。

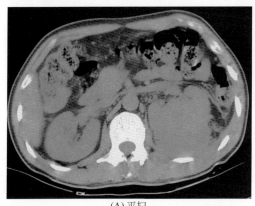
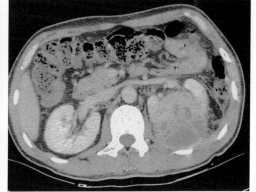

(A) 平扫　　　　　　　　　　　　　　　　(B) 增强扫描

图 9-1-17　左肾脓肿

（A）示左肾体积明显增大，其中部后方可见囊实性肿块影，肿块密度不均，呈等低密度，平均 CT 值约为 30Hu，突出于肾轮廓之外，肾周筋膜增厚，肾周脂肪囊内可见网格影；（B）示肿物不均匀强化，呈多囊状，邻近肾实质局部强化减低。肾旁间隙内可见囊性病变，边缘强化，中央坏死区未见强化，同侧肾窦受压

② 增强扫描早期脓肿壁即可出现强化。

③ 脓肿内出现气-液平面，为本病特征性表现，有助于确立诊断。

【特别提示】

① 肾内及肾周围脓肿只占肾脏病变的 2%。本病可由败血症、肾盂肾炎或输尿管梗阻逆行感染所致，常见于糖尿病酮症酸中毒、恶病质等患者。

② 肾脓肿可单发，也可多发，脓肿突破肾皮质，可形成肾周围脓肿，进一步可形成肾旁间隙脓肿。

③ CT 为本病主要检查方法，需与复合性囊肿、囊性肾癌等鉴别，后两者一般无急性病程，而肾脓肿一般无钙化，有助于鉴别。

④ 较大脓肿多需引流或手术切除治疗，CT 定位尤为重要，也可在 CT 引导下行脓肿穿刺引流。

五、泌尿系统肿瘤

(一) 肾血管平滑肌脂肪瘤

【CT 诊断】

① 典型表现为含脂肪成分的低密度肿块，肿块内偶可有囊变，尤其多见于结节性硬化的病人。

② 少数不典型者，肿块内脂肪含量较少或无脂肪成分，CT 表现不特异。

③ 增强扫描肿块内除脂肪部分外有强化，较大肿瘤内可见迂曲扩张的血管。

④ 肿块内有钙化或肿块与肾实质边界不规则、不清楚时，应高度怀疑恶变。

⑤ 肿瘤较大的病例，尤其直径大于 4cm 者，肿瘤内部、周围或肾脏周围可见血肿（图 9-1-18）。

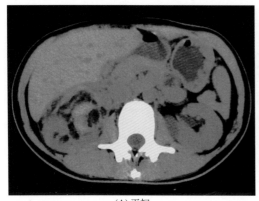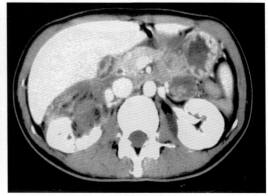

(A) 平扫　　　　　　　　　　　　　　(B) 增强扫描

图 9-1-18　右肾上极血管平滑肌脂肪瘤

平扫示右肾上极正常肾组织结构破坏，可见 6cm×7cm×7cm 的不规则形占位病变，膨胀性生长，密度不均，可见脂肪密度（CT 值-36Hu）影及软组织密度影，并见片状较高密度影，CT 值 58Hu。增强扫描示右肾上极占位病变可见不均匀强化，内部可见紊乱的强化血管影

【特别提示】

① 肾血管平滑肌脂肪瘤（AML）内含有不同比例的脂肪、肌肉和血管组织。约 20%～50% 的 AML 病人合并结节性硬化，约 80% 的结节性硬化病人合并 AML，两者并存时肾脏病灶常为双侧多发性。

② 本病多见于年轻女性，肿瘤增大可发生出血并累及腹膜后。

③ CT 是本病的主要检查方法，诊断具有较高敏感性和特异性。

④ 对于含脂肪量很少的 AML，诊断较困难，不易与肾癌、复合性囊肿、平滑肌瘤等鉴别。

（二）肾腺瘤和其他少见肾脏良性肿瘤

【CT 诊断】

（1）**肾腺瘤** CT 上肿瘤呈圆形等或低密度区，一般无强化或只轻度强化（图 9-1-19），与典型肾癌的不均匀明显强化不同。肿块中央区可见瘢痕、坏死及出血，导致肿瘤呈不均匀密度。肿瘤内也可有钙化。

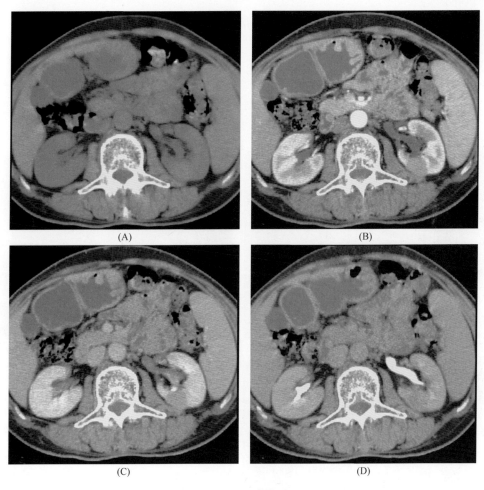

(A)   (B)

(C)   (D)

图 9-1-19　肾腺瘤

左肾背侧密度均匀小肿瘤，平扫呈稍高密度，增强扫描各期轻度均匀强化

（2）**肾素瘤和肾平滑肌瘤** CT 表现无特征性，与肾腺瘤不能区分。

（3）**肾脂肪瘤** CT 表现为肾实质内边缘清楚、呈脂肪性低密度的肿块，增强扫描无强化。

（4）**肾血管瘤** 平扫肿瘤呈等密度肿块，与其他肿瘤不能区别，增强扫描肿瘤有明显强化。

（5）**肾纤维瘤** CT 上与肾癌不能区分。

【特别提示】

（1）**肾腺瘤** 起源于肾脏近曲小管上皮，具有潜在恶性，偶可发生转移。发病率约占肾脏肿瘤的 7％，组织学上常见乳头状囊腺瘤、管状腺瘤及含脂肪的泡状腺瘤等亚型，约 1/3 病变中央有纤维化或瘢痕，约 20％ 可出现瘤内出血及囊变。本病男性略多于女性，平均发病年龄 65 岁。

本病与肾癌不易鉴别。随访观察或穿刺活检为主要鉴别手段。

（2）肾素瘤　为罕见的肾脏良性肿瘤，起源于肾小球旁器，由于肿瘤过量分泌肾素，常引起动脉性高血压。本病诊断依靠肾静脉血采样检测肾素浓度，手术切除肿瘤可治愈高血压。

（3）肾平滑肌瘤　少见，多位于包膜下，影像学上与肾腺瘤不能区分。

（4）肾脂肪瘤　少见，CT 具有特征性表现，呈脂肪密度，需要与较小的含脂肪的血管平滑肌脂肪瘤鉴别，但临床意义不大。

（5）肾血管瘤　分为毛细血管型血管瘤和海绵型血管瘤，90％邻近肾盂，影像学检查难与其他富血供肿瘤鉴别。

（6）肾纤维瘤　通常位于肾髓质、肾窦或肾被膜，可有钙化。

（三）肾癌

【CT 诊断】

① 平扫肾癌主要表现为肾实质内低、等或略高密度肿块，较大肿块密度不均，内可有不规则的低密度区，代表坏死、囊变。肿块内有时可见细小钙化。增强扫描肿瘤实质部分发生强化（图 9-1-20）。

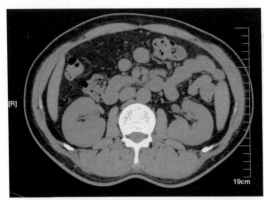

(A) 平扫

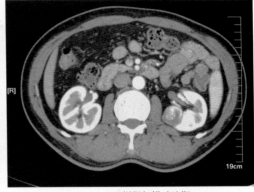

(B) 增强扫描动脉期

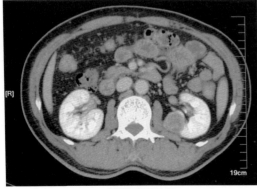

(C) 增强扫描静脉期

图 9-1-20　透明细胞肾癌

男患者，63 岁。做肝脏 CT 时偶然发现左肾肿物。平扫示左肾皮质内见一类圆形略等密度影，密度不均，突出肾表面，边界较清晰，CT 值 40Hu，直径约 27.43mm。增强扫描示左肾病灶动脉期明显强化，但不均匀，静脉期强化程度减低，肾周脂肪清晰。病理证实左肾透明细胞癌（Ⅱ级）

② 不同组织类型肾癌强化有所差异，在皮质期，透明细胞肾癌的强化程度明显高于其他类型，强化程度与皮质类似，而乳头状肾癌呈均匀较低强化；肾实质期，肿瘤强化程度明显下降且低于邻近正常肾实质。

③ 坏死、囊变区无强化，囊壁强化，呈不规则增厚或结节状改变。

④ Gerota 筋膜增厚多为炎性反应，少数为肿瘤侵犯所致。

⑤ 肾静脉及下腔静脉瘤栓表现为静脉管径增粗、形态固定不变，平扫呈软组织密度结构，

增强扫描呈形态不规则的充盈缺损（图 9-1-21）。

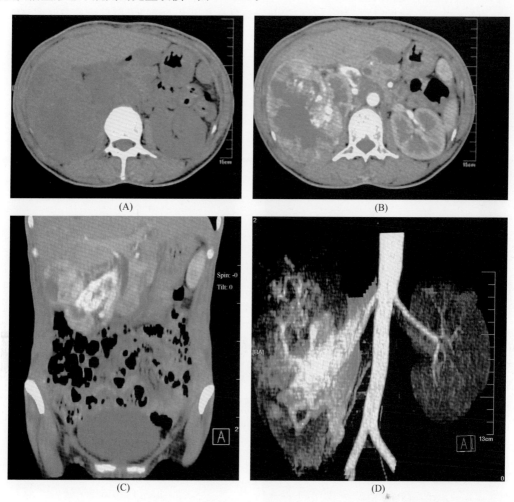

(A)　　　　　　　　　　　　　(B)

(C)　　　　　　　　　　　　　(D)

图 9-1-21　右肾癌

男患者，52 岁。右肾静脉癌栓伴多发静脉侧支血管曲张。平扫示右肾上极巨大肿块，最大截面约 11.2cm×7.4cm，内部密度不均，多发点状高密度钙化影及片状低密度影，肾实质受压。增强扫描示右肾肿块强化不均匀，实性部分动脉期明显强化，坏死部分未见强化，肿块内、周围、右肾门见多发迂曲扩张的血管影，主要为静脉，向下延及盆腔。右肾静脉内见圆形充盈缺损。血管重建示右肾病灶内、右肾门可见多发迂曲扩张的静脉血管影

⑥ CT 还可显示主动脉旁和肾门周围淋巴结肿大、远隔转移等。

【特别提示】

① 肾癌是泌尿系统常见的恶性肿瘤，约占肾全部恶性肿瘤的 85%，常发生于 50～70 岁。肾癌来自于肾小管上皮，40% 侵犯肾静脉、下腔静脉。

② 肾癌分为 6 种亚型，分别为透明细胞肾癌、颗粒细胞肾癌、乳头状肾癌、嫌色细胞肾癌、肉瘤样肾癌和集合管肾癌，其中以透明细胞肾癌和颗粒细胞癌常见，占 70%～80%。

③ 某些肾癌可分泌一些类激素物质，临床上产生相应表现。30% 以上的病人无症状，常为超声或 CT 检查时偶然发现。

④ CT 为肾癌检出、定位、定性及分期的主要方法之一。手术治疗前，需通过 CT 等影像学检查确定肿瘤大小、范围（侵犯肾静脉、下腔静脉或邻近器官）、有无转移（区域性淋巴结、肝、

肺、骨骼等)、双肾功能及对侧肾形态等。

⑤ 直径小于 3.0cm 的肾癌、囊性肾癌等与肾囊肿合并出血、感染及肾腺瘤等有时鉴别困难,短期随访观察有助鉴别,肾癌侵犯肾盂与肾盂癌侵犯肾实质之间的鉴别也较为困难。

⑥ 少数病人肾癌可多发,CT 检查时不应遗漏多发病灶。

(四) 肾母细胞瘤

【CT诊断】

① 肿块。肾实质内不规则形占位,一般较大,呈低或等密度,增强扫描早期即出现明显强化,周围肾实质受压、变薄,呈环状包绕肿瘤(图 9-1-22)。

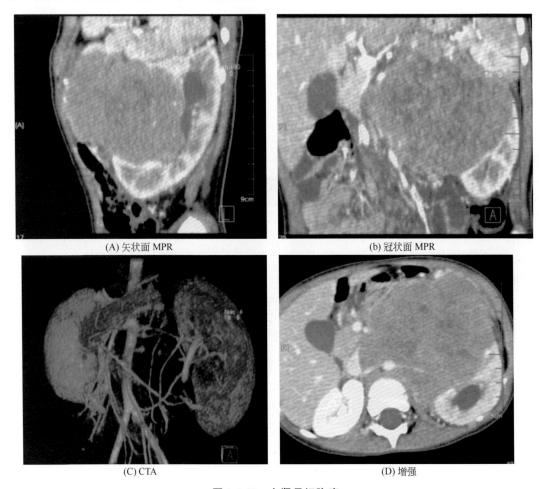

(A) 矢状面 MPR　　　　　　　　　　　　(b) 冠状面 MPR

(C) CTA　　　　　　　　　　　　　　　(D) 增强

图 9-1-22　左肾母细胞瘤

男,4 岁,增强扫描和血管重建示左肾较大软组织肿块影突出于左肾表面,边界不清,大小约为 9.7cm×8.2cm×9.0cm,肿块内部密度不均,肿块不均匀强化,向腹膜后延伸,包绕双侧肾动脉,左肾实质灌注程度低于右肾,左肾动脉走行于肿块中,左肾静脉未见确切显示

② 肿瘤中央部可有坏死低密度区和出血高密度区,15% 有瘤内钙化。

③ 静脉期,即肾实质强化期,可显示肾静脉瘤栓,瘤栓可延伸至下腔静脉,甚至右心房,表现为上述腔内充盈缺损。

④ 转移。一般出现在肺、肝、骨骼及中枢神经系统等部位,也可出现淋巴结转移。

【特别提示】

① 肾母细胞瘤又称 Wilms 瘤、肾胚瘤,为儿童腹部最常见的恶性肿瘤,2.5～3 岁为第一发

病高峰期，20~40岁为第二发病高峰期。15%合并泌尿生殖系统畸形、神经纤维瘤病等。

② 病理上肿瘤内含有中胚层和外胚层成分，可出现坏死、出血、钙化。肉眼血尿少见，因为肿瘤一般不侵犯肾盂。

③ 肾母细胞瘤需与肾癌及横纹肌肉瘤相鉴别。肾癌发病年龄较大；横纹肌肉瘤罕见，发病年龄较小，瘤体钙化呈线状，包膜下积液是其特点。另外，本病需与神经母细胞瘤、畸胎瘤等鉴别，后两者钙化发生率较高，肿瘤位于肾外，推移肾脏，肾皮质仍完整。囊性肾母细胞瘤需与多囊肾鉴别，后者常伴多囊肝。

（五）肾转移瘤

【CT诊断】

① 肾脏转移瘤CT平扫显示肾实质多发肿瘤，呈等或低密度肿块，合并出血时可呈高密度改变。

② 增强扫描肿块多只有轻度强化（图9-1-23）。

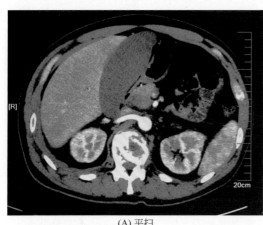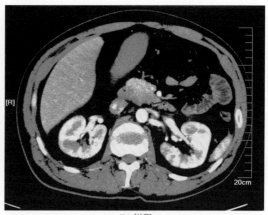

(A) 平扫　　　　　　　　　　　　　　　　　　(B) 增强

图 9-1-23　肾转移瘤

男患者，34岁，右肺癌，平扫无异常，增强扫描示双肾皮质多发弱强化结节，符合转移瘤。该患同时有双肾上腺、肝脏、胰腺、脊柱等转移

【特别提示】

① 肾脏转移瘤多由肺癌、乳腺癌、胃癌、肠癌、恶性黑色素瘤、淋巴瘤等转移而来。肿瘤常多发。

② 肾转移瘤的发生率为肾脏原发肿瘤的2倍，但肾转移瘤很少能被临床诊断，因为其发生时，病人已经处于原发肿瘤的终期阶段。

③ 肾转移瘤多为乏血供肿瘤，一般较小，坏死少见。泌尿系统常无症状。

④ 孤立性肾转移瘤病灶与肾癌鉴别困难，肾转移瘤CT强化常不明显，对鉴别有一定帮助。有肾外原发恶性肿瘤者，肾皮质出现单发或多发病灶时，应考虑为转移瘤，如果无原发肿瘤，则不能除外肾脏原发肿瘤或多发性肾癌。

（六）白血病肾浸润

【CT诊断】

① 白血病肾浸润CT表现为肾脏体积对称性增大，皮髓质界限不清，也可表现为肾实质内多发结节灶，增强扫描一般呈轻度强化（图9-1-24）。

② 一般同时有肝脏和脾脏的浸润病灶。

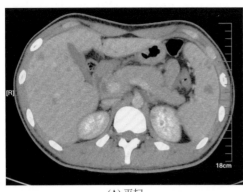

| (A) 平扫 | (B) 增强 |

图 9-1-24　白血病肾浸润

男患者，19 岁，急性粒细胞白血病。肺、肝、脾、双肾多器官髓外浸润。增强扫描显示双肾皮质多发小圆形病灶，强化程度低于肾实质

【特别提示】

① 肾白血病浸润不少见，尸检显示约 50% 的白血病病人有肾脏侵犯。主要病理改变为白血病细胞在肾脏间质内的局灶性或弥漫性浸润，偶可形成结节或肿块。

② 临床主要为白血病表现，泌尿系统可无症状，肾脏增大明显时，腹部可触及肿块。尿路梗阻和肾功能衰竭少见。

③ 白血病肾浸润的 CT 表现无特征性，常呈弥漫性病变，诊断须结合白血病病史。

（七）肾盂癌

【CT 诊断】

① 较大肿瘤，平扫于肾窦内可见软组织密度占位；肿瘤较小且未引起梗阻也未累及肾盂周围脂肪时，则平扫极易漏诊。极少数软组织密度肿瘤内可见斑点状、颗粒状或线条状钙化。

② 若肾盂癌引起肾盂、输尿管梗阻，可以产生肾盂积水的表现。

③ 肾盂肿块平扫的 CT 值为 20～45Hu，增强扫描有轻中度强化；动态扫描经常显示移行细胞癌的特征性增强表现，其增强程度较髓质差，但较均匀（图 9-1-25）。

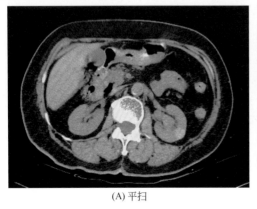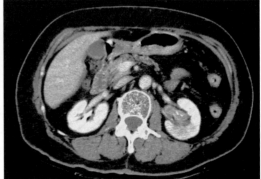

| (A) 平扫 | (B) 增强 |

图 9-1-25　左侧肾盂癌

左肾中部肾实质灌注减低。平扫示左肾中部肾皮质可见片状密度增高区，略呈楔形。左肾盂及下位肾盏内见软组织密度影伴小点状钙化，大小约 1.1cm×3.2cm×3.5cm。增强扫描示左肾盂内所见肿物皮质强化期呈不均匀轻度强化；实质强化期强化程度低于肾实质，肾盂排泌期见左肾盂增厚形成肿块，肾盂腔变窄。平扫中的左肾中部实质片状高密度区强化程度较其他区域低

④ CT 发现肾盂癌后尚应检查是否向输尿管和膀胱转移，有无淋巴结或邻近器官和组织转移。

【特别提示】

① 肾盂癌中移行细胞癌占 80%～90%，发病高峰年龄为 40～70 岁。

② 典型临床症状是无痛性全程血尿和胁腹部疼痛，尿细胞学检查阳性率较高。

③ 肾盂癌直接征象为肾盂、肾盏内肿块，一般不引起肾轮廓的改变，也很少累及肾静脉或下腔静脉，但易引起肾积水，此点与肾癌不同。

④ 肾盂癌还应与肾盂内阴性结石及血块鉴别。阴性结石在 CT 上呈较高密度，无强化；血块密度较高，变换体位扫描可有移动，短期内复查有变化。

（八）输尿管癌

【CT 诊断】

① CT 显示梗阻近侧段输尿管及肾盂、肾盏积水扩张。

② 平扫可见沿输尿管走行的软组织密度结节或肿块，增强扫描早期，肿瘤轻至中度强化，延时扫描，乳头状癌表现为凸入输尿管，形成充盈缺损，浸润性癌则表现局部管壁增厚、管腔变窄。

③ CT 的 MPR 能充分显示肿瘤局部与输尿管间的相互关系及其近侧肾盂、输尿管的积水、扩张表现，且能显示输尿管肿瘤对周围的侵犯（图 9-1-26）。

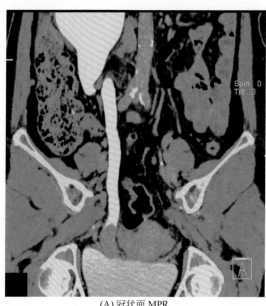

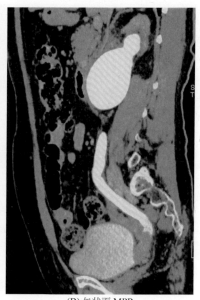

(A) 冠状面 MPR　　　　　　　　　　(B) 矢状面 MPR

图 9-1-26　输尿管移行细胞癌

右侧输尿管下段移行细胞癌导致上尿路梗阻，造影剂排空延迟

【特别提示】

① 输尿管癌发生率很低，仅为肾盂癌的 1/3～1/2。输尿管癌易引起尿路梗阻、肾盂肾炎和尿路结石形成。

② 输尿管癌多为乳头状移行细胞癌，血尿、疼痛和可触及的肿块（肾积水）为三个主要症状，间歇性大量血尿出现最早。

③ 影像学检查是输尿管癌主要诊断方法，应采用多种方法联合使用。

④ 本病应与结石引起的积水相鉴别，上 1/3 段输尿管癌应与息肉鉴别，后者发病年龄较轻，好发于上 1/3 段，为长条状充盈缺损，有蒂，管壁光整，无破坏或增厚改变。

（九）膀胱良性肿瘤和肿瘤样病变

【CT 诊断】

① 膀胱血管瘤 CT 表现为膀胱壁充盈缺损或膀胱壁增厚，但出血后，由于病变被压缩，充盈缺损可不明显。增强扫描可出现明显强化。

② 膀胱平滑肌瘤 腔内者 CT 表现为为软组织密度肿块，呈圆形或卵圆形，边缘光滑（图 9-1-27），在膀胱内对比剂的衬托下形成充盈缺损征象。壁内及壁外者，显示局部膀胱壁增厚或突向壁外的肿块。肿瘤较小时 CT 不易显示。

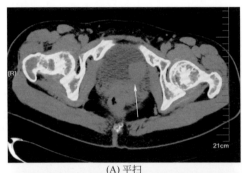

(A) 平扫

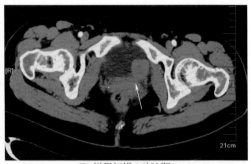

(B) 增强扫描（动脉期）

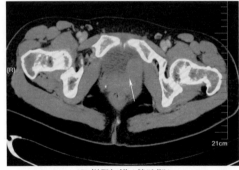

(C) 增强扫描（静脉期）

图 9-1-27　膀胱平滑肌瘤

女患者，46 岁，膀胱左后下壁局部增厚，并见肿块样凸入膀胱腔内，轮廓光滑，边界清晰，密度均匀（——→），CT 值 32Hu，大小 2.8cm×2.7cm。增强扫描上述病灶可见轻度强化，CT 值 43Hu

③ 膀胱嗜铬细胞瘤 CT 可显示壁内软组织密度肿块，增强扫描有明显均匀或不均匀强化。

④ 膀胱肾源性腺瘤、膀胱神经纤维瘤 影像学表现与其他良性肿瘤相同，无特征性。

⑤ 膀胱息肉 影像学可表现为带蒂或柄的肿块。

⑥ 膀胱内翻性乳头状瘤 CT 表现为肿块，但膀胱壁柔软。

⑦ 膀胱子宫内膜异位症 CT 表现为膀胱壁充盈缺损及移位，有时还可引起输尿管梗阻。

【特别提示】

① 膀胱良性肿瘤和肿瘤样病变罕见，单纯影像学方法常不能作出诊断。

② 影像学检查时，根据病变的大小和部位，良性肿瘤可表现为膀胱壁肿块、膀胱变形或不对称、膀胱壁增厚、输尿管梗阻、膀胱出口梗阻等征象。

③ 血管瘤多为海绵型，约半数发生于儿童期。本病易出血，不宜活检。

④ 平滑肌瘤常起源于膀胱三角区附近的黏膜下，多见于中青年女性。

⑤ 膀胱嗜铬细胞瘤多位于膀胱底部或三角区黏膜下，本病主要表现为血尿及儿茶酚胺过量的症状和体征，如阵发性高血压、出汗、头疼。

⑥ 膀胱肾源性腺瘤罕见，主要见于青年男性。

⑦ 膀胱神经纤维瘤可孤立发病，也可合并于神经纤维瘤病。后者呈多发、弥漫性或丛状表现，其中 5%～30% 可发生恶变。

⑧ 膀胱子宫内膜异位症少见，临床上可出现尿急、尿频、尿痛等症状，且周期性发生。膀胱内翻性乳头状瘤很少见，需要病理证实。

（十）膀胱癌

【CT 诊断】

① 平扫显示乳头状肿瘤，多发常见，邻近膀胱壁增厚。增强扫描增厚膀胱壁及突入膀胱内肿块早期强化，延时扫描肿块呈充盈缺损。

② 肿瘤可浸润并突破膀胱壁，侵犯周围组织并可在局部形成肿块，使膀胱轮廓不规则，膀胱周围脂肪间隙消失。

③ 盆腔内淋巴结增大，当其任何径线大于 1.0cm 时，则应高度怀疑为转移。

④ 输尿管开口受累导致输尿管和肾盂积水扩张。

⑤ 骨转移多表现为溶骨性破坏。

⑥ 膀胱癌肿块偶见钙化（图 9-1-28）。

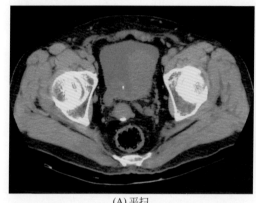 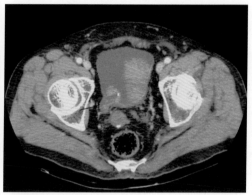

(A) 平扫　　　　　　　　　　　　　　　　(B) 增强

图 9-1-28　膀胱癌

多发膀胱癌累及右输尿管、膀胱入口。左侧腔外浸润。右输尿管下段肿瘤伴梗阻积水。平扫示膀胱左侧壁及右输尿管入口处可见不规则菜花状软组织密度占位，前者较大，约 3.8cm×5.8cm，后者表面见点状钙化，肿块与膀胱壁分界不清，向膀胱腔内突出，左侧膀胱壁增厚，外缘脂肪模糊。右输尿管下段可见相似密度肿块。增强扫描各期膀胱及右输尿管肿物呈较均匀明显强化，左侧肿块邻近膀胱壁明显强化。右输尿管下端肿物与输尿管入口处肿瘤相连（→）

【特别提示】

① 膀胱移行细胞癌为常见的膀胱癌，源于移行上皮细胞，约 80% 位于膀胱三角区和膀胱底部。多发生于 50～70 岁，男女之比约为 3∶1。晚期可转移至淋巴结、肝、肺和骨骼等部位，也可直接侵犯周围组织。

② 膀胱移行细胞癌可分为以下几型。a. 非浸润型（原位癌）。b. 乳头型：肿瘤初期呈乳头状、外生性生长，后期呈浸润性生长，25% 为多发。c. 浸润型：在膀胱壁内浸润性生长，恶性程度较高，预后较差。

③ 膀胱癌 CT 检查的主要作用。a. 初步检出膀胱内的占位性病变。b. 显示肿瘤对膀胱壁和膀胱周围组织的侵犯范围。c. 发现肾盂、肾盏、输尿管的肿瘤。

④ 膀胱癌需与腺性膀胱炎、前列腺增生、膀胱结石或血块等鉴别。腺性膀胱炎以膀胱三角区及膀胱颈部最常见。前列腺增生多从膀胱尿道交界处突向膀胱，形成光滑的压迹。根据病变密度及其可移动性，膀胱结石或血块一般不难与膀胱癌鉴别，结石或血块增强扫描不强化。

（十一）其他少见膀胱恶性肿瘤

【CT诊断】

（1）膀胱鳞癌　CT表现为膀胱壁不规则局限性增厚或软组织密度肿块凸入腔内，增强扫描强化不明显，增强扫描延迟期形成充盈缺损。有报道肿瘤内偶见角化珠，在CT上出现高密度改变（图9-1-29）。

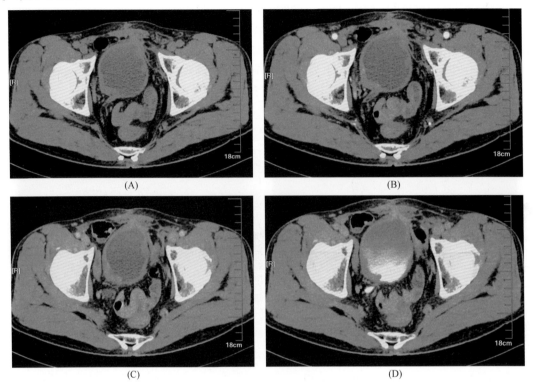

图9-1-29　膀胱鳞癌

男患者，70岁，下腹正中部见瘢痕影，膀胱前壁与腹壁软组织分界不清。膀胱充盈不良，膀胱右侧壁局限性增厚，见不规则肿块影，大小约3.0cm×1.3cm，平均CT值28Hu。膀胱左侧壁局部略增厚。增强后略不均匀强化，CT值为53Hu

（2）膀胱腺癌　无特征性表现。肿瘤浸润使膀胱壁局限性增厚，CT可显示肿瘤内偶尔出现的钙化。

（3）膀胱淋巴瘤　CT上原发性淋巴瘤与移行细胞癌不能区分。继发性淋巴瘤影像学表现亦无特异性，主要改变有膀胱外形不规则、膀胱壁增厚、结节样肿块。

（4）膀胱平滑肌肉瘤　具有黏膜下肿瘤特点，可向腔外生长。

【特别提示】

① 膀胱鳞癌少见，发病率不足膀胱恶性肿瘤的5%。常合并慢性尿路感染、结石、膀胱外翻、无功能膀胱，或与长期留置导管、长期应用环磷酰胺等有关。膀胱鳞癌预后较差，在壁内浸润性生长，膀胱壁局限性增厚，较少形成肿块。但某些移行细胞癌也可呈浸润性生长，两者难以鉴别。

② 膀胱腺癌发病率不到膀胱恶性肿瘤的1%，肿瘤起源于后肠上皮或脐尿管残留上皮。主要是男性发病，尤其易见于膀胱外翻和膀胱炎性腺瘤的病人。

③ 膀胱淋巴瘤分为原发性和继发性两类，原发性罕见，继发性主要为非霍奇金淋巴瘤，膀胱发病时已有全身多器官受侵，主要表现为膀胱梗阻症状。

④ 膀胱平滑肌肉瘤恶性度高，浸润性强，易复发，早期产生血行转移或淋巴转移。

六、肾囊肿性疾病

（一）单纯性肾囊肿

【CT诊断】

① 肾囊肿常由于其他原因行 CT 检查时偶然被检出。

② 囊肿呈圆形、水样、均匀低密度区，CT 值多在 0～20Hu 之间，囊内无分隔。边缘光滑，囊肿壁似铅笔线样薄而均匀，肾实质受压呈"鸟嘴样"改变。

③ 增强扫描囊肿无强化，但有时由于部分容积效应的影响，增强前后 CT 值可相差 10Hu 以上，多为假性增强，尤其见于 2cm 以下的囊肿，不应误以为囊肿异常强化（图 9-1-30）。

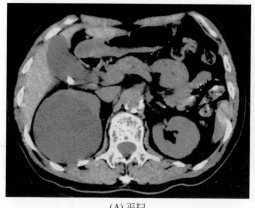 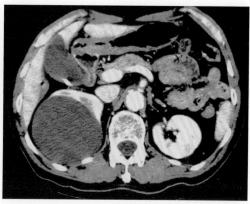

(A) 平扫　　　　　　　　　　　　　　(B) 增强

图 9-1-30　右肾巨大囊肿

右肾中上极后部见一类圆形低密度灶，边缘光滑锐利，大小约 8.4cm×7.4cm，病灶向前方压迫
右侧肾盏、肾盂并推挤右肾前移。增强扫描示右肾中上极病灶各期均未见强化

【特别提示】

① 单纯性肾囊肿为最常见的肾脏占位性病变，为远曲小管和集合管继发性阻塞、扩张所致或为退行性改变。囊肿多位于肾皮质内，少数位于髓质。

② 囊肿较大时可压迫肾实质，也可合并感染、出血、肾积水、结石等。单纯性肾囊肿在青年及儿童少见，老年人群中发病率约 30%。肾囊肿多无症状，多数为影像学检查时偶然发现。

③ 单纯性肾囊肿的首选影像学检查方法是超声和 CT，两者一般可提供足够的诊断信息，容易确诊。

④ Bosniak 分级中Ⅰ级即为单纯性肾囊肿。如果单纯性肾囊肿合并出血、感染或钙化而转变为复合性肾囊肿时，成为Ⅱ级，多数仍为良性病变，但需密切观察。

（二）复合性肾囊肿

【CT诊断】

① 囊肿壁增厚，不规则，常见于囊性肾癌、坏死性肿瘤等。

② 囊肿基底部轮廓不规则。

③ 囊肿分隔。若分隔厚度薄而均匀，数目稀少，与囊壁相连，一般为良性囊肿。若分隔厚而不规则，数目较多，局部与实性肿块相连，常为恶性病变，如囊腺癌。

④ 囊肿内或囊壁钙化。囊壁或分隔细而均匀钙化，多为良性囊肿。囊壁钙化广泛、厚而不

均匀或合并有囊内钙化，可见于良性或恶性病变。若囊肿钙化合并软组织肿块及强化，则多提示为恶性病变。

⑤ 囊内容物 CT 值增高。复合性肾囊肿 CT 值多为 40～100Hu，以 60～70Hu 者多见，说明囊内液体含有蛋白、出血或实质性肿瘤组织。

【特别提示】

① 复合性肾囊肿是指肾囊肿合并出血、感染、钙化、分隔，有人认为还包括某些恶性肿瘤，尤其是常见的囊性肾癌、坏死性肿瘤等。复合性肾囊肿约占肾脏肿块的 5%。

② 肾脏囊性病变出现囊肿壁不规则增厚、基底部轮廓不规则、囊肿有分隔、囊肿内或囊壁出现钙化、囊内容物 CT 值增高及增强扫描囊肿有强化时，应诊断为复合性肾囊肿（图 9-1-31），主要应与囊性肾癌鉴别。

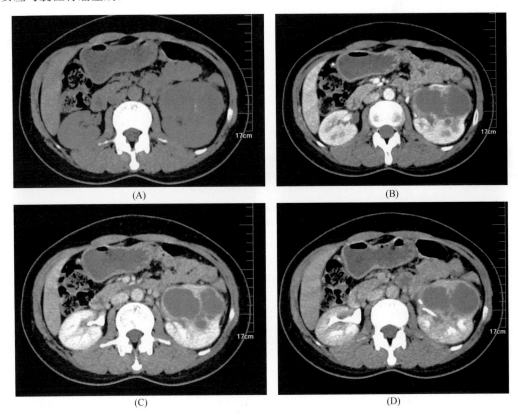

(A)　(B)

(C)　(D)

图 9-1-31　肾囊肿合并感染

平扫示左肾囊性占位，内部密度不均，见分隔和囊壁点状钙化。增强扫描示左肾囊性占位囊壁较厚且明显强化，囊性成分未见强化

③ 复合性肾囊肿为 Bosniak 肾脏囊性病变分级的Ⅰ级和Ⅱ级；可以为良性病变，也可能为恶性病变。需要动态观察，必要时需活检证实或手术探查。

（三）多囊性肾病

【CT 诊断】

（1）成人型多囊性肾病　CT 表现为双侧肾脏增大、变形，肾实质内多发圆形、液性低密度区。囊肿内时常合并出血，表现为高密度灶（图 9-1-32）。囊肿壁可见多发钙化。CT 检查还可同时显示肝、脾、胰腺多发囊肿。增强扫描双肾囊肿不强化。

（2）婴儿型多囊性肾病　CT 不能直接显示、分辨单个囊肿，增强扫描肾实质可显示斑点

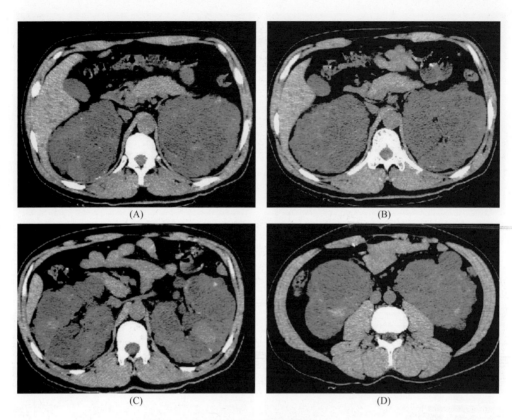

图 9-1-32　双侧多囊性肾病
双肾弥漫分布大小不等的囊肿，部分囊肿密度稍高

状、条纹状征象。年长儿可见有肝囊肿、胆系囊状扩张、脾大、门脉高压等表现。

【特别提示】

① 成人型多囊性肾病属常染色体显性遗传病，发病机制为输尿管胚芽上升至肾内过程中，部分肾小管未与集合管相连，而呈囊状扩张。正常肾实质受压、萎缩，肾功能不全。双肾发病，囊肿可合并出血、感染及结石，称为复合性成人型多囊性肾病。本病可合并肝、胰、脾、肺及中枢神经系统的先天性囊肿，以肝脏最多见。

② 婴儿型多囊性肾病为常染色体隐性遗传病，发病机制主要是集合管发育异常，导致集合管出现囊样扩张、融合。肾髓质形态呈蜂窝状、海绵状改变。常合并肝囊肿、肝脏纤维化、胆系扩张。肾脏多发单纯性囊肿较小时，需与本病鉴别。

（四）肾盂源性囊肿、肾盂旁囊肿和肾窦囊肿

【CT诊断】

（1）肾盂源性囊肿　位于肾髓质部，贴于肾大盏或肾盂旁，CT检查可以明确囊肿的大小、数量、与肾盂的关系，以及向肾窦内伸展的程度等，增强扫描延迟期可见期内进入造影剂，且可见排空延迟。

（2）肾盂旁囊肿　CT表现为肾门附近边界清晰的均匀低密度圆形肿块，使肾盂、肾盏受压变形和移位，与肾盂之间仅隔一层很薄的膜，CT值在20Hu以下，而且无增强效应，排泄期扫描亦无对比剂进入，并可清楚显示受压变形的肾盏和肾盂。CT检查可以明确囊肿的大小、数量、与肾盂的关系，以及向肾门内伸展的程度等（图9-1-33）。

（3）肾窦囊肿　CT表现均与肾盂旁囊肿相似，但一般为多发囊肿，肾盂显影期可见肾盂、

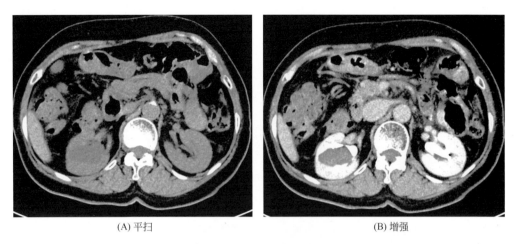

(A) 平扫　　　　　　　　　　　　　　　　(B) 增强

图 9-1-33　右肾盂旁囊肿

平扫示水样低密度单纯性肾囊肿突向肾窦。增强扫描排泄期示肾盂、肾盏受压

肾盏受压改变（图 9-1-34）。

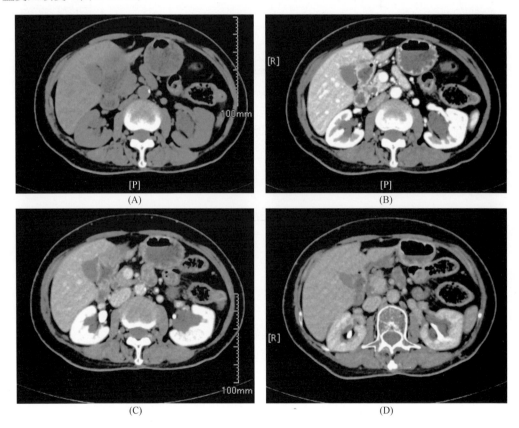

(A)　　　　　　　　　　　　　　　　(B)

(C)　　　　　　　　　　　　　　　　(D)

图 9-1-34　肾窦囊肿（淋巴管扩张症）

超声诊断双侧肾积水。平扫示双侧肾窦内水样低密度影。增强扫描各期不强化，排泄期肾盂显影
而囊肿不显影可以区别，且见肾盂受压

【特别提示】

① 肾盂旁囊肿是指起源于肾实质的单纯性囊肿，主要向肾窦内生长。

② 肾窦囊肿是指起源于肾窦结构的囊肿，一般认为是淋巴管扩张或淋巴管梗阻所致，也称

为淋巴管扩张症。

③ 肾盂源性囊肿多由先天性因素造成，常单发，组织学来源为肾实质或陈旧性含尿囊肿。位于肾髓质部，贴于大肾盏或肾盂旁，囊肿直径 2～4cm，常有一细管与肾盂、肾盏相通，可因炎症而阻塞，囊肿内可有结石形成。

④ 上述囊性病变有时超声误认为是肾盂、肾盏积水、扩张。CT 多期增强扫描可以鉴别。上述 3 种囊肿之间的鉴别，肾盂旁囊肿一般为单发，而肾窦囊肿多发且较小，肾盂源性囊肿也常为单发，主要特征为其腔内可见造影剂。

（五）多囊性肾脏发育不良

【CT 诊断】

CT 表现比较典型，患侧肾脏增大，肾实质内可见多发圆形低密度病灶，病变区可见弯曲线样钙化（图 9-1-35）。

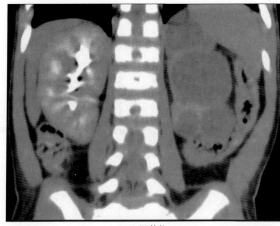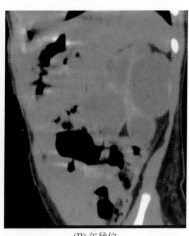

(A) 冠状位　　　　　　　　　　　　　　　　(B) 矢状位

图 9-1-35　左侧多囊性肾脏发育不良

左肾多囊改变，大小不等，无造影剂充盈，其间实质成分很少

【特别提示】

① 多囊性肾脏发育不良属于肾脏发育不良的一种表现类型。本病肾实质发育不良。有时出现肾积水型多囊性肾脏发育不良。

② 本病通常为单侧发病，为新生儿肾脏增大的常见原因之一。多无其他临床表现，偶有高血压。约 25％ 对侧尿路可出现先天畸形，最常见者为肾盂输尿管交界部梗阻。

③ 多囊性肾脏发育不良主要应与婴儿型多囊性肾病鉴别，后者具有遗传性，CT 上不易显示囊肿为其特征。

（六）髓质海绵肾

【CT 诊断】

① 髓质海绵肾的典型 CT 表现为为沿肾乳头及锥体分布的多发、簇状高密度钙化影（图 9-1-36），集合管扩张表现为髓质内多发小囊样低密度区，平扫有时显示不清。

② 增强扫描，钙化被对比剂遮盖，显示不良，但髓质内小囊样改变显示清楚，部分可无强化。

【特别提示】

① 髓质海绵肾为先天性髓质囊性病变的一个类型。本病无明显遗传倾向。病理特征性改变为肾集合管的柱状和小囊状扩张，直径在 1～6mm 之间，其内可出现钙盐沉积（细小结石）。本病可单侧或双侧发病，也可局限于单个肾乳头。

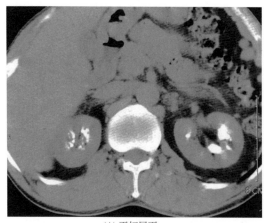
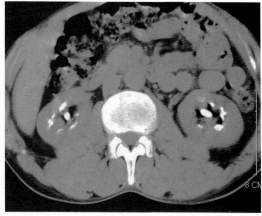

(A) 平扫层面一   (B) 平扫层面二

图 9-1-36 双侧髓质海绵肾
平扫显示沿肾乳头及锥体分布的多发、簇状高密度钙化影，可显示少数集合管扩张的小囊样低密度区

② 本病男性稍多于女性，多数病人无症状或症状轻微，偶可出现血尿、尿路感染及肾绞痛等症状。

③ 本病主要应与肾结核、肾盂肾炎、肾乳头坏死、肾钙盐沉积、肾盂逆流等进行鉴别。

■■■ 第二节　男性生殖系统 ■■■

一、前列腺增生

【CT 诊断】

① 前列腺中重度扩大时超过耻骨联合上方 20～30mm，呈球形或椭圆形扩大，两侧对称，边缘光滑，密度多均匀（图 9-2-1）。常见钙化，周围脂肪间隙清晰，精囊三角正常。

② 前列腺增生向上推挤膀胱底部，形成"双叶"征象，有时明显突入膀胱，似膀胱内肿块，易和膀胱肿瘤或血凝块混淆，但膀胱壁均匀完整。

③ 前列腺增生的间接改变。膀胱憩室、精囊病变及不同程度的双侧上尿路积水扩张。

【特别提示】

① 前列腺增生是老年性疾病，50 岁以后发病率逐年增高。前列腺增生病变起源于中央区及移行区，尤其是后尿道旁区的腺组织、结缔组织及平滑肌组织。真正的前列腺组织受压形成假性包膜。

② 临床表现为尿频、尿急、夜尿，之后出现排尿困难、尿潴留、充盈性尿失禁。

③ 由于 CT 不能区别前列腺内在结构，故其对前列腺增生和前列腺癌的鉴别受限。CT 主要应用于前列腺增生术前前列腺大小的评价及非外科手术治疗后前列腺大小的随访。

二、前 列 腺 癌

【CT 诊断】

① CT 对仅局限于包膜内的前列腺癌结节（Ⅰ期、Ⅱ期）的显示有一定的限度，可能显示其内密度稍低的癌结节，或前列腺轮廓出现轻度隆起（图 9-2-2）。

② 前列腺明显增大，密度不均，轮廓不规则，最常侵犯精囊，精囊三角变钝或消失，两侧明显不对称，也可累及膀胱和直肠。

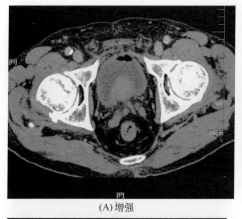

(A) 增强

(B) 平扫

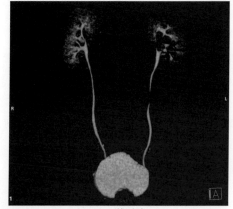

(C) 三维重建

图 9-2-1　前列腺增生

　　男患者，84 岁。平扫示前列腺体积增大，可见多发结节向上突入膀胱。增强扫描示前列腺未见异常强化灶。三维重建示双肾盂、输尿管形态正常，膀胱下壁可见弧形压迹

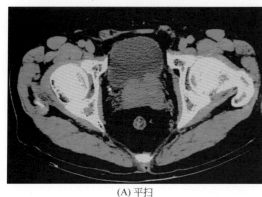

(A) 平扫

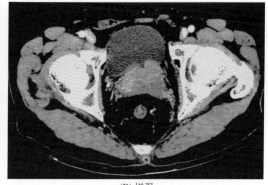

(B) 增强

图 9-2-2　前列腺增生伴前列腺癌

　　平扫示前列腺形态不规则增大，边界不光滑，大小约 5.9cm×4.7cm，向上突出超过耻骨联合上缘 2cm 以上。前上部可见不规则增生外突物，密度稍高，CT 值 38Hu 左右，周围脂肪间隙模糊，邻近精囊及膀胱受压。增强扫描示前列腺强化略不均匀，前上部外突物轻度强化，延迟呈较低密度

　　③ 前列腺癌淋巴结转移一般首先累及附近的膀胱组、髂组及闭孔组等淋巴结，继而转移到髂内、髂外、腹主动脉旁和纵隔组淋巴结。骨转移以骨盆、腰椎多见，且多为成骨型。

【特别提示】

　　① 前列腺癌发病有明显的地区和种族差异，95％以上为腺癌，70％起源于周围区，20％为移行区，10％为中央区。常为多发病灶，单个结节仅占 10％以下。

　　② 直肠指检常可触到前列腺硬结节，血清酸性磷酸酶（PSA）晚期常升高。

③ 绝大多数前列腺癌患者直到广泛转移时临床上才出现症状。

④ CT 一般不作为前列腺癌的初诊手段。CT 不能鉴别前列腺内在结构，显示周围器官受侵犯的能力不如 MRI。

■■■ 第三节 女性生殖系统 ■■■

一、子 宫

（一）子宫肌瘤

【CT 诊断】

① 子宫增大及轮廓变形是最常见的表现。子宫分叶状增大伴钙化具有特异性。子宫肌瘤一般界限清楚，密度均匀，可呈等、低或高密度。周围脂肪层存在。增强扫描肌瘤常和正常子宫肌层一样显著强化，甚至高于肌层（图 9-3-1）。

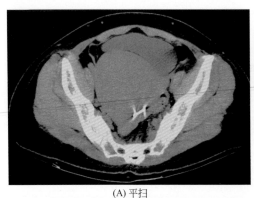
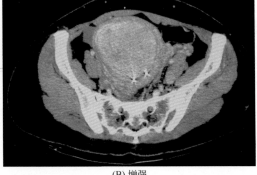

(A) 平扫   (B) 增强

图 9-3-1 子宫底壁及前壁肌壁间肌瘤

平扫示子宫底壁及前壁增厚，向上突出，大小约 9.8cm×10.0cm，与正常子宫界限不清，周围脂肪间隙未见异常。增强扫描示子宫底壁及前壁球形病灶血供丰富，明显强化，不甚均匀，动脉期见较多血管影，子宫腔受压后移

② 肌壁间肌瘤，子宫常呈分叶状增大，浆膜下肌瘤可见外突肿块，带蒂肌瘤或阔韧带肌瘤显示肿块和子宫完全分离（图 9-3-2）。黏膜下肌瘤使宫腔变形或消失。

③ 肌瘤玻璃样变或液化坏死时，增强后显示不规则低密度区。

【特别提示】

① 子宫肌瘤是女性生殖系统最常见的良性肿瘤。多见于 30～50 岁年龄组，占 50%～60%，尤以不孕妇女为多。

② 子宫肌瘤主要由平滑肌组织及少量纤维组织组成。按生长部位分为肌壁间肌瘤、黏膜下肌瘤及浆膜下肌瘤。较大肌瘤可发生玻璃样变、液化或囊变、坏死、钙化及脂肪变性等。绝经后肌瘤可渐萎缩。

③ 个别肌瘤可恶变成子宫平滑肌肉瘤，恶变率极低（约 0.5%）。

④ 一些子宫肌瘤如继发玻璃样变、液化、坏死或感染可类似原发宫颈癌和宫体癌。肌瘤梗死和出血也极似宫体癌的 CT 表现。应结合临床综合分析，鉴别诊断。

（二）子宫内膜癌

【CT 诊断】

① 平扫对诊断帮助不大。

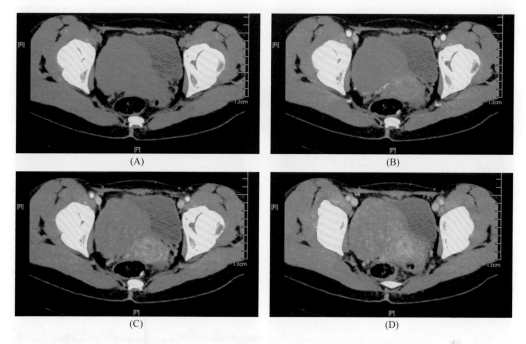

图 9-3-2　子宫右侧阔韧带肌瘤

女患者，45 岁。平扫示盆腔内子宫右旁见类圆形肿块影，与子宫边界欠清，余边界清晰，大小约 7.3cm×7.9cm，密度均匀，CT 值 34Hu。增强扫描示盆腔内子宫右旁肿块动脉期轻度强化，静脉期不均匀强化，其内似见分隔，强化强度稍低于子宫肌层

② 增强扫描主要表现为宫腔扩大，其内可见结节状或菜花状软组织肿物，密度低于强化的正常子宫肌层。肿物可以充满宫腔，也可被低密度的子宫腔积液包绕（图 9-3-3）。

③ 肿瘤侵犯肌层时强化的子宫肌层内可见局限性或弥漫性低密度影，肌层变薄。

④ 当肿瘤累及子宫颈、阴道，发生阻塞，导致宫腔积液时，积液密度不均。

⑤ 肿瘤侵及附件，表现为与子宫相连的不规则软组织肿块。

⑥ 可见盆腔或腹膜后淋巴结增大转移。肿瘤也可浸润盆壁。出现腹水说明有腹腔内播散，腹膜、肠系膜或大网膜可出现软组织肿块。也可发生肝脏或其他脏器的远处转移。

【特别提示】

① 子宫内膜癌是原发于子宫内膜上皮的恶性肿瘤，好发于绝经期妇女，最常见的症状是子宫出血。

② 子宫内膜癌患者可同时或不同时发生乳腺癌、卵巢癌和结肠癌。

③ 子宫内膜癌分为局限型和弥漫型两种，弥漫型居多，局限型多位于子宫底部或子宫角附近，组织学以腺癌为多。

④ 主要与子宫内膜增殖症鉴别，两者均表现为内膜肥厚，有时需要做诊断性刮宫加以鉴别。子宫内膜癌宫颈浸润需还要与子宫颈腺癌的体部浸润鉴别，前者主要导致内膜和宫颈上皮肥厚，肌层浸润很少波及与其相连的宫颈间质；后者从子宫颈间质向子宫体部肌层进展，内膜几乎没有改变。

（三）宫颈癌

【CT 诊断】

① 宫颈癌典型的 CT 表现是宫颈扩大，为直径大于 3.5cm 的实性软组织肿块。由于坏死或溃疡，约 50% 的肿块内可见低密度区（图 9-3-4）。

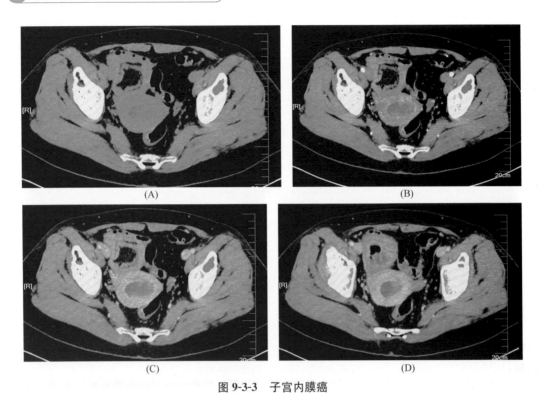

图 9-3-3　子宫内膜癌

女患者，47岁，绝经后阴道间断流血。平扫示子宫体积增大，宫腔内可见积液影。增强扫描示子宫内膜明显不规则增厚，动脉期轻度强化，静脉期强化更加明显，子宫左侧壁局部受累

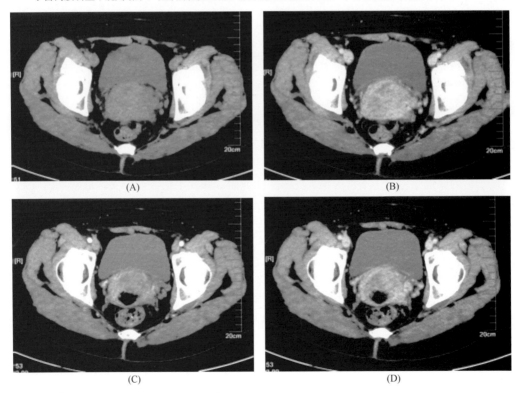

图 9-3-4　宫颈癌

女患者，43岁。平扫示子宫颈体积明显增大，可见软组织肿块，最大截面积约5.8cm×7.5cm，右侧与回肠肠管界限欠清，前方推挤膀胱，向下侵犯阴道穹，阴道明显扩张。增强扫描示宫颈部病变可见明显不均匀强化

② 早期局限于宫颈，晚期则侵犯子宫及宫旁组织，表现为由子宫向外伸出的不规则形、三角形或分叶状软组织影。

③ 也常侵犯膀胱和直肠。

④ 肿块可阻塞宫颈管内口，形成子宫积水、积血或积脓。

⑤ 宫颈癌各期 CT 诊断标准。

a. Ⅰ期：宫颈周缘完整，未见宫旁软组织肿块或条状影；输尿管周围脂肪间隙存在。

b. Ⅱa：宫颈侧缘不规则或模糊；明显宫旁软组织条影，盆腔输尿管旁密度增高影和/或软组织肿块，致其周围脂肪层消失，偏心分布软组织肿块。

c. Ⅱb：盆腔侧壁受侵，表现为宫旁融合性或不规则条状软组织影，在侧缘侵犯闭孔内肌，后侧缘累及梨状肌。盆腔淋巴结肿大及肾盂积水亦为Ⅱb期。

d. Ⅲ期：累及膀胱和直肠。

e. Ⅳ期：盆腔、腹股沟、腹膜后淋巴结肿大，或其他实质脏器转移。

【特别提示】

① 宫颈癌是女性生殖器官中最常见的恶性肿瘤，病理上鳞癌占95%，常累及宫颈旁和阴道，倾向于形成外生性肿块，宫颈癌转移的主要方式是直接浸润和淋巴道转移。

② 宫颈癌的早期诊断依赖于宫颈涂片和活检。CT的主要作用在于分期和了解手术或放疗后有无复发。CT分期最主要的目的是鉴别肿块局限于宫颈还是超过宫颈范围侵犯邻近结构及远处转移。

③ 宫颈癌放疗后CT改变为双侧宫旁特征性"胡须"样改变或宫旁模糊阴影；直肠旁筋膜增厚，骶尾前间隙和膀胱壁或直肠壁增厚，盆腔脂肪密度增高及盆腔入口处小肠袢增厚。对纤维化改变和肿瘤复发的鉴别，CT有一定局限性。

二、卵 巢

(一) 卵巢瘤样病变

【CT诊断】

① 功能性囊肿

a. 滤泡囊肿。平扫表现为一侧或两侧卵巢区类圆形或多个集合的表面光滑的囊性低密度灶，壁很薄，无实性部分。增强扫描病灶无强化。

b. 黄体囊肿。体积可稍大于滤泡囊肿，合并出血时密度升高（图9-3-5）。

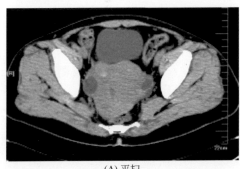 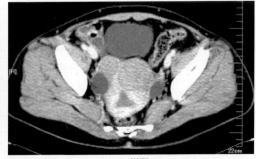

(A) 平扫   (B) 增强

图 9-3-5 卵巢功能性囊肿

女患者，34岁，以子宫肌瘤就诊。双侧卵巢非赘生性囊肿。平扫示子宫前壁软组织密度占位。双侧附件区各见一较大囊性低密度灶，边界清晰，左侧大小约 3.0cm×1.8cm，右侧大小约 3.4cm× 2.4cm。增强扫描示子宫前壁软组织包块强化程度低于子宫，为肌瘤。双侧附件区囊性病变未见强化

② 多囊卵巢综合征　平扫见双侧卵巢明显增大。增强扫描可见多个小囊状低密度区。

③ 腹膜包裹性囊肿　平扫可见沿盆壁或肠管走行的形态不规则的囊性低密度区，囊壁较厚，可强化（图 9-3-6）。

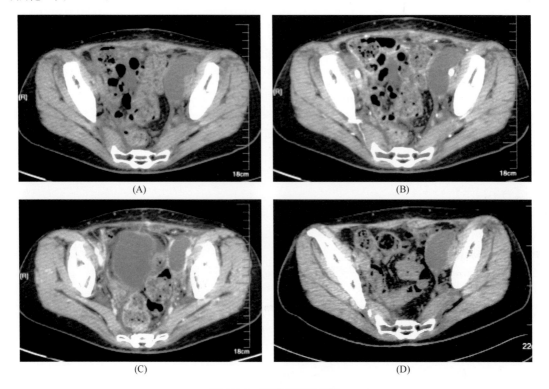

(A)　　　　　　　　　　　　　　　(B)

(C)　　　　　　　　　　　　　　　(D)

图 9-3-6　腹膜包裹性囊肿

女患者，47 岁，宫颈癌术后，左侧盆壁包裹性囊肿，低密度灶，边缘强化。1 个半月后复查囊肿缩小

④ 盆腔子宫内膜异位囊肿　平扫可见盆腔囊性低密度灶，壁薄或厚薄不均，多房性，由于出血时期不同密度可不均匀，边缘常不规整，与子宫或子宫周围有粘连。如近期有出血可见分层现象。

【特别提示】

① 功能性囊肿即非赘生性囊肿或潴留性囊肿，临床上可自行消退。滤泡囊肿是由卵泡排卵失败后继续生长而成，直径一般在 3cm 以下，可单发或双侧多发。黄体囊肿为排卵后囊性黄体持续存在，或黄体血肿含血量多所致，囊腔内常见出血。

② 多囊卵巢综合征：内分泌异常导致卵巢增大，纤维包膜增厚，包被滤泡囊肿。本病特点为重复性不排卵。临床表现为不孕、月经不规则及继发性闭经及多毛和肥胖。

③ 腹膜包裹性囊肿由腹膜炎症、粘连和损伤等导致卵巢分泌的液体不能被吸收所致，盆腔手术者发生率高。

④ 盆腔子宫内膜异位囊肿是由子宫内膜植入盆腔所致，也称为巧克力囊肿，其内新旧血液混杂存在，本囊肿可随月经呈周期性增大。

⑤ 卵巢功能性囊肿等瘤样病变主要需要和卵巢囊性肿瘤鉴别。两者的鉴别主要看囊肿的大小、形态、有无间隔及临床经过等。a. 功能性囊肿一般为单房、薄壁，无间隔，无实质部分，囊肿一般小于 5cm，经临床观察常可自行消退，或缩小。b. 若囊肿为多个小囊肿的集合，即使体积较大，也应考虑为潴留性囊肿。c. 即使囊肿较小，若有实质成分、间隔也应高度怀疑为肿

瘤性病变。若一个囊肿直径超过 5cm（除了既往有过盆腔手术史或在妊娠期），即使无实质部分和间隔也应首先怀疑为肿瘤性病变。

（二）卵巢囊性畸胎瘤

【CT 诊断】

① 平扫可显示肿瘤内牙齿和骨组织；还可以显示密度不均匀的囊性肿块，囊壁厚薄不等，可有弧形钙化；可有脂肪成分，但较正常脂肪密度为高，并可见密度较高的实性结节影（毛发、上皮等）或漂浮物，改变体位扫描，其内容可随重力改变位置（图 9-3-7）。

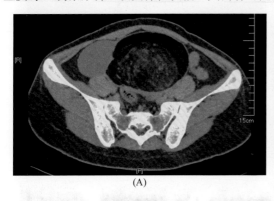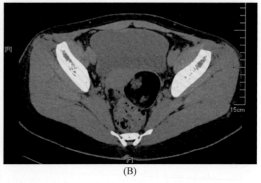

(A)　　　　　　　　　　　　　　　(B)

图 9-3-7　卵巢囊性畸胎瘤

女患者，27 岁，超声显示双侧卵巢包块。双侧卵巢囊性畸胎瘤，右侧者较大且有囊性成分。平扫子宫前上方及左后下方可见两个大小不一以脂肪密度为主的混杂密度病灶，大小分别约 11.6cm×8.2cm、5cm×4.4cm，大者右侧边缘可见囊状低密度灶，CT 值 8Hu，壁光滑

② 由于存在低密度的脂肪和水，有时可见液-液平面。

③ 如病变仅表现为囊性肿块而无脂肪、钙化或其他组织特性时，则 CT 所见无特征性。

【特别提示】

① 囊性畸胎瘤又称皮样囊肿，为卵巢常见的良性肿瘤，约占所有卵巢肿瘤的 20%。

② 病理上多为单房性囊肿。瘤内主要为液性脂肪，内壁衬以类似角化的上皮，伴有皮脂和分泌腺。可有壁结节，该处常为皮肤、脂肪、牙或小骨片。

③ 肿瘤不含脂肪成分或脂肪成分很少时，需与浆液性囊腺癌或黏液性囊腺癌鉴别。浆液性囊腺癌或黏液性囊腺癌常见于 50 岁以上妇女，皮样囊肿一般好发于 20～40 岁的女性，特别是不含脂肪成分的皮样囊肿的发病年龄更偏低；囊肿成分以脑脊液为主的巨大皮样囊肿往往好发于 10 岁以下的女孩。这些因素在鉴别诊断中也应予以考虑。

（三）卵巢浆液性囊腺瘤和黏液性囊腺瘤

【CT 诊断】

① 平扫表现为一侧或两侧卵巢区囊性病变，单房或多房，外缘光滑，其内密度接近水。囊壁及间隔均较薄且规整，厚度<3mm，偶见实性壁结节。

② 浆液性囊腺瘤以双侧多个、单房囊肿为特点，体积较小，囊内密度低，较均匀，偶见钙化（图 9-3-8）。

③ 黏液性囊腺瘤常为单侧、多房，体积较大；囊内密度较高，各房密度不均一。

④ 增强扫描肿瘤囊壁和壁结节可强化。

【特别提示】

① 浆液性囊腺瘤和黏液性囊腺瘤占卵巢原发肿瘤的 25% 左右，双侧发生率约 15%；发生年龄 20～50 岁。浆液性囊腺瘤和黏液性囊腺瘤可并存。

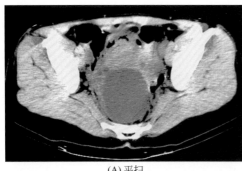
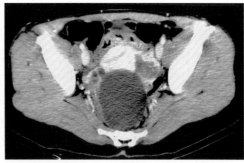

(A) 平扫　　　　　　　　　　　　　　　　(B) 增强

图 9-3-8　右侧卵巢浆液性囊腺瘤

平扫示盆腔后方可见巨大囊实性占位，以囊性成分为主，部分层面其内可见分隔，囊壁光滑，偏右下方壁厚且可见少量实性成分，与右侧卵巢关系紧密。增强扫描示肿物实性成分、囊壁及分隔可见强化，囊壁光滑，囊内成分未见强化改变

② 浆液性囊腺瘤可单房或多房，囊壁为单层立方或矮柱状上皮；黏液性囊腺瘤大多为多房，囊壁上皮为单层黏液柱状上皮。

③ 鉴别诊断。

a. 功能性囊或潴留性囊肿：一般体积小于 5cm，壁薄，无间隔；或为多个小囊肿堆积在一起；无实质成分。

b. 囊性畸胎瘤：其内常见脂肪、骨或钙化。

c. 卵巢转移癌：常为双侧实性肿块。

（四）卵巢原发恶性肿瘤

【CT 诊断】

① 共同 CT 表现

a. 盆腔实性、囊性或囊实性肿块。一般大于 5cm，囊壁或分隔厚薄不均，或见壁结节或实性肿块。实质成分越多恶性可能性越大。肿块形态不规则，边缘不清晰，与子宫分界不清。增强扫描实质成分强化，可见增粗扭曲血管（图 9-3-9）。

b. 腹水。30% 病例出现癌性腹水，CT 值偏高。

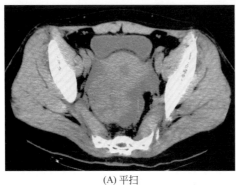
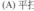
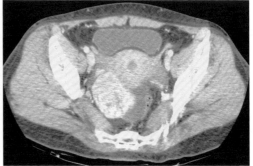

(A) 平扫　　　　　　　　　　　　　　　　(B) 增强

图 9-3-9　右侧卵巢癌

平扫示右侧附件区可见一不规则形软组织肿块影，其内密度欠均匀，与子宫分界不清，肿块最大截面大小约为 6.0cm×6.2cm。道格拉斯腔内可见少量液体密度影。增强扫描示右侧附件区肿块呈明显不均匀强化，强化程度高于子宫

c. 大网膜转移。大网膜呈扁平饼状或团块状软组织肿块，密度不均，边界不规则。

d. 淋巴结转移。主要见于主动脉旁、髂内和髂外淋巴结。

e. 肝转移、溶骨型骨转移、肾上腺转移等。

② 浆液性囊腺癌　肿物大，半数超过 15cm。囊实性，单房或多房，囊壁厚薄不均，内有乳头状壁结节或肿块。可为双侧性，常出现大量腹水及腹膜种植。

③ 黏液性囊腺癌　多房性囊性巨大肿瘤，囊壁厚薄不等，囊内有实性肿块或壁结节，囊内容物密度高于浆液性囊腺癌。肿瘤破裂可产生腹膜假性黏液瘤。

④ 子宫内膜样癌　肿物大部分或完全为实性，常有出血坏死和囊变。

⑤ 透明细胞癌　典型表现为有单个或多发壁结节的单房囊性肿物。常合并子宫内膜异位囊肿，也可继发于子宫内膜异位囊肿。增强扫描囊壁和结节可见强化。

【特别提示】

① 卵巢恶性肿瘤的发病率仅次于宫颈癌，占女性生殖系统恶性肿瘤死因的首位。多数患者早期无症状或症状轻微，就诊时往往已有盆腔广泛转移。卵巢恶性肿瘤 85％～90％ 来源于上皮，即卵巢癌。其中浆液性囊腺癌约占 42％，黏液性囊腺瘤约占 12％，其余少见。

② 卵巢恶性肿瘤转移主要通过肿瘤表面细胞种植和淋巴转移，血行播散少见。

③ 少数卵巢原发恶性肿瘤为生殖细胞肿瘤和性索间质肿瘤，前者包括不成熟畸胎瘤和胚胎癌，后者主要为颗粒细胞瘤，由于肿瘤能分泌雌激素，发生在幼年时可出现性早熟，绝经后则可出现子宫增大，内膜增厚和阴道流血。常合并子宫内膜癌。

④ 卵巢恶性肿瘤的主要鉴别诊断。a. 子宫内膜异位囊肿：由于反复出血、粘连及纤维化，有时与卵巢癌不易鉴别。b. 盆腔炎性肿块：多形态不规则，与周边组织明显粘连或牵拉，界限不清，并有相关的病史。

（五）卵巢转移瘤

【CT诊断】

（1）库肯勃瘤　有胃肠道恶性肿瘤病史，平扫见双侧卵巢实性或囊实性肿块，有大量腹水。增强扫描囊肿壁明显强化，而实性成分强化较弱（图 9-3-10）。

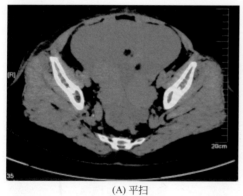 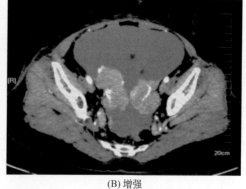

(A) 平扫　　　　　　　　　　　　　　　　(B) 增强

图 9-3-10　卵巢转移瘤

女患者，57 岁。双附件区库肯勃瘤。可见双附件区不规则肿块影，右侧大小约 6.4cm×3.8cm，左侧大小约 5.3cm×4.3cm，增强后双侧肿块明显不均匀强化，内见血管通过

（2）腹膜假黏液瘤　平扫可见盆腔或盆腔及下腹部包裹成团的低密度软组织肿块，密度尚均匀。增强扫描可见有明显分隔且厚度不等的壁强化。此外，位于肝表面者可压迫肝脏使肝的轮廓呈波浪状。

【特别提示】

① 原发肿瘤的肿瘤细胞经淋巴管、血管或体腔侵入卵巢，形成与原发瘤结构类似的肿瘤，且两者无解剖部位的关联，称卵巢转移瘤。

② 在卵巢转移瘤中库肯勃瘤最为多见，它是一种特殊的转移性黏液腺癌。原发部位为胃肠道，肿瘤多为双侧性，体积差异较大，多伴有腹水，镜下可见典型的印戒细胞，能产生黏液，预后极差。

③ 腹膜假黏液瘤来自于卵巢的良性或交界性、恶性黏液性囊腺瘤，肿瘤自行穿破上皮种植在腹膜上继续生长并分泌黏液，形成胶冻样黏液团，即使肿瘤细胞呈良性，但生长方式与恶性肿瘤相似，易复发。

■■■ 第四节　肾　上　腺 ■■■

一、库欣综合征

【CT诊断】

(1) 肾上腺皮质腺瘤

① 单侧肾上腺类圆形或椭圆形肿块，界清，多为2~3cm，偶可较大，密度类似或低于肾实质。

② 动态增强扫描，肿块快速强化和迅速廓清；同侧肾上腺残部和对侧肾上腺变小。

③ 常合并脂肪肝。

(2) 肾上腺皮质增生

① 双侧肾上腺弥漫性增大，侧肢厚度大于10mm和/或面积大于150mm^{2}即可作出诊断。

② 增大肾上腺的密度和外形通常保持正常。

③ 少数病例增大的肾上腺边缘可有一些小结节影，称为结节型肾上腺皮质增生。

(3) 肾上腺皮质癌

① 较大的肾上腺区肿块，直径常超过6cm，呈类圆形、分叶状或不规则形。肿块密度不均，周围为软组织密度，中心常有坏死或陈旧出血所致的不规则低密度区；部分肿块内可有散在点片状钙化影。

② 增强检查，肿块呈不规则强化，中心低密度区无强化（图9-4-1）。

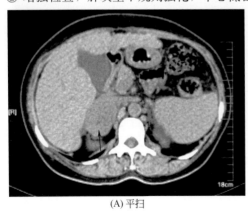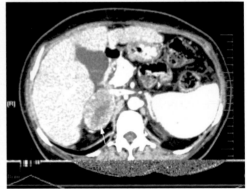

(A) 平扫　　　　　　　　　　　　　　　　(B) 增强

图9-4-1　肾上腺皮质癌

女患者，59岁。平扫示右肾上腺区椭圆形肿块影，大小约5.7cm×3.9cm，内部密度不均匀（——），平均CT值约30Hu。左侧肾上腺萎缩。增强扫描示右肾上腺肿块周围轻度强化，中心坏死部分未见明显强化（——）。左侧肾上腺细线状，均匀一致强化

③ 对侧肾上腺萎缩性改变。

④ 下腔静脉受累、淋巴结转移及其他脏器转移。

【特别提示】

① 库欣综合征即皮质醇增多症，是由于不同病因导致肾上腺皮质长期过量分泌皮质醇而产生的一组症状群，分为促肾上腺皮质激素（ACTH）依赖型和非 ACTH 依赖型，前者占 70％～85％；后者占 15％～30％，通常为肾上腺皮质腺瘤或肾上腺皮质癌所致。

② 库欣综合征最常发生于中年女性。典型症状为向心性肥胖、满月脸、高血压、月经不规则等。实验室检查血、尿皮质醇增高。

③ 根据发病机制及病理特点分为原发性色素结节性肾上腺皮质瘤和非 ACTH 依赖性肾上腺大结节性增生，前者结节较小，为 1～3mm，后者有单一或多个大结节，直径多为 5～40mm。

二、原发醛固酮增多症

【CT 诊断】

（1）肾上腺皮质腺瘤

① 常表现为单侧肾上腺孤立性小肿块，偶为双侧性或单侧多发性。肿块呈类圆形或椭圆形，与肾上腺侧肢相连或位于两侧肢之间，边界清楚。

② 病变较小，直径多在 2cm 以下。

③ 其密度均一，由于富含脂质，常近于水样密度；增强检查肿块呈轻度强化，动态增强检查表现为肿块快速强化和迅速廓清（图 9-4-2）。

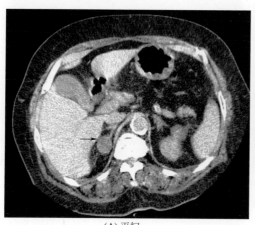 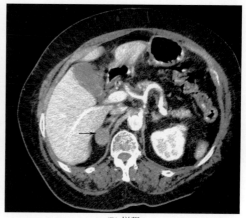

(A) 平扫　　　　　　　　　　　　　　　　(B) 增强

图 9-4-2　右侧肾上腺皮质腺瘤

平扫示右侧肾上腺内侧肢局限增宽，呈椭圆形肿块影，大小约为 2.5cm×2.5cm，CT 值为 6Hu，其内可见脂肪密度，病灶边缘光滑，界限清楚。增强扫描示动脉期右侧肾上腺病灶周边轻度强化。至实质期时，病灶轻度均匀强化（——）

④ 病侧肾上腺受压、变形，但无萎缩性改变。

（2）肾上腺皮质增生

① 双侧肾上腺常显示正常，少数表现为弥漫性增大。

② 偶尔，增生可致肾上腺边缘有一个或多个小结节，直径甚至可达 7～16mm，密度类似正常肾上腺或稍低。

【特别提示】

① 原发醛固酮增多症是由于肾上腺皮质病变过多地产生和分泌醛固酮所致，其中肾上腺皮

质腺瘤占 65%～80%；肾上腺皮质球状带增生占 20%～30%；肾上腺皮质增生占1%～5%；肾上腺皮质癌所致者极为少见（约 1%）。

② 原发醛固酮增多症发病峰值年龄为 20～40 岁，男女比例约为 1∶3。

③ 临床表现为高血压、肌无力和夜尿增多。实验室检查示血、尿中醛固酮水平增高、血钾减低和肾素水平下降。

④ 肾上腺皮质增生也叫特发性醛固酮增多症，其 CT 表现多种多样。a. 双侧肾上腺弥漫增大。b. 双侧肾上腺多发性小结节。c. 单个或 2 个肾上腺小结节，与单发或多发性肾上腺皮质腺瘤鉴别困难。d. CT 示双侧肾上腺正常，不能除外肾上腺皮质增生。

三、嗜铬细胞瘤

【CT 诊断】

（1）肾上腺嗜铬细胞瘤

① 一侧肾上腺较大圆形或椭圆形肿块，偶为双侧性。直径常为 3～5cm，也可达 10cm 以上。

② 较小肿瘤密度均一，类似肾脏密度；较大肿瘤常因陈旧出血、坏死而密度不均，内有低密度区，甚至囊变。

③ 少数肿瘤中心或边缘点状或弧线状钙化。

④ 增强检查肿瘤实体明显强化，廓清缓慢，其内低密度区无强化（图 9-4-3）。

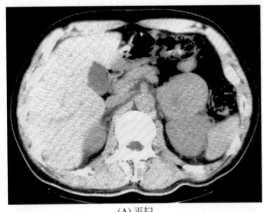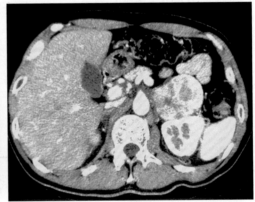

（A）平扫 　　　　　　　　　　　　　　　　（B）增强

图 9-4-3　左侧肾上腺嗜铬细胞瘤

平扫示左侧肾上腺区可见一类圆形占位，大小约为 5.7cm×5.5mm，CT 值为 40Hu，其内密度不均，边缘较光滑，界限清楚，以等密度为主，并可见更低密度影。增强扫描示左侧肾上腺占位不均匀强化，内可见未强化的液化坏死区

（2）肾上腺外嗜铬细胞瘤

① 腹主动脉旁、髂动脉旁、膀胱壁或纵隔内等部位的类圆形或椭圆形肿块。直径为 1cm 至数厘米，其中发生在膀胱壁的肿瘤常较小。肿瘤多呈均一软组织密度，少数较大肿瘤的中心可有低密度区。

② 增强扫描肿瘤的实体部分快速、显著且较长时间强化。

（3）其他病变、综合征中的嗜铬细胞瘤

① 一侧或双侧肾上腺软组织肿块，与嗜铬细胞瘤类似但体积常小于 3cm，瘤内更易出现液-液平面。

② 在多发内分泌腺瘤病ⅡA 型和ⅡB 型中，双侧或单侧甲状腺叶内有类圆形或不规则形病灶；在神经纤维瘤病中，可发现椎旁多发神经纤维瘤；而 von Hipple-Lidau 综合征，则能发现小

脑的成血管细胞瘤。

【特别提示】

① 嗜铬细胞瘤起源于交感神经，产生和分泌儿茶酚胺。嗜铬细胞瘤也称为 10% 肿瘤，即 10% 位于肾上腺外，10% 为双侧多发，10% 为恶性 10% 为家族性。

② 肾上腺嗜铬细胞瘤占 90% 左右，常较大，易发生坏死、囊变和出血，恶性者有包膜侵犯并可发生淋巴结或脏器转移。

③ 嗜铬细胞瘤典型临床表现为阵发性高血压，实验室检查，24 小时尿中儿茶酚胺的代谢产物香草基扁桃酸（VMA）明显高于正常值。

四、神经母细胞瘤

【CT 诊断】

① 肾上腺区较大肿块，呈分叶状或不规则形。密度多不均匀，内有坏死、囊变或陈旧性出血所致的低密度区。瘤内多可发现不规则钙化。

② 增强检查，肿块呈不均一强化，病变显示更为清楚，并能确定肿瘤对血管的包绕和有无椎管内侵犯。

③ 相应部位 CT 检查还可发现骨转移和肝转移灶等（图 9-4-4）。

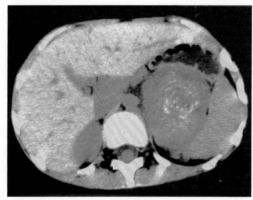 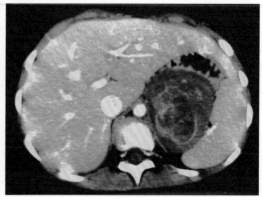

(A) 平扫　　　　　　　　　　　　　　　　(B) 增强

图 9-4-4　左肾上腺神经母细胞瘤伴腹膜后淋巴结多发转移

平扫示腹膜后左肾上腺区巨大肿块影，内部密度不均，可见多个点片状钙化灶，中心部可见坏死，CT 值约 20～100Hu，大小约为 5.5cm×6.0cm，边界清晰，同侧肾上腺未见显示。腹膜后多个肿大淋巴结，部分融合。增强扫描：左肾上腺区病灶可见点片状及环形强化，中心见未强化区

【特别提示】

① 神经母细胞瘤也称成神经细胞瘤，是儿童期最常见的颅外恶性肿瘤，80% 发生在 3 岁以下。约 50% 发生在肾上腺。

② 主要临床表现是腹部无痛性肿块，发生转移时则出现肝肿大、骨痛等表现。约80%～90% 肿瘤分泌儿茶酚胺，实验室检查 VMA 增高。

五、肾上腺非功能性皮质腺瘤、非功能性皮质腺癌和转移瘤

【CT 诊断】

① 非功能性皮质腺瘤　一般呈单发圆形肿块，边缘光滑，直径 2～5cm。密度不均匀，根据肿瘤大小，内可有出血、坏死。

② 非功能性皮质腺癌　肾上腺较大分叶状肿块，直径为 7～20cm。肿瘤密度不均匀，内伴

坏死、出血，有少数肿瘤边缘及中央有钙化斑。增强扫描肿瘤可有强化。

③ 肾上腺转移瘤 双侧多见，呈不规则形、圆形或分叶状肿块，一般直径 2～5cm，中央有低密度坏死区。当原发灶明确时，容易诊断，肿块常见轻度强化及边缘环形强化（图 9-4-5）。

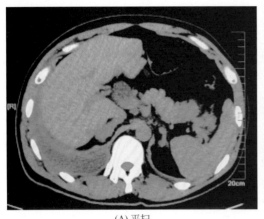
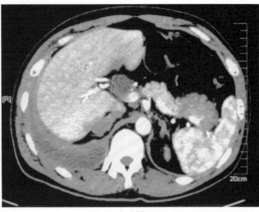

| (A) 平扫 | (B) 增强 |

图 9-4-5 双侧肾上腺转移瘤

男患者，34 岁，右肺癌，双侧肾上腺转移瘤。双侧肾上腺等密度结节，增强扫描强化程度低于正常肾上腺

【特别提示】

① 无功能性皮质腺瘤多为偶然发现，发病率随年龄增大而增加，其中以甲亢、糖尿病及高血压患者发病率较高。有时根据 CT 表现难以与功能性腺瘤鉴别，需结合临床表现与生化检查来确诊，并对患者进行 CT 随访复查，观察肿瘤大小形态有无改变。

② 无功能皮质腺癌约占皮质腺癌的 20％。患者有腰部疼痛、消瘦、乏力、低热，可扪及腹部肿块。

③ 肾上腺转移瘤：大多数恶性肿瘤晚期可发生肾上腺转移，但很少发生肾上腺功能改变。原发肿瘤以肺癌及乳癌最多见，腹膜后肿瘤、肾癌、肝癌和淋巴瘤可直接侵及肾上腺。

六、肾上腺囊肿和髓脂瘤

（一）肾上腺囊肿

【CT 诊断】

① 肾上腺类圆形或椭圆形肿块，呈均一水样密度，亦可有分隔。

② 边缘光滑、锐利，壁和分隔薄而一致。少数边缘弧线状钙化。

③ 增强检查囊壁和内隔有强化，内部无强化。

【特别提示】

① 肾上腺囊肿占肾上腺病变的 3％ 左右。以淋巴管瘤样囊肿常见，其次为出血后形成的假性囊肿，多无症状。

② 肾上腺囊肿需要与呈水样密度的肾上腺腺瘤鉴别，增强扫描腺瘤强化而囊肿无强化，可资鉴别。

（二）肾上腺髓脂瘤

【CT 诊断】

① 单侧（偶为双侧）肾上腺肿块，类圆形或椭圆形，直径多在 10cm 以下，少数可较大。

② 肿块呈混杂密度，由不等量的脂肪密度灶和软组织密度灶构成。

③ 增强检查肿块的软组织部分可有强化（图 9-4-6）。

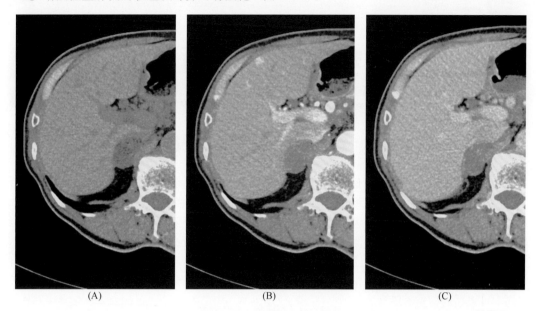

(A)　　　　　　　　(B)　　　　　　　　(C)

图 9-4-6　右侧肾上腺髓脂瘤

椭圆形肿物，呈混杂密度，含较多脂肪成分，其间有很少量软组织密度灶。增强检查肿块的软组织部分有强化

【特别提示】

① 肾上腺髓脂瘤为少见的良性肿瘤，临床上无症状，多意外发现。

② 不均质肾上腺肿块内含有显著量的成熟脂肪组织是髓脂瘤的特征。

③ 主要应与起源于肾上极并突入肾上腺区的肾血管平滑肌脂肪瘤鉴别，CT 重建有利于其鉴别。

（王　玉）

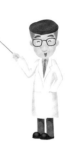

第十章

乳房疾病的 CT 诊断

■■■ 第一节　正常乳房 CT 表现 ■■■

与乳房钼靶 X 线摄影检查相似，乳房 CT 检查同样是基于 X 线的检查方式，因此正常乳房的 CT 表现与 X 线表现相似。但与 X 线摄影相比，CT 采用断层扫描方式，因而具有较高的空间分辨率和软组织分辨率，并且能做大范围的扫描成像，不但可以显示乳房腺体或乳房内病变的细节，还能对病变周围结构和远隔器官的受累情况作详细评估；通过 CT 值的定量分析与测量，可以分析病变内部成分，对病变性质做出初步判断；乳房增强扫描，则可以通过增强前后 CT 值的改变，对腺体内病变的血供情况作出评价，对病变进行进一步的分析定性。这些都使 CT 成为乳腺疾病不可或缺的检查手段。

在 CT 图像上，乳房同样表现为三角形或扇形影像，不同扫描层面所涵盖的乳房组织范围各

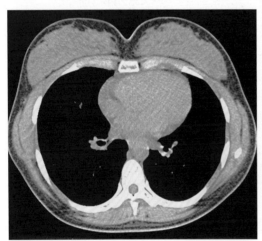

(A) 平扫

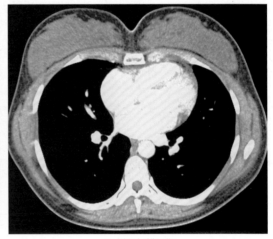

(B) 增强扫描早期

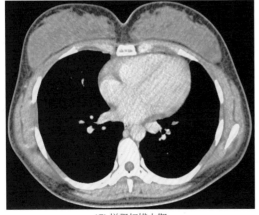

(C) 增强扫描中期

图 10-1-1　致密型乳房

女性患者 20 岁，双乳腺体致密，密度较高且较为均匀，缺乏层次对比。增强扫描可见腺体均匀致密，呈轻度强化，强化程度均匀一致

异。乳房皮肤表现为线状软组织密度影，乳晕周围皮肤较厚，其余部分相对较薄，平均厚度约为0.5～3mm；皮肤下方及腺体后方与胸大肌之间可见低密度影填充，CT 值小于 0Hu，平均值约为－100～－80Hu，分别对应于浅层的皮下脂肪和深部的乳房后脂肪间隙，脂肪组织内可见纤维索条影、血管影，有时在皮下脂肪内可见线状 Cooper 韧带；在浅层脂肪与深部脂肪之间可见到乳腺的主要功能组织——腺体，CT 上表现为片状致密影，密度可均匀或不均匀，可见多少不一的脂肪组织，这与病人的年龄及生理时期相关。与 X 线摄影一样，CT 上乳房同样可以分为致密型、脂肪型及混合型，致密型乳房腺体致密，密度较高且较为均匀，缺乏层次对比；脂肪型乳房密度较低，大部分腺体为脂肪组织所替代；混合型乳房的表现介于两者之间，在高密度的腺体间混杂有低密度的脂肪成分。增强后，正常腺体强化均匀，呈轻度强化，CT 值增加约 10～20Hu（图 10-1-1～图 10-1-3）。

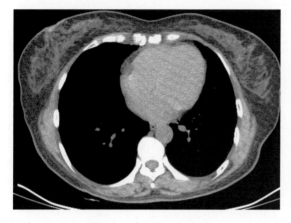

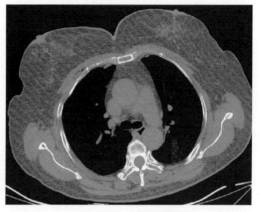

图 10-1-2　混合型乳房

48 岁女性，乳房密度欠均匀，可见淡片状腺体影，呈软组织密度，腺体内可见低密度脂肪成分混杂

图 10-1-3　脂肪型乳房

59 岁女性，大部分腺体退化，内可见脂肪密度影，密度较低，仅见少量腺体及乳腺小梁结构残留

　　CT 大范围扫描可以涵盖腋窝，显示腋窝淋巴结，正常腋窝淋巴结为圆形或卵圆形稍高密度结节影，边缘光滑，可以见到淋巴结的"门"结构，表现为中心低密度区域。

■■■ 第二节　乳房常见病变的 CT 表现 ■■■

一、急性乳腺炎

【CT 表现】

　　① 乳房腺体密度增高，边缘模糊不清，内部密度欠均匀，腺体层次不清，皮下脂肪间隙内可见网格影或斑片状模糊影，皮肤可见受累增厚；增强扫描可见腺体呈不均匀轻度、中度强化（图 10-2-1）。

　　② 乳房内脓肿形成时，腺体内可见类圆形中、低密度影，边缘模糊或清楚，病变中心可见液性坏死区；增强扫描，脓肿壁可见环形强化，厚度可一致或不均匀，脓肿中心坏死区域始终无强化。

　　③ 有时在腋下可见增大淋巴结，表现为高密度结节影，增强后亦可见强化。见图 10-2-2。

【特别提示】

　　① 急性乳腺炎常可有典型的临床症状，表现为乳房肿胀、疼痛，局部皮肤发红、发热，可有触痛及跳痛，伴有脓肿形成时可触及肿块，质硬或软，活动度差，严重时可有高热、寒战等全

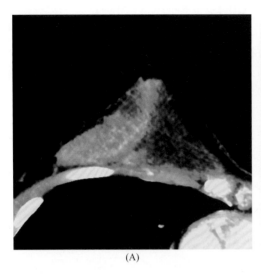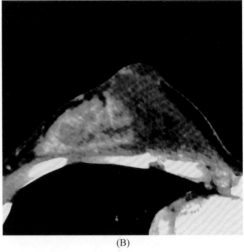

(A)　　　　　　　　　　　　　　(B)

图 10-2-1　右侧急性乳腺炎

女患者，右乳房肿胀、疼痛来诊，增强扫描可见右侧乳房腺体密度欠均匀，腺体不均匀强化，外
侧可见片状明显强化区域，边缘略模糊，右乳晕周围皮肤略增厚

身症状，急性乳腺炎经抗生素治疗症状可明显好转，常可根据典型临床症状做出初步判断。

② 超声检查可以作为急性乳腺炎的一个简单易行的检查手段，表现为腺体明显增厚，回声减低，边界不规整；有脓肿形成时，可以见到一个或多个类圆形液性暗区。此外，超声还可用于脓肿的穿刺引导。

二、乳腺增生

【CT 表现】

① 以小叶增生为主时，表现为乳房内片状或团块状高密度影，密度稍高于周围腺体，呈局限性或弥漫性分布，边缘模糊不清，增强后呈缓慢渐进性强化。

② 以导管增生为主时，尤其是小乳管高度扩张形成囊肿时，表现为多发大小不等的类圆形低密度影，内部密度均匀，呈液体密度，界限清楚；增强后囊肿不强化，有些囊肿可见囊壁强化（图 10-2-3、图 10-2-4）。

③ 同 X 线摄影一样，CT 也可发现增生腺体内的钙化灶，呈小圆形，边缘光滑清楚，密度浅淡、不均匀。

【特别提示】

① 乳腺增生为女性乳房的常见疾病，多发生于 30～40 岁女性，可为单侧或双侧，双乳增生多见。表现为乳房胀痛和乳房可触及多发结节，症状常与月经周期有关。

② 钼靶 X 线摄影检查是乳腺增生最常用的检查方法之一，表现为腺体致密，呈局限性或弥漫性，边缘模糊不清，也可见腺体内囊肿形成，表现为类圆形稍高密度影。除 X 线摄影检查外，乳房超声也是一种常用的检查手段，表现为腺体增厚，结构紊乱，内部回声不均匀，有时可见类圆形低回声区域，为乳管囊性扩张或囊肿形成。

③ 局限性乳腺增生，常表现为局部腺体密度增高，边缘模糊不清，有时可伴有局部腺体结构紊乱，此时需与乳腺癌相鉴别。两者除临床症状有区别外，乳腺癌病变内尚可见微细恶性钙化，而增强 CT 或 MRI 检查常可鉴别两者，乳腺增生时病变常呈现缓慢渐进性强化，即在增强晚期，病变强化程度依然有递增趋势，而乳腺癌常表现为病变的快速强化，继而迅速廓清。

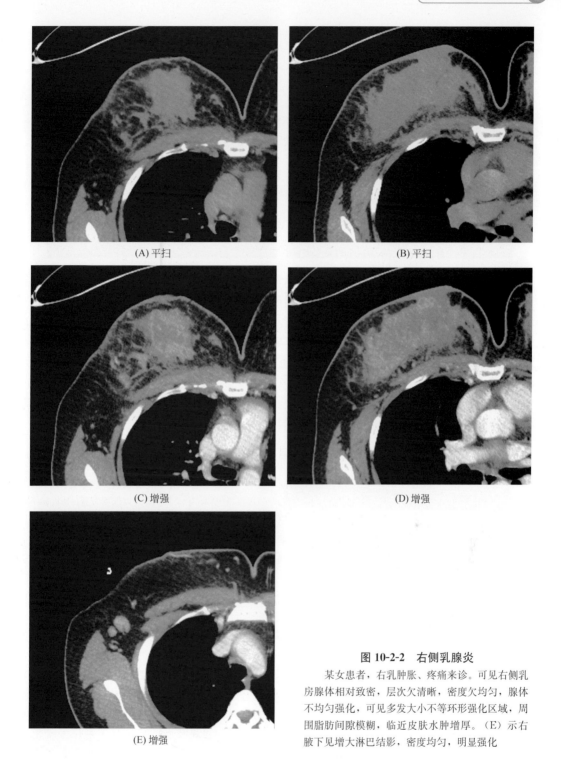

(A) 平扫

(B) 平扫

(C) 增强

(D) 增强

(E) 增强

图 10-2-2　右侧乳腺炎

　　某女患者，右乳肿胀、疼痛来诊。可见右侧乳房腺体相对致密，层次欠清晰，密度欠均匀，腺体不均匀强化，可见多发大小不等环形强化区域，周围脂肪间隙模糊，临近皮肤水肿增厚。（E）示右腋下见增大淋巴结影，密度均匀，明显强化

三、乳房纤维腺瘤

【CT 表现】

　　① 平扫时，腺体内可见圆形或椭圆形肿块影，可呈分叶状，边缘光滑，界限清楚或略模糊，密度与乳房腺体密度相近或稍高于腺体密度（图 10-2-5、图 10-2-6）。发生于致密型乳房时，因

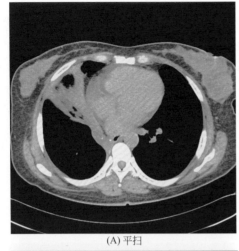

(A) 平扫

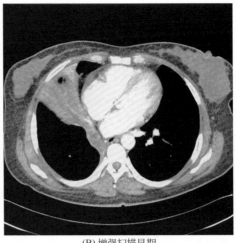

(B) 增强扫描早期

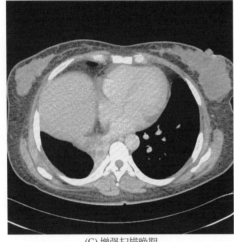

(C) 增强扫描晚期

图 10-2-3 双侧乳腺增生（一）

41 岁女性，有双乳房胀痛史。双乳致密型，可见斑块状高密度腺体影，以外侧为著，密度稍不均匀，增强后可见轻度缓慢强化

腺体与肿瘤密度相近，常可漏诊，因此需进一步行增强扫描。

② 增强扫描时，纤维腺瘤可见缓慢均匀强化，强化从病变中心开始，并逐渐向周围进展，增强后 CT 值增高约 30～40Hu。

③ 病变内还可见钙化灶，呈粗颗粒状、结节状或斑片状。

【特别提示】

① 乳房纤维腺瘤多发生于年轻女性，无自觉症状，多偶然触及发现，质地较韧，活动度良好，常无触痛，可单发或多发。

② 乳房纤维腺瘤是乳房内常见良性肿瘤，需与乳腺癌相鉴别。乳房纤维腺瘤常发生于年轻女性，边缘光滑、锐利，查体可触及肿块，活动性良好；而乳腺癌多发生于中老年女性，为恶性病变，常呈浸润性向周围组织侵犯，因此表现为高密度肿块，边缘毛糙，可见毛刺影或呈蟹足样向周围组织延伸，查体可扪及肿块，质硬，活动度差，有时可见皮肤凹陷及乳头牵拉等改变；增强 CT 或 MRI 检查中，乳房纤维腺瘤强化均匀、缓慢，而乳腺癌则表现为快速明显强化及迅速廓清，强化由边缘向中心进行，可不均匀。

四、叶 状 肿 瘤

【CT 诊断】

① 叶状肿瘤形态多样，可呈圆形、椭圆形或分叶状。

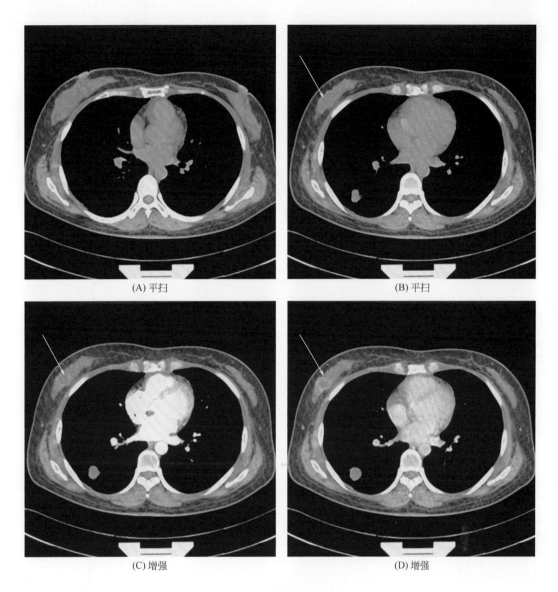

(A) 平扫   (B) 平扫

(C) 增强   (D) 增强

图 10-2-4　双侧乳腺增生（二）

39 岁女性，双乳胀痛，右乳外下象限腺体增厚。A 图（平扫）示双侧乳房内可见斑块状高密度腺体影，以右乳外下象限为著；B 图（平扫）示右乳外下象限腺体增厚，内部似见低密度结节（——→），边缘模糊不清。增强扫描（C 图、D 图）病变显示清楚，为囊性病变，囊壁强化，囊内部分始终未见强化

② 肿块大小不一，体积较小者，表现为小结节状软组织密度影，内部密度均匀；瘤体较大时，病变内部出血、囊变，病变密度欠均匀，病变中心可见囊性低密度区。

③ 增强后肿瘤可见轻度强化，呈持续性或渐进性强化方式，强化程度尚均匀，但较大病变内出血、坏死及囊变部分始终未见强化。

④ 良性病变多边界光滑、界限清晰；部分恶性肿瘤向周围组织浸润时，肿块边缘模糊不清，部分恶性肿瘤可见远处转移。见图 10-2-7～图 10-2-10。

【特别提示】

① 乳房叶状肿瘤多见于中年女性，高峰年龄为 50 岁左右。临床表现为无痛性肿块，少数伴

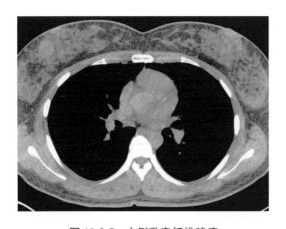

图 10-2-5　右侧乳房纤维腺瘤
平扫示双乳混合型，可见片状未退化腺体影，
右乳外上象限可见一类圆形结节，密度与周围腺体
密度相近，浅分叶状，界限清楚，边缘光滑

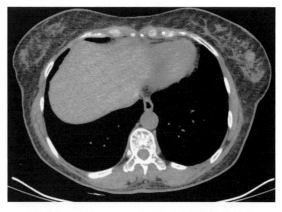

图 10-2-6　左侧乳房纤维腺瘤
平扫示双乳脂肪型，可见少量淡片状未退化腺
体影，左乳外下象限可见类圆形小结节影，软组织
密度，边缘光滑，界限清楚

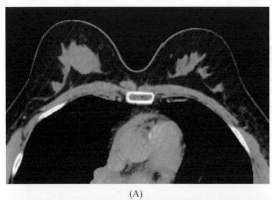

(A)

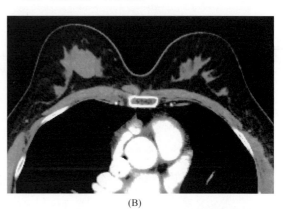

(B)

(C)

图 10-2-7　右乳叶状肿瘤
CT 平扫示双乳少腺体型，上象限偏内侧见一
椭圆形软组织密度肿块影，密度均匀，边界清楚，
渐进性均匀强化

局部轻压痛，质地硬韧，部分可有囊性感。边缘光滑，边界清晰，活动度可，与皮肤及周围组织无粘连。

② 病理组织学上，叶状肿瘤可分为良性、交界性和恶性肿瘤，后两类肿瘤尤其是恶性病变可发生周围组织浸润及远处转移，CT 扫描时应在观察肿块自身的基础上，注意邻近组织及远处组织的变化，及早发现恶性征象及转移。

③ 良性叶状肿瘤常需与纤维腺瘤相鉴别，纤维腺瘤病人相对较年轻，肿瘤体积一般较小，直径多在 1～3cm，很少超过 5cm，生长较缓慢，瘤体大小及伴发的触痛可随激素水平变化而

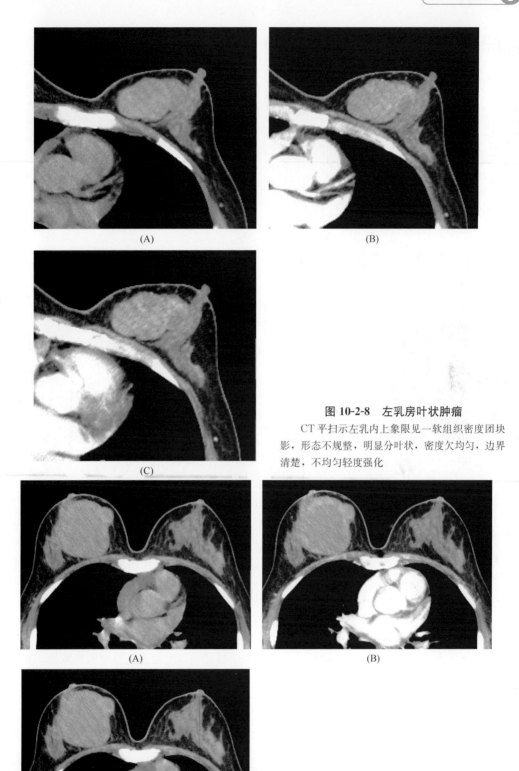

(A)

(B)

(C)

图 10-2-8　左乳房叶状肿瘤

CT 平扫示左乳内上象限见一软组织密度团块影，形态不规整，明显分叶状，密度欠均匀，边界清楚，不均匀轻度强化

(A)

(B)

(C)

图 10-2-9　右乳叶状肿瘤

CT 平扫示右乳上象限见一软组织密度团块影，体积较大，浅分叶状，边界清楚，密度欠均匀，中心密度稍低，轻度强化，边缘强化为主，中心可见无强化区域

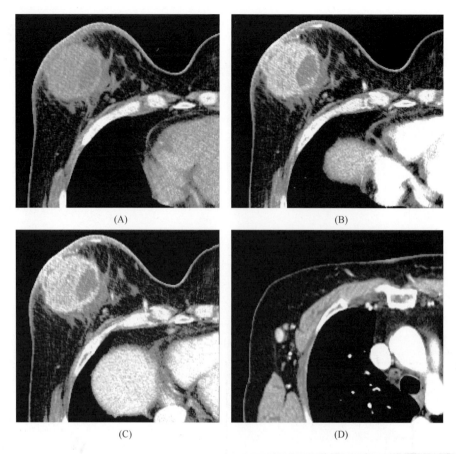

(A)　　　　　　　　　　　　　(B)

(C)　　　　　　　　　　　　　(D)

图 10-2-10　右乳房叶状肿瘤

CT 平扫示右乳脂肪型，外上象限可见软组织密度团，边缘光滑，界限清楚，内部密度欠均匀，
可见液性坏死区域，增强后实性部分可见渐进性强化，坏死区域始终未见强化；临近皮肤受累增
厚；右腋下见稍大淋巴结，强化均匀

发生周期性变化。CT 上呈软组织密度，内部密度较均匀，部分可有粗大钙化，多不会出现出血
及坏死囊变；增强后多表现为缓慢渐进性强化，多呈离心性强化。

④ 恶性及交界性叶状肿瘤常需与乳腺癌鉴别，乳腺癌可有多种形态，如果表现边界清楚的
肿块，要注意观察是否合并其他恶性征象，如病变边缘分叶状和毛刺，病变内部或周围区域内恶
性微细钙化，邻近皮肤增厚或乳头内陷等，部分病例可引起腋下淋巴结增大。CT 上病变呈软组
织密度，部分病变中心可见出血、坏死，增强早期明显强化，晚期强化程度明显减低，坏死部分
始终未见强化。

五、乳　腺　癌

【CT 表现】

① 乳腺癌常表现为腺体内高密度肿块，分叶状，边缘模糊不清、毛糙，可见毛刺形成（图
10-2-11、图 10-2-12）。CT 有较高的空间分辨和密度分辨率，因此可以发现体积较小或密度差较
小的病变。此外，通过 CT 值的测量，可以发现病变内的液化坏死或出血。

② CT 也可发现病变内的恶性钙化，但对于微细钙化的显示 CT 多不如 X 线。

③ 增强扫描可见乳腺癌呈明显快速强化及迅速廓清，强化从病变周边开始，向病变中
心蔓延，强化可均匀或不均匀，病变内液化坏死或出血部分则始终无强化；强化后病变 CT

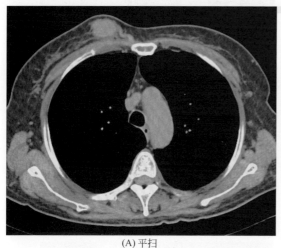

(A) 平扫　　　　　　　　　　　(B) 增强扫描

图 10-2-11　右侧乳腺癌

平扫示右乳房内上象限可见椭圆形结节影，软组织密度，边缘略分叶，界限尚清，病变内侧可见
一粗大血管影与之相连；增强扫描可见病变明显强化，内部强化稍不均匀

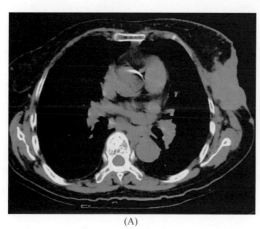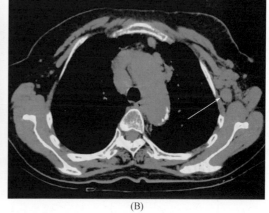

(A)　　　　　　　　　　　(B)

图 10-2-12　左侧乳腺癌

（A）示左侧乳腺内可见巨大肿块影，软组织密度，内部密度欠均匀，边缘分叶状，可见小毛刺，
局部皮肤受累增厚、凹陷，病变外侧皮肤可见小结节状增厚，病变后内侧可见胸壁软组织受累；
（B）示病变上方层面可见腋下淋巴结转移（→），表现为体积增大，密度增高，淋巴结"门"结构消失

值可增加超过 50Hu。病变较小时，有时平扫未见显示，仅因增强时出现异常强化灶而得以
发现。

　　④ 对周围结构的侵犯还可导致相应的 CT 表现。侵犯皮肤及皮下脂肪时，可出现皮肤增厚、
凹陷，密度增高，皮下脂肪内可见网格或索条影，也可见增粗的 Cooper 韧带；乳头可见牵拉凹
陷。累及胸大肌时，可见病变与胸大肌界限不清，乳腺后脂肪间隙消失。CT 骨窗可见到局部或
远处的骨质转移破坏。

　　⑤ 腋下淋巴结肿大为乳腺癌淋巴结转移所致，表现为腋窝脂肪组织内可见高密度结节，边
缘毛糙，可见毛刺，肿大淋巴结可以相互融合，形成肿块。

　　见图 10-2-13、图 10-2-14。

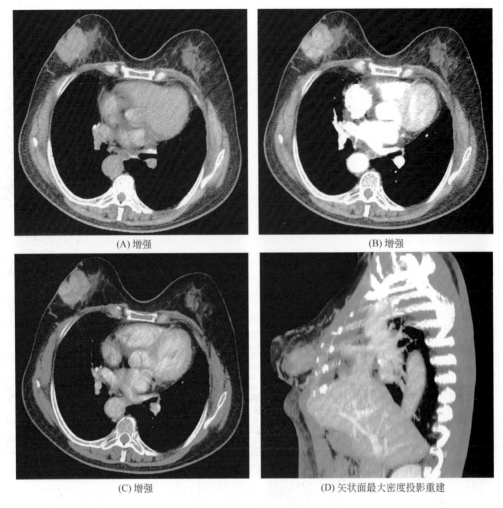

(A) 增强 (B) 增强

(C) 增强 (D) 矢状面最大密度投影重建

图 10-2-13 右侧乳腺癌

（A）～（C）示右侧乳腺外上象限不规则软组织肿块影，内部密度稍不均匀，边缘明显分叶状，明显不均匀强化；（D）示病变周围明显粗大血管影

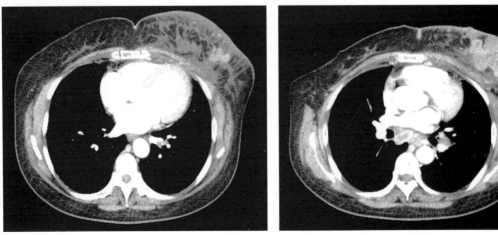

(A) 增强 (B) 增强